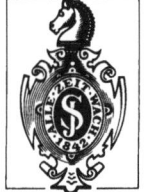

Dietrich Starck

Vergleichende Anatomie der Wirbeltiere
auf evolutionsbiologischer Grundlage

Band 1: *Theoretische Grundlagen. Stammesgeschichte und Systematik unter Berücksichtigung der niederen Chordata*

Mit 100 Abbildungen

Springer-Verlag
Berlin Heidelberg New York 1978

Professor Dr. med. Dr. phil. h.c. DIETRICH STARCK
Balduinstraße 88, D-6000 Frankfurt am Main 70

ISBN 978-3-642-51569-9   ISBN 978-3-642-51568-2 (eBook)
DOI 10.1007/978-3-642-51568-2

CIP-Kurztitelaufnahme der Deutschen Bibliothek. STARCK, DIETRICH: Vergleichende Anatomie der Wirbeltiere: auf evolutionsbiolog. Grundlage. — Berlin, Heidelberg, New York: Springer.
Bd. 1. Theoretische Grundlagen; Stammesgeschichte und Systematik unter Berücksichtigung der niederen Chordata. — 1978.

Das Werk ist urheberrechtlich geschützt. Die dadurch begründeten Rechte, insbesondere die der Übersetzung, des Nachdruckes, der Entnahme von Abbildungen, der Funksendung, der Wiedergabe auf photomechanischem oder ähnlichem Wege und der Speicherung in Datenverarbeitungsanlagen bleiben, auch bei nur auszugsweiser Verwertung, vorbehalten.
Bei der Vervielfältigung für gewerbliche Zwecke ist gemäß § 54 UrhG eine Vergütung an den Verlag zu zahlen, deren Höhe mit dem Verlag zu vereinbaren ist.
© by Springer-Verlag Berlin·Heidelberg 1978
Softcover reprint of the hardcover 1st edition 1978

Die Wiedergabe von Gebrauchsnamen, Handelsnamen, Warenbezeichnungen usw. in diesem Werk berechtigt auch ohne besondere Kennzeichnung nicht zu der Annahme, daß solche Namen im Sinne der Warenzeichen- und Markenschutz-Gesetzgebung als frei zu betrachten wären und daher von jedermann benutzt werden dürften.
Reproduktion der Abbildungen: Gustav Dreher GmbH, Stuttgart

2121/3130-543210

*Meiner Frau
in Dankbarkeit gewidmet*

Vorwort

Alle Spezialdisziplinen der Biologie beruhen letzten Endes auf dem festen Fundament der Systematik und Morphologie. Kein Biologe arbeitet mit der „lebenden Masse" schlechthin. Studienobjekt sind stets bestimmte Organismen, also im Laufe der Erdgeschichte historisch *gewordene* Gestalten. Die Vielfalt und die nicht chaotische sondern graduell abgestufte Mannigfaltigkeit der Lebewesen stellt uns vor ein Problem, das der Erforschung in seiner eigenen Dimension bedarf. Eine wissenschaftliche Formenkunde kann sich nicht auf das Beschreiben und Ordnen von Fakten beschränken. Sie erfordert eine Theorie, die der Verifizierung und Falsifizierung ausgesetzt werden muß und, wenn sie sich bewährt, zum Verständnis von Zusammenhängen führt. Eine derartige allgemeine Theorie, die auch für die vergleichende Anatomie grundlegend ist, liegt in der neuen synthetischen Evolutionstheorie vor. Moderne Vergleichende Anatomie ist dementsprechend Evolutionsmorphologie.

Das sprunghafte Anwachsen neuer Forschungsbereiche, ausgelöst durch neue Technologien und Methoden, hat zu einer immer stärkeren Spezialisierung und Aufsplitterung wissenschaftlicher Tätigkeit geführt. Das Aufkommen einer großen Anzahl neuer Disziplinen hat zwar zeitweise das Interesse an morphologischen, phylogenetischen und taxonomischen Disziplinen beeinträchtigt, hat aber andererseits auch durch die Entwicklung neuer Theorien und Ideen die Möglichkeiten der Vergleichenden Anatomie wesentlich erweitert. So erwachsen die zahlreichen Ergebnisse in der Vergleichenden Anatomie der vergangenen 50 Jahre einerseits aus neuen Entdeckungen und Funden, andererseits aber, und das nicht zum geringsten Teil, aus neuentwickelten Konzepten und Forschungsansätzen. Die Neuordnung von Bekanntem und die Zusammenfassung und Ordnung in einer Synthese mit Neuem kann bereits in erheblichen Ausmaß zu neuen Erkenntnissen führen.

Dem Autor erscheint es deshalb als eine der wichtigsten Einsichten, daß Vergleichende Anatomie sich nicht mit einer naiven Systematik als Basis begnügen kann, sondern daß sie die „new systematics", die sich seit den 30er Jahren zu einer soliden, theoretisch fundierten Disziplin entwickelt haben, mit in ihre Arbeit einbezieht, denn gerade diese neuen Ansätze erbrachten wichtige Anstöße für die moderne Evolutionsbiologie. Entsprechend dieser Erkenntnis ist heute die Vergleichende Anatomie im Gegensatz zu ihrer klassischen Periode aufgeschlossener für interdisziplinäre Zusammenarbeit. Sie kann als biologische Disziplin nur bestehen, wenn sie die Ergebnisse ihrer Nachbardisziplinen (Physiologie, Verhaltensforschung, Paläontologie, Genetik, Entwicklungsphysiologie) mit in ihre Überlegungen einbezieht.

Ein kurzer Überblick über den Erkenntniszuwachs in den vergangenen Jahrzehnten mag das Gesagte exemplarisch verdeutlichen. Es sei nur erinnert an den erheblichen Ausbau der vergleichenden Neurologie, an die Erforschung der fossilen Agnatha, der Crossopterygii und der Ichthyostegalia (Übergangsformen zwischen Altfischen und Landwirbeltieren), an die Bearbeitung von neuen Urvogelfunden (Archaeopteryx) sowie an die Entdeckung von Übergangsformen zwischen Reptil und Säugetier. Unter den spektakulären Entdeckungen rezenter Formen kommt dem überlebenden rezenten Crossopterygier Latimeria besondere Bedeutung zu. Als Beispiel für erfolgreiche interdisziplinäre Zusammenarbeit sei auf die rapide Entwicklung der modernen Primatologie verwiesen.

Die Berücksichtigung funktioneller und biologischer Fragestellungen hat die Morphologie wesentlich bereichert. Die Entdeckung der Ultraschallorientierung bei Fledermäusen und Walen hat eine subtile Erforschung von Labyrinthorgan und akustischem System eingeleitet. Manche rätselhafte und vom Morphologen bisher nicht deutbare Struktur gewinnt, ausgelöst durch die Ergebnisse der Verhaltensforschung, an Interesse (optische und olfaktorische Signalgeber u.v.a.). Die morphologische Erforschung vieler Stoffwechselorgane (Exkretionsorgane, Salzdrüsen, Atmungsorgane) erfuhr wesentliche Impulse durch die Entwicklung der experimentell physiologischen Methodik und die Elektronenmikroskopie. Die Einführung der Methodik des Statikers und Ingenieurs (Biomechanik) in die Untersuchung des Bewegungsapparates hat unsere Einsichten in die Konstruktionsprinzipien des Skeletes erheblich erweitert und beginnt, sich auch auf die Arbeit an fossilen Objekten auszuwirken. Schließlich sei erwähnt, daß die Einführung quantitativer Methoden und die Analyse von Wachstumsabläufen und Größenrelationen erheblich zur Vertiefung des Verständnisses der organismischen Formen beigetragen hat.

Als der Springer-Verlag vor Jahren mit der Bitte an mich herantrat, als Einzelautor ein umfassendes Lehrbuch der Vergleichenden Anatomie zu schreiben, habe ich zunächst lange gezögert. Es war mir vollständig klar, daß ein Einzelner ein derart umfangreiches Gebiet nicht in allen Teilen gleichmäßig beherrschen kann. Mein Entschluß, die Aufgabe dennoch auf mich zu nehmen, hat eine Reihe von Gründen. Durch nahezu 5 Jahrzehnte habe ich mich bemüht, den Stoff zu überblicken, zu überdenken und einheitliche Prinzipien zu erarbeiten. Die Durchführung von praktischen Übungen und Vorlesungen über vergleichende Wirbeltiermorphologie im Rahmen der Naturwissenschaftlichen Fakultät durch viele Jahre zwangen andererseits dazu, mich nicht im Einzelnen zu verlieren.

Ziel meiner Arbeit war es, die Darstellung auf eine einheitliche und konsequent durchgeführte Grundauffassung aufzubauen, auch wenn mancher Vorteil, den ein von vielen Spezialisten geschriebenes Werk bietet, dabei zurücktreten mußte. Das Problem der Formenmannigfaltigkeit und ihre Erklärung stand für mich stets im Vordergrund. Die eigene Anschauung des Materiales, auch des paläontologischen Fundgutes, in vielen Museen, Instituten und im Labor, vor allem aber die Beobachtung des lebenden Tieres in natürlichen Lebensräumen auf zahlreichen Reisen und der Aufbau einer umfangreichen Sammlung am Anatomischen Institut Frankfurt (jetzt „Zentrum der Morphologie") haben meine Arbeit erleichtert.

Das Ziel der Vergleichenden Anatomie kann nicht darin bestehen, die Vielfalt des Organismenreiches durch Reduktion auf wenige „Typen" zu vereinfachen und die (gewiß auch gegebene) Bedeutung als Basis für Human- und Veterinär-Anatomie in den Vordergrund zu rücken. Für das Verständnis stammesgeschichtlicher Entfaltung und ihres Beginns sind oft subtile Formunterschiede zwischen nahe verwandten Arten eines einheitlichen Formenkreises wichtiger, als die Aneinanderreihung einiger, stark differenter „Typen", die zu „Schlüsselformen" ernannt werden. Damit ist die Forderung nach einer soliden und vollständigen taxonomischen Grundlage für den Morphologen selbstverständlich.

Aus diesem Grunde wurde in dem ersten Band neben einer knappen Einführung in die morphologischen Grundprobleme eine Übersicht über Stammesgeschichte und Systematik der Chordata, als Einleitung für die Darstellung der Strukturen und Konstruktionen vorausgeschickt. Der Autor kommt damit einem oft an ihn herangetragenen Wunsch von Studenten und Mitarbeitern nach. Der zweite Band behandelt das Skeletsystem.

Das Schrifttum ist außerordentlich umfangreich, so daß bei der Zusammenstellung des Literaturverzeichnisses eine Auswahl getroffen werden mußte. Ich habe mich bemüht, für alle Kapitel die grundlegenden Arbeiten und Werke zu berücksichtigen und darauf geachtet, daß dem Leser auf diesem Wege Zugang zum übrigen Schrifttum offen bleibt. Anders als in den Experimentalwissenschaften können in der Morphologie Veröffentlichungen, wenn sie Befunde dokumentieren über lange Zeit ihren Wert behalten und veralten nicht. Die „Anatome testudinis europaeae" von L.H. BOJANUS, – Vilnae 1819 –, erfuhr im Jahre 1970 in USA ihren zweiten Nachdruck, da sie noch heute unentbehrlich ist. Das oft erzählte Märchen von der kurzen Halbwertszeit wissenschaftlicher Publikationen trifft zumindest für die Disziplinen, die ein deskriptives oder historisches Ausgangsmaterial benutzen, sicher nicht zu. Daher wird der Leser im Schrifttumsverzeichnis nicht ausschließlich Zitate aus den letzten 20 Jahren finden.

Die zunehmende Verschlechterung der Arbeitsbedingungen an deutschen Universitäten durch Überbürokratisierung, steigenden Verwaltungsaufwand und Einschränkung der Mittel bei sinkendem Interesse an der Förderung der Forschung haben das Erscheinen dieses Buches erheblich verzögert.

Herrn Dr. GÖTZE im Springer-Verlag habe ich für seine nie erlahmende Geduld und sein Interesse an diesem Buch besonders herzlich zu danken. Den Mitarbeitern des Springer-Verlages, besonders Herrn MÜNSTER, Herrn LEWERICH und den Damen und Herren der Herstellungs-Abteilung danke ich für verständnisvolle Zusammenarbeit. Besonderen Dank schulde ich meiner Frau und meinen Kindern, ohne deren Hilfe, Aufmunterung und Geduld das Buch nie hätte geschrieben werden können. Zahlreiche Fachkollegen haben mich durch Auskünfte, Ratschläge und Überlassung von Material unterstützt. Ihre Zahl ist zu groß, als daß sie einzeln genannt werden könnten. Ihnen allen gilt mein Dank, besonders aber den früheren Mitarbeitern am Institut, deren Rat und Hilfe mir auch heute noch von größtem Wert ist. Die Vorlagen für die Abbildungen verdanke ich der Mitarbeit der Instituts-Zeichner, Frau R. LOGEMANN, Frau M. ROSER und Herrn H. SCHNEEBERGER. Ihnen sei herzlich gedankt ebenso wie den zahlreichen Fachkollegen und Verlagen, die Reproduktionen von Abbildungen aus ihren Veröffentlichungen gestattet haben.

Frankfurt am Main DIETRICH STARCK
im September 1978

Inhaltsverzeichnis

A. Einleitung

I. Historische Einführung 3
   1. Exkurs über den Typusbegriff in der Morphologie . . 5
   2. DARWIN und die Morphologie seit 1859. 7

II. Homologie und Analogie 10

III. Konvergenz und Parallelbildungen 14

IV. Merkmalswertung, Methoden der Phylogenetik. . . . 15
   1. Bedeutung der Verhaltensforschung (Ethologie) für die Erforschung der Phylogenese 17
   2. Karyologische Methoden (Chromosomenforschung) 18
   3. Biochemische und immunbiologische Methoden . . 18
   4. Parasitologie und Phylogenese. 19

V. Ontogenie und Phylogenie. 20
   Rudimentäre Organe, Funktionswechsel, Präadaptation, Rekapitulationsregel, Fetalisation 21

VI. Abschließende Bemerkungen zur historischen Entwicklung der theoretischen Grundlagen 25

VII. Die Bedeutung der Größenbeziehungen, Proportionen, Allometrie. 28
   Perioden der Erdgeschichte 30

Literatur 31

B. Übersicht über Systematik und Stammesgeschichte der niederen Chordata

I. Die Chordata und der Ursprung der Wirbeltiere . . . 41

II. Acrania 43

III. Tunicata 54

IV. Hemichordata 59

V. Tentaculata und Pogonophora 64

VI. Die stammesgeschichtlichen Beziehungen der Chordata
zueinander und der Ursprung der Wirbeltiere 67

Literatur 77

C. Stammesgeschichte und Klassifikation der Vertebrata

Vorbemerkungen 83

I. Die niederen, wasserlebenden Craniota
(Agnatha und Pisces) 86

  1. Agnatha (Cyclostomata) 87

    a) †Ostracodermata 91

      (1) †Osteostraci (Cephalaspidae) 91
      (2) †Anaspida 92
      (3) †Heterostraci (Pteraspidomorphi) 92
      (4) †Thelodonti 92

    b) Cyclostomata 94

      (1) Petromyzontida (Hyperoartia) 94
      (2) Myxinoidea (Hyperotreta) 95

  2. Gnathostomata (Kiefermäuler), Pisces (Fische) . . 95

    a) †Placodermi 95
    b) Chondrichthyes (Knorpelfische) 97

      (1) Elasmobranchii (Selachii, Rajiformes) . . . 98
      (2) Holocephali 102

    c) Osteichthyes (Knochenfische) 102

      (1) Actinopterygii (Chondrostei, Polypteriformes, Holostei, Teleostei) 103
      (2) Crossopterygii (Quastenflosser) 113
      (3) Dipnoi (Lungenfische) 115

TETRAPODA 116

II. Die Herkunft der Landwirbeltiere und die
stammesgeschichtliche Aufspaltung der Amphibia
(Klasse 7, Amphibia, Lurche) 116

  1. †Stegocephalia 118
  2. Urodela 120
  3. Gymnophiona 123
  4. Anura (Salientia) 123

III. Stammesgeschichte und System der Reptilia
(Klasse 8, Reptilia, Kriechtiere) 125

  1. †Cotylosauria (Stammreptilien) 128
  2. Chelonia (Schildkröten) 128

3. Lepidosauria 131
   a) †Eosuchia 131
   b) Rhynchocephalia (Brückenechsen). 131
   c) Squamata (Schuppenechsen) 131
      (1) Lacertilia (Eidechsen) 131
      (2) Amphisbaenia (Doppelschleichen). 137
      (3) Ophidia (Serpentes, Schlangen) 137
4. Archosauria 140
   a) †Thecodontia 141
   b) Crocodylia 142
   c) †Saurischia 143
   d) †Ornithischia 144
   e) †Pterosauria 145
   f) †Mesosauria 146
   g) †Ichthyopteygia 146
5. †Euryapsida 146
6. Synapsida 147
   a) †Pelycosauria 147
   b) †Therapsida 148

IV. Stammesgeschichte und System der Aves
    (Klasse 9, Aves, Vögel) 152

V. Stammesgeschichte und System der Mammalia
   (Klasse 10, Mammalia, Säugetiere) 160
1. Prototheria 166
2. †Allotheria (†Multituberculata) 168
3. Theria 169
   a) †Triconotheria 169
      (1) †Triconodonta 169
      (2) †Symmetrodonta 170
   b) †Pantotheria (Trituberculata) 170
   c) Metatheria 172
      Marsupialia (Beuteltiere) 172
   d) Eutheria (Placentalia) 181
      (1) Insectivora 183
      (2) Macroscelididae 186
      (3) Dermoptera 187
      (4) Chiroptera 187
      (5) Scandentia (Tupaiidae) 189
      (6) Primates 189
      (7) †Tillodontia 200
      (8) †Taeniodonta 200
      (9) Lagomorpha 200
     (10) Rodentia (Simplicidentata) 200

(11) Cetacea (Wale) 208
(12) Carnivora (Raubtiere) (C. fissipedia, C. pinnipedia) 210
(13) Pholidota (Schuppentiere) 218
(14) †Condylarthra 218
(15) †Litopterna 219
(16) †Notungulata 220
(17) †Astrapotheria 220
(18) Tubulidentata (Erdferkel) 220
(19) †Pantodonta 221
(20) †Dinocerata 221
(21) †Pyrotheria 221
(22) †Xenungulata 222
(23) †Desmostylia 222
(24) Proboscidea (Elefanten) 222
(25) †Embrithopoda 225
(26) Hyracoidea (Schliefer) 226
(27) Sirenia (Seekühe) 226
Einige allgemeine Bemerkungen über „Huftiere" 228
(28) Perissodactyla, Mesaxonia (Unpaarhufer) . 230
(29) Artiodactyla, Paraxonia (Paarhufer) . . . 234
(30) Xenarthra (Zahnarme) 242

Literatur 246

Sachverzeichnis 257

Tiernamenregister . . . .

Inhaltsübersicht · Band 2 und 3

Band 2. Das Skeletsystem: Allgemeines, Skeletsubstanzen, Skelet der Wirbeltiere einschl. Lokomotionstypen
- A. Allgemeines, Stützsubstanzen
- B. Skelet des Rumpfes
- C. Das Kopfskelet
- D. Die unpaaren Flossen und ihr Skelet
- E. Die paarigen Extremitäten

Band 3. Organe des aktiven Bewegungsapparates, der Koordination, der Umweltbeziehung, des Stoffwechsels und der Fortpflanzung
- A. Muskelsystem
- B. Elektrische Organe
- C. Integument und Anhangsorgane
- D. Koordinationssysteme
- E. Gefäßsystem
- F. Immunsystem
- G. Coelom
- H. Stoffwechselorgane
- I. Fortpflanzungsorgane

A. Einleitung

I. Historische Einführung

Vergleichende Anatomie ist ein wesentlicher Teil der Formenkunde der Organismen, der Morphologie. Die Anatomie geht von einer Zergliederung und Beschreibung des inneren Baues des Körpers und der Struktur seiner Teile aus. Es ist verständlich, daß für lange Zeit ein derartiges Bemühen zunächst nur der Erforschung des Körperbaues des Menschen galt, denn die Kenntnis einer „Geographie" des Körpers war eine praktische Notwendigkeit für den Arzt. Gelegentliche Beobachtungen an tierischen Körpern wurden zwar seit dem Altertum erhoben, planmäßige Forschungen setzten jedoch erst seit der Renaissance ein.

Derartige Beobachtungen führten bald zu der Einsicht, daß bei verschiedenen Tieren eines großen Formenkreises korrespondierende, wir würden heute sagen homologe, Teile auftreten. So bildete beispielsweise BELON (1555) nebeneinander das Skelet eines Menschen und eines Vogels ab und bezeichnete die identischen Knochen mit den gleichen Chiffren. Unausgesprochen ist damit das Prinzip des „einheitlichen Bauplanes" bereits erkannt.

Eine wissenschaftliche Erklärung der Ähnlichkeiten und der Verschiedenheiten im Bau der Tiere fehlte zunächst fast vollständig. Allerdings finden sich in den älteren morphologischen Schriften fast stets Hinweise auf den Nutzen, auf die Funktion der Teile. Die Zunahme der Zahl der bekannten Pflanzen- und Tierformen zwang im 18. Jahrhundert zum Versuch, diese Formenfülle zu ordnen und in ein System zu bringen (LINNÉ). Merkmale des inneren Körperbaues spielten hierbei eine bedeutende Rolle.

Um die Wende vom 18. zum 19. Jahrhundert war die Menge der bekannten Fakten so weit angewachsen, daß eine systematische Vergleichung der Organismen auf morphologischer Basis möglich wurde und erste Theorien entwickelt werden konnten. Es ist das unvergängliche Verdienst von Georges CUVIER (1769–1832), dies Werk vollbracht und damit die Basis für die vergleichende Anatomie geschaffen zu haben.

Die Aneinanderreihung von vielen Tatsachen ist noch keine Wissenschaft. CUVIER geht von der Beziehung der Form zur Leistung aus. Prüft man die Abwandlung der Form der Organe und vergleicht sie mit den Abwandlungen der Leistung, so zeigt sich, „daß die Gemeinsamkeiten der Leistung sich mit unabsehbarer Mannigfaltigkeit der Formen der Organe verbinde". Die Erforschung dieser Verschiedenheiten der Form sei das Ziel der vergleichenden Anatomie.

CUVIER hat auf Grund des inneren Baues der Tiere ein System begründet, daß in seinen Grundzügen gültig geblieben ist. Im Gegensatz zu der in jener

Zeit verbreiteten Vorstellung, daß alle Tiere nach einem einheitlichen Plan gebaut sein sollten, unterscheidet CUVIER bereits 4 Tierstämme, die untereinander in keiner morphologischen Beziehung stehen. Es gibt also keine geradlinige „Kette der Lebewesen" (BONNET). Die Stämme stehen unabhängig nebeneinander.

Tierstämme (Baupläne) nach CUVIER:

- **I. Vertebrata:** Säugetiere – Vögel – Reptilien incl. Amphibia – Fische.
- **II. Mollusca:** Cephalopoda – Pteropoda – Gastropoda – Acephala (Lamellibranchiata, Muscheln) – Cirripedia – Brachiopoda.
- **III. Articulata:** Crustacea – Arachnides – Insecta – Annelides.
- **IV. Radiata:** dazu alle übrigen Tierklassen. Echinodermata – Coelenterata – Vermes.

CUVIER kennt die Abhängigkeit der Teile vom Ganzen und die wechselseitigen Beziehungen der Organe untereinander. Das Gesetz der Korrelationen erlaubt im geeigneten Fall Rückschlüsse von einem Teil auf die Gesamtorganisation. Ein Tier mit Raubtiergebiß kann nur scharfe Krallen, keine Hufe haben. CUVIER hat zugleich als Begründer einer wissenschaftlichen Paläontologie größte Verdienste. Das Auftreten verschiedenartiger Pflanzen- und Tierformen in früheren geologischen Perioden erklärt er noch durch Neuschöpfung von Flora und Fauna nach Katastrophen.

Die Annahme eines stammesgeschichtlichen Zusammenhanges der Organismen wurde von CUVIER strikt abgelehnt. Seine vier Stämme („embranchements") stehen als essentiell verschiedenartige Produkte einzelner Schöpfungsakte nebeneinander, sind statische Einheiten. Zur gleichen Zeit hatte JEAN LAMARCK (1744–1829, Hauptwerk 1809) gleichfalls in Paris, ausgehend von weitgespannten Untersuchungen zur Systematik, eine Theorie entwickelt, die einen grundsätzlichen kontinuierlichen Zusammenhang der Organismen behauptet und den statischen Charakter der belebten Welt verwirft. Die Lehre ist evolutionistisch; sie stand im scharfen Gegensatz zur Meinung der Zeitgenossen und konnte sich daher nicht durchsetzen, zumal LAMARCKS Vorstellungen über den Mechanismus der Umbildung sich als falsch erwiesen. Im Ganzen steht LAMARCK als konsequenter Evolutionist uns heute näher als die Vertreter einer statischen, typologischen Denkweise. Einige Gedanken erweisen sich sogar als erstaunlich modern. So behauptete LAMARCK als erster, daß Änderungen von Verhaltensweisen den Strukturänderungen vorausgehen. (Eine neu überdachte, ausführliche Würdigung von LAMARCK findet sich bei E. MAYR 1972, erneut abgedruckt, 1976).

Die Zeit für eine Konzeption der Evolutionstheorie war in der ersten Hälfte des 19. Jahrhunderts noch nicht reif. Statt dessen trat nun zunächst eine zweite Denkrichtung in den Vordergrund, die am besten kurz durch die Suche nach einem einheitlichen Plan, der die Mannigfaltigkeit der Erscheinungen zugrunde liegt, gekennzeichnet ist.

Diese Einheit (Unité du plan, E. GEOFFROY DE ST. HILAIRE, 1772–1844) soll sich aus der dauernden Wiederkehr der gleichen Lage der Teile zueinander ergeben. Nach GEOFFROY bildet das Tierreich ein einheitliches Ganzes. Die mannigfachen Einzelerscheinungen sind Sonderfälle eines Urtypus („Archetypus"). Danach ist es Aufgabe der Morphologie, die Gleichheit der Teile nachzuweisen. Diese Denkweise ist stark beeinflußt von der platonischen Ideenlehre. Ihre Ursprünge lassen sich bis auf den Essentialismus der Platoniker und der Scholastiker zurückverfolgen und sind stark von der spekulativen Naturphilosophie beeinflußt. Diese „idealistische Morphologie" steht im Gegensatz zu evolutionistischen Theorien, aber auch zu der Lehre CUVIERS. Eine große Anzahl von Forschern hat in dieser Periode, ungeachtet der spekulativen Tendenzen der Zeit, unsere Formenkenntnisse beträchtlich vermehrt (GOETHE, BLUMENBACH, MECKEL, JOH. MÜLLER, OKEN, OWEN u.a.) und nüchterne Naturforschung getrieben. Aber das Festhalten an der Idee eines unveränderlichen Bauplanes, eines Urtypus hat zunächst zweifellos die Entwicklung einer tragbaren evolutionistischen Theorie behindert. Besonders katastrophal erwies sich für die Folgezeit — mit Nachwirkungen bis in unsere Tage — die radikale Ablösung jeglicher morphologischen Betrachtung von Funktion und Leistung des Organismus und seiner Teile. Das Problem der Beziehung von Form und Funktion mußte erst wieder neu entdeckt werden. Auch die Beobachtung des lebenden Tieres und seines Verhaltens wurde von der „reinen" Morphologie völlig ignoriert. Diese Periode der Formenkunde erfuhr mit dem Erscheinen von DARWINS „Origin of species" (1859) eine Zäsur.

1. Exkurs über den Typusbegriff in der Morphologie

Der Begriff *„Typus"* ist besonders im deutschen Sprachgebrauch vieldeutig. Daher sollte seine Verwendung in der Naturforschung nicht ohne nähere Kennzeichnung erfolgen:

a) Der Typusbegriff der idealistischen Morphologie

Der Typusbegriff der idealistischen Morphologie bezeichnet eine Abstraktion und ist „Ausdruck einer ideal geschauten Einheit, die eine Vielzahl in sich verschiedener Wesen umspannt" (REMANE, 1952). Im Gegensatz zur „Stammform" ist der idealistische Typus ein abstraktes Schema, das durch keinen Einzelorganismus und durch keine Einzelart dargestellt werden kann. Ein abstrakter, gedachter Organismus ohne alle Spezialisationen und Adaptationen kann nicht lebensfähig sein. Es handelt sich also um ein durchaus irrationales, metaphysisches Bild, das subjektiv, intuitiv erdacht aber nicht erforscht werden kann. G.G. SIMPSON schlägt vor, die Bezeichnung **Archetypus** zu wählen, wenn der Typusbegriff im Sinne der idealistischen Morphologie gemeint ist.

b) Der Typus-Begriff zur Kennzeichnung eines Mittelwertes

Der Terminus „Typus" wird in der Taxonomie und Morphologie häufig, wie im allgemeinen Sprachgebrauch zur Kennzeichnung einer Gruppe oder einer

Systemeinheit gebraucht. Häufig spricht man vom „Säugetiertypus" (engl.: Mammalian condition) zur Kennzeichnung einer Tierform, die alle charakteristischen Säugetiermerkmale besitzt. Dieser Typus ist also eine einfache Abstraktion einer Kategorie, die man von einer Einheit durch Reduktion und durch den Mittelwert ihrer Komponenten, also meist durch den Gipfel einer Kurve erhält (R. RICHTER, 1948). Dieser Typusbegriff ist völlig frei von einem metaphysischen Hintergrund.

c) Der generalisierte Typus

Der generalisierte Typus (FRANZ, KÄLIN, NAEF) ist die „ideale Konstruktion einer Form, aus der man sich alle, der betreffenden Kategorie unterstellten Einzelformen abgeleitet, d.h. entstanden (!) denken könnte". Es handelt sich also um ein anschauliches Schema eines Organismus, das aller Spezialanpassungen entkleidet ist und daher die „Grundform" einer Systemeinheit verdeutlichen soll. Derartige gedankliche Konstruktionen sind natürlich nicht als reale Lebewesen existenzfähig. Damit nähert sich dieser Typusbegriff in bedenklicher Weise dem idealistischen Archetypus, wenn auch in stark abgeschwächter Form. Statt des spekulativen Hintergrundes wird die Anwendbarkeit als praktikables Anschauungsschema betont.

d) Der Typusbegriff der Klassifikation

In der nomenklatorischen und klassifikatorischen Praxis versteht man unter „Typus" das Belegstück einer Tier- oder Pflanzenart, das einer Erstbeschreibung zugrunde liegt (evtl. genügt ein Körperteil, etwa ein Schädel). Dieser Typusbegriff ist zwar sprachlich gebräuchlich, hat aber mit den zuvor definierten Begriffen gar nichts zu tun. Es handelt sich also um ein mehr oder weniger zufällig, in jedem Falle aber willkürlich bestimmtes Einzelindividuum, das keineswegs typisch im obengenannten Sinne sein muß, indem es den Mittelwert der Kategorie repräsentieren müßte. Typus im Sinne der Klassifikation ist also ein Hilfsmittel der Praxis. Er ist nichts anderes als das im Zusammenhang mit der Namensgebung festgelegte Individuum, das dem Autor vorlag.

e) Der Typusbegriff in den Geisteswissenschaften

Die Verwendung des Typusbegriffes in den Geisteswissenschaften (Idealtypus bei MAX WEBER) ist äußerst flexibel und nur sehr partiell mit den hier gegebenen Definitionen abzudecken. Bei M. Weber ist der Idealtypus ein „Gedankenbild, welches nicht die historische Wirklichkeit oder gar die eigentliche Wirklichkeit" ist. Er warnt aber auch davor, Ideen als hinter der Flucht der Erscheinungen stehende „eigentliche Wirklichkeit, als reale Kräfte anzunehmen. Der Idealtypus ist nur ein Instrumentarium zum Zwecke der geistigen Beherrschung des empirisch Gegebenen (s. hierzu A. HEUSS, 1968). Die Beziehung zum generalisierten Typus der Morphologie (c) erscheint immerhin bemerkenswert.

2. Darwin und die Morphologie seit 1859

Die Möglichkeit, zu einer allgemeinen und umfassenden Theorie der Morphologie zu gelangen, eröffnete sich mit dem Erscheinen von CHARLES DARWINS grundlegendem Werk „The origin of species by means of natural selection or the preservation of favoured races in the struggle for life" (1859). Evolutionsvorstellungen im Sinne von Spekulationen über einen Abstammungszusammenhang der Organismen lassen sich bis ins Altertum zurückverfolgen und führten bei LAMARCK bereits zur Formulierung einer auf Beobachtung und Reflexion beruhenden Theorie. Während aber alle vordarwinistischen Theorien monofaktoriell sind, also eine einzige Erklärung des Geschehens annehmen, erkannte DARWIN als erster, daß Evolution ein zweiphasiges Geschehen ist und gekennzeichnet wird durch
I. Entstehung genetischer Variabilität und
II. Selektion[1].
Die grundsätzliche Richtigkeit dieser Konzeption hat in der Folgezeit allen Falsifizierungsversuchen widerstanden, unabhängig davon, daß Ursachen und Mechanismen der genetischen Variation erst nach DARWIN durch die moderne Genetik, insbesondere die Populationsgenetik verständlich wurden und daß der biologische Artbegriff noch nicht konzipiert war.

Der Durchbruch, den DARWIN erzielte, hat zu einer grundsätzlichen Neuorientierung in der gesamten Biologie geführt und wirkt bis heute nach. Dies beruht, wie E. MAYR (1959, Abdruck 1976) als erster erkannt und ausgesprochen hat, auf einer fundamentalen Revision der philosophischen Grundlagen. Die idealistische Morphologie und damit die Typus-Lehre war im kontinentalen Europa letzten Endes in der herrschenden idealistischen Philosophie verankert. Diese sah mit PLATO das Wesen der Dinge im $\varepsilon\iota\delta o\varsigma$, in der Essenz. Diese bleibt unsichtbar und ist nur durch Erahnen, durch Intuition erschließbar. Ideen (Typen) sind unveränderlich und nicht voneinander ableitbar. Die Dinge der realen Welt mit ihrer großen Variabilität sind nichts anderes als Schatten eines Objektes an der Wand. Ihnen liegen die unwandelbaren Ideen (Urbilder, Typen) zu Grunde. Nur diese existieren und sind von Dauer.

Die Annahme unveränderlicher Urbilder bedeutet zugleich eine vollständige Diskontinuität zwischen diesen und schließt damit den Gedanken an ein Evolutionsgeschehen von vornherein aus.

DARWIN geht nun nicht von der Suche nach einem Urbild aus, sondern sammelt auf seiner Weltreise und daheim zahllose Beobachtungen über geographische Verbreitung, über Variieren von Tieren und Pflanzen, über Lebensweise und Verhalten, über Fossilien. Inzwischen war das Sammlungsgut in den Museen derart angewachsen, daß von vielen Organismengruppen große Serien von Individuen vorlagen und ein exaktes Studium der Variabilität möglich wurde. Auch praktische Erfahrungen der Züchter hatten auf die Dringlichkeit der Erforschung der hier liegenden Problematik verwiesen. An die Stelle des typologischen Den-

---
[1] Die dualistische Natur des Geschehens bezeichnet hier ein zweiphasiges Geschehen, bei dem die erste Phase die Voraussetzung der zweiten ist und hat, worauf E. MAYR nachdrücklich hinweist, nichts mit dem philosophischen Dualismus (DESCARTES) zu tun.

kens tritt mit DARWIN eine neue Denkweise, das „Populationsdenken"
(E. MAYR).

Die Vertreter dieser Denkweise gehen von der Einsicht aus, daß nur die Einzelerscheinungen real sind. Jedes Individuum ist einmalig und keines gleicht dem anderen vollständig. Jedes Individuum erfährt im individuellen Lebenscyclus Veränderungen und wird durch eine sich ändernde Umwelt beeinflußt. Gruppen ähnlicher Individuen können nur statistisch durch Mittelwert und Variationsbreite beschrieben werden. Kein Einzelindividuum entspricht in allen Merkmalen exakt dem Mittelwert. Real sind nur die Varianten, nicht der „Typus".

Die Entwicklung der Evolutionsbiologie nach DARWIN hat die Richtigkeit seines Ansatzes bestätigt und allen Falsifizierungsversuchen widerstanden. Die großen Lücken im Gebäude der Theorie konnten weitgehend geschlossen werden. Die wesentlichen Etappen sollen hier nur in kurzen Sätzen zusammengestellt werden:

1. Durch die seit etwa 1900 aufblühende Genetik wurde der Mechanismus der Vererbung aufgeklärt. Das Material der genetischen Variabilität wird durch Mutationen (Änderungen im Genotyp) bereitgestellt.

2. Mutationen können durch Einwirkung auf das Erbgut induziert werden, sind aber stets ungerichtet.

3. Mutationen sind nicht von vornherein adaptiv. Sie betreffen auch meist nicht grobe Strukturmerkmale, sondern beeinflussen häufig die Vitalität und Fertilität des Organismus. Ihre Effekte sind also häufig kryptisch, d.h. sie sind nicht ohne weiteres an Strukturen ablesbar, sondern bestimmen physiologische Reaktionsabläufe.

4. Ein Gen beeinflußt stets viele Merkmale (Pleiotropie). Ein Merkmal steht unter dem Einfluß vieler Gene (Polygenie).

5. Die Wirkung eines Genes hängt vom Zusammenwirken mit anderen Genen ab. Entscheidend ist also das Zusammenspiel im gesamten Genom.

6. Nur ein geringer Teil der in einer Population beobachteten genetischen Variation beruht auf momentaner Neuentstehung durch Mutation. Jedes Genom enthält einen Vorrat von genetischer Variation, die, ursprünglich durch Mutation entstanden, jederzeit bereitsteht, und bei geschlechtlicher Fortpflanzung durch Rekombination aktiviert werden kann. Diese genetische Variabilität wird durch verschiedenartige Mechanismen gegen Eliminierung geschützt (Rezessivität, geringe Expressivität, dauernd wechselnde Umweltbedingungen).

7. Wenn die durch Mutation und Rekombination entstandenen Varianten ihren Trägern gegenüber den Ausgangsformen eine bessere Eignung unter bestimmten Umweltbedingungen verschaffen, setzen sie sich gegenüber den Ausgangsgenen durch und verdrängen diese. Die *Selektion* greift also ausschließlich am Phänotyp, am Individuum an, schränkt die Variabilität ein und hat einen richtenden und stabilisierenden Effekt. Das Wirken der Selektion ist experimentell und quantitativ erforschbar.

8. Ist auf diese Weise eine neue Form entstanden, so besteht grundsätzlich die Möglichkeit, daß diese sich mit der Ausgangsform vermischt und damit die Entstehung zweier Gruppen unterbunden wird. Mechanismen, die eine derartige Amphimixis und ihre nivellierende Wirkung verhindern, sind unerläßlich. Sie werden als *Isolationsmechanismen* bezeichnet und können exogen (räumliche

Trennung, zeitlich: Geschlechtsformen treten zu verschiedenen Jahreszeiten auf) oder endogen sein (Unfruchtbarkeit der Bastarde, Befruchtungsunfähigkeit, ethologische Mechanismen).

Mit dem kurzen Überblick über die Entwicklung der Evolutionsbiologie in der Epoche nach DARWIN haben wir zeitlich weit vorausgegriffen. DARWIN war nicht der Begründer der Evolutionstheorie. Die Zahl der Vorläufer ist beträchtlich. Das Verdienst von CH. DARWIN — und gleichzeitig von R. WALLACE — besteht in der Entwicklung einer Theorie, die Mechanismen und Faktoren der Evolution verständlich macht. Das grundsätzlich Neue besteht in der Einsicht, daß der Prozeß zweiphasig abläuft. Die erste Phase besteht in der dauernden Produktion erblicher Verschiedenheiten als Ausgangsmaterial für die Evolution. Die Natur der genetischen Variabilität und der Mechanismus ihrer Entstehung blieb zunächst unbekannt. In der zweiten Phase greifen selektive Einflüsse aus der Umwelt, aber auch aus Konstruktionszwängen, die durch die Organisation der Ausgangsform gegeben sind, richtend ein und erzwingen die Stabilisierung der Anpassung.

Die entscheidenden Fortschritte nach DARWIN bestehen in der Aufklärung des Mechanismus der genetischen Variation durch Mutation und Rekombination, in der Einsicht, daß Evolution nicht an Einzelindividuen, sondern an Populationen abläuft und daß die Trennung der Verschiedenheiten besondere Mechanismen (Isolation) erfordert.

Eine Theorie ergibt sich nicht aus der Ansammlung von Fakten. Sie ist stets ein Gedankengebäude, das nie endgültig durch Fakten bewiesen werden kann. Die Wahrscheinlichkeit der Gültigkeit einer Theorie ergibt sich dann, wenn eine größere Anzahl von Fakten zwanglos in sie eingeordnet werden können und wenn sie allen Versuchen einer Widerlegung widersteht. Eine Theorie muß daher stets Falsifizierungsversuchen ausgesetzt werden (POPPER). Die Evolutionstheorie hat diese Prüfung in über hundertjähriger Erprobung bestanden und wird von den Naturforschern heute allgemein akzeptiert. Der Ausbau der Theorie hat, besonders seit den 30er Jahren des 20. Jahrhunderts, zu einer Ausräumung anfänglich vorhandener Mißverständnisse geführt und die Koordination der Ergebnisse vieler Disziplinen (Genetik, Morphologie, Systematik, Ethologie, Paläontologie, Molekularbiologie etc.) in einer „synthetischen Theorie der Evolution" ermöglicht (J. HUXLEY, E. MAYR, G. OSCHE, B. RENSCH, G.G. SIMPSON).

Die bewußte Konzeption des Evolutionsgedankens hat bekanntlich nachhaltige Wirkungen auf viele Bereiche des Geisteslebens ausgeübt. Für die theoretische Unterbauung der Systematik und der vergleichenden Morphologie leitet die Evolutionslehre eine neue Etappe ein. Um den entscheidenden Wandlungsprozeß zu verstehen, bedarf es zunächst der Klärung einiger Grundbegriffe.

II. Homologie und Analogie

Unterwirft man Systeme einer einheitlichen Kategorie (Organismen, Sprachen, Fahrzeugtypen, Kunstdenkmäler) einem sinnvollen Vergleich, so wird man Übereinstimmungen feststellen können, die offensichtlich nicht auf Zufall beruhen (OSCHE). Ein derartiger Vergleich führt gegebenenfalls zur Feststellung korrespondierender, vergleichbarer Teilsysteme. Ursache derartiger Ähnlichkeiten ist eine gemeinsame Informationsquelle, die sehr verschiedener Natur sein kann.

Von alters her hatten Beobachter festgestellt, daß verschiedene Tierarten eines mehr oder weniger großen Formenkreises korrespondierende, also vergleichbare Teile oder Organe besitzen. Die Konzeption des „Bautypus" beruht auf dieser Beobachtung. So besitzen alle Wirbeltiere grundsätzlich ein dorsal gelegenes Nervenrohr, ein ventral des Darmes gelegenes Herz, zwei Seitenaugen, vier Gliedmaßen usw. Bei den Tetrapoda baut sich jede Extremität aus drei Teilstücken auf, dem Stylopodium mit einem Skeletstück (Oberarm-Oberschenkel), dem Zeugopodium mit zwei Skeletteilen (Elle und Speiche — Wadenbein und Schienenbein) und dem distalen Autopodium (Hand — Fuß) mit komplizierter Untergliederung. Die einzelnen Knochen einer Gliedmaße sind nach Anordnung in der Extremität, nach Zahl und Verbindungen vergleichbar (Abb. 1), trotz beträchtlicher Unterschiede in der Form im einzelnen und in der Größe. Derart korrespondierende Teile wurden zunächst als identisch, als „analog" oder als „homolog" bezeichnet. Erst relativ spät setzte sich die Einsicht durch, daß einer Vergleichbarkeit Grenzen gesetzt sind und daß die Feststellung einer Ähnlichkeit nicht ausreicht, Identität nachzuweisen. Ähnlichkeiten von Strukturen können darauf beruhen, daß die verglichenen Teile die gleiche Funktion ausüben, ohne daß sie morphologisch identisch wären (Insektenflügel und Vogelflügel). R. OWEN (1841, 1848) unterschied als erster zwischen Funktionsähnlichkeit (**Analogie**) und morphologischer Identität (**Homologie**). Analog sind Organe oder Teile eines Tieres, welche dieselbe Funktion wie ein anderer Teil oder ein anderes Organ in einem anderen Tier haben (OSCHE). Homolog sind dieselben Organe bei verschiedenen Tieren unter jedweder Variation von Form und Funktion (R. OWEN)[2].

Die Definition der Begriffe Homologie und Analogie lag also bereits vor der Annahme des Evolutionsgedankens fest, bewährte sich als Ordnungsprinzip und ermöglichte grundsätzlich wichtige Einsichten. So wies B. REICHERT bereits 1837 die Homologie der Gehörknöchelchen Hammer und Amboß der Säugetiere mit Teilen des Kieferapparates (Quadratum-Articulare) der Nichtsäuger nach.

---
[2] R. OWEN, 1843: "Homologue: The same organ in different animals under every variety of form and function".

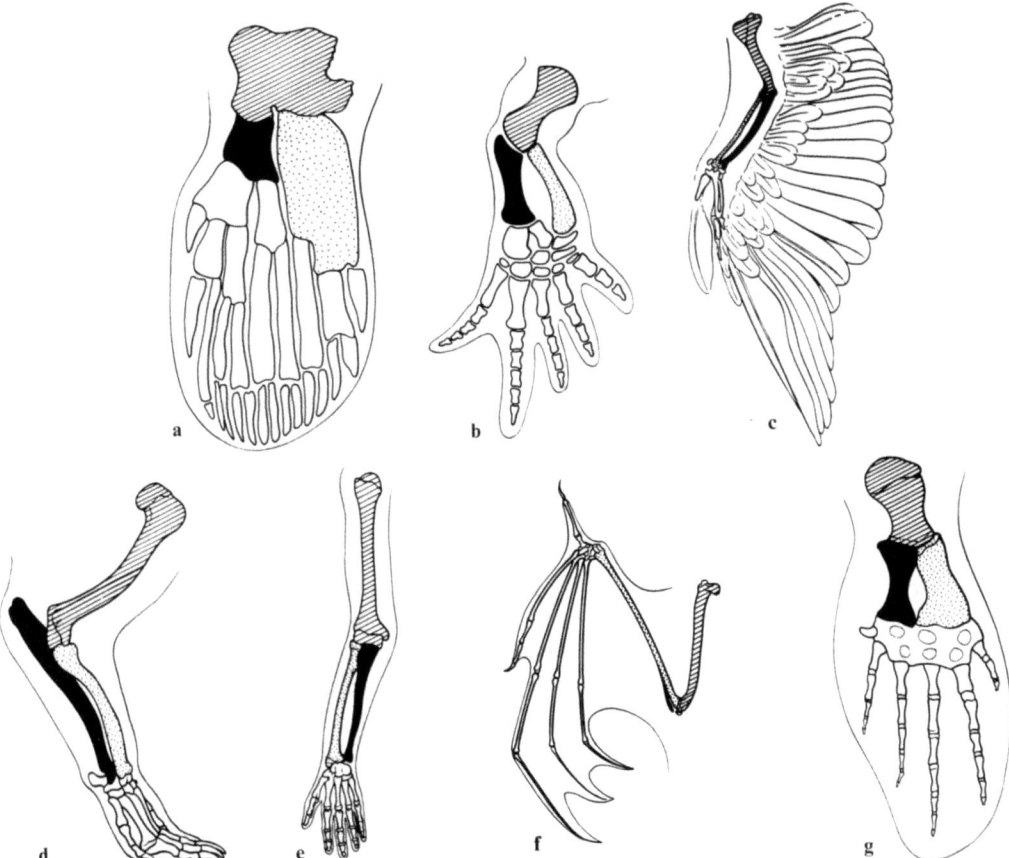

Abb. 1a–g. Homologe Skeletteile in der Vorderextremität verschiedener Wirbeltiere. Homologe Knochen sind mit gleicher Schraffur gekennzeichnet. *Schräg schraffiert:* Humerus. *Schwarz:* Ulna. *Punktiert:* Radius. **a** Crossopterygier (Altfisch); **b** Urodel (Schwanzlurch); **c** Vogelflügel (Habicht); **d** Tanrek (*Tenrec ecaudatus,* Insectivora); **e** Mensch; **f** Flughund (*Pteropus*); **g** Wal (*Delphinus*)

In diesem Sinne wird der Homologiebegriff der idealistischen Morphologie auch heute noch vielfach benutzt.

Mit der allgemeinen Annahme der Evolutionstheorie seit 1859 ergab sich die Notwendigkeit, Grundbegriffe der Morphologie einer Revision zu unterziehen, sie schärfer zu formulieren und theoretisch zu begründen. Homologie wird nun durchweg als Ausdruck einer gemeinsamen Abstammung verstanden (Abstammungsähnlichkeit). Der evolutive Homologiebegriff bezeichnet Organe oder Teile zweier Organismen als homolog, wenn sie von der gleichen Ahnenform abzuleiten sind. Homologiefeststellung setzt also Kenntnis der Phylogenie voraus.

Phylogenie als Stammesgeschichte war aber zunächst kaum bekannt oder wurde mit vorwissenschaftlichen Methoden intuitiv erschlossen. So ergab sich ein bedenklicher Zirkelschluß. Homologie beweist Abstammungsverwandtschaft, aber die Feststellung dieser ist eine Voraussetzung für die Anwendung des Homologiebegriffes. Die Auflösung dieses Widerspruches ergibt sich aus folgenden Überlegungen: Die Feststellung von Homologien im Sinne der idealistischen Morphologie hat zwar nicht mit absoluter Sicherheit aber in einem erstaunlich hohen Prozentsatz der Fälle zu Ergebnissen geführt, die auch im Sinne des evolutiven Homologiebegriffes als echte Homologien anerkannt werden. Der Nachweis von Homologien wird durch Anwendung von Homologiekriterien (REMANE, 1952) geführt. Hierzu gehören vor allem 1. Feststellung der Lagegleichheit im Bauplan, 2. das Vorkommen von Zwischenformen, 3. gelegentlich auch der Nachweis bestimmter Eigenqualitäten der verglichenen Teile. Ähnlichkeit allein beweist keine Homologie. Homologe Gebilde können unähnlich sein. Nachweis von Homologien macht Verwandtschaft sehr wahrscheinlich, sagt aber nichts über den Ablauf der Phylogenie aus, denn jede Formenreihe kann in verschiedener Richtung gelesen werden. Zur Feststellung der Leserichtung ist die Anwendung eines Leserichtungskriteriums notwendig.

Im Gegensatz zur allgemeinen Evolutionsbiologie, die Aktualforschung ist und sich experimenteller Methoden bedienen kann, sind phylogenetische Einsichten, die ein historisches Geschehen betreffen, nicht unmittelbar beobachtbar, sondern setzen eine Rekonstruktion voraus. Eine solche muß, wie jede historische Forschung, sich an überlieferte Urkunden halten. Für den Phylogenetiker sind dies Fossilien. Fossilfunde sind stets lückenhaft und fehlen vor allem für Formen ohne Hartsubstanzen. Paläontologische Funde, auch Fundreihen, können daher nie die phylogenetische Rekonstruktion ersetzen. Sie können diese aber an vielen entscheidenden Stellen ergänzen und absichern und bringen vor allem den nachprüfbaren Zeitfaktor in das Vorgehen ein. Wesentlich ist, daß eine Rekonstruktion nicht willkürlich, intuitiv vorgenommen wird, sondern daß berücksichtigt wird, daß jeder Organismus eine funktionierende Konstruktion ist, die physikalischen und chemischen Gesetzmäßigkeiten unterliegt. Damit ergibt sich von vornherein eine Einengung der evolutiven Möglichkeiten. Organismische Konstruktionen haben im Gegensatz zu Maschinen echte Ahnen und sind an eine komplexe Umwelt angepaßt.

Evolution ist ein Anpassungsgeschehen und läuft kontinuierlich ab (Mikroevolution). Eine Änderung der Anpassung kann in jedem Stadium eines Individualcyclus vom Ei bis zum Tode einsetzen. Berücksichtigung des Anpassungsgeschehens und der Anpassungszwänge, die sich aus den möglichen Umweltsituationen und aus Konstruktionszwängen ergeben, ermöglichen eine phylogenetische Rekonstruktion (GUTMANN, PETERS, MOLLENHAUER). Phylogenese setzt das Vorhandensein von Ungleichheiten (s.S. 8) voraus. In einer Konkurrenzsituation setzt sich im statistischen Durchschnitt der besser angepaßte Organismus mit Sicherheit durch. Bessere Anpassung bedeutet eine erfolgreichere Eingliederung des Organismus in seine Umwelt und wird durch eine Ökonomisierung der Beziehungen zwischen Organismus und Umwelt deutbar. Die Einbeziehung des Ökonomieprinzips in die Phylogenetik ist ein wichtiges Hilfsmittel zur Feststellung der Leserichtung von Formenreihen.

Stammesgeschichte ist also stets ein multifaktorielles Geschehen. Hierbei ist für jede Phase zu berücksichtigen, daß Funktion und Geschichte in die Erklärung einzugehen haben. Wir haben es stets mit einer höchst komplexen Kausalität in Gesamtsystemen zu tun.

Der Begriff der Funktion bedarf noch einiger Erörterungen zumal häufig, dem allgemeinen Sprachgebrauch entsprechend, unter diesem Begriff Ungleiches vermischt wird. In der Biologie erweist sich die Unterscheidung von Betriebsfunktionen („Funktionieren" bei MOLLENHAUER) und umweltbezogenen Verhaltensfunktionen („Fungieren", MOLLENHAUER) als wichtig. Ein einfaches Beispiel (nach GUTMANN, MOLLENHAUER, PETERS, 1971) mag den Unterschied erläutern. Sieht man einen Motorwagen auf einer Straße fahren, so mag dieser durch einen Verbrennungsmotor oder durch einen Elektromotor etc. angetrieben werden. Aus der Fortbewegung des Wagens ist ein Rückschluß auf die Konstruktion des Motors (Funktion) nicht möglich. Der Wagen kann verschiedenen Zwecken dienen (Fungieren), als Transportmittel, als Kampfwagen, oder als Imponiermaschine. Die Verhältnisse bei Organismen sind vergleichbar. Gelegentlich ist aus der Art der Konstruktion (aus der Anatomie) ein Rückschluß auf das Funktionieren möglich (Deutung der Bewegung aus der Gelenkform). Ein Rückschluß aus der Funktion oder Konstruktion auf das Fungieren, auf die Rolle, die die Funktion zu spielen hat, ist nicht möglich.

Wir verwenden den Begriff Homologie hier für die Kennzeichnung von Ähnlichkeiten und Übereinstimmungen, die auf gemeinsamer Information aus einem Informationsspeicher (Genom) beruhen. Die Informationsübertragung erfolgt ausschließlich durch Informationsfluß („Vererbung") von den Eltern auf die Kinder (OSCHE, WICKLER). Es handelt sich also um „Erbhomologien" (WICKLER).

Informationsübertragung durch Informationsfluß ist auch durch Tradition, also nicht durch Vererbung, möglich, wie Beispiele aus der Linguistik und der Kulturgeschichte zeigen (Traditionshomologie nach WICKLER). Beiden ist gemeinsam die indirekte Übertragung über einen Informationsspeicher und das Bestehen von Informationsfluß.

Im Gegensatz dazu empfängt das Individuum direkt aus der Umwelt Informationen durch Selektion. „Die Umwelt liefert Information, ist jedoch kein Informationsspeicher. Analogien entstehen unter gleichem Selektionsdruck und beruhen auf gleichartiger Information. Diese stammt jedoch nicht aus einem gemeinsamen Informationsspeicher" (OSCHE, WICKLER).

Eche Analogien betreffen nicht homologe Organe (Grabschaufel bei Maulwurf und Maulwurfsgrille (Abb. 2). Gelegentlich treten an homologen Organen stammesgeschichtlich unabhängig voneinander analoge Strukturen auf. Diese werden als Homoiologien (PLATE) bezeichnet (Flügel der Fledermäuse und der Flugsaurier).

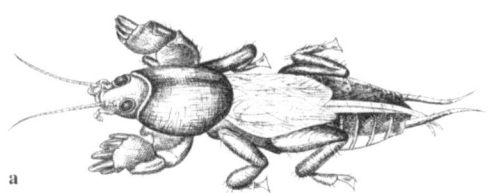

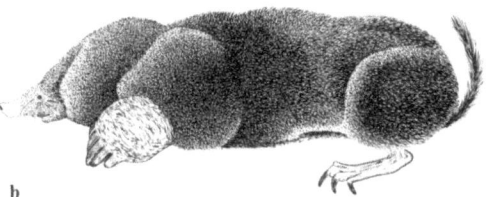

Abb. 2a–b. Analogie. Ausbildung von Gliedmaßen als Grabschaufeln, **a** bei Insekten *Gryllotalpa gryllotalpa L.*, Maulwurfsgrille; **b** bei Säugetieren *Talpa europaea L.*, Maulwurf, Mammalia, Insectivora (nach GRASSÉ)

III. Konvergenz und Parallelbildungen

Der Nachweis stammesgeschichtlicher Verwandtschaft kann außerordentlich durch das Auftreten von Konvergenzerscheinungen (Ähnlichwerden durch gleiche Anpassung ohne Beteiligung gleichen Genoms, die Deszendenten sind einander ähnlicher als die beiden Ahnen) oder durch Parallelentwicklung erschwert werden. Parallelentwicklung liegt vor, wenn Ähnlichkeiten von Strukturen in zwei Stammeslinien auftreten, die auf eine gemeinsame Ausgangsform zurückgehen, vorausgesetzt, daß diese Ähnlichkeiten erst nach völliger Separierung beider Linien manifest werden (HAAS und SIMPSON). Konvergent sind beispielsweise die Springbeine bei Säugetieren (Beutelmaus, Rüsselspringer, Springmaus) (Abb. 3), die nicht näher miteinander verwandt sind. Parallelentwicklungen gehen stets auf ein gemeinsames Genom der Ausgangsform zurück und führen bei gleichem Selektionsdruck zu ähnlichen Effekten (Brachiatoren-Anpassung des Armes bei Gibbon und Orang, Zementbedeckung der Zahnkrone bei Wiederkäuern und Schweinen, sekundäres Kiefergelenk bei Monotremen und Theria).

Die Unterscheidung, ob direkte Verwandtschaft, Konvergenz oder Parallelentwicklung vorliegt, kann schwierig sein und bedarf der kritischen Merkmalswertung und der Beurteilung des ganzen Organismus.

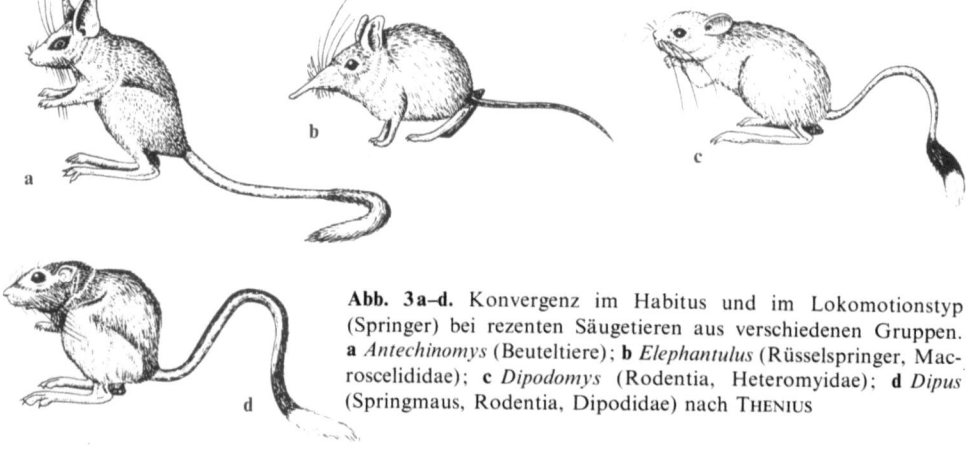

Abb. 3a–d. Konvergenz im Habitus und im Lokomotionstyp (Springer) bei rezenten Säugetieren aus verschiedenen Gruppen. **a** *Antechinomys* (Beuteltiere); **b** *Elephantulus* (Rüsselspringer, Macroscelididae); **c** *Dipodomys* (Rodentia, Heteromyidae); **d** *Dipus* (Springmaus, Rodentia, Dipodidae) nach THENIUS

IV. Merkmalswertung, Methoden der Phylogenetik

Um den Nachweis stammesgeschichtlicher Zusammenhänge zu führen, ist die Feststellung von Homologien durch Vergleich unter Heranziehung der Homologiekriterien und unter subtiler Prüfung der Lagebeziehungen im Gesamtgefüge (Innervation, Gefäßversorgung usw.) von großem Wert, erlaubt jedoch keine definitive Aussage zur Stammesgeschichte. Das Vorliegen echter Erbhomologien muß durch zusätzliche Methoden abgesichert werden, und die Richtung des Entwicklungsablaufes durch Konstruktionsanalyse (Leserichtungskriterium) deutlich gemacht werden. Der Wert der Homologieforschung liegt im wesentlichen darin, daß die Formenmannigfaltigkeit geordnet und übersehbar gemacht wird. Ähnlichkeiten zwischen Strukturen mehrerer Organismen beweisen an sich keine Stammesverwandtschaft. Die durch Konvergenzerscheinungen und Parallelentwicklung bedingten Ähnlichkeiten sind häufig größer als die zwischen verwandten Formen. Viele Merkmale sind leicht einem funktionellen Wandel unterworfen und durch Adaptation veränderbar (Größenrelationen, Proportionen, Bau der Extremitäten, Gelenkformen, Färbungsmerkmale). Es kommt hinzu, daß solche Merkmale oft besonders auffällig sind. Demgegenüber sind andere Merkmale konservativ und verhalten sich in großen Formenkreisen einheitlich. Es handelt sich um basale Merkmale (Primitivmerkmale), die meist vitalen Grundfunktionen dienen und wenig funktionellen Einflüssen unterworfen sind (Bau der Milchdrüsen bei Säugetieren, Zusammensetzung der Schädelbasis, Grundmuster der Nasenknorpel). Diese gewinnen für die Feststellung der Gruppenzugehörigkeit zwar große Bedeutung, eignen sich aber nicht zur Analyse der Beziehungen innerhalb einer Gruppe. In diesem Zusammenhang ist die Frage, ob es funktionslose Organe gibt, von Interesse, denn sie könnten zweifellos für die Feststellung von Verwandtschaftsbeziehungen von größtem Wert sein.

In den meisten Fällen dieser Art hat sorgfältige Nachprüfung eine Funktion nachgewiesen. Dies gilt beispielsweise für sehr viele äußere Merkmale (Zeichnungsmuster, Bart- und Schopfbildungen) und für manche Muskel- und Skeletstrukturen, deren Bedeutung erst durch die Verhaltensforschung oder durch genauere biomechanische Analyse aufgedeckt werden konnte. Rückgebildete (rudimentäre) Organe mögen in manchen Fällen funktionslos sein (äußere Ohrmuskeln beim Menschen), haben aber in den meisten Fällen einen Funktionswechsel durchgemacht (branchiogene Organe, Urniere). Funktionslose Organe können sich über lange Evolutionsperioden erhalten, wenn sie auf Grund pleiotroper Genwirkung durch ein Gen in einem stabilen Gengefüge bestimmt werden, das zugleich für die Ausbildung einer vitalen Struktur oder Funktion bestimmend ist und wenn sie in der Gesamtkonstruktion völlig neutral sind.

**Merkmale sind also nicht gleichwertig. Gemeinsame Primitivmerkmale (plesiomorphe Merkmale W. Hennig) sind für die Klärung phylogenetischer Bezie-

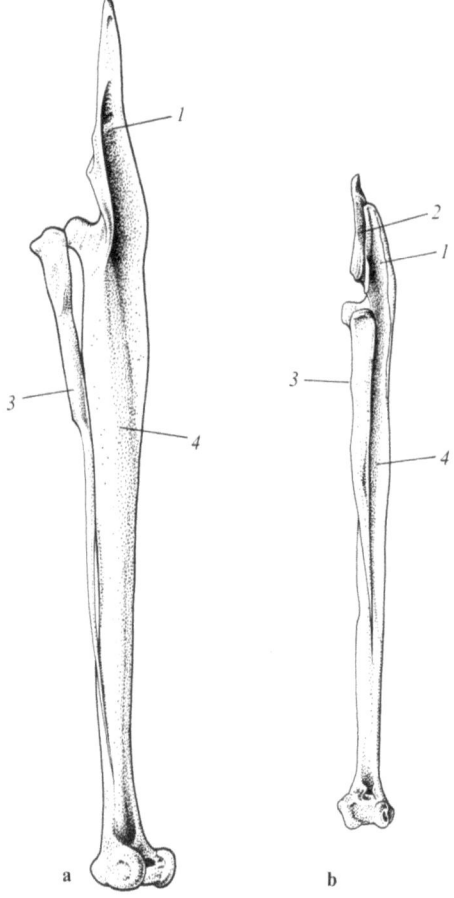

Abb. 4a-b. Konvergenz der Knochenform. Tibiotarsus von zwei stammesgeschichtlich nicht verwandten Vögeln. **a** *Gavia* (*Colymbus*) *arctica*, Prachttaucher; **b** *Podiceps cristatus*, Haubensteißfuß

1 Ein Processus rotularis kommt nur bei Gaviiformes und Podicipediformes vor
2 Patella
3 Fibula
4 Tibiotarsus

hungen weniger wichtig, als der gemeinsame Besitz von Spezialmerkmalen (apomorphe Merkmale)[3].

Der Besitz von gleichartigen Spezialisationen bei zwei verschiedenen Gruppen kann auch durch Konvergenz zustande kommen. Der Nachweis, daß Synapomorphie vorliegt, ist nur möglich, wenn die Gesamtorganisation und der Konstruktionstyp berücksichtigt werden. Ein Beispiel möge dies erläutern:

Bei den Seetauchern (*Gavia*, Gaviiformes) und bei den Steißfüßen (Podicipediformes) findet sich am proximalen Ende des Tibiotarsus ein langer, auffälliger Fortsatz (Processus rotularis, Abb. 4) der Tibia, der in dieser Form bei keiner anderen Ordnung vorkommt. Er dient dem Ansatz der bei diesen Grätschtau-

---

[3] Plesiomorphe Merkmale sind nach W. HENNIG Merkmale, von denen „eine Umbildung ihren Ausgang nimmt in einer monophyletischen Gruppe". Apomorphe Merkmale sind abgeleitete Merkmale (Spezialisationen). Synapomorphie = Vorkommen apomorpher Merkmale bei verschiedenen Arten in gleichen Transformationsreihen. Synplesiomorphie = Vorkommen plesiomorpher Merkmale bei verschiedenen Arten. Die Begriffe sind relativ und können auf Kategorien verschiedenen Grades und Umfanges angewandt werden.

chern (s. Bd. II) besonders mächtigen Streckmuskulatur (M. femorotibialis, Hebelwirkung). Vielfach wurde er als Synapomorphie gedeutet und die Seetaucher wurden mit den Steißfüßen in einer phylogenetischen Gruppe vereinigt. Eine sorgfältige Analyse vieler Merkmale zeigt jedoch, daß beide Gruppen nicht näher miteinander verwandt sind, sondern Konvergenz vorliegt (Nasendrüsen, Halswirbel, Federraine, Fuß, Darm, Brustbein, Nestbauverhalten, Eifärbung etc., STOLPE, 1935). Phylogenetische Einsichten sind nicht durch Formvergleich von Einzelmerkmalen zu gewinnen, sondern setzen stets eine möglichst umfassende Untersuchung des ganzen Organismus unter Einbeziehung einer Konstruktionsanalyse voraus.

Aus diesem Grunde sind manche stammesgeschichtliche Ableitungen, wenn sie sich nur auf Bruchstücke fossiler Organismen stützen (z.B. Zähne), mit erheblicher Unsicherheit belastet.

In den letzten Jahren sind eine Reihe nicht-morphologischer Methoden der Stammesgeschichte entwickelt worden, die für die Sicherung und Ergänzung der bisherigen Erkenntnisse von größtem Wert sind. Im folgenden sollen die wichtigsten Verfahren kurz genannt werden (Übersicht bei THENIUS, 1969, 1970).

1. Bedeutung der Verhaltensforschung (Ethologie) für die Erforschung der Phylogenese

Der Nachweis, daß eine Fülle von Verhaltensweisen erblich festgelegt ist, also aus einem Informationsspeicher (Genom) stammt, schafft die Möglichkeit, den evolutiven Homologiebegriff in gleicher Weise anzuwenden, wie in der Morphologie. Viele Bewegungsabfolgen als Teile von Instinkthandlungen sind artspezifisch. Ihre Intensität und Auslösung erfolgt zwar über Außenreize, doch ist die Art des Ablaufes starr festgelegt (Beutefangverhalten, Balz, Putzverhalten). Verhaltensmerkmale (Erbkoordinationen) sind genauso zu bewerten wie Formmerkmale. Sie können aber auch stark von der Lebensweise abhängen. Die Abgrenzung von Konvergenzen, Parallelerscheinungen und Analogien ist auch in der Ethologie zu beachten. Erbkoordinationen können sehr konservativ sein und geben dann wichtige Aufschlüsse. So besitzen primitive Hirsche (*Moschus*) kein Geweih. Ihre Eckzähne sind dolchartig verlängert und dienen als Droh- und Kampforgan. Evolvierte Hirsche haben nur winzige Rudimente von Eckzähnen und kämpfen ausschließlich mit dem Geweih. Sie drohen aber noch durch Erheben des Kopfes und durch Aufwölben der Lippen, „zeigen" also ein Organ vor, das rudimentär oder gar nicht mehr vorhanden ist.

Der Wert von Verhaltensmerkmalen für phylogenetische Schlußfolgerungen ist keineswegs geringer als der von morphologischen Merkmalen. In der Stammesgeschichte gehen häufig Änderungen des Verhaltens den Strukturänderungen voraus — unsere Darlegungen werden hierfür zahlreiche Beispiele liefern —. Daher vermag der Ethologe vielfach, besonders im Bereich der Anfangsstadien (Speziation), Aussagen zu machen, die dem Morphologen nicht möglich sind. Andererseits sind die Aussagen des Ethologen eingeschränkt bei Fossilformen.

2. Karyologische Methoden (Chromosomenforschung)

Der Karyotyp (Muster des Chromosomensatzes) vermag Hinweise auf den stammesgeschichtlichen Ablauf zu geben, denn Zahl, Form und Struktur der Chromosomen zeigen artspezifisch festliegende Merkmale. Bei nahe verwandten Arten findet sich meist ein ähnlicher Karyotyp. So spiegelt das Verhalten der Chromosomen etwa die Sonderstellung des Gibbons und des Orangs gegenüber Schimpanse, Gorilla und Mensch wider. Auch die Verwandtschaftsverhältnisse bei Neuweltaffen wurden durch die Chromosomenanalyse bestätigt und ergänzt. Andererseits muß auch die Karyologie mit Fehlerquellen rechnen. Hier ist in erster Linie das Vorkommen von innerartlichem Chromosomen-Polymorphismus in manchen Artgruppen zu nennen (madagassische Lemuren, einige *Sorex*-Arten; *Spalax*). Veränderungen der Anzahl durch Spaltung oder Verschmelzung von Chromosomen sind relativ häufig und komplizieren die Analyse.

3. Biochemische und immunbiologische Methoden

Zahlreiche chemische Bausteine der Organismen sind in weiten Bereichen identisch (Glykogen, Chitin, viele Fermente und Hormone). Daraus wird auf einen gemeinsamen, monophyletischen Ursprung der Lebewesen geschlossen. Zum gleichen Schluß führt auf morphologischem Gebiet das Auftreten grundsätzlich identischer Strukturen im cellulären und ultramikroskopischen Bereich (zellige Organisation, alle Organismen besitzen Kern und Cytoplasma, Chromosomen, Mitoseablauf, Mitochondrien etc.).

Artliche und gruppenspezifische Unterschiede finden sich jedoch in der Struktur sehr komplexer Verbindungen, insbesondere bei den Eiweißkörpern. Gleichheit derartiger Stoffe bei verschiedenen Organismen läßt auf gemeinsame Herkunft schließen. Versuche, chemische Merkmale als Hinweise für stammesgeschichtliche Beziehungen zu verwenden, sind bereits früh unternommen worden (Pflanzenstammbaum von MEZ, 1914; MOLISCH, 1933; MOLLISON, seit 1923; UHLENHUTH, 1904). Blutserum eines Tieres, das in die Blutbahn eines artfremden Tieres gebracht wird, ruft als Antigen in diesem Antikörperbildung hervor. Erneute Injektion des Fremdserums führt zu einer Reaktion des Antigens mit dem Antikörper (Immunpräzipitation). Diese Reaktion ist nicht völlig spezifisch, sondern tritt auch, in abgeschwächter Form, mit dem Serum verwandter Arten ein. Die Intensität der Reaktion wird aus der Menge des Präzipitats erschlossen. Diese soll dem Grad der Verwandtschaft entsprechen. Das Verfahren wurde in neuerer Zeit erheblich verfeinert (Reaktion in Agarplatten, Verwendung von Antiseren gegen Teilkomponenten des Serums etc.). Im Ganzen gesehen haben die Ergebnisse serologischer Verfahren die mit anderen Methoden gewonnenen Einsichten in sehr hohem Maße bestätigt. Einzelne Abweichungen sind, wenn sie nicht methodisch bedingt sind, darauf zurückzuführen, daß die ursprünglichen Teilproteale, die von den Ahnenformen übernommen wurden, auch Veränderungen im Laufe der Stammesgeschichte erfahren können (REMPE, 1968, dort Literatur).

Serologische Methoden arbeiten mit komplexen Eiweißsystemen. Die exakte chemische Analyse hochpolymerer organismischer Substanzen verspricht weitere Aufschlüsse für die Stammesgeschichte. Die Sequenzanalyse von Aminosäuren in äquivalenten Eiweißkörpern (Hämoglobine) vermag einen Maßstab für die Beurteilung der Verwandtschaft zu geben. Die bisher vorliegenden Ergebnisse der molekularbiologischen Verwandtschaftsforschung sind noch lückenhaft, versprechen aber für die Zukunft, wenn sie einmal auf größere Bereiche des Organismenreiches ausgedehnt sein werden, wichtige Ergebnisse. Die Übereinstimmung der Ergebnisse der Erforschung der Eiweißverwandtschaft mit denen, die durch andere Methoden erworben wurden, ist erstaunlich hoch. Diese unterschiedlichen Verfahren können ihre Resultate in vielen Fällen gegenseitig absichern. Die Hoffnung, mit Hilfe des Studiums der Protein-Entwicklung den zeitlichen Ablauf der Phylogenese exakt zu ermitteln, geht von der Überlegung aus, daß Eiweißveränderungen direkt auf Veränderungen des genetischen Materials beruhen. Dabei wird vorausgesetzt, daß die Mutationsrate über lange Zeiträume gleichbleibt und sich damit die Zahl der Mutationsschritte in einer Stammeslinie feststellen ließe. Die vorliegenden Resultate sind unbefriedigend und berücksichtigen eine Reihe von Fehlerquellen nicht. Die Methode kann z.B. nicht erfassen, ob an einem Locus ein mehrfacher Wechsel der Aminosäuren stattgefunden hat. Sie widersprechen auch den Erfahrungen an Konservativformen. Diese weisen über lange Zeitabschnitte kaum morphologische Veränderungen auf. Die Beutelratten (*Didelphis*) haben nahezu unverändert seit der Kreidezeit bis heute überdauert. Derartige Konservativformen müßten, wenn die Hypothese stimmt, die gleiche Zahl von Mutationsschritten durchgemacht haben wie stark abgeänderte Formen, ohne daß dies im Phänotyp zum Ausdruck käme. Tempo und Zeitablauf der Evolution sind nach allen Erfahrungen nicht gleichmäßig. Sie hängen nicht in erster Linie von einer konstanten Mutationsrate ab, sondern vor allem von Selektionseinflüssen und damit von der Umwelt. Diese aber sind nicht konstant. Die allgemeine und die paläontologische Stammbaumforschung zeigen ganz deutlich, daß das Tempo der Proteindifferenzierung nicht synchron mit dem der morphologischen Differenzierung ablaufen muß. Häufig verläuft die Eiweißevolution sehr viel langsamer als die adaptive Differenzierung. Daher sind wichtige Rückschlüsse auf die Kladogenese möglich; Vorsicht ist aber bei der Berechnung absoluter Zeitabstände dringend geboten. Die Bären zeigen eine deutliche Eiweißverwandtschaft mit den Robben. Allerdings sind die Bären eine phylogenetisch junge Gruppe. Deshalb können Robben als sekundär aquatile Säuger nicht die Ahnen der Bären sein. Somit ergibt sich der Schluß, daß in den Stammeslinien der Ursidae und der Pinnipedia die Eiweißentwicklung langsamer abgelaufen sein muß als die adaptive Evolution und daß beide Gruppen auf einen gemeinsamen Ahnen († Amphicyonidae, THENIUS) zurückgehen (s. S. 217).

4. Parasitologie und Phylogenese

Mehrfach wurde angenommen, daß bei nahe verwandten Wirtsarten auch verwandte Parasitenformen gefunden werden müßten. Trifft diese Annahme zu, dann würden sich Parasiten ähnlich verhalten wie Organe und könnten wie diese Rückschlüsse auf die Verwandtschaft zulassen. Nun sind viele Parasiten nicht wirtsspezifisch (Trichine, Toxoplasma, viele Flöhe) und sind daher für die Klärung phylogenetischer Fragen bedeutungslos. Parasiten sind Organismen und anpassungsfähig. Zweifellos spielt das biochemische Milieu und die Ernährungsweise des Wirtes, als Lebensraum des Parasiten, *eine entscheidende Rolle*. Wirtstiere können durch Sekundärbefall Parasiten von anderen Wirtstieren übernehmen. Bei den pflanzenfressenden australischen Beutlern weicht die Fauna an Darmparasiten erheblich von der der fleischfressenden Arten ab und stimmt mit der der Huftiere überein (THENIUS).

Ein gutes Beispiel für die Übereinstimmung parasitologischer und morphologischer Befunde bietet die Systematik der Affenläuse bei afrikanischen Stummelaffen (Colobini). Die Läusearten des grünen und roten Stummelaffen (*Colobus verus* und *badius*) sind untereinander viel näher verwandt als mit denen der schwarz-weißen Colobusformen. Das stimmt mit der auf morphologischen Befunden basierenden Systematik überein (KUHN, 1968; KUHN-LUDWIG, 1967). Läuse der Gattung *Pediculus* kommen nur bei Hominoidea und einigen Neuweltaffen, nicht bei Altweltaffen vor.

Dieser Befund berechtigt nicht zu der Annahme, daß die Hominoidea und die Platyrrhini näher verwandt wären. Wären ursprünglich alle Primaten Wirte für *Pediculus* gewesen, dann müßten seit dem Eozän zahlreiche *Pediculus*populationen persistiert haben, ohne evolutive Veränderungen zu erfahren. Dem widerspricht, daß in anderen Fällen verschiedene Subspecies von Wirten (afrikanische Colobidae) morphologisch differente Läusearten aufweisen. Die disjunkte Verbreitung der *Pediculus*formen dürfte dadurch zustande gekommen sein, daß bei der Besiedelung Südamerikas durch den Menschen dessen Läuse auf eine völlig läusefreie Affenfauna trafen, daß es also keine Konkurrenz zu ökologisch vergleichbaren Ektoparasiten gab, und eine sekundäre Übertragung stattgefunden hat.

Die Evolution der Wirtsarten und der Parasiten muß also nicht parallel verlaufen. Sekundärer Wirtswechsel und andere Faktoren (klimatische Einflüsse, Stoffwechselbesonderheiten der Wirte) beeinflussen das Verbreitungsmuster der Parasiten. Auf niederem systematischen Niveau kann aber die Untersuchung der Ektoparasiten wertvolle Schlußfolgerungen für die Verwandtschaftsforschung zulassen.

V. Ontogenie und Phylogenie

Rudimentäre Organe; Funktionswechsel, Präadaptation, Rekapitulationsregel, Fetalisation

Die Erkennung von Homologien wird häufig durch Unähnlichkeiten, bedingt durch verschiedenartige Anpassung der verglichenen Formen, sehr erschwert. Zieht man in derartigen Fällen frühe Ontogenesestadien heran, ergibt sich oft, daß beide, so different ausgebildeten Organe in frühen Stadien ähnlich sind. Die Flossenanlage eines Wales gleicht der Armanlage eines Landsäugers. Die Feststellung von Homologien kann durch Einbeziehung von Embryonalstadien sehr erleichtert, oft erst ermöglicht werden. So läßt sich nachweisen, daß die Paukenhöhle der Tetrapoda der Anlage der ersten Kiemenspalte homolog ist. Der Nebenhoden der Amnioten entspricht einem Teil der Urniere niederer Vertebraten.

Sind bei einer Tierart bestimmte Organe rückgebildet, so können deren Anlagen noch in Frühstadien auftreten und denen anderer Formen gleichen. Die Rückbildung setzt auf einem Ontogenesestadium ein, beginnt mit einem Wachstumsstillstand und kann zum völligen Schwund des Organs führen. Rückgebildete und funktionslos gewordene Organe werden als Rudimente bezeichnet[4]. Die Hinterbeine der Wale werden in gleicher Weise wie bei Landsäugern angelegt, bleiben aber bald im Wachstum zurück und werden, bis auf kleine Skeletreste in der Leibeswand, völlig rückgebildet. Häufig erfahren scheinbar nutzlos gewordene Organe einen Funktionswandel. Der Kiemendarm der Chordata ist primär ein Nahrungsfilter, wird bei Fischen zum Atmungsorgan und bildet bei Landwirbeltieren den Mutterboden für Paukenhöhle und branchiogene Organe (endokrine Drüsen).

In diesem Zusammenhang sei darauf aufmerksam gemacht, daß es wohl kein Organ gibt, das nur eine Funktion hat. Man wird in den meisten Fällen Haupt- und Nebenfunktionen zu unterscheiden haben. Selbst so eindeutig in ihrer Funktion deutbare Strukturen wie Knochen (Stützskelet) sind zugleich Stoffwechselorgane (Ca-Stoffwechsel).

Eine Struktur, die befähigt ist, eine neue Funktion zu übernehmen, die mit der alten Funktion nicht in Widerspruch steht (BOCK, MAYR, SIMPSON), wird als für diese präadaptiert bezeichnet.

---

[4] Der Terminus „rudiment" hat im deutschen und im englischen Sprachgebrauch eine verschiedene Bedeutung. Rudiment deutsch: rückgebildetes, funktionslos gewordenes Organ: rudiment englisch: entspricht unserem Wort „Anlage". Um Mißverständnisse auszuschalten, hat O. ABEL versucht, den Begriff „Oriment" = Anlage einzuführen, eine Bezeichnung, die wenig gebräuchlich wurde.

Abb. 5. Beziehungen zwischen Ontogenese und Phylogenese. Die untere horizontale Linie zeigt die Umbildungen des Keimplasmas. Die vertikalen Linien stellen die Ontogenesen in der Generationenfolge von den Keimzellen bis zum Reifestadium dar. Die obere schräge Linie bezeichnet die Reifestadien (Phylogenese i.e.S.). (Nach REMANE vereinfacht)

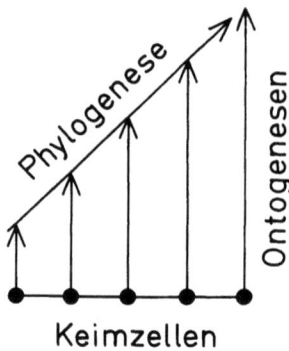

Präadaptationen (Prädisposition) ermöglichen es den Tieren, neue adaptive Zonen zu besetzen. Der Übergang vom Wasser- zum Landleben war den Crossopterygiern (Altfische) möglich, weil sie bereits befähigt waren, Sauerstoff aus der Luft zu atmen, ein kräftiges Stützskelet besaßen um die Körpermasse auch nach Wegfall des Auftriebes im Wasser tragen zu können und weil der Bau der muskularisierten Gliedmaßen eine Fortbewegung auf dem Lande ermöglichte. Natürlich setzt nach dem Übergang zum Landleben ein erheblicher Selektionsdruck ein, der erst in langen Zeiträumen schrittweise zu einer vollkommeneren Einpassung in die neue Umwelt führt. Ohne Präadaptationen in der Initialphase wäre ein derartiger Schritt nicht denkbar. Eine Qualle dürfte kaum in der Lage sein, das Landbiotop zu erobern.

Die Regel, daß Embryonen verschiedener Tierarten einander ähnlicher sein können als die adulten Formen, war bereits seit dem 18. Jahrhundert vielen Forschern bekannt (LEIBNIZ, BONNET, im frühen 19. Jahrhundert C.E. VON BAER, MECKEL u.a.). Sie gewann mit der Annahme der Evolutionstheorie eine neue Bedeutung und war Anlaß zu polemischen Auseinandersetzungen und Diskussionen, die erst in unserer Zeit zum Abschluß gekommen sind.

Stammesgeschichte ist die Veränderung der Organismen in der Generationenfolge. Jede Generation macht für sich eine Reihe von Entwicklungsschritten vom Ei bis zum Reifezustand und bis zur Seneszenz durch (Ontogenese). Die Phylogenese beginnt während des Ontogeneseablaufes an irgend einem Stadium, setzt also die Ontogenese voraus (Abb. 5). Im Gegensatz hierzu nahm man lange Zeit an, daß die Phylogenese die Ursache der Ontogenese sei (E. HAECKEL). Diese Behauptung beruht auf folgenden Beobachtungen. Ontogenese und Phylogenese nehmen von einfachen Zuständen (Zygote) ihren Ausgang und schreiten über Zwischenstadien zu komplexeren Formen fort. Sehr häufig verläuft ein derartiger Prozeß in der Embryonalentwicklung nicht geradlinig, sondern schlägt Umwege ein. Dabei können während bestimmter Embryonalphasen Strukturen, Organe oder Teile auftreten, die den fertigen Organen anderer Arten gleichen, nicht aber den Endstadien der eigenen Ontogenese. So zeigt das Muskelsystem der Tetrapoda in der Anlage eine streng metamere Anordnung, wie sie zeitlebens bei Fischen erhalten bleibt. Die Ausbildung der samenableitenden Wege bei Amnioten erfolgt nicht direkt, sondern über den Umbau eines zunächst angelegten Nierenorganes, der Urniere, die bei niederen Vertebraten als Ausscheidungsorgan arbeitet. Landwirbeltiere besitzen embryonal einen Kiemendarm mit Schlundtaschen, Kiemenbögen und Gefäßen wie Fische, obgleich ein Kiemenapparat nie zur Ausbildung kommt. Embryonal können Organanlagen auftreten, die vor der Reife rückgebildet werden (Flügelanlagen bei Flöhen, Hinterbeine bei Walen). Bereits den idealistischen Morphologen war dieser Tatbestand wohl bekannt und wurde im Sinne der Stufenleitervorstellung gedeutet. Der Embryo höherer Formen durchläuft in der Embryonalentwicklung Stufen, die denen gleichen, die bei niederen Formen als Endzustand erreicht werden.

E. HAECKEL (1866) hat derartige Erscheinungen als **Rekapitulationen** gedeutet und in seinem **„biogenetischen Grundgesetz"** zusammengefaßt. Dies besagt: „Die Keimesentwicklung (Ontogenese) ist eine kurze und rasch ablaufende Wiederholung der Stammesentwicklung (Phylogenese)". Er hat aber stets betont, daß dieses „Gesetz" viele Ausnahmen hat. Der Keim ist ein lebender Organismus, der Umweltbedingungen unterworfen ist und Anpassungserscheinungen an den jeweiligen Ontogenesemodus aufweisen muß. Solche sind nicht als Rekapitulationen deutbar. Als Beispiel seien genannt die verschiedenen Formen fetaler Hilfsorgane (Placenta, Einhüllen) der Eizahn bei Sauropsida oder die Haftorgane von Amphibienlarven. Auch der zeitliche Ablauf im Auftreten von Organanlagen muß nicht der Reihenfolge entsprechen, in der die Organanlagen in der Phylogenese erscheinen. Die Vorniere entsteht in der Ontogenese und Phylogenese vor der Urniere, diese vor der Nachniere. Das Zentralnervensystem aber entsteht in der Stammesgeschichte spät, nach Auftreten diffuser peripherer Nervengeflechte, während die Anlage des Gehirnes und des Rückenmarkes bei Wirbeltieren ontogenetisch außerordentlich früh erscheint. Beim Känguruh erfahren die Arme einen Entwicklungsvorsprung und frühe Funktionsreife gegenüber den Hinterbeinen, die später sehr viel kräftiger als die Vordergliedmaßen werden. Ursache derartiger zeitlicher Verschiebungen (Heterochronien) ist die Notwendigkeit des früheren Funktionsbeginns bei dem beschleunigten Organ. Das Zentralnervensystem wird für viele vitale Leistungen früh als Steuerungszentrum gebraucht. Das neugeborene Känguruh kriecht mittels Armbewegungen in den mütterlichen Beutel. Entwicklungsabläufe, bei denen Abweichungen von der Phylogenese währnd der Ontogenese auftreten, werden als Kainogenesen (Caenogenesen) bezeichnet und den Palingenesen gegenübergestellt, bei denen Onto- und Phylogenese annähernd korrespondieren.

Es ist einleuchtend, daß ein vorzügliches Hilfsmittel zur Erforschung der Stammesgeschichte vorliegen müßte, wenn diese sich ungestört im Ablauf der Embryonalentwicklung widerspiegeln würde. Es war HAECKEL aber bereits klar, daß ein solcher Fall nur selten vorkommt. Wir sprechen daher heute auch nicht mehr von einem „Grundgesetz", sondern von einer „Rekapitulationsregel", zumal im Einzelfall die Unterscheidung einer Palingenese von einer Kainogenese äußerst schwierig sein kann (Beispiele s. REMANE, 1952).

Der Streit um die Bewertung der Beziehungen zwischen Keimes- und Stammesentwiclung sollte aber auch unter folgendem Gesichtspunkt gesehen werden. E. MAYR (1959, abgedruckt 1976) hat darauf aufmerksam gemacht, daß die Verwendung des Wortes „Entwicklung" in zweifachem Sinne als Embryonal-Entwicklung und als Stammes-Entwicklung zu Mißverständnissen führt, und offensichtlich die Ursache dafür ist, daß viele Autoren annehmen, zwischen beiden Phänomenen müßten enge Beziehungen bestehen. Definiert man die Begriffe in der Sprache der Informationstheorie, so ist Ontogenese = Dekodierung einer programmierten Information. Phylogenese ist die Schaffung immer neuer Programme von Informationen und die Durchsetzung des geeignetsten unter der Wirkung der Selektion (E. MAYR, 1959).

In der Tat unterscheiden sich beide Prozesse im Grundsätzlichen, und die Annahme einer engen Korrelation zwischen beiden kann aus der Tatsache, daß beide in der zeitlichen Dimension ablaufen, nicht geschlossen werden. Der Mechanismus der Herstellung der reifen Form (Ontogenese) ist von ganz anderen Faktoren abhängig als die Stammesentwicklung und kann keinesfalls den Vorgängen während ihres Ablaufes gleichgesetzt werden. Embryologische Befunde können bei der Feststellung von Homologien gelegentlich hilfreich sein (s. S. 12). Der Ontogeneseablauf ist, wie jedes Geschehen im Organismus, adaptiv, zeigt Spezialisationen und Anpassungserscheinungen und ist den evolutiven Faktoren unterworfen. Stammesgeschichte kann nur nach Feststellung der Homologien durch die Homologiekriterien (s. S. 12) unter strenger Beachtung der durch die Konstruktionsanalyse abzuklärenden Situation rekonstruiert, nicht aber aus der Ontogenese direkt abgelesen werden. Liegen ausreichend paläontologische Befunde in geschlossenen Reihen mit sicherer Datierung vor, so können phyletische Aussagen gesichert werden.

Außer der Rekapitulationsregel sind in der Diskussion um die Evolutionstheorie eine Reihe sogenannter „phylogenetischer Gesetze" formuliert worden, mit denen versucht wurde, mehr oder weniger umfangreiche Tatsachenkomplexe zusammenzufassen und zu deuten (Vervollkommnungsgesetz, biometabolische Modi, Fetalisationsprinzip etc.). Den meisten dieser Hypothesen liegt die Vorstellung zugrunde, daß ein zielgerichtetes, orthogenetisches Prinzip, dessen Natur nie mit naturwissenschaftlichen Methoden erfaßt wurde, über lange Entwicklungsphasen die Stammesgeschichte in eine vorbestimmte Richtung zwingt. Die Mehrzahl der angeführten Beispiele kann als phänotypisches Resultat eines Kompromisses zwischen verschiedenen Selektionsdrucken gedeutet werden (E. MAYR, 1963). Als Beispiel sei hier kurz auf die Fetalisationstheorie, die erhebliche Auswirkungen auf vielen Gebieten (Medizin, Domestikationsforschung) hatte, eingegangen.

Die Beobachtung, daß der erwachsene Mensch in vielen Merkmalen des Körperbaues dem Fetus eines Menschenaffen ähnlicher ist als einem adulten Pongiden (großer, abgerundeter Hirnschädel ohne Knochenkämme, kleiner Kieferschädel, Haarlosigkeit), veranlaßte den Anatomen L. BOLK (1926), die Menschwerdung als durch einen Entwicklungsstillstand auf einem fetalen Primatenstadium bedingt zu deuten. Diesen Verzögerungsprozeß bezeichnete BOLK als „Fetalisation". In der Folgezeit wurde eine ganze Reihe von morphologischen Fakten dieser Vorstellung zugeordnet (Persistenz knorpliger Skeletelemente bei Seeschildkröten, Seekühen und Walen, Domestikationsmerkmale am Schädel der Haussäuger, Persistenz von Arteriengeflechten bei Walen und Huftieren u.v.a.). Alle derartigen Phänomene lassen sich bei Berücksichtigung der ökologischen und funktionellen Zusammenhänge als adaptive Strukturen, die unter Selektionsdruck entstanden sind, deuten. Die Entstehung einer neuen Form durch Wirkung eines, den ganzen Organismus prägenden Fetalisationsprinzips wurde nie nachgewiesen (SLIJPER, 1936; STARCK, 1962). Für den Ontogeneseablauf läßt sich in all diesen Fällen zeigen, daß neben Retardationen auch Accelerationen und Deviationen vorkommen. So kann die kugelige Schädelform des Menschen nicht durch Stehenbleiben auf dem Stadium eines fetalen Affen erklärt werden. Sie ist bedingt durch die enorme progressive Entfaltung des Gehirns. Es liegt also gerade ein propulsiver, kein retartierender Entwicklungsprozeß vor. Vielfach spielen auch Einflüsse der absoluten Körpergröße (Wachstumsallometrien) beim Auftreten scheinbar infantiler Organe oder Körperteile eine Rolle (s. S. 28).

VI. Abschließende Bemerkungen zur historischen Entwicklung der theoretischen Grundlagen

Die durch die romantische Naturphilosophie stark beeinflußte idealistische Morphologie in der ersten Hälfte des 19. Jahrhunderts wird durch die Suche nach dem Archetypus, nach der reinen Idee der Form hinter den Erscheinungen gekennzeichnet. Im Gegensatz zur vorausgehenden Epoche bis CUVIER wird die Form losgelöst von der Funktion betrachtet. Die Morphologie dieser Epoche ist von Grund auf essentialistisch (sie sucht nach der „Essenz" der Dinge) und antievolutionistisch und wird bei ihren extremen Vertretern, die gerne von der „reinen" Morphologie sprechen, zu einer puren Stilkunde der organismischen Gestalt. Die Gefahr, sich von der naturwissenschaftlichen Basis zu lösen und die Grenze in transzendentale Bereiche zu überschreiten, wird nicht immer vermieden. Dessen ungeachtet ist auch in dieser Zeit erfolgreich an der Vermehrung der Kenntnisse gearbeitet und vieles geschaffen worden, was Bestand hat (BOJANUS, REICHERT, GEOFFROY, JOH. MÜLLER, MECKEL, OWEN).

Die ungeheure Wirkung, die von DARWINS Buch (1859) ausging, führte in der Morphologie sehr rasch zu einer Neuorientierung (HAECKEL, TH. HUXLEY, C. GEGENBAUR). Erforschung von Homologien wurde in breitem Ausmaß betrieben, denn man erkannte in den Homologien den Beweis für die phylogenetische Verwandtschaft. Besonders E. HAECKEL bemühte sich, auf dieser Basis unter Einbeziehung embryologischer Befunde die Stammesgeschichte des Organismenreiches aufzuklären (1866, 1894/95). Wie zuvor ausgeführt, ist Phylogenese nicht aus dem Nachweis homologer Reihen ablesbar und bedarf der Rekonstruktion. DARWIN hatte mit der konsequenten Abkehr vom Essentialismus und mit der Einsicht, daß nicht das Individuum, sondern die Population den Mittelpunkt des Geschehens bildet, den entscheidenden Schritt vollzogen. Die Betrachtung des Evolutionsgeschehens als zweiphasigen Prozeß (s. S. 7) und der Nachweis der Selektion als richtendem Evolutionsfaktor gaben der allgemeinen Evolutionsbiologie eine sichere Grundlage. Der Ausbau zu einer synthetischen Evolutionstheorie in den nun folgenden Jahrzehnten (bis etwa 1930) erfolgte schrittweise und nicht geradlinig. Die entscheidenden Fortschritte gegenüber DARWIN, die erst allmählich eine neue Synthese ermöglichten, sind folgende: Klärung des biologischen Artbegriffes; Entwicklung der Genetik, damit Verständnis für Mutation, genetische Variabilität, Rekombination; Nachweis weiterer Evolutionsfaktoren — Isolation, Elimination, Gen-Drift. Fortschritte der Stammesgeschichte ermöglichten mit zunehmender Sicherheit die Rekonstruktion phylogenetischer Abläufe. Sie basieren auf der Einsicht, daß organismische Formen nicht ohne Berücksichtigung der Betriebsfunktionen (Konstruktionsanalyse) und des Verhaltens (Ethologie) verstanden werden können, daß Physiologie, vergleichende Verhaltensforschung und Ökologie unbedingt einzubeziehen sind. Die Anschauung der „reinen Form" versandet letzten Endes in metaphysischen und ästhetisierenden Spekulationen. Formanalyse setzt Beobachtung des lebenden Organismus in seiner natürlichen Umgebung und exakte Erforschung seiner Leistungen und seines Verhaltens voraus.

Schließlich soll nicht übersehen werden, daß neue Methoden (immunologische und biochemische Verfahren, Karyologie, Parasitologie) wesentlich zur Aufklärung von Verwandtschaftsverhältnissen beigetragen haben und daß das Fundgut der Paläontologie in dieser Zeitperiode gewaltig angewachsen ist und die zeitliche Dimension in die Phylogenetik eingebracht hat.

Die vergleichende Anatomie der Wirbeltiere in der Übergangsphase biologischer Theorienbildung (1860–1930) spiegelt Fortschritte und Umwege der biologischen Forschung wider. Während einige Forscher bis zum Ende des 19. Jahrhunderts vergleichende Anatomie weiterhin im Sinne der idealistischen Morphologie betrieben und die Evolutionstheorie ablehnten (R. OWEN), übernahmen andere sie als Leitgedanken ihrer Arbeit. Eine besondere Blüteperiode erlebte die vergleichende Anatomie der Wirbeltiere unter CARL GEGENBAUR (Jena, Heidelberg 1826–1903) und seiner Schule (FÜRBRINGER, MAURER, WEBER u.v.a.). Diese Forschungen erfuhren gleichzeitig eine wesentliche Ergänzung durch die vergleichende Embryologie (BALFOUR, v. KUPFFER, DOHRN), die durch Ausbildung neuer Untersuchungsmethoden (Mikrotechnik, Rekonstruktionen) Impulse erhielt. Überblickt man die Arbeiten dieser Epoche, so kann man der Vermehrung des Wissensgutes nur Bewunderung zollen. Der Fortschritt wurde aber nicht durch einen großen Sprung erreicht. Mangelnde Kenntnisse der Vererbungsvorgänge und unsichere Vorstellungen über die Evolutionsmechanismen führten zu mannigfachen Kontroversen. Einige Forscher haben in dieser Zeit an den Vorstellungen der idealistischen Morphologie festgehalten, wenn sie auch grundsätzlich zugaben, daß die Organismen sich während eines langen Evolutionsprozesses allmählich entwickelt haben. Die Suche nach der „reinen Form" war keineswegs überwunden. Die Koppelung von Form und Funktion und die Einsicht, daß Formbeschreibung ohne Berücksichtigung von Funktion des Apparates und der Lebensweise des Tieres nicht verstanden werden kann, mußte neu entdeckt werden. Ansätze zur Überwindung dieser Situation sind vielfach in der ersten Hälfte des 20. Jahrhunderts festzustellen (GAUPP, VERSLUYS, STRESEMANN). In der Paläontologie gehen ähnliche Überlegungen auf KOWALEWSKI, L. DOLLO und O. ABEL zurück (Paläobiologie). H. BÖKER hat durch zahlreiche Beiträge zur „vergleichenden biologischen Anatomie" neue Anregungen gegeben. Er beobachtete das Tier in seiner natürlichen Umwelt und begann in breitem Umfang, Lebensweise und anatomische Konstruktion in Beziehung zu setzen (Analogieforschung). Leider war dieser Ansatz durch Festhalten an einer lamarckistischen Ausgangsposition wenig erfolgreich.

Erst die Synthese von Evolutionsbiologie, Genetik, Systematik, Ethologie und Paläontologie in der „synthetischen Theorie" gab der vergleichenden Anatomie eine tragfähige, theoretische Grundlage. Die Mechanismen, die dem Formwandel zugrundeliegen, sind heute verständlich, wenn auch in Einzelheiten Ergänzungen und Verbesserungen der Theorie erfolgen werden. Die historische Seite des Problems, die Stammesgeschichte, ist für immer mit stärkeren Unsicherheiten belastet. Phylogenetische Ableitungen zeigen immer nur ein Momentbild, das den jeweiligen Kenntnisstand widerspiegelt. Es kann jederzeit durch neue Fossilfunde und durch neue Methoden verändert werden. Es sei hier nur darauf hingewiesen, wie sehr das Verständnis der mechanischen Apparate (Bewegungsapparat) durch Berücksichtigung technischer Untersuchungsverfahren (Biomechanik) erweitert wurde. In ähnlicher Weise hat die Erforschung der Abhängigkeit der Form und Struktur von den absoluten Größendimensionen völlig neue Dimensionen eröffnet, die noch keineswegs voll ausgeschöpft sind.

Entgegen einer verbreiteten Meinung wird Biologie sich kaum in absehbarer Zeit, wahrscheinlich nie, auf Physik und Chemie reduzieren lassen. Die Mannigfaltigkeit der Lebensformen und ihrer Strukturen ist ein Naturphänomen, das in seiner eigenen Dimension erforscht werden muß. Vergleichende Anatomie ist heute Evolutionsmorphologie. Sie kann nur betrieben werden, wenn der historische Ablauf und dessen Bedingungen unter stetem Kontakt mit der Funktions- und Verhaltensanalyse berücksichtigt werden.

VII. Die Bedeutung der Größenbeziehungen, Proportionen, Allometrie

Beim Vergleich von zwei verschieden großen Tierformen innerhalb eines Verwandtschaftskreises stellt man häufig fest, daß zwischen beiden deutliche Unterschiede in den Proportionen der Körperteile oder Organe bestehen. Die kleinere Form ist nicht das exakt bis in alle Einzelheiten verkleinerte Abbild der Großform. Derartige Proportionsveränderungen (Allometrien) sind von der absoluten Körpergröße abhängig und können nicht ohne deren Berücksichtigung, etwa durch Berechnung von Indices, verstanden werden. Im Rahmen der natürlichen Variabilität finden wir zwischen den Individuen einer Art Größenunterschiede, die mit Proportionsunterschieden korreliert sind (intraspezifische Allometrie). Proportionsunterschiede während der Individualentwicklung − der Kopf ist bei neugeborenen Säugern relativ größer als bei Adulten − sind seit langer Zeit bekannt (ontogenetische Allometrien). Proportionsunterschiede bei Individuen verschiedener, nahe verwandter Arten werden als interspezifische Allometrien bezeichnet. Allometrien beruhen auf Unterschieden im Wachstumstempo der einzelnen Körperteile. Positiv allometrisch verhält sich ein Organ, das bei zunehmender Körpergröße schneller wächst als diese.

Die Analyse allometrischer Prozesse erfolgt mittels der von SNELL (1892) und KLATT (1913) eingeführten Allometrieformel: $y = b\, x^a$, in der y die zu analysierende Teilgröße (z.B. Organgröße), x die entsprechende Bezugsgröße (Körpergewicht) bezeichnet. Der Faktor b kennzeichnet alle weiteren Einflüsse, die außer der absoluten Körpergröße (x) die Partialgröße (y) beeinflussen. Der Exponent a bestimmt den größenabhängigen Teil von y. Positive Allometrie liegt vor, wenn a größer als 1, negative Allometrie, wenn a kleiner als 1 ist. Bei a = 1 (Isometrie) wächst die Teilgröße im gleichen Ausmaß wie die Gesamtgröße. Die Berechnung des Allometrieexponenten ist möglich, wenn man b eliminieren kann (gleicher Anpassungs- und Spezialisationstyp, gleiche physiologische Voraussetzungen bei den verglichenen Formen verschiedener Körpergröße). (Anwendung und Weiterentwicklung der Methode s. FRICK, HERRE, KLATT, RÖHRS, s. Bd. III: Beziehungen zwischen Hirn- und Körpergröße.)

Die Hypothese, daß den allometrischen Proportionsveränderungen ein eigener, zwingend ablaufender orthogenetischer Evolutionsmechanismus zugrunde läge, ist ebensowenig beweisbar wie die Vorstellung, daß ontogenetische Allometrien bei Größenänderungen in der Stammesgeschichte weiterwirken. Hingegen läßt sich vielfach nachweisen, daß größenabhängige Proportionsänderungen funktionell wichtig sind. So variiert die Körpergröße bei Haushunden, dessen verschiedene Zuchtrassen vom Menschen durch künstliche Zuchtwahl geschaffen wurden, also innerartlich, zwischen 1,5 und 60 kg (1:40). Das Hirngewicht va-

Abb. 6. Hinterextremität eines Rehs (*links*), eines Tapirs (*Mitte*) und eines Elefanten (*rechts*) im Umriß, auf gleiche Größe gebracht. Mit zunehmender Körpergröße wächst der relative Durchmesser der Extremität an und die Gliedmaße streckt sich (Säulenbein). Die Fähigkeit zum Springen wird reduziert (Nach BÜHLER, 1972)

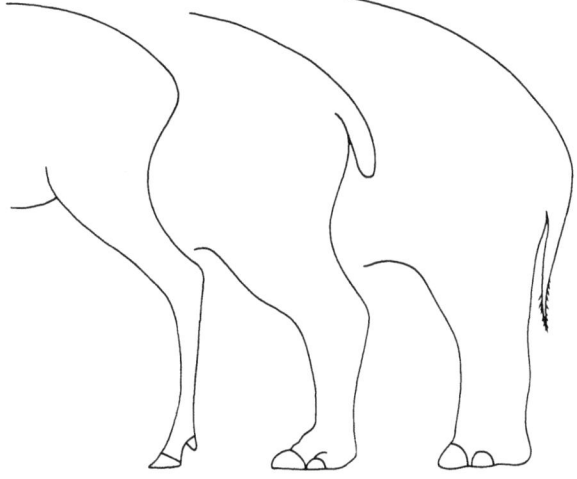

riiert aber nur zwischen 50 und 150 g (1:3). Die Abnahme der Hirngröße bei Verzwergung kann offensichtlich nicht in dem Ausmaß erfolgen, wie die Abnahme der Körpermasse, da eine Reduktion unter einen bestimmten Grenzwert vitale Steuerungsfunktionen des Gehirns beeinträchtigen müßte.

Bei linearer Vergrößerung eines Körpers bei konstanter Gesamtform wächst die Oberfläche im Quadrat, das Volumen aber in der dritten Potenz des linearen Ausgangsmaßes. Beim Vierfüßler hängt die Belastungsfähigkeit einer Gliedmaße von ihrem Querschnitt ab. Dieser wächst in der zweiten Potenz. Das Gewicht, das die Extremität zu tragen hat, wächst aber in der dritten Potenz. Dementsprechend haben, bei annähernd gleichen Voraussetzungen, große Tiere relativ dickere Gliedmaßen als kleinere Tiere (Abb. 6). Die Proportionsänderung der Extremität bei zunehmender Körpergröße ist die notwendige Anpassung, um die Belastungsfähigkeit der Tragsäule aufrecht zu erhalten. Damit werden aber andererseits Rückwirkungen auf die Gesamtkonstruktion und ihre Funktion wirksam. Das Säulenbein eines Elefanten ist nicht befähigt, Sprünge auszuführen.

Bei verschieden großen Arten eines Verwandtschaftskreises sind daher funktionsgerechte Proportionsveränderungen zu erwarten. Finden wir bei ähnlichen Arten verschiedener Körpergröße Proportionsgleichheit, so ist entgegen einer weit verbreiteten Meinung die Wahrscheinlichkeit groß, daß keine nähere Verwandtschaft besteht (HERRE, RÖHRS). Die Möglichkeit des Größeneinflusses und der Regelhaftigkeit von Proportionsänderungen muß bei stammesgeschichtlichen Überlegungen unbedingt in Rechnung gestellt werden.

Perioden der Erdgeschichte

Zeitalter, Ära (Dauer)	Periode	Epoche, Abteilung	Beginn n Millionen Jahre vor heute
Kainozoikum 65 Millionen Jahre	Quartär	Holozän (Jetztzeit): Alluvium Pleistozän (Eiszeit): Diluvium	2
	Tertiär	Pliozän ⎫ Miozän ⎭ Jungtertiär	
		Oligozän ⎫ Eozän ⎬ Alttertiär Paleozän ⎭	65
Mesozoikum 165 Millionen Jahre	Kreide	obere Kreide untere Kreide	135
	Jura	Malm Dogger Lias	180
	Trias	Keuper Muschelkalk Buntsandstein	230
Paläozoikum 340 Millionen Jahre	Perm	Zechstein Rotliegendes	280
	Karbon	Oberkarbon (Mississipian) Unterkarbon (Pennsylvanian)	350
	Devon	Oberdevon Mitteldevon Unterdevon	400
	Silur	Obersilur (Gotlandium) Untersilur (Ordovizium)	500
	Kambrium	Oberkambrium Mittelkambrium Unterkambrium	570
Präkambrium Proterozoikum	Algonkium Archaikum		

Literatur (A. Einleitung)

Lehr- und Handbücher: Vergleichende Anatomie der Wirbeltiere und der Zoologie

BECCARI, N.: Anatomia comparata dei Vertebrati. I. Classificazione dei Vertebrati. Apparecchio tegumentario. II. Apparecchio scheletrico. Firenze: Sansoni 1951, 1955.
BÖKER, H.: Einführung in die vergleichende biologische Anatomie der Wirbeltiere: Bd. I, II. Jena: Fischer 1935, 1937.
BOLK, L., GÖPPERT, E., KALLIUS, E., LUBOSCH, W. (ed.): Handbuch der vergleichenden Anatomie der Wirbeltiere. Bd. I–VI. Berlin-Wien: Urban & Schwarzenberg 1931–1939.
BRONN, H.G.: Klassen und Ordnungen des Thier-Reichs. Leipzig-Heidelberg: Winter; Leipzig: Akad. Verlagsges. Vielbändiges Werk, erscheint seit 1859, noch unvollständig.
BÜTSCHLI, O.: Vorlesungen über vergleichende Anatomie, Bd. I, II. Berlin: Springer 1921–1934.
CUVIER, G.: Leçons d'Anatomie Comparée, t. I; 2e édit. 628, 1835.
DULZETTO, F.: Anatomia comparata dei Vertebrati. Vol. I, II. Bologna: Ed. Calderini 1967.
ECKER, A., WIEDERSHEIM, R., GAUPP, E.: Anatomie des Frosches. Bd. I, II, III. 3. Aufl. Braunschweig 1896, 1899, 1904.
FRANCIS, E.T.B.: The anatomy of the Salamander. Oxford: Clarendon Press 1934.
GEGENBAUR, C.: Vergleichende Anatomie der Wirbelthiere. Bd. I, II. Leipzig: Engelmann 1898, 1901
GIERSBERG, H., RIETSCHEL, P.: Vergleichende Anatomie der Wirbeltiere. Bd. I, II. Jena: Fischer 1967/68.
GOODRICH, E.S.: Studies on the structure and development of Vertebrates. London 1930.
GREGORY, W.K.: Evolution emerging. Vol. I, II. New York Mac Millan 1951.
GRASSÉ, P.P.: Traité de Zoologie. Vol. I–XVII (noch nicht abgeschlossen). Chordata und Vertebrata: Vol. XII–XVII. Paris: Masson 1949.
HILDEBRAND, M.: Analysis of vertebrate structure. New York–London: Wiley 1974.
IHLE, I.E.W., KAMPEN, P.N. VAN, NIERSTRASZ, H.F., VERSLUYS, J.: Vergleichende Anatomie der Wirbeltiere. Berlin: Springer 1927.
JOLLY, M.: Chordate Morphology. London-New York: Chapman & Hall 1962.
KÜKENTHAL, W., KRUMBACH, TH.: Handbuch der Zoologie. Berlin: De Gruyter seit 1923 (nicht abgeschlossen).
MARINELLI, W., STRENGER, A.: Vergleichende Anatomie und Morphologie der Wirbeltiere. Wien: Deuticke. I. Lampetra fluviatilis L., 1–80 (1953); II. Myxine glutinosa L., 81–172 (1956); III. Squalus acanthias, 173–308 (1959); IV. Acipenser ruthenus, 309–460 (1973).
NICKEL, R., SCHUMMER, A., SEIFERLE, E.: Lehrbuch der Anatomie der Haustiere. Bd. I–V. Hamburg–Berlin: Parey 1968–1975.
OWEN, R.: On the anatomy of Vertebrates. Vol. 1–3. London: Longmans-Green 1866–1868.
PARKER, T.J., HASWELL, W.A.: A textbook of Zoology. New York: Mac Millan 1940.
PORTMANN, A.: Einführung in die vergleichende Morphologie der Wirbeltiere; 2. Aufl. Basel: Schwabe 1959.
REMANE, A., STORCH, V., WELSCH, U.: Systematische Zoologie. Stämme des Tierreichs. Stuttgart: Fischer 1976.
ROMER, A.S.: Vergleichende Anatomie der Wirbeltiere; 3. Aufl. Hamburg-Berlin: Parey 1971.
SCHIMKEWITSCH, W.: Lehrbuch der vergleichenden Anatomie der Wirbeltiere. Stuttgart: Schweizerbart 1921.
SMITH, H.M.: Evolution of chordate structure. An introduction to comparative anatomy. New York: Holt, Rinehart and Winston 1960.

TORREY, T.W.: Morphogenesis of the Vertebrates. New York-London: Wiley 1963.
VANDEBROEK, G.: Evolution des Vertébrés de leur origine a l'homme. Paris: Masson 1969.
VIALLETON, L.: Éléments de morphologie des Vertébrés. Paris 1911.
WALKER, W.: Vertebrate dissection. 3rd ed. Philadelphia: Saunders 1966.
WELLER, J.M.: The course of evolution. New York-London: McGraw-Hill 1969.
WIEDERSHEIM, R.: Vergleichende Anatomie der Wirbeltiere. 7. Aufl. Jena: Fischer 1909.
YOUNG, J.E.: The life of vertebrates. 2nd ed. London-New York: Oxford Univ. Press 1963.

Lehr- und Handbücher: Paläontologie — Paläobiologie

ABEL, O.: Paleobiologie. Stuttgart: Schweizerbart 1912.
ABEL, O.: Die Stämme der Wirbeltiere. Berlin-Leipzig 1919.
ABEL, O.: Lehrbuch der Paläozoologie. 2. Aufl. Jena: Fischer 1924.
COLBERT, E.H.: Die Evolution der Wirbeltiere. Eine Geschichte der Wirbeltiere durch die Zeiten Stuttgart. Fischer 1965.
CUVIER, G.: Recherches sur les ossements fossiles; 4. ed. Paris 1835–1837.
HUENE, F. VON: Paläontologie und Phylogenie der niederen Tetrapoden. Jena: Fischer 1956.
LAMBRECHT, K.: Handbuch der Palaeornithologie. Berlin:Borntraeqer 1933.
MÜLLER, A.H.: Lehrbuch der Paläozoologie, Vertebraten; Bd. III, 1.–3. Jena: Fischer 1966–1970.
PIVETEAU, J.: Traité de Paléontologie. Vol. I–VII. Paris: Masson 1952–1969.
Problèmes actuels de paléontologie. Colloques internationaux du centre national de la rech. scient. 60. (1956), 104. (1961), 163. (1967), 218. (1975) Paris 1956–1975
ROMER, A.S.: Vertebrate Paleontology; 3d ed. Chicago: Univ. Press 1966.
ROMER, A.S.: Notes and comments on Vertebrate Paleontology. Chicago-London: Univ. Chicago Press 1968.
ROMER, A.S.: Vertebrate Paleontology and Zoology. The Biologist **51**, 49–53 (1969).
SCHINDEWOLF, O.H.: Grundfragen der Paläontologie. Stuttgart: Schweizerbart 1950.
THENIUS, E.: Phylogenie der Mammalia. Stammesgeschichte der Säugetiere (einschließlich der Hominiden). In: Handbuch der Zoologie, Bd. VIII, 2. Berlin: de Gruyter 1969.
THENIUS, E.: Grundzüge der Verbreitungsgeschichte der Säugetiere. Jena: Fischer 1972.
THENIUS, E.: Allgemeine Paläontologie. Wien-Eisenstadt: Prugg/Hollinek 1976.
THENIUS, E., HOFER, H.: Stammesgeschichte der Säugetiere. Berlin-Göttingen-Heidelberg: Springer 1960.
WATSON, D.E.: Paläontology and modern biology. N.H. 1951.
ZITTEL, K.A.: Handbuch der Paläontologie. München-Leipzig 1876–1893.
ZITTEL, K.A.: Grundzüge der Paläontologie. München-Berlin:Oldenbourg 1923.

Lehr- und Handbücher: Vergleichende Embryologie

BALINSKY, B.I.: An introduction to embryology; 2nd ed. Philadelphia: Saunders 1965.
BRACHET, A.: Traité d'embryologie des vertébrés; 2. éd. Paris: Masson 1935.
CONKLIN, E.G.: The embryology of Amphioxus. J. Morph. **54**, 69–151 (1932)
DA COSTA, C.: Éléments d'Embryologie; 2. éd. Paris: Masson 1948.
HAMILTON, W.J., BOYD, J.D., MOSSMAN, H.W.: Human embryology; 3d ed. Cambridge/Engl.: Helfer 1962, Reprint 1966.
HERTWIG, O. (ED.): Handbuch der vergleichenden und experimentellen Entwicklungslehre der Wirbeltiere, 1–6. Jena: Fischer 1906.
HUETTNER, A.F.: Fundamentals of comparative embryology of vertebrates. New York: McMillan 1960.
KERR, G.J.: Text book of embryology 2. Vertebrata with the exception of mammalia. London: McMillan 1919.
KORSCHELT, E.: Vergleichende Entwicklungsgeschichte der Tiere, Bd. I, II. Jena: Fischer 1936.
KÜHN, A.: Vorlesungen über Entwicklungsphysiologie. Berlin-Göttingen-Heidelberg: Springer 1965.
NELSEN, O.E.: Comparative Embryology of Vertebrates. New York-Toronto: Blackiston 1953.

PFLUGFELDER, O.: Lehrbuch der Entwicklungsgeschichte und Entwicklungsphysiologie der Tiere. Jena: Fischer 1962.
SIEWING, R.: Lehrbuch der vergleichenden Entwicklungsgeschichte der Tiere. Hamburg-Berlin: Parey 1969.
SPEMANN, H.: Experimentelle Beiträge zu einer Theorie der Entwicklung. Berlin: Springer 1936.
STARCK, D.: Ontogenie und Entwicklungsphysiologie der Säugetiere. In: Hdb. d. Zoologie, Bd. 8. Berlin: de Gryter 1959.
STARCK, D.: Embryologie; 3. Aufl. Stuttgart: Thieme 1975.
WADDINGTON, C.H.: Principles of Embryology. London: Allen & Unwin 1956.
WILLIER, B.H., WEISS, P.A., HAMBURGER, V. (eds.): Analysis of development. Philadelphia: Saunders 1955.
WITSCHI, E.: Development of Vertebrates. Philadelphia: Saunders 1956.

Vergleichende Verhaltensforschung

ALCOCK, J.: Animal behavior, an evolutionary approach. Sunderland/Mass.: Sinauer 1975.
BAERENDS, G.P.: Aufbau tierischen Verhaltens. In: Handbuch d. Zoologie Bd. 8, 10. Berlin: de Gruyter 1956.
CURIO, E.: The Ethology of Predation. Berlin-Heidelberg-New York: Springer 1976.
EIBL-EIBESFELD, I.: Grundriß der vergleichenden Verhaltensforschung. München: Piper 1967.
EWER, R.E.: Ethologie der Säugetiere. Berlin-Hamburg: Parey 1976.
EWERT, J.P.: Neuro-Ethologie. Einführung in die neurophysiologischen Grundlagen des Verhaltens. Berlin-Heidelberg-New York: Springer 1976.
HEDIGER, H.: Wild animals in Captivity. London: Butterworths 1950.
HEDIGER, H.: Skizzen zu einer Tierpsychologie im Zoo und im Zirkus. Stuttgart: Europa Verlag 1954.
HEDIGER, H.: Die Angst des Tieres. „Die Angst" Stud. C.G. Jung-Inst. Zürich X, 7–33 (1959).
HEDIGER, H.: Mensch und Tier im Zoo — Tiergartenbiologie —. Rüschlikon-Zürich-Stuttgart-Wien: A. Müller 1965.
HEYMER, A.: Ethologisches Wörterbuch, Ethological Dictionary, Vocabulaire éthologique. Berlin-Hamburg: Parey 1977.
HINDE, R.A.: Das Verhalten der Tiere, Bd. I, II. Frankfurt/M.: Suhrkamp 1973.
HOLST, E. VON: Zur Verhaltensphysiologie bei Tieren und Menschen, Bd. I, II. München: Piper 1969, 1970.
IMMELMANN, K.: Wörterbuch der Verhaltensforschung. Zürich-München: Kindler 1975.
IMMELMANN, K.: Einführung in die Verhaltensforschung. Berlin-Hamburg: Parey 1976.
JÜRGENS, W., PLOOG, D.: Von der Ethologie zur Psychologie. München: Kindler 1974.
KLOPFER, P.H.: Ökologie und Verhalten. Stuttgart: Fischer 1968.
KUMMER, H.: Sozialverhalten der Primaten. Berlin-Heidelberg-New York: Springer 1975.
Lamprecht, J.: Verhalten. 3. Aufl. Freiburg-Basel-Wien: Herder 1974.
LORENZ, K.: Über den Begriff der Instinkthandlung. Folia Biotheor. II, ser. B., 17–50 (1937).
LORENZ, K.: Über tierisches und menschliches Verhalten. Aus dem Werdegang der Verhaltenslehre. Gesammelte Abhandlungen, Bd. I, II. München: Piper 1965.
LORENZ, K., LEYHAUSEN, P.: Antriebe tierischen und menschlichen Verhaltens. München: Piper 1968.
MARLER, P.R., HAMILTON, W.J.: Tierisches Verhalten. München-Bern-Wien: Bay. Landw. Verlag 1972.
MAYR, E.: Evolution und Verhalten. Verh. dtsch. Zool. Ges. **64**, 322–336 (1970).
MAYR, E.: Behaviour programs and evolutionary strategies. Amer. Sci. **62**, 650–659 (1974).
PLOOG, D., GOTTWALD, O.: Verhaltensforschung. Instinkt — Lernen — Hirnfunktion. München: Urban & Schwarzenberg 1974.
REMANE, A.: Sozialleben der Tiere. 3. Aufl. Stuttgart: Fischer 1976.
TEMBROCK, G.: Grundriß der Verhaltenswissenschaften. Stuttgart: Fischer 1968.
THORPE, W.H.: Learning and instinct in animal. 2. ed. London: Methuen 1963.
TINBERGEN, N.: Instinktlehre. Berlin-Hamburg: Parey 1952.
TINBERGEN, N.: Das Tier in seiner Welt. Freilandstudien. München-Zürich: Piper 1977.

VOGEL, CHR.: Soziale Organisationsformen bei catarhinen Affen. In: Hominisation und Verhalten (G. Kurth, Eibl-Eibesfeld, Hrsg.), S. 159–200. Stuttgart: Fischer 1975.
WICKLER, W.: Vergleichende Verhaltensforschung und Phylogenetik. In: Die Evolution der Organismen, Bd. I, 3. Aufl. Stuttgart: Fischer 1967.
WICKLER, W.: Stammesgeschichte und Ritualisierung. München: Piper 1970.
WICKLER, W.: Antworten der Verhaltensforschung. München: Kösel 1970.
WILSON, E.O.: Sociobiology, the new synthesis. Cambridge/Mass.-London: Belknap Press-Harvard Univ. Press 1975.
WYNNE-EDWARDS, V.C.: Animal dispersion in relation to social Behavior. Edinburgh-London: Oliver and Boyd 1967.

Geschichte der vergleichenden Anatomie

CAHN, TH.: La vie et l'oeuvre d'Étienne Geoffroy Saint Hilaire. Paris: Presses Univ. de France 1962.
COLE, E.J.: A history of comparative anatomy. London: Macmillan 1944.
COLEMAN, W.: Georges Cuvier, Zoologist, a study in the history of evolution theory. Cambridge/Mass.: Harvard Univ. Press 1964.
DARWIN, CH.: The collected papers of Charles Darwin. Vol. I, II. Chicago: Univ. Chicago Press 1977.
GEOFFROY SAINT HILAIRE, E.: Philosophie anatomique. Paris: Méquignon-Marvis 1818.
GHISELIN, M.T.: The triumph of the Darwinian method. Berkeley-Los Angeles: Univ. of California Press 1969.
GREENE, J.C.: The death of Adam, Evolution and its impact on Western thought. Ames Iowa: The Iowa State Univ. Press 1959.
HABERLING, W.: Johannes Müller – Das Leben des rheinischen Naturforschers. Leipzig 1924.
HEUSS, A.: Zur Theorie der Weltgeschichte. Berlin: de Gruyter 1968.
KOLLER, G.: Johannes Müller (Grosse Naturforscher, Bd. 23). Stuttgart: Wiss. Verlagsges. 1958.
LUBOSCH, W.: Der Akademiestreit zwischen Geoffroy St. Hilaire und Cuvier im Jahre 1830 und seine leitenden Gedanken. Biol. Zbl. **38**, 357–384 und 397–455 (1918).
LUBOSCH, W.: Geschichte der vergleichenden Anatomie. In: Handbuch d. vergl. Anat. d. Wirbeltiere. Bd. **I**, S. 3–76. Berlin-Wien: Urban & Schwarzenberg 1931.
LURIE, E.: Louis Agassiz a life in science. Chicago: Univ. Chicago Press 1960.
MAURER, F.: Carl Gegenbaur, Rede zum Gedächtnis seines 100. Geburtstages. Jen. Z. f. Natw. **62**, 1–18 (1926).
NORDENSKIÖLD, E.: Geschichte der Biologie. Jena: Fischer 1926.
NOWIKOFF, M.: Grundzüge der Geschichte der biologischen Theorien. München: Hanser 1949.
RÁDL, E.: Geschichte der biologischen Theorien seit dem Ende des siebzehnten Jahrhunderts, Bd. I., II. Leipzig: Engelmann 1905, 1909.
SCHUMACHER, I.: Die Entwicklungstheorie des Heidelberger Paläontologen und Zoologen Heinrich Georg Bronn (1800–1862). Diss. Naturw. Gesamt-Fakultät Heidelberg, 1975.
STARCK, D.: Vergleichende Anatomie der Wirbeltiere von Gegenbaur bis heute. Verh. dtsch. Zool. Ges. **28**, 51–67 (1965).
STARCK, D.: Tendenzen und Strömungen in der vergleichenden Anatomie der Wirbeltiere im 19. und 20. Jahrhundert. Natur u. Museum **107**, 93–102 (1977).
STRESEMANN, E.: Die Entwicklung der Ornithologie. Berlin: Peters 1951.
VORZIMMER, P.J.: Charles Darwin, The years of controversy. The origin of species and its critics (1859–82). London: Univ. of London Press 1972.
WEBER, M.: Gesammelte Aufsätze zur Wissenschaftslehre. 3. Aufl. Tübingen: Mohr & Siebeck 1968.

Allgemeine und theoretische Morphologie. Evolution

ANFINSEN, CH.B.: The molecular basis of evolution. New York-London: Wiley 1961.
BOCK, W., WAHLERT, G. VON: Adaption and the form-function complex. Evolution **19**, 269–299 (1965)
CUVIER, G.: Tableau élémentaire d'histoire naturelle des animaux, Paris: Baudoin 1798.

CUVIER, G.: Leçons d'anatomie comparée, I–V. Paris: Baudoin; vol. I, II. ed. Duméril 1800; vol. III–V ed. Duvernoy 1805.
CUVIER, G.: Recherches sur les ossements fossiles des quadrupèdes, vol. I–IV. Paris: Déterville. 1812.
DARWIN, CH.: The origin of species by means of natural selection or the preservation of favoured races in the struggle for life. London 1872.
DAVIS, D.D.: The proper goal of comparative anatomy. Proc. Centenary and bicent. Congress Biology Singapore, p. 44–50, 1958.
DOBZHANSKY, TH. (1939): Die genetischen Grundlagen der Artbildung. Jena: Fischer 1939.
DOBZHANSKY, TH.: Die Entwicklung zum Menschen. Hamburg-Berlin: Parey 1958.
DULLEMEIJER, P.: Concepts and approaches in animal Morphology. Assen: van Gorcum 1974.
ERBEN, H.K.: Die Entwicklung der Lebewesen, Spielregeln der Evolution. München-Zürich: Piper 1975.
FLORKIN, M.: A molecular approach to phylogeny. Amsterdam-London-New York: Elsevier 1966.
FRANZ, V.: Geschichte der Organismen. Jena: Fischer 1924.
GEGENBAUR, C.: Untersuchungen zur vergleichenden Anatomie der Wirbeltiere, Bd. I–III. Leipzig 1864, 1865, 1872.
GEGENBAUR, C.: Gesammelte Abhandlungen von C. Gegenbaur, Bd. I–III. Leipzig 1912.
GEGENBAUR, C.: Vergleichende Anatomie der Wirbeltiere, Bd. I, II. Leipzig: Engelmann 1898, 1901.
GOODMAN, M., TASHIAN, R.E. (ed.): Molecular Anthropology. Genes and Proteins in the evolutionary ascent of the Primates. New York-London: Plenum Press 1976.
HAAS, O., SIMPSON, G.G.: Analysis of some phylogenetic terms with attempts at redefinition. Proc. Americ. phil. Soc. **90**, 319–349 (1946).
HAECKEL, E.: Generelle Morphologie der Organismen, Bd. I, II. Berlin: Reimer 1866.
HAECKEL, E.: Systematische Phylogenie, Bd. I–III. Berlin: Reimer 1894, 1895.
HEBERER, G. (Hrsg.): Die Evolution der Organismen. 3. Aufl. 3 Bde. Stuttgart: Fischer 1967–1974.
HENNIG, W.: Grundzüge einer Theorie der phylogenetischen Systematik. Berlin: Deutscher Zentralverlag 1950.
HENNIG, W.: Phylogenetic Systematics. Urbana-Chicago-London: Univ. Illinois Press 1969.
HENNIG, W.: Die Stammesgeschichte der Insekten. Frankfurt/Main: Kramer 1969.
HESCHELER, K.: Über die Sicherheit der Voraussage in der vergleichenden Morphologie. Verh. Natf. Ges. Basel **40**, 441–451 (1929).
HUXLEY, J.: Evolution, the modern synthesis. London: Allen & Unwin 1948.
JUKES, TH.H.: Molecules and evolution. New York-London: Columbia Univ. Press 1966.
KUHN, H.-J.: Parasites and the phylogeny of Catharine Primates. – Taxonomy and phylogeny of old world Primates with reference to the origin of man, p. 187–195. Torino 1968.
KUHN, H.-J., LUDWIG, H.W.: Die Affenläuse der Gattung Pedicinus, I, II. Z. syst. Zool. Evolfg. **5**, 144–256 u. 257–297 (1967).
LAMARCK, J.: Philosophie zoologique. Paris: Libr. Savy 1873.
LORENZ, K.: Über die Entstehung von Mannigfaltigkeit. Naturwissenschaften **52**, 319–329 (1965).
MAYR, E.: Agassiz, Darwin and Evolution. Harvard Library Bull. **13**, 165–194 (1959).
MAYR, E.: Animal species and evolution. Cambridge/Mass.: Belknap, Harvard Univ. Press 1963; deutsche Ausgabe: „Artbegriff und Evolution", Hamburg-Berlin: Parey 1967.
MAYR, E.: Populations, species and evolution. An abrigment of animal species and evolution. Cambridge/Mass.: Belknap, Harvard Univ. Press 1963.
MAYR, E.: Principles of systematic Zoology. New York-London: Mac Graw Hill 1969.
MAYR, E.: Grundlagen der zoologischen Systematik. Hamburg-Berlin: Parey 1975.
MAYR, E.: Evolution and the diversity of life. Cambridge/Mass.-London: Belknap, Harvard Univ. Press 1976.
MOLLENHAUER, D.: Betrachtungen über Bau und Leistung der Organismen, I. Aufs. Reden Senckenberg. natf. Ges. **19**, 1–55 (1970).
OSCHE, G.: Grundzüge der allgemeinen Phylogenetik. In: Handbuch der Biologie Bd. III/2, S. 817–906. Frankfurt/M.: Athenaion Akad. Verlagsges. 1966.
OSCHE, G.: Evolution, Grundlagen-Erkenntnisse, Entwicklungen der Abstammungslehre. Freiburg-Basel-Wien: Herder 1974.
OWEN, R.: On the archetype and homologies of the vertebrate skeleton. London: Richard and J.E. Taylor 1848.

PETERS, D.ST., MOLLENHAUER, D., GUTMANN, W.F.: Bau, Konstruktion und Funktion des Organismus. Natur u. Museum **101**, 208–218 (1971).
PETERS, D.ST., FRANZEN, J.L., GUTMANN, W.F., MOLLENHAUER, D.: Evolutionstheorie und Rekonstruktion des stammesgeschichtlichen Ablaufs. Umschau **16**, 501–506 (1974).
POPPER, K.R.: Logik der Forschung. 3. Aufl. Tübingen: Mohr-Siebeck 1969.
POPPER, K.R.: Das Elend des Historizismus. 3. Verb. Aufl. Tübingen; Mohr-Siebeck 1971.
RAUTHER, M.: Über den Begriff der Verwandtschaft. Zool. Jhrb. Spengel — Festschrift 1912.
REMANE, A.: Das Problem des Typus in der morphologischen Biologie. Stud. Gen. **4**, 390–399 (1951).
REMANE, A.: Die Grundlagen des natürlichen Systems, der vergleichenden Anatomie und der Phylogenetik. Bd. I. Leipzig: Akad. Verlagsges. Geest u. Portig 1952.
REMPE, U.: Die Rekonstruktion von Stammbäumen aufgrund von Immunpraezipitationen, dargestellt am Beispiel von Hominoiden. Z. Morph. Anthrop. **60**, 1–31 (1968).
RENSCH, B.: Neuere Probleme der Abstammungslehre. Stuttgart: Enke 1954.
SAVAGE, J.M.: Evolution. München-Basel-Wien: BLV, Serie: Moderne Biologie, 1963.
SEWERTZOFF, A.N.: Morphologische Gesetzmässigkeiten der Evolution. Jena: Fischer 1931.
SIMPSON, G.G.: Zeitmaße und Ablaufformen der Evolution. Göttingen: Musterschmidt 1951.
SIMPSON, G.G.: Anatomy and morphology: Classification and evolution: 1859 and 1959. Proc. Amer. Phil. Soc. **103**, 286–306 (1959).
SIMPSON, G.G.: The major features of evolution. New York: Columbia Univ. Press 1961.
STARCK, D.: Der heutige Stand des Fetalisationsproblems. Hamburg-Berlin: Parey 1962.
STEBBINS, G.L.: Evolutionsprozesse. Grundbegriffe der modernen Biologie, Bd. 2. Stuttgart: Fischer 1968.
THENIUS, E.: Protein-Evolution und „adaptive" Evolution. Natur u. Museum **106**, 363–370 (1976).
TIMOFEEFF-RESSOVSKY, N.V., VORONCOV, N.N., JABLOKOV, A.N.: Kurzer Grundriß der Evolutionstheorie. Jena: Fischer 1975.
TSCHULOK, S.: Deszendenzlehre (Entwicklungslehre), ein Lehrbuch auf historisch-kritischer Grundlage. Jena: Fischer 1922.
TSCHULOK, S.: Lamarck, eine kritisch-historische Studie. Zürich-Leipzig: M. Niehans 1937.
VOLLMER, G.: Evolutionäre Erkenntnistheorie. Stuttgart: Hirzel 1975.
WEBER, H.: Stellung und Aufgaben der Morphologie in der Zoologie der Gegenwart. Verh. dtsch. Zool. Ges. **1954**, 137–159.
WICKLER, W.: Die Evolution von Mustern der Zeichnung und des Verhaltens. Naturwissenschaften **52**, 335–341 (1965).
WICKLER, W.: Stammesgeschichte und Ritualisierung. München: Piper 1970.

Größenbeziehungen. Allometrieproblem

BÜHLER, P.: Sandwich structures in the skull capsules of various birds. The principle of lightweight structures in organisms. Mitt. Nr. 4 Institut f. leichte Flächentragwerke, Univ. Stuttgart, S. 39–50, 1972.
DAVIS, D.: Allometric relationships in lions vs. domestic cats. Evolution **16**, 505–514 (1962).
FRICK, H.: Betrachtungen über die Beziehungen zwischen Körpergewicht und Organgewicht. Z. Säugetierkde. **22**, 193–207 (1957).
FRICK, H.: Quantitative Anatomie, ein alter und neuer Zweig der Morphologie. Münchn. med. Wsch. **111**, 1449–1458 (1969).
HERRE, W.: Kritische Bemerkungen zum Gigantenproblem der Summoprimaten. Anat. Anz. **98**, 49 (1951).
HERRE, W., RÖHRS, M.: Domestikation und Stammesgeschichte. In: Die Evolution der Organismen (G. Heberer, Hrsg.), Bd. 2, S. 1–174. Stuttgart: Fischer 1971.
HERRE, W., RÖHRS, M.: Haustiere, zoologisch gesehen. Stuttgart: Fischer 1973.
HESSE, R.: Über Grenzen des Wachstums. Jena: Fischer 1927.
HOWELL, A.B.: Speed in animals. Chicago: Univ. of Chicago Press 1944.
KLATT, B.: Über den Einfluß der Gesamtgröße auf das Schädelbild nebst Bemerkungen über die Vorgeschichte der Haustiere. Arch. Entwicklungsmechanik d. Org. **36**, 3 (1913).

Rensch, B.: Organproportionen und Körpergröße bei Vögeln und Säugetieren. Zool. Jhrb. (Allg. Zool.) **61**, 337 (1948).
Röhrs, M.: Neue Ergebnisse und Probleme der Allometrieforschung. Z. wiss. Zool. **162**, 1-95 (1959).
Röhrs, M.: Bemerkungen zur Bergmannschen Regel. In: Evolution und Hominisation (G. Kurth, Hrsg.), S. 49-63. Stuttgart: Fischer 1962.
Slijper, E.J.: Organ weights and symmetry problems in Porpoises and Seals. Arch. Neerland. Zool. **13**, Suppl. 97 (1958).
Slijper, E.J.: Whales. London: Hutchinson 1962.
Slijper, E.J.: Riesen und Zwerge im Tierreich. Hamburg-Berlin: Parey 1967.
Thompson, d' A.W.: On growth and form. Cambridge (Engl.): Cambridge Univ. Press 1948.

B. Übersicht über Systematik und Stammesgeschichte der niederen Chordata

I. Die Chordata und der Ursprung der Wirbeltiere

Die Wirbeltiere (Vertebrata) haben mit den Manteltieren (Tunicata) und den Lanzettfischchen (Acrania) eine Reihe grundsätzlicher basaler Merkmale gemeinsam und werden mit diesen als Chordata zusammengefaßt. Kennzeichnend für die drei Unterstämme ist der Besitz eines Achsenstabes, Chorda dorsalis, zwischen dem dorsalen Nervenrohr und dem Darm gelegen. Die Chorda entsteht durch Abgliederung aus dem Darmdach, ist also entodermaler Herkunft.

Ihre Feinstruktur zeigt in den Unterstämmen erhebliche Unterschiede. Das ektodermale Nervensystem bildet ein dorsal im Körper (Abb. 8) gelegenes Neuralrohr mit Zentralkanal und besitzt einen vorderen Neuroporus. Am caudalen Körperende steht es mit dem Darm durch den Canalis neurentericus, der dem Urmund entspricht, in Verbindung. Der Vorderdarm ist durch den Besitz eines Kiemenkorbes, der durch Öffnung in der Leibeswand mit der Außenwelt in Verbindung steht, ausgezeichnet. Dieser dient primär als Nahrungsfilter und hält die mit dem Mund aufgenommene Detritusnahrung zurück. Erst bei Wirbeltieren wird er zum Träger des Atmungsapparates (Kiemenapparat).

Das Blutgefäßsystem zeigt grundsätzliche Ähnlichkeiten in der Anordnung. Da der Mund als Neubildung am Rostralende entsteht und der Urmund (Blastoporus) in die Afterbildung einbezogen wird, gehören die Chordata mit den Chaetognatha, Hemichordata und Echinodermata zu den Deuterostomiern.

System der Chordata

Phyllum: CHORDATA

  Subphyllum 1: TUNICATA

    Classis: Ascidiae — Seescheiden
    Classis: Thaliacea — Salpen und Feuerwalzen
    Classis: Copelata (Appendicularia)

  Subphyllum 2: ACRANIA
  Subphyllum 3: VERTEBRATA

Die Einheit der Chordata wird aus dem gemeinsamen Besitz mehrerer Spezialhomologien erschlossen. Über die Herkunft der Chordaten und über die stammesgeschichtlichen Beziehungen der Unterstämme zueinander ist damit nichts ausgesagt. Insbesondere kann eine Aneinanderreihung der rezenten Formen nach der Organisationshöhe keine sicheren Schlüsse zulassen, denn die drei Unterstämme repräsentieren völlig verschiedene Lebensformen und Anpassungstypen. Fossilformen fehlen aus der kritischen Anfangsphase des Stammbaumes, denn erhaltungsfähige Hartsubstanzen kamen zunächst nicht vor. Alle Aussagen zu dieser Problematik beruhen auf Rekonstruktionen an Hand der Morphologie und Ontogenie der rezenten Formen und haben hypothetischen Charakter. Dementsprechend gehen die Meinungen der Forscher noch diametral auseinander. Die Frage wird erneut aufgegriffen, wenn wir uns einen knappen Überblick über die Organisation der Acranier und Tunicaten verschafft haben.

II. Acrania

Acrania sind eine kleine Gruppe (1 Familie, 3 Gattungen, etwa 25 Arten), die in allen Meeren der warmen und gemäßigten Zonen verbreitet sind. Der Körper des Lanzettfischchens, *Branchiostoma lanceolatum* (=„*Amphioxus*"), ist etwa 60 mm lang und 8 mm hoch, seitlich abgeflacht und läuft an beiden Enden spitz aus (Abb. 7). Im Leben sind *Branchiostoma* durchscheinend. Trotz ihrer äußerlich fischähnlichen Körperform schwimmen die erwachsenen Tiere kaum. Sie graben sich bis auf das Vorderende in groben Sand ein, führen also eine vorwiegend sessile Lebensweise. Bei schlammigem Untergrund bleiben sie an der Oberfläche liegen. Die Larven sind pelagisch und schwimmen frei, auch in mittleren Tiefen.

Paarige Gliedmaßen fehlen vollständig. Der Körper wird in der Medianebene von einem Flossensaum umgeben, an dem Rostral-, Dorsal-, Caudal- und Ventralabschnitt zu unterscheiden sind. Die Flossen werden durch 3–5 Flossenkästchen pro Myotom gestützt. Diese enthalten einen engen Spaltraum (Flossencoelom), in den von basal her ein zellfreier Grundsubstanzkegel hineinragt. Im Bereich des Kiemendarmabschnittes des Körpers sind paarige Metapleuralfalten ausgebildet. Sie entstehen als Falten der Rumpfwand bei der Bildung des Peribranchialraumes (s. S. 46, 50) und gehen am Atrioporus in die Ventralflosse über.

Branchiostoma vereinigt in seiner Organisation Merkmale von Evertebraten und von Wirbeltieren. Aus diesem Grunde ist das Lanzettfischchen von sehr großem morphologischen und phylogenetischen Interesse, denn es kann in mancherlei Hinsicht Modellcharakter für eine ancestrales Wirbeltier haben. Damit wird nicht behauptet, daß *Branchiostoma* ein Ahne der Vertebraten sei. Zu häufig wird auf die Vertebraten-Merkmale der Acrania reduziert und dabei

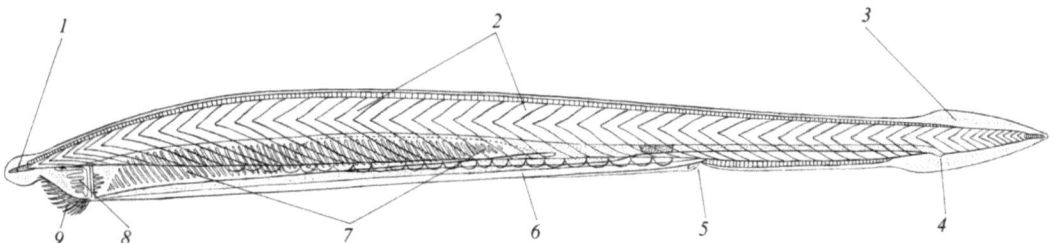

Abb. 7. *Branchiostoma lanceolatum*, Lanzettfischchen, Habitusbild von links gesehen

1 Spitze der Chorda dorsalis	4 After	7 Kiemendarm
2 dorsale Muskulatur (Myomeren)	5 Atrioporus	8 fingerförmige Fortsätze
3 Schwanzflossensaum	6 Leberblindsack	9 Mundcirren

übersehen, daß es sich um höchst spezialisierte Formen handelt, die zahlreiche Anpassungen ausgebildet haben.

Die Chorda dorsalis reicht bei Acraniern vom Vorder- bis zum Hinterende. *Branchiostoma* besitzt also ein chordales Rostrum (Abb. 7). Bei Wirbeltieren hingegen endet sie stets im Bereich der mittleren Schädelbasis. Ein prächordaler Kopf fehlt daher den Acraniern. Die Chorda besteht aus quergestellten Muskelfibrillen (s.Bd. II) und wird von einer kollagenfasrigen Scheide umgeben, die in die Bindegewebsverspannungen zwischen den Muskelsegmenten der Leibeswand eingebaut ist. Sie ist biegbar und sichert die Längenkonstanz des ganzen Tieres. Da der Inhalt der Chordascheide inkompressibel ist, bleibt er stets volumenkonstant. Ein aus Hartsubstanzen aufgebautes Skelet fehlt noch vollständig. Trotz des abweichenden gewebsmäßigen Aufbaus ist die Acranier-Chorda der Vertebraten-Chorda nach Herkunft und Lage im Gesamtgefüge homolog.

Beiderseits der Chorda liegt unmittelbar unter der Haut die somatische Muskulatur, die der Lokomotion dient. Diese reicht bis dicht vor die beiden Enden der Chorda und wird durch bindegewebige Scheidewände, Myosepten, in segmental gegliederte Abschnitte, Myomeren, zerlegt. Beim erwachsenen Tier sind insgesamt etwa 60 Muskelsegmente ausgebildet. Die einzelnen Segmente sind, ähnlich wie bei Fischen, in sich derart geknickt, daß die Spitze nach rostral weist (Abb. 7). Die Segmentreihen beider Körperseiten sind gegeneinander versetzt, indem die Myomeren der linken Seite um eine halbe Segmentbreite vor denen der rechten liegen.

Die Segmentreihen beider Seiten reichen im Körperabschnitt, der den Nahrungsdarm enthält, bis an die ventralen Flossensäume. Hinter dem After schließen sie sich ventral der Chorda aneinander (Schwanzregion). Im Gebiet des Kiemendarmes wird die Muskulatur soweit auseinandergedrängt, daß ihr Unterrand nur bis in Höhe des oberen Abschnittes des Peribranchialraumes reicht (Abb. 10). Aus dem parietalen Blatt des Cölomepithels entsteht als Sonderbildung der Acranier eine quer verlaufende Muskellage in der unteren Wand des Peribranchialraumes (Abb. 8), der M. transversalis (=M. pterygialis), der häufig als viscerale Muskulatur eingeordnet wird, doch entstammt die echte Visceralmuskulatur der Wirbeltiere nicht dem äußeren, sondern dem inneren Blatt (Splanchnopleura) der Cölomwand.

Die Muskelfasern der Myomeren setzen an den Myosepten, nicht an der Chorda selbst an. Die Fasern der Septen greifen nur zum Teil an der Chordascheide an, schneiden diese tangential und treten oberhalb und unterhalb der Chorda in die Gegenseite ein, setzen also das Verspannungssystem der Chordascheide über den ganzen Körperquerschnitt fort. Muskelkontraktion bei Längenkonstanz (Chorda) kann, da eine Verkürzung nicht möglich ist, nur zu seitlichen Verbiegungen des Körpers führen und wird durch das Verspannungssystem auf den Gesamtverband einschließlich Chorda übertragen. Mittels seitlicher Wrickbewegungen bohrt sich das Tier in den lockeren Sand ein. Freies Schwimmen (Schlängel-Schwimmen) kommt bei *Branchiostoma* kaum vor und ist nur unvollkommen möglich. Die asymmetrische Versetzung der Muskelelemente beider Körperseiten könnte eine funktionelle Deutung finden, weil durch diese Anordnung eine Verflechtung der bindegewebigen Verspannungssysteme über die Mittellinie hinweg erleichtert wird (GUTMANN).

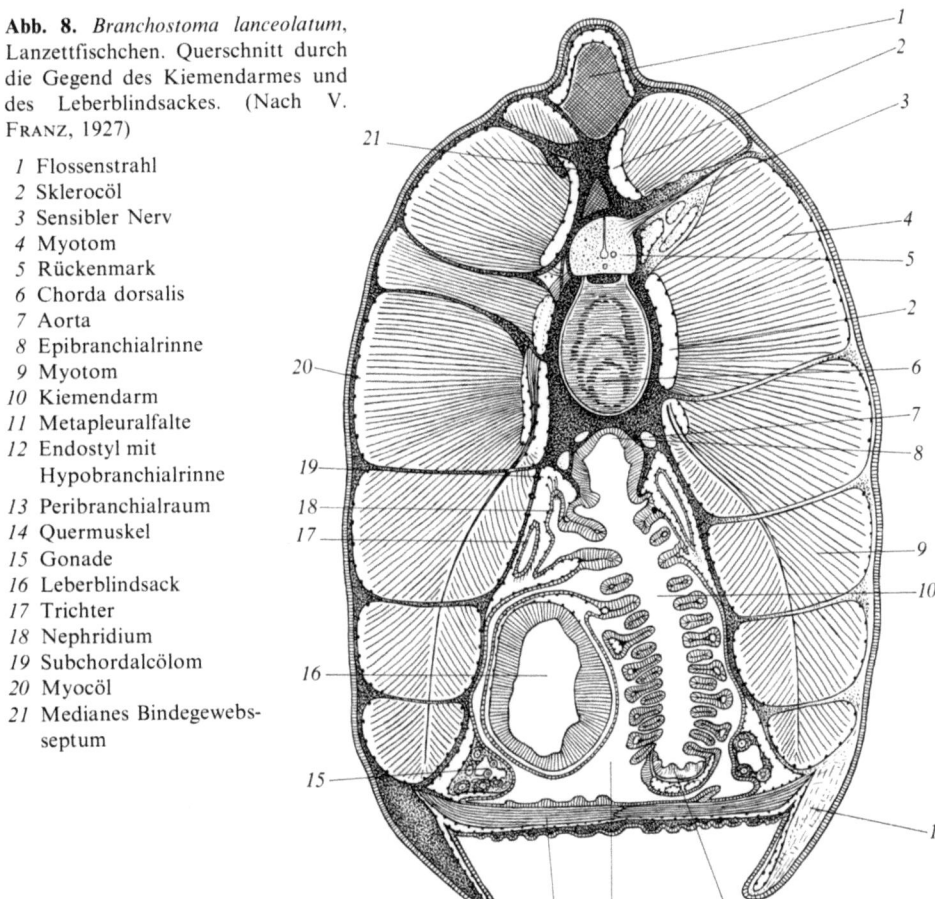

Abb. 8. *Branchostoma lanceolatum*, Lanzettfischchen. Querschnitt durch die Gegend des Kiemendarmes und des Leberblindsackes. (Nach V. Franz, 1927)

1 Flossenstrahl
2 Sklerocöl
3 Sensibler Nerv
4 Myotom
5 Rückenmark
6 Chorda dorsalis
7 Aorta
8 Epibranchialrinne
9 Myotom
10 Kiemendarm
11 Metapleuralfalte
12 Endostyl mit Hypobranchialrinne
13 Peribranchialraum
14 Quermuskel
15 Gonade
16 Leberblindsack
17 Trichter
18 Nephridium
19 Subchordalcölom
20 Myocöl
21 Medianes Bindegewebsseptum

Branchiostoma ist skeletlos und besitzt einen zugverspannten Lokomotionsapparat. Dieser setzt voraus, daß verformbare Flüssigkeitsräume vorhanden sind, die durch Muskelwirkung unter Druck gesetzt werden und die Verformung auf den ganzen Körper übertragen (Hydroskelet, CLARK, GUTMANN).

In diesem Zusammenhang spielt das Cölomsystem eine entscheidende Rolle. Die Somite (Ursegmente) bei *Branchiostoma* entstehen durch Abschnürung von Darmdivertikeln im dorsolateralen Bereich (Enterocölbildung). Im Bereich eines Mesodermsegmentes kommt es alsbald zur Gliederung in einen dorsalen und einen ventralen Abschnitt. Die mediale Wand des dorsalen Abschnittes verdickt sich und bildet die Myotome, aus denen die somatische Muskulatur hervorgeht. Das äußere, gegen die Cutis gelegene Blatt des dorsalen Abschnittes (Cutisblatt) bleibt dünn. Im Gegensatz zu den Wirbeltieren verschwindet der Spaltraum zwischen Myotom und Cutisblatt, das Myocöl, bei Lanzettfischchen nicht vollständig. An der medioventralen Myotomkante schiebt sich ein mit flachem Epithel ausgekleidetes Säckchen, das Sklerotom zwischen Chorda und Myotom

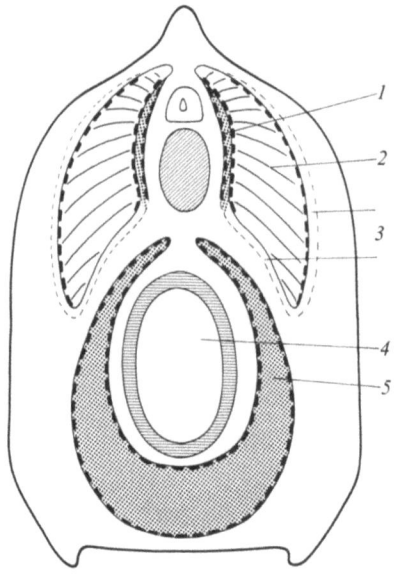

Abb. 9. Cölombildung bei Acrania, Schematische Darstellung des Ausgangsstadiums ohne Peribranchialraum
1 Sklerocöl   *3* Myocöl
2 Myotom   *4* Darmkanal
              5 Cölom

aufwärts (Abb. 9). Das Lumen des Sklerotoms, das Sklerocöl bleibt beim ausgewachsenen Tier erhalten und dient als Gleitraum für die Muskulatur.

Während im dorsalen Bereich die primäre Segmentierung der Somite erhalten bleibt und die einzelnen Muskelsegmente durch Myosepten getrennt bleiben, schwinden im ventralen Mesodermbereich bereits in frühen Larvenstadien alle Zwischenwände, und die Hohlräume in den Seitenplatten fließen zum einheitlichen Cölom (Leibeshöhle, Splanchnocöl) zusammen. Die Cölomräume beider Körperseiten bleiben dorsal, zwischen Chorda und Darmwand durch das dorsale Mesenterium getrennt, verschmelzen aber ventral des Darmes (Abb. 9). Die äußere Auskleidung des Cöloms, die der Leibeswand anliegt, wird als Somatopleura (parietales Blatt), die innere, der Darmwand anliegende Cölomwand wird als Splanchnopleura (viscerales Blatt) bezeichnet.

Durch die Ausbildung eines Kiemendarmes und eines Peribranchialraumes erfährt das Cölom im vorderen Körperabschnitt tiefgreifende Veränderungen. Durch die Kiemenspalten und Bögen wird das einheitliche Cölom in röhrenförmige Abschnitte zerlegt. Das paarige Subchordalcölom (Abb. 10) bildet ein dorsales Längsröhrensystem. Ebenso findet sich ein longitudinales System, das Endostylarcölom ventral des Bodens des Kiemendarmes. Beide Längsröhrensysteme werden durch dorso-ventral verlaufende Cölomröhren in den Kiemenbögen miteinander verbunden und stehen nach caudal mit dem einheitlichen Splanchnocöl in Verbindung. Cölomröhren kommen nur in den primären Kiemenbögen, nicht in den sekundär entstehenden Zwischenbögen (Zungenbögen, s.S. 50) vor, da diese sich erst ausbilden, wenn das Cölom bereits gebildet ist (Abb. 10).

Das Blutgefäßsystem der Acranier ähnelt in der Anordnung der Hauptstrombahnen dem der Vertebrata, doch fehlt abgesehen von einem, dem Sinus venosus entsprechenden Abschnitt, ein Herz. Die Fortbewegung des Blutes wird durch

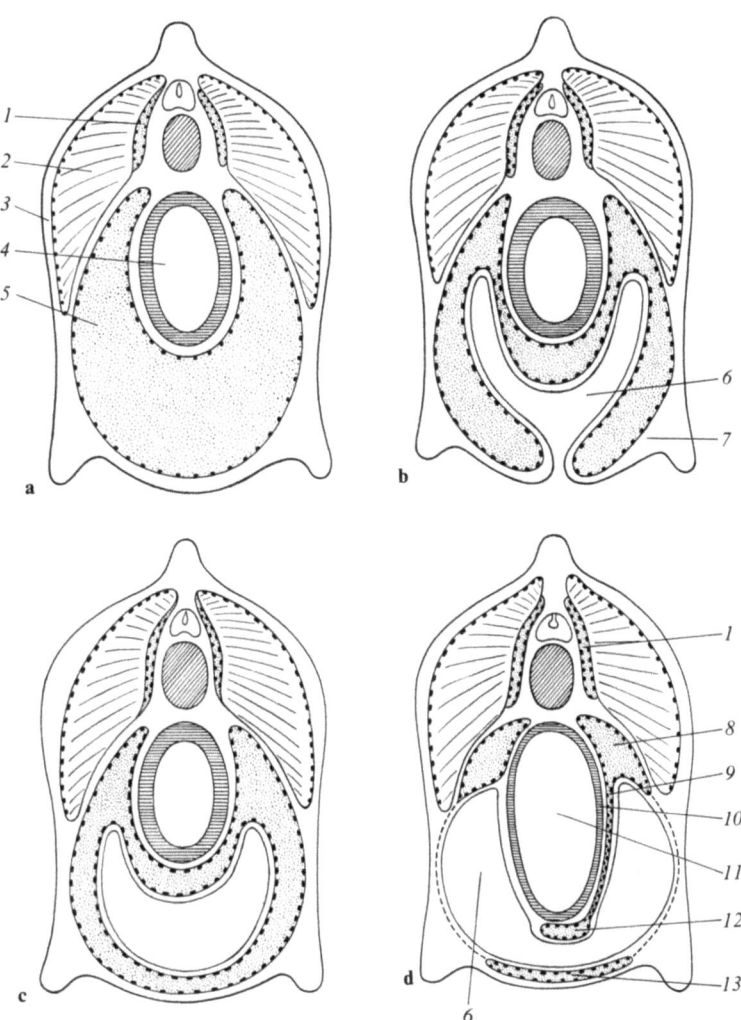

Abb. 10a–d. Entwicklung des Cöloms und des Peribranchialraumes bei *Branchiostoma*. Schematisch. (Nach DRACH in GRASSÉ, XI)

1 Sklerocöl	4 Darm	8 Subchordales Cölom	11 Kiemendarm
2 Myotom	5 Cölom	9 Branchialcölom	12 Hypobranchialcölom
3 Myocöl	6 Peribranchialraum	10 Kiemenseptum	13 Ventrale Cölomreste
	7 Metapleuralfalte		

Kontraktionen lokalisierter Gefäßwandbezirke (Bulbilli im ventralen Abschnitt der Kiemenbogenarterien Abb. 13) bewirkt. Die Kontraktionen erfolgen unregelmäßig. Die Richtung des Blutstromes kann in einzelnen Gefäßbezirken wechseln. Die Blutflüssigkeit enthält einzelne Amöbocyten und ist frei von Atmungspigmenten. Der Gasaustausch erfolgt an der Haut. Die Gefäßwand ist, wie elektronenoptische Untersuchungen bestätigen, meist frei von Endothelzellen. Die Ge-

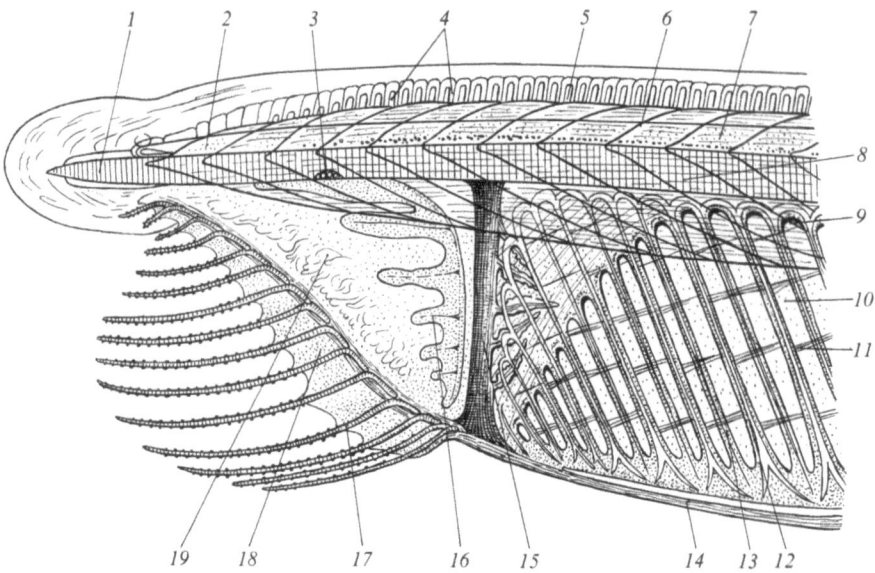

Abb. 11. *Branchiostoma lanceolatum*, Vorderende, linke Hälfte. (Nach V. FRANZ, 1927)

1 Chordaspitze	*6* Myoseptum	*11* Synaptikel	*16* Räderorgan
2 Neuralrohr	*7* Neuralrohr	*12* Hauptkiemenbogen	(fingerförmige Fortsätze)
3 Geiselgrube	(Rückenmark)	*13* Nebenkiemenbogen	*17* Cirren (Lippententakel)
4 Flossenkästchen	*8* Myotom	(Zungenbogen)	*18* Mundöffnung
5 Dorsalflosse	*9* Arkade	*14* Metapleuralfalte	*19* „Wange"
	10 Kiemenspalte	*15* Velum	

fäße sind bis auf wenige Ausnahmen (Endothelzellen an den Kiemenbogengefäßen), Spalträume zwischen Basalmembranen im Bindegewebe.

Das Blut fließt (s.Bd. III) aus der Gegend des Sinus venosus ventral des Kiemendarmes durch die Endostylarterie (ventrale Aorta) (Abb. 13) rostralwärts. Diese gehen über die Kiemenbogenarterien in die paarigen dorsalen Aorten über. Hinter dem Kiemendarm verschmelzen beide dorsale Aorten zu einem Gefäßstamm (dorsale Aorta) von der Äste zur Leibeswand und zum Darm abgehen. Das Blut aus den Capillargebieten der Leibeswand und den Gonaden wird über Cardinalvenen in den Sinus venosus geleitet. Aus dem capillären Darmgeflecht sammelt sich eine Pfortader zur Leber, die hier nochmals in einen Capillarplexus übergeht. Aus diesem leitet eine Lebervene (Vena hepatica) das Blut zum Sinus venosus.

Am Darmkanal der Acrania sind drei Hauptabschnitte zu unterscheiden, der prävelare Mundraum, der Kiemendarm (Pharynx) und der Nahrungsdarm. Die Mundöffnung ist schräg von rostral-dorsal nach ventral-caudal gestellt und wird von etwa 30 Lippententakeln (Cirren, Abb. 11) umgeben, die alternierend ineinandergreifen können und einen Reusenapparat bilden, der das Eindringen grober Teilchen verhindert. Die Wand der Mundhöhle wird lateral von Hautfalten, den Wangen gebildet. Im Dach des Mundraumes liegen das Vorderende der Chorda und die vorderen Muskelsegmente (Abb. 11, 12). Im Epithel der

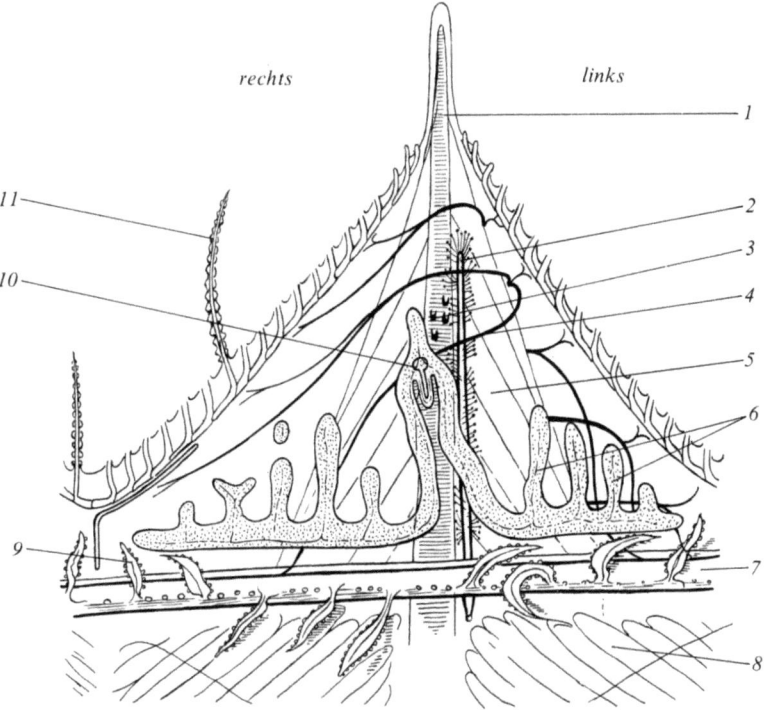

Abb. 12. *Branchiostoma lanceolatum*, Mundraum, von ventral paramedian aufgeschnitten. Lippententakel bis auf zwei abgeschnitten. (Nach V. FRANZ, 1927)

1 Chorda	*3* Pigmentocellen	*5* Myotom	*7* Velum	*9* Velartentakel
2 *Hatschek*sches Nephridium	*4* Spinalnerv	*6* Räderorgan	*8* Kiemenspalte	*10* Geiselgrube
				11 Lippententakel

Mundhöhle finden sich schleimbildende Zellen und vereinzelt geißeltragende Zellen. Im Dach der Mundhöhle findet sich unmittelbar vor dem Velum ein asymmetrisches, gewundenes Band, das mit hochcylindrischem Geißelepithel bekleidet ist, das Räderorgan (Abb. 12), das einen gegen den Kiemendarm gerichteten Wasserstrom erzeugt. Die mediane Schlinge dieses Epithelstreifens ist nach rostral verlängert und umschließt eine Grube, die mit Geißelepithel ausgekleidet ist (Geißelgrube, Hatscheksche Grube, Abb. 12), die wahrscheinlich der Adenohypophyse der Wirbeltiere homolog ist.

Gegen den Kiemendarm wird der Mundraum durch eine durchbohrte Platte, das Velum eingeengt (Abb. 11, 12). Der freie Rand des Velums trägt die velaren Tentakel (innere Cirren). Die Öffnung in der Velarplatte, das Enterostom, kann durch Muskelwirkung verengt und erweitert werden. Am Rande des Enterostomes grenzen Epithelien ektodermaler und entodermaler Herkunft aneinander.

Der entodermale Kiemendarm (Pharynx) erstreckt sich über einen ausgedehnten Körperabschnitt (Abb. 7, 11). Seine Wand bildet ein enges Gitterwerk, an dem die aufgenommene Nahrung (Detritus, Protisten) zurückgehalten wird. Wasser wird durch die Kiemenspalten abfiltriert und gelangt in den Peribranchialraum (s.S.46). Acranier sind Nahrungsstrudeler. Die Atmungsfunktion spielt im Bereich des Kiemendarmes eine untergeordnete Rolle. Die Zahl der Kiemenspalten nimmt während der Wachstumsphase zu und erreicht beim ausgewachsenen Tier etwa 150. Am Boden des Kiemendarmes findet sich eine von Flimmerepithel ausgekleidete Rinne (Endostyl, Hypobranchialrinne). Die im Pharynx angesammelte Nahrung wird hier nach hinten und an den Seitenwänden aufwärts und in der Epibranchialrinne am Dach des Kiemendarmes nach caudal in den Nahrungsdarm befördert. Die Hypopbranchialrinne ist das Homologon der Schilddrüse der Wirbeltiere. Ihr Epithel kann, wie bei diesen, Jod speichern.

Die zwischen den Kiemenspalten gelegenen Kiemenbögen werden durch ein fasriges, nahezu zellfreies Stützgewebe versteift. Am oberen Ende der Spalte verbinden sich benachbarte Bögen durch Arkaden. Brücken zwischen benachbarten Bögen (Synaptikel) unterteilen die Spalten in mehrere Teilabschnitte (Abb. 11, 13). Die einzelnen Kiemenspalten werden nun sekundär durch eine zweite Generation von Bögen, die Zwischenbögen oder Zungenbögen, nochmals der Länge nach unterteilt. Die Zungenbögen wachsen nachträglich vom oberen Ende der Spalte abwärts. Sie unterscheiden sich von den primären Bögen dadurch, daß sie keine Cölomröhren enthalten (s.S.46) und daß ihr ventrales Ende sich nicht in einen vorderen und hinteren Ast gabelt (Abb.11). Zungenbögen und Synaptikel haben die Acranier mit den Enteropneusten gemeinsam. Diese Strukturen fehlen bei Wirbeltieren.

Der den Kiemendarm beherbergende Körperabschnitt wird von paarigen Falten der ventralen Leibeswand, den Metapleuralfalten umwachsen. Diese verschmelzen in der ventralen Mittellinie und begrenzen den Peribranchialraum. Es handelt sich zweifellos um eine Spezialanpassung an das Leben im Sand, denn die Bildung des Peribranchialraumes verhindert das Eindringen von Partikeln in die Kiemenspalten. Nach hinten erstreckt sich der Peribranchialraum noch bis in die Region des Nahrungsdarmes und mündet mit dem Atrioporus (Abb. 7) halbwegs zwischen After und kaudalem Ende des Kiemendarmes.

Der Nahrungsdarm beginnt am Ende des Kiemendarmes mit dem kurzen Ösophagus. Er verläuft gerade gestreckt bis zum After durch die Leibeshöhle und besitzt ein teilweise unterbrochenes dorsales Mesenterium. Ein Magenabschnitt fehlt. Der ganze Darm wird von Flimmerepithel ausgekleidet. Seine Wand enthält keine Muskulatur. Dicht hinter dem Ösophagus geht vom nutritiven Darm ein nach vorn umgeschlagenes großes Divertikel aus (Abb. 7), das bis in die Kiemendarmregion hineinragt und an der rechten Seite liegt. Es bildet Verdauungsenzyme und kann Glykogen und Fett speichern. Es entspricht funktionell daher der Leber und dem Pankreas der Wirbeltiere und ist im Ganzen offenbar auch diesem Komplex der großen Mitteldarmdrüsen homolog. In der Gegend des Atrioporus erscheint das Darmepithel grünlich und trägt besonders lange Geißeln. Der folgende kurze Darmabschnitt wird als Enddarm bezeichnet.

Die Acranier sind in der Regel getrenntgeschlechtlich. Die Gonaden entstehen am ventralen Rand der Myotome in den Dissepimenten dort, wo die Sklerotomwand in das Cutisblatt übergeht und stülpen sich als Knötchen in das Cölom des rostral liegenden Segmentes ein. Der die Gonadenanlage unmittelbar umgebende Cölomabschnitt gliedert sich durch Faltung als Genitalkammer ab (Perigonadalhöhle). Schließlich entsteht durch Spaltbildung ein Hohlraum in der Gonade, das Gonocöl. Die Genitalkammern mit den Gonaden liegen der Wand des Peribranchialraumes dicht an (Abb. 8). Die Geschlechtszellen gelangen durch Dehiszenzen in der Trennwand direkt in den Peribranchialraum und werden durch den Atrioporus entleert. Die Abgliederung der Gonaden von der Leibeshöhle und ihr Einbau in die Wand des Peribranchialraumes ist zweifellos eine der Sonderanpassungen der Acranier gegenüber den Craniota.

Sehr eigenartig sind die Exkretionsorgane von *Branchiostoma* gebaut. Durch die voluminöse Entfaltung des Kiemendarmes und die dadurch verursachte Aufgliederung des Cöloms ist die Ausbildung segmentaler Metanephridien nicht möglich. Über den Nebenbögen, unmittelbar vor der Einmündung der Nebenbogengefäße in die dorsale Aorta, liegen glomerulusartige Bluträume. Die Exkretionsorgane stehen mit diesen in unmittelbarem Kontakt. Sie bestehen aus Sammelkanälchen, die in den Peribranchialraum ausmünden. Ihr terminales Ende ist mit spezifischen Zellen besetzt, die in das Subchordalcölom hineinragen und mit der Glomeruluswand in Kontakt stehen (Abb. 13). Ursprünglich als Solenocyten gedeutet, hat erst die elektronenoptische Untersuchung (BRANDENBURG, KÜMMEL, WELSCH) ihre besondere Struktur offenbart. Diese Cyrtopodocyten besitzen ein Perikaryon, von dem plasmatische Fortsätze ausgehen, die stark verzweigt sind und der Gefäßwand anliegen (Abb. 14). Die Ausläufer benachbarter Zellen greifen, wie bei den Podocyten der Wirbeltierniere, fingerförmig ineinander und lassen Filtrationsspalten zwischen sich frei. Die Filtration erfolgt im Bereich der Cyrtopodocyten an der Gefäßwand. Von den Perikaryen geht ein aus Stäben bestehender Reusenapparat aus, der in seiner Mitte eine Geißel einschließt. Der Reusenapparat mündet in Divertikel der Nierenkanälchen aus. Exkrete können also aus dem Gefäßsystem und über den Reusenapparat offenbar auch aus dem Cölom entnommen werden. Die Nephridien von *Branchiostoma* sind branchiomer angeordnet, besitzen keine Öffnungen ins Cölom (Nephrostome) und keine Verbindung zu den Geschlechtsorganen. Strukturelle Beziehungen zu den Vertebraten bestehen durch die engen Beziehungen zum Blutgefäßsystem und durch die Podocytenfortsätze. Wir fassen das Exkretionsorgan der Acrania als hochspezialisiertes Ergebnis eines stammesgeschichtlichen Eigenweges auf, das in Korrelation mit der Ausbildung des großen Kiemenkorbes und der Reduktion der Cölomräume in diesem Bereich entstanden ist. Im Bereich des Munddaches liegt asymmetrisch links der Mittellinie (Abb. 12) ein weiteres Ausscheidungsorgan, das Hatscheksche Nephridium, dessen Cyrtopodocyten der Aorta anliegen. Das Organ mündet unmittelbar hinter dem Velum aus. Das Integument der Acrania besteht aus einschichtigem kubischem Epithel, das einer gallertig-fasrigen, nahezu zellfreien Cutis aufliegt. Stiftchen tragende Sinneszellen kommen im Bereich der Rückenflosse, des Schwanzes und der Metapleuralfalten vor. An den Lippententakeln treten Rezeptoren gehäuft auf.

Die Sinnesrezeptoren der Haut sind, wie bei allen Evertebraten, Sinnesnervenzellen (primäre Sinneszellen), die basal direkt in einen Nervenfortsatz übergehen. Das Fehlen sekundärer Sinneszellen in der Haut der Acrania, im Gegensatz zu den Craniota, steht offenbar in Zusammenhang mit der geringen Dicke der einschichtigen Epidermis.

Im Inneren des Neuralrohres liegen in der Nähe des Zentralkanales Lichtsinnesorgane (Pigmentbecherocellen). Sie bestehen aus einer Sinneszelle und einer

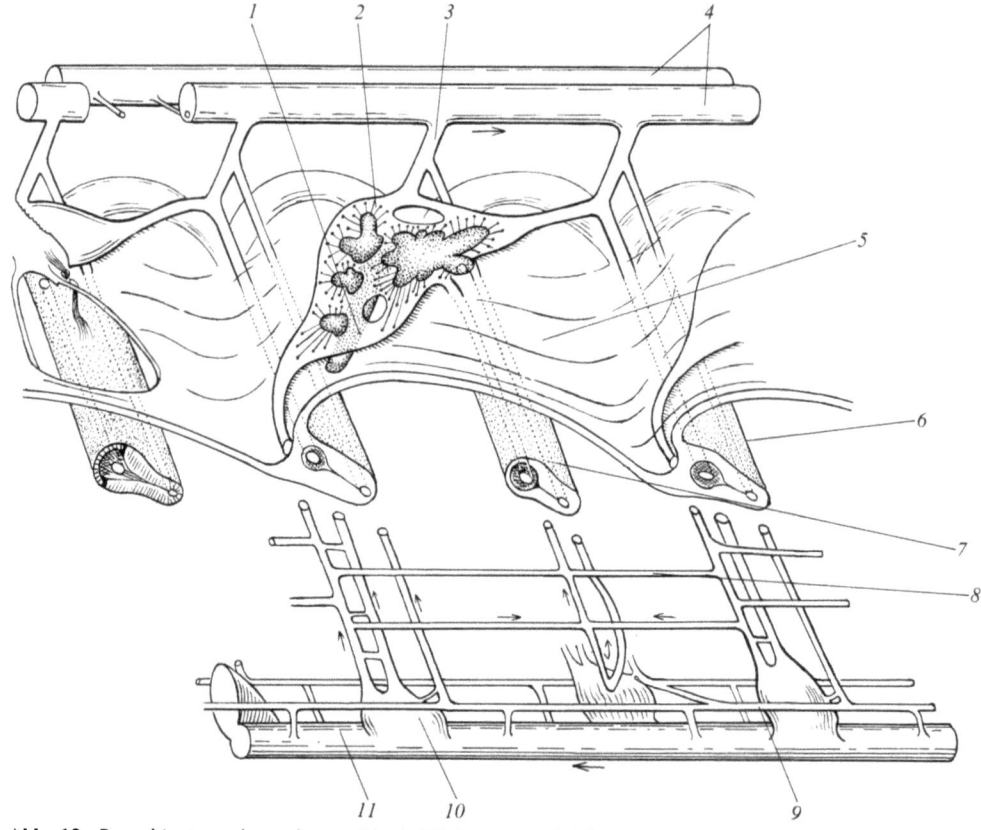

Abb. 13. *Branchiostoma lanceolatum.* Nephridialorgan und Kiemengefäße schematisch von links. (Nach V. FRANZ, 1927)

1 Nephridialer Blutsinus
2 Cyrtopodocyten
3 Vena branchialis
4 Dorsale Aorten
5 Ligamentum denticulatum
6 Hauptkiemenbogen
7 Zungenbogen
8 Synaptikelgefäß
9 Kollaterale Arterie
10 Bulbillus (Kiemenherz)
11 Endostylarterie

Pigmentzelle, beginnen in Höhe des vierten Myotomes und sind in der Körpermitte am zahlreichsten. Aus der Orientierung der Pigmentbecher läßt sich die Fähigkeit zu einer einfachen Richtungswahrnehmung erschließen. Große Zellelemente im rostralen Bereich des Neuralrohres, dicht hinter dem Hirnbläschen (Josephsche Zellen, s. Bd. III) dürften nach elektronenoptischen Befunden gleichfalls Photorezeptoren sein.

Acranier besitzen ein kompliziert gebautes Zentralnervensystem, das sich als Neuralrohr vom Ektoderm abfaltet und einen Zentralkanal umschließt (s. Bd. III). Dieses Rückenmark geht am Rostralende in ein Bläschen über, dessen Wand aus einem einschichtigen Ependym mit Wimpern besteht. Am Rostralende liegen einige Pigmentzellen. Am Boden des Bläschens findet sich dicht vor dem Übergang ins Rückenmark eine Gruppe von Zellen mit langen Wimpern, die gegen den Zentralkanal des Rückenmarkes weisen. Von diesen Zellen geht eine fadenförmige Struktur aus, die dem Reissnerschen Faden der Craniota entsprechen dürfte (OLSON, WINGSTRAND, HOFER). Über ihre Funktion ist nichts be-

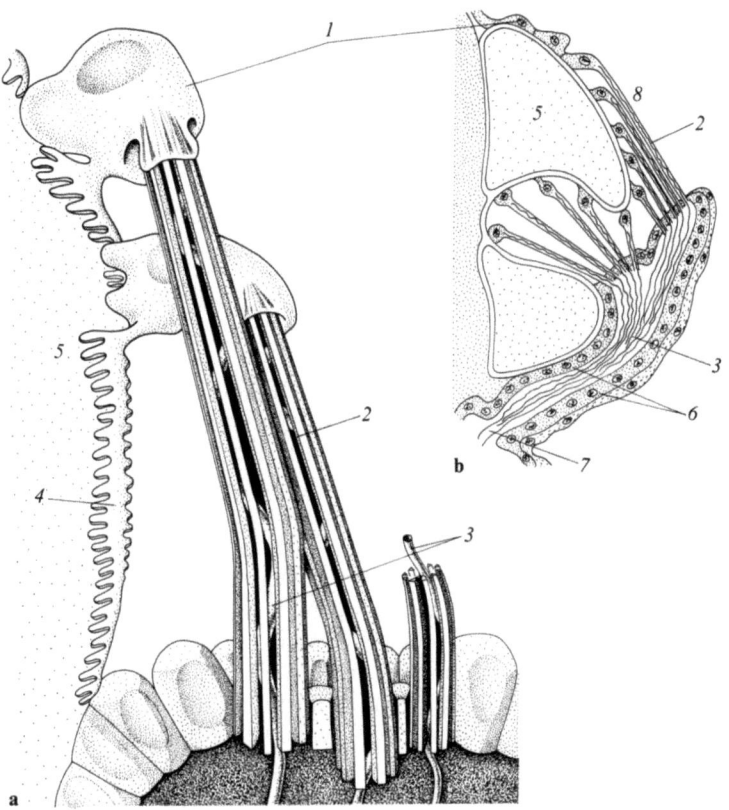

Abb. 14a, b. *Branchiostoma*, Nephridialorgan. **a** Elektronenoptisch (aus WELSCH-STORCH, 1973; nach BRANDENBURG, KÜMMEL, 1961); **b** Lichtmikroskopisch. (Nach GOODRICH, 1945)

1 Perikaryon eines Cyrtopodocyten
2 Reuse
3 Geisel
4 Fortsätze der Perikaryen auf der Gefäßwand
5 Blutraum
6 Nephridialkanälchen
7 Ausmündung des Nephridialkanälchens in den Peribranchialraum
8 Subchordales Cölom

kannt. Die Bezeichnung des terminalen Bläschens als „Hirnbläschen" ist nicht berechtigt, da echte nervöse Bauelemente fehlen. Auch die Vermutung, daß es sich um das Rudiment der Hirnblase einer Ahnenform handeln könnte, läßt sich nicht aufrecht erhalten, denn ein echtes Gehirn entsteht im Zusammenhang mit den großen Kopfsinnesorganen wie Nase, Auge und Labyrinthorgan als deren Zentrum. Kopfsinnesorgane treten jedoch erst bei Craniota auf (s.S.87).

Das periphere Nervensystem besteht aus dorsalen Spinalnervenwurzeln, die afferente und visceroefferente Fasern führen. Letztere bilden in der Darmwand einen reich verzweigten Plexus, dem Perikaryen eingelagert sind. Lokalisierte Spinalganglien kommen nicht vor, doch liegen einzelne Perikaryen sensibler Wurzelfasern im Verlauf der peripheren Äste. Die Innervation der Muskulatur einschließlich der Chorda-Muskelzellen erfolgt, wie bei einigen Evertebrata, über plasmatische Fortsätze der Muskelzellen, die an das Zentralnervensystem herantreten und dort gleichsam die Erregung „selbst abholen" (s. Bd. III.). Vordere Spinalnervenwurzeln sind nicht ausgebildet.

III. Tunicata

Die ausschließlich meeresbewohnenden Tunicata, Manteltiere, mit den Klassen Ascidia, Seescheiden, Thaliacea, Salpen und Copelata, geschwänzte Manteltiere, unterscheiden sich in der äußeren Körpergestalt so sehr von Acraniern und Vertebraten, daß nähere Beziehungen zwischen diesen Tierstämmen zunächst kaum vermutet werden können. Dennoch erweisen sich die Tunicaten auf Grund ihrer komplexen Merkmalskombination als echte Chordatiere. Tunicata sind wie die Acrania Nahrungsstrudler und besitzen einen sehr ausgedehnten Kiemendarm und einen Peribranchialraum (Atrium). Da viele Tunicata sessil sind, wird der Lokomotionsapparat weitgehend rückgebildet. Bei freischwimmenden Larven tritt aber eine typische Chorda dorsalis mit Längsmuskulatur und ein Neuralrohr auf. Der Kiemendarm besitzt ein Endostyl. Das Blutgefäßsystem besteht aus Lakunen ohne eigene Wand. Im Blut kommen Amöbocyten und ein vanadiumhaltiger Blutfarbstoff vor. Die komplexe Übereinstimmung in so vielen Merkmalen mit den übrigen Chordata kann kaum unabhängig entstanden sein. Wie die stammesgeschichtlichen Beziehungen der Tunicata gedeutet werden können, wird besprochen (s.S. 67f.), wenn wir uns an einem Beispiel ein Bild von der Organisation der Manteltiere gemacht haben. Wir wählen als solches eine solitäre Ascidie (Ascidien können auch koloniebildend sein).

Sessile Ascidien werden von einem lederartigen Mantel (daher „Mantel"-tiere) umgeben, der von der Epidermis ausgeschieden wird und aus Tunicin, einer Zelluloseart besteht und durch Fortsätze am Substrat befestigt wird.

Am oberen Ende trägt der Mantel eine Ingestionsöffnung, durch die Wasser zur Mundöffnung und weiter in den Darm geleitet wird (Abb. 15). Dieser ist nach dorsal umgebogen, so daß der After seitlich dicht an die Mundöffnung heranrückt. Der Enddarm wird in den Peribranchialraum einbezogen und mündet in eine Kloake, die seitlich in die Egestionsmündung übergeht (Abb. 15). Der Weichkörper des Tieres enthält den außerordentlich vergrößerten Kiemendarm, dessen Wand ein Sieb mit über 1000 Öffnungen bildet (Abb. 15). Diese entstehen durch nachträgliche Unterteilung der ontogenetisch zunächst auftretenden primären Kiemenspalten, zum Teil auch durch Neubildung. Das durch die Mundöffnung in den Kiemendarm einströmende Wasser fließt durch die Öffnungen des Kiemensiebes in den Peribranchialraum, der abweichend von den Verhältnissen bei Acrania (s.S.46), aus paarigen Taschen des Ektoderms über der ersten Kiemenspalte entsteht. Die Taschen verwachsen über der Kloake und umhüllen den ganzen Kiemendarm. Endostyl (Hypobranchialrinne) und Epibranchialrinne sind ausgebildet. Die Nahrungspartikel werden im Sekret der Hypobranchialrinne festgehalten und über die Epibranchialrinne in den

Abb. 15. *Ciona intestinalis*, Jungtier, Habitusbild. (Nach KÜKENTHAL, 1910)

1 Ingestionsöffnung
2 Ganglion
3 Egestionsöffnung
4 Peribranchialraum
5 Enddarm
6 Ösophagus
7 Magen
8 Haftwurzel
9 Cölom
10 Cellulosemantel
11 Kiemenkorb
12 Endostylrinne

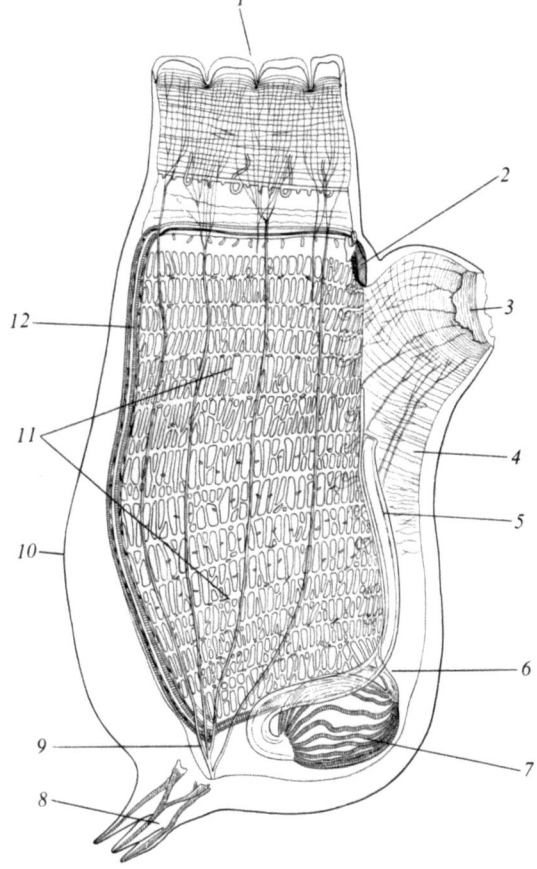

Nahrungsdarm befördert. Dieser besteht aus einem kurzen Ösophagus, meist einem erweiterten ampullären Magenabschnitt, von dem schlauchförmige „Pylorusdrüsen" ausgehen, und einem Mitteldarm, der in den kurzen Enddarm übergeht.

Im Zusammenhang mit der sessilen Lebensweise und der starken Vergrößerung des Kiemenfilterapparates erfahren das gesamte Lokomotionssystem und das Nervensystem eine erhebliche Vereinfachung (Abb. 16). Ascidien besitzen keine segmentale Gliederung. Das Mesoderm wird vom Entoderm abgegliedert und löst sich sofort in Mesenchym auf. Eine Cölombildung tritt hierbei nicht auf.

In der Kiemendarmregion kommt es sehr spät zu einer erneuten Ablösung von Zellmaterial dicht hinter dem Kiemenkorb. Aus einer ersten Zellproliferation bildet sich das stark muskularisierte Herz mit dem Perikard. In einer weiteren Phase entstehen dorsal vom Herzbeutel zwei Epikardröhren, deren Homologie unklar ist. Aus dem Herzen wird das Blut an beiden Enden in die wandlosen Gefäßspalten gepumpt. In den gleichen Röhren fließt das Blut in umgekehrter Richtung zum Herzschlauch zurück.

56 Tunicata

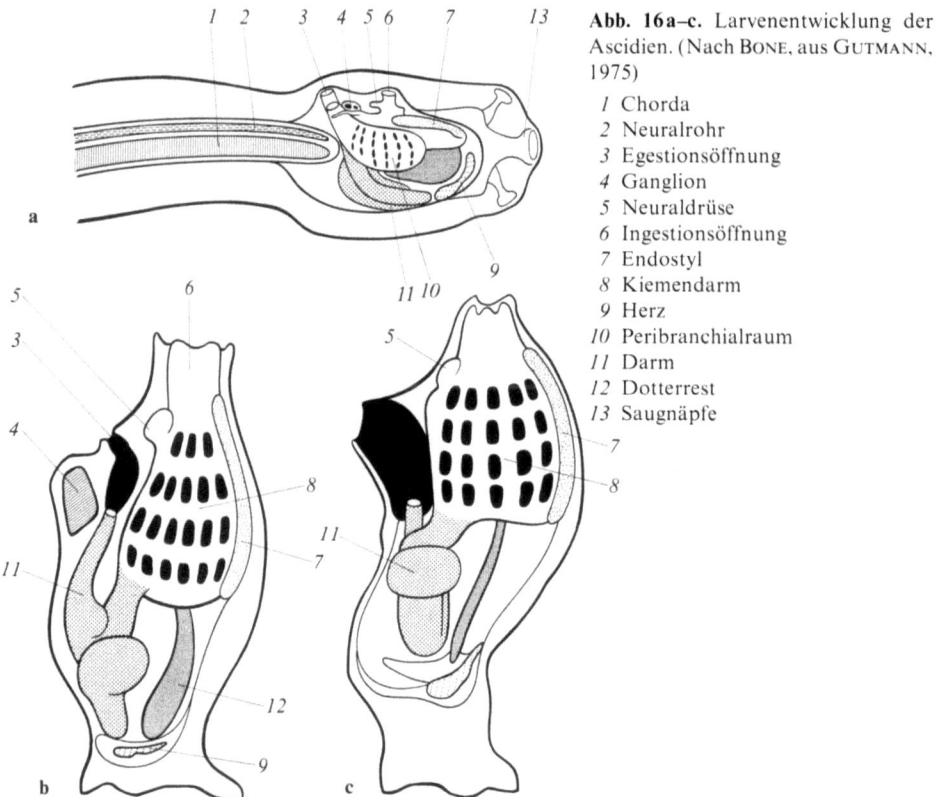

Abb. 16a-c. Larvenentwicklung der Ascidien. (Nach BONE, aus GUTMANN, 1975)

1 Chorda
2 Neuralrohr
3 Egestionsöffnung
4 Ganglion
5 Neuraldrüse
6 Ingestionsöffnung
7 Endostyl
8 Kiemendarm
9 Herz
10 Peribranchialraum
11 Darm
12 Dotterrest
13 Saugnäpfe

Freilebende Ascidienlarven (Abb. 17) besitzen einen Ruderschwanz mit Bewegungsapparat, zeigen also zwei deutlich differente Körperabschnitte (sog. „Kaulquappenstadium"). Im Schwanz finden sich in der für Chordata typischen Anordnung Rückenmarksrohr, Chorda dorsalis und nicht-segmentierte Längsmuskulatur. Die Chorda besteht aus dotterhaltigen Zellen oder bei Copelata aus einer Gallerte, die von epithelialen Zellen umschlossen wird. Am Vorderende des Rückenmarkes liegt ein Hirnbläschen mit Sinnesorganen (Lichtsinnesorgan und Statocyste). In der Metamorphose wird der Schwanzabschnitt mit dem Nervensystem rückgebildet. Das Nervensystem wird zu einem kleinen kompakten Cerebralganglion umgebaut. Die in der Nähe des Mundarmes gelegene Neuraldrüse entwickelt sich aus dem Zentralnervensystem und dürfte einer Neurohypophyse (s. Bd. III) homolog sein.

Die metamorphosierte Ascidie besitzt im spärlichen Bindegewebe des Körpers einzelne Züge von Längs- und Ringmuskulatur (Abb. 18), die die Streckung und Kontraktion des ganzen Tieres ermöglichen.

Tunicaten sind meist Zwitter. Die Gonaden liegen im hinteren Körperabschnitt und münden über Ausführungsgänge in den Peribranchialraum. Exkretionsorgane fehlen.

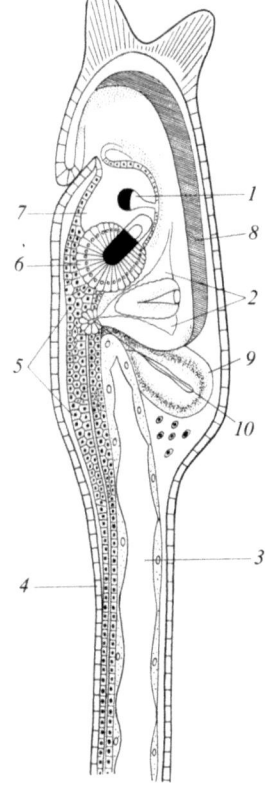

Abb. 17. Junge Larve von *Phallusia mammillata*. (Nach KOWALEVSKY)

1 Statocyste
2 Kiemendarm
3 Chorda
4 Neuralrohr
5 Rumpfganglion
6 Lichtsinnesorgan
7 Rostrale Sinnesblase
8 Endostyl
9 Darm
10 Enddarm

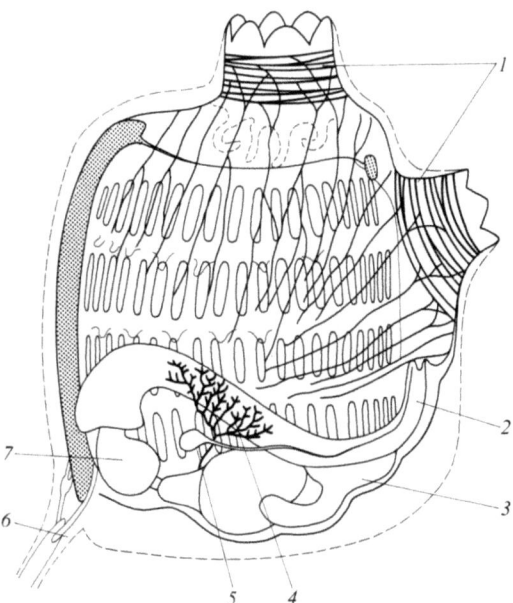

Abb. 18. *Perophora listeri*, Ascidie. (Nach LABILLE, aus GRASSE, XI)

1 Muskeln
2 Enddarm
3 Ösophagus
4 Pylorusdrüse
5 Gonade
6 Stiel
7 Mitteldarm

Die freilebenden Salpen und Thaliacea stammen offenbar von koloniebildenden Ascidien ab, sind also sekundär zur frei schwimmenden Lokomotion übergegangen. Möglicherweise gehen die verschiedenen Ordnungen auf verschiedene Stammformen zurück. Kettensalpen und Feuerwalzen bilden lange, frei bewegliche kettenförmige Kolonien. Die einzelnen Tiere der Kette entstehen durch Sprossung aus solitären, freilebenden Jungtieren. Ingestions- und Kloakenöffnung liegen beim Einzeltier an entgegengesetzen Polen des Körpers. Die Lokomotion erfolgt durch Rückstoß, indem Wasser aus dem Peribranchialraum durch Wandkontraktion ausgestoßen wird. Zentralnervensystem und Lichtsinnesorgan sind komplizierter gebaut als bei Ascidien. Die Entwicklung verläuft ohne freilebendes Larvenstadium. Dementsprechend fehlt ein Ruderschwanz. Im Embryonalkörper kommt ein als Chordarest gedeutetes Gebilde vor.

Bei den geschwänzten Manteltieren, Copelata (=Appendicularia) bleibt im erwachsenen Zustand ein Schwanz mit Chorda und Gruppen von Muskel- und Nervenzellen erhalten. Dieser ist nach ventral abgeknickt und in sich verdreht. Trotz äußerlicher Ähnlichkeit der reifen Tiere mit Ascidienlarven bestehen tiefgreifende Unterschiede. Ein Peribranchialraum fehlt. Das einzige Paar von Kiemenspalten und der Anus münden direkt nach außen. Von Epidermiszellen wird ein gallertartiges Gehäuse aufgebaut, das das Tier zeitweise verlassen kann. Der Darmkanal ist U-förmig umgebogen und mündet mit dem After auf der Ventralseite zwischen den Öffnungen der beiden Kiemenspalten.

Die Besonderheiten des Darmkanals und der Gonaden machen die Ableitung von frühen freilebenden Chordaten unwahrscheinlich. Ihre Herleitung von Larven alter ascidienähnlicher Formen dürfte berechtigt sein (GUTMANN).

In den weiteren Verwandtschaftskreis der Chordata gehört eine Tiergruppe, die Hemichordata, die einige Organisationsmerkmale mit den Chordata gemeinsam besitzt und in stammesgeschichtlichen Überlegungen eine wichtige Rolle spielt.

IV. Hemichordata

Der Stamm der Hemichordata gehört zu den Deuterostomia (Urmund wird zum After), steht aber der Gabelung in Proto- und Deuterostomia nahe und weist Beziehungen zu den Tentaculata auf, einer formenreichen Gruppe aus der basalen Stammeslinie der Protostomia.

System der Hemichordata

Classis 1: Enteropneusta-Eichelwürmer
Classis 2: Pterobranchia
Classis 3: †Graptolitha

Durch die Ausbildung der planktonischen Tornaria-Larve und die Cölomgliederung ergeben sich weiterhin Beziehungen zu den Echinodermata.

Die Enteropneusta haben einen wurmförmigen Körper (bis 50 cm lang) und leben als sessile Strudler im Schlamm des Meeresbodens der Küstenzonen. Körpergliederung und innere Organisation zeigen, daß sie trotz ähnlicher Gesamtform mit den Ringelwürmern nichts zu tun haben. Der bilateralsymmetrische Körper zeigt bereits äußerlich eine Gliederung in drei Abschnitte, Eichel (Prosoma), Kragen (Mesosoma) und Hinterkörper (Metasoma). Die Mundöffnung liegt ventral an der Grenze von Pro- und Mesosoma (Abb. 19, 20). Der Dreigliederung des Körpers entspricht die Gliederung der Leibeshöhle in drei Abschnitte. Das im Prosoma gelegene unpaare Protocöl öffnet sich dorsal mit zwei Cölomporen. Im Mesosoma liegt das paarige Mesocöl. Der Rumpf enthält das gleichfalls paarige Metacöl (Abb. 19).

Der Darm verläuft gestreckt durch den Körper und mündet endständig am Metasoma. Die Nahrung gelangt durch Cilienbewegung in den Kiemendarm, der in seinem dorsalen Teil die Kiementaschen, jederseits in einer Reihe angeordnet, enthält. Die Zahl der Kiementaschen ist artlich verschieden (10–50) und nimmt mit zunehmendem Wachstum individuell zu. In die einfachen, primären Kiementaschen wachsen von dorsal her Zungenfortsätze ein, die in der Regel nicht mit dem Ventralende der Tasche verschmelzen, so daß die einzelne Tasche U-förmige Gestalt bekommt. Zwischen Kiemenbögen und Zungenbögen können Synaptikel ausgebildet werden. In der Ausgestaltung des Kiemenkorbes ähneln die Enteropneusten den Acrania. Dorsal der Mundöffnung schiebt sich ein

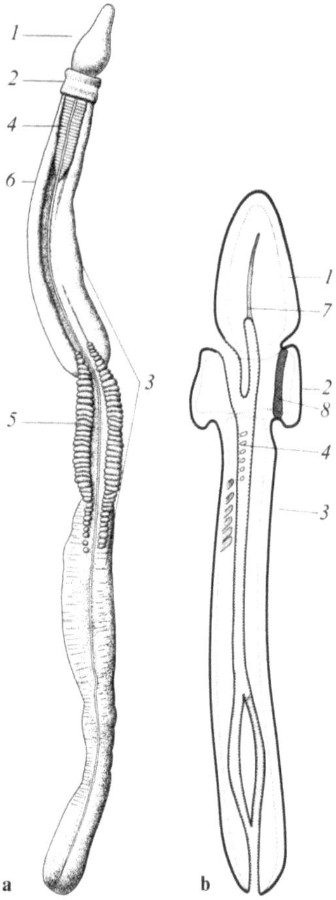

Hemichordata

Abb. 19a, b. Enteropneusta, Eichelwürmer. **a** *Glossobalanus minutus*, Habitusbild von dorsal (nach SPENGEL); **b** Organisationsschema eines Eichelwurmes

1 Eichel (Prosoma)	*5* Lebersäcke
2 Kragen (Mesosoma)	*6* Gonadenfalten
3 Hinterkörper (Metasoma)	*7* Stomochord
4 Kiemenregion	*8* Kragenmark

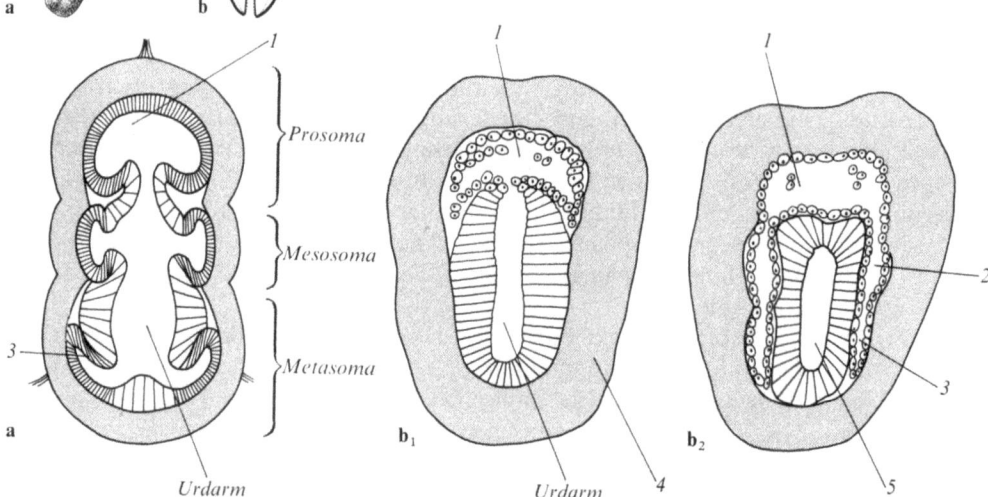

Abb. 20a, b. Cölombildung bei Enteropneusten. **a** *Saccoglossus kowalerski* (nach BATESON); **b** Jüngeres b_1 und älteres b_2 Larvenstadium von *Saccoglossus pusillus* (nach DAVIS)

1 Protocöl im Prosoma   *3* Metacöl im Metasoma
2 Mesocöl im Mesosoma   *4* Ektoderm
                          5 Darm

präoraler Fortsatz des Darmes, das Stomochord (Abb. 19) in die Eichel. Es wird mit der Chorda dorsalis homologisiert. Die Lichtung kann rückgebildet werden. Histologisch besteht das Stomochord aus großen vakuolären Zellen, die dem Chordagewebe der Craniota ähneln. Der Nahrungsdarm besitzt drüsenartige Aussackungen. Bei einigen Eichelwürmern (*Glandiceps*) kommt im Bereich des mittleren Darmabschnittes dorsal ein Nebendarm (Abb. 19b) vor, der sich rinnenartig vom Hauptdarm abschnürt. Seine Deutung als Chordarudiment ist umstritten.

Das Blutgefäßsystem besteht aus einem differenzierten Herzen, das über dem Stomochord liegt, und je einem ventralen vom Herzen wegleitenden und einem dorsalen zuleitenden Längsgefäß. Das ventrale Längsgefäß entspringt aus dem Herzen mit paarigen Wurzeln, die den Darm umgreifen. Von ihm gehen Kiemenbogengefäße und Äste zum Darm und zu den Gonaden aus. Die Gefäße besitzen kein Endothel. Im Blut kommt Hämoglobin vor. Vor dem Herzen liegt ein Gefäßknäuel (Glomerulus) der mit Podocyten besetzt ist und Exkrete an das Eichelcölom abgeben soll. Von hier aus könnten die Ausscheidungsprodukte durch die Cölomoporen nach außen abgegeben werden.

Die Epidermis der Eichelwürmer besteht aus Wimperepithel und verschiedenartigen Drüsenzellen (Schleimzellen und Eiweißzellen). Rezeptoren treten in Form einzeln liegender primärer Sinneszellen auf. Das Nervensystem besteht aus einem dichten, epithelial über der Basalmembran, zwischen den Füßchen der Epidermiszellen gelegenen Plexus. Dieser verdichtet sich zu einem dorsalen und einem ventralen Längsstrang, die durch ringförmige Konnektiven im Bereich der Eichel und vor dem Kiemendarm verbunden sind. Im dorsalen Kragenabschnitt löst sich das Nervensystem als Kragenmark von der Epidermis und senkt sich nach Art des Rückenmarkes (Abb. 21) in die Tiefe. Ein zentrales Lumen kann erhalten bleiben. Die Ähnlichkeit des Kragenmarkes mit dem Zentralnervensystem der Acranier und Cranioten geht nicht sehr weit, denn Nervenwurzeln gehen vom Kragenmark nicht aus. Nach dem Feinbau besteht das Nervenrohr aus eingefaltetem, epithelialen Plexus ohne Anzeichen integrierender, zentralnervöser Strukturen. Einige Riesenneurone kommen vor.

Enteropneusten leben in U-förmig gebogenen, mehr oder weniger verzweigten Röhren im Sediment verschiedenster Korngröße in der Schelf- und Gezeitenzone. Funde aus der Tiefsee wurden nur ganz vereinzelt bekannt. Die Wand der selbstgebauten Röhren wird durch Drüsensekret verfestigt. Die im übrigen wenig beweglichen Tiere können sich bei geringen Störungen außerordentlich rasch in die Röhre zurückziehen. Die Nahrungsaufnahme erfolgt zum größten Teil an der Eichel, deren Cilienbesatz Detritusnahrung mit einem Schleimstrom zur Mundöffnung befördert. Daneben kommt auch aktives Fressen vor.

Der Lokomotionsapparat ist im wesentlichen an der Eichel konzentriert. Hier findet sich reichlich Längsmuskulatur neben einer dünnen äußeren Ringmuskellage. Im Kragenbereich ist die Muskulatur kompliziert angeordnet. Neben schwachen Ring- und Quermuskelschichten kommen zwei mächtige Längsmuskeln (Retraktoren) vor, die am bindegewebigen Eichelskelet und am Septum zwischen Kragen- und Eichelcölom angreifen. Das Metasoma besitzt neben wenigen zirkulären Anteilen vor allem eine Longitudinalmuskulatur, die an der Ventralseite zu zwei Muskelbändern verstärkt ist. Der Rumpf ist weich

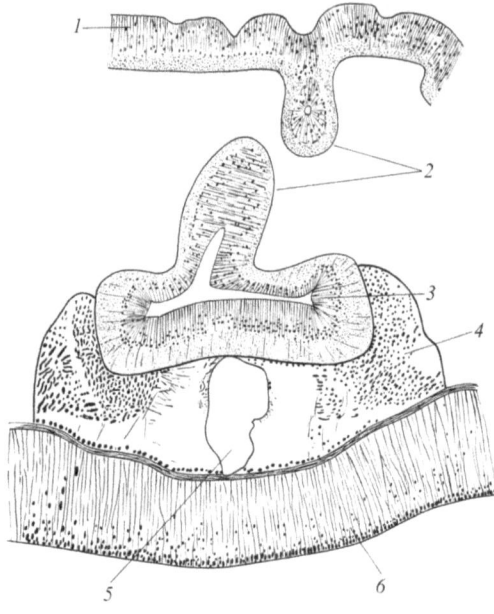

Abb. 21. Querschnitt durch den dorsalen Teil des Kragens des Eichelwurms *Ptychodera bahamensis*. (Nach VAN DER HORST, 1939)

1 Epidermis
2 Einsenkungswurzel des Kragenmarkes
3 Kragenmark
4 Perihämalhöhle
5 Dorsales Kragengefäß
6 Darmwand

und wenig turgeszent. Graborgan ist das Prosoma. Bei Beginn des Eingrabens streckt sich die Eichel. Dann folgt eine Verdickung an der Spitze, die als peristaltische Welle kragenwärts fortschreitet und offenbar den Körper in der Röhre fixiert (BARRINGTON). Kragen und Rumpf beteiligen sich nicht an der Aktion, sondern werden passiv nachgezogen.

Eichelwürmer sind getrenntgeschlechtlich. Die Gonaden bilden einfache Säcke, die in großer Zahl serial angeordnet sind und dorsal durch Gonoporen direkt ausmünden. Sie liegen also, ähnlich wie bei Acrania, in der Körperwand, nicht im Cölom, gegen das sie sich nur vorwölben.

Eine weitere Gruppe der Hemichordata, die Pterobranchia (2 Ordnungen, *Cephalodiscus* und *Rhabdopleura*) wird von sessilen Meeresbewohnern vertreten, die Kolonien bilden (Genus, *Atubaria,* wahrscheinlich frei lebend) und sich auch durch Knospung vermehren können. Sie haben mit den Enteropneusten die Dreigliederung des Körpers und der Cölomräume gemeinsam, weichen aber in Körpergestalt und Lebensweise von diesen ab (Abb. 22). Der Prosomaabschnitt besteht aus der großen, nach ventral gerichteten präoralen Kopfscheibe (Kopfschild), der das Protosomcölom enthält und nach hinten hin die ventrale Mundöffnung überdeckt. Der Kragenabschnitt ist abgeknickt. An seiner Unterseite führt die Mundöffnung in den Pharynx, der bei *Cephalodiscus* eine Kiemenspalte besitzt. Diese fehlt *Rhabdopleura*. Vom rostralen Darm erstreckt sich ein Fortsatz (Stomochord) ins präorale Gebiet. An der Dorsalseite des Kragens entspringen paarige Arme (1 Paar bei *Rhabdopleura,* bis zu 9 Paaren bei *Cephalodiscus)* die mit bewimperten Tentakeln besetzt sind. Die Nahrung wird an den Tentakeln gefangen und über Wimperrinnen zur Tentakelbasis (Lophophor) und von hier zur Mundöffnung geleitet.

Abb. 22. *Cephalodiscus dodecalophus*, Organisationsschema, Sagittalschnitt. (Nach HARMER.) *Dicke schwarze Linie:* Cölomwand

1 Tentakel
2 Protocoelporus
3 Cölom I
4 Perikard
5 Stomochord
6 Mund
7 Stiel
8 Präorallappen
9 Cölom II
10 Cölom III
11 Magen
12 Darm
13 Magendivertikel
14 Gonade
15 Anus

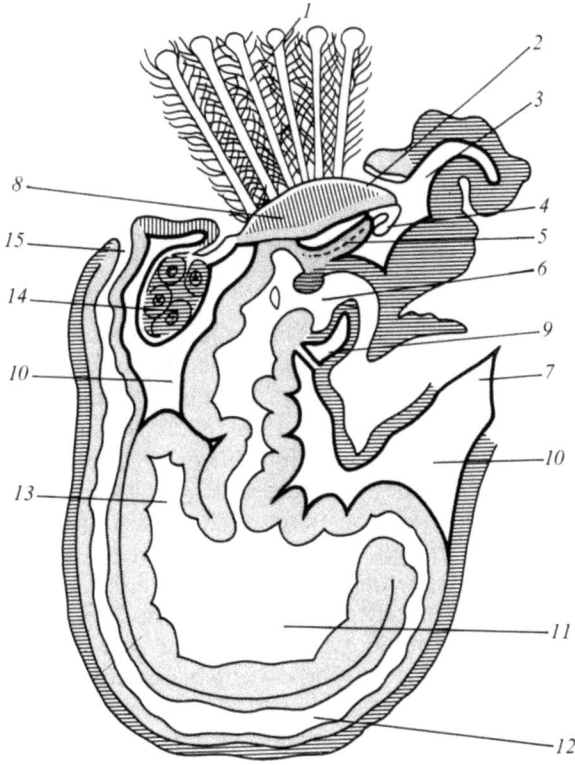

Der Darm ist nach dorsal umgebogen und der After findet sich auf der Dorsalseite dicht hinter dem Kragen, etwa in Höhe der Mundöffnung. Der sackförmige Körper setzt sich in einen contractilen Stiel fort, der mit einer Scheibe endet. Bei *Rhabdopleura* geht er in den Stolo über, der die einzelnen Individuen miteinander verbindet. Die Gonaden sind einfach gebaut und münden direkt in der Nähe des Afters. Das Nervensystem ist intraepithelial und verdichtet sich in der Kopfscheibe und im dorsalen Kragenteil. Ein Kragenmark fehlt. Die paläozoischen Graptolitha werden mit Vorbehalt den Hemichordata zugeordnet, da sie Wohnröhren bauen, die denen rezenter Pterobranchia ähneln.

V. Tentaculata und Pogonophora

Im Anschluß an das über niedere Chordaten und Hemichordaten Gesagte soll hier kurz auf zwei Gruppen der Wirbellosen hingewiesen werden, die bei der Frage der Körper- und Cölomgliederung eine Rolle spielen, die *Tentaculata* und die *Pogonophora*. Es handelt sich um kleine, meeresbewohnende Tiere, die in ihrer Körpergestalt nichts mit Wirbeltieren gemein haben. Die drei Klassen der Tentaculata: Phoronidea, Bryozoa und Brachiopoda, gehören zu den Protostomieren. Die Moostierchen (Bryozoa) sind stark vereinfacht und bilden Kolonien. Sie mögen, ebenso wie die Armfüßer (Brachiopoda), die zweiklappige Schalen besitzen, hier übergangen werden [5].

Die Körpergliederung sei kurz am Beispiel einer *Phoronis* besprochen.

Der Körper ist wurmförmig und lebt in einer Sekretröhre. Der Größte Teil des wurmförmigen Körpers entspricht dem nach ventral vorgestülpten Eingeweidesack, seine Längsachse ist also die eigentliche dorso-ventrale Achse des Körpers. Die Körperlängsachse ist kurz und liegt zwischen Mund und After. Vor dem Mund liegt ein lippenartiger Bezirk, das Epistom (Abb. 23), das vielfach mit einem Prosoma, der Eichel der Enteropneusten, homologisiert wird, aber in der Regel kein Cölom enthält. Angaben über das Vorkommen eines larvalen Prosomcöloms (REISINGER, SIEWING) sind noch umstritten. Das Mesosoma umschließt die Mundregion und den Tentakelkranz mit äußerer und innerer Tentakelreihe. Im Mesosoma sind paarige Cölomsäcke ausgebildet, die in jeden Tentakel Ausläufer entsenden. Das Metasoma enthält den Darmkanal einschließlich des Afters und ein paar Metanephridien. Das umfangreiche Metasomcölom ist durch ein Septum vom Mesocöl getrennt und enthält oft neben dem Hauptmesenterium noch Lateralsepten.

Das Nervensystem besteht aus einem epithelialen Nervenplexus und einem Cerebralganglion hinter dem Epistom.

Ein rätselhafter Tierstamm, *Pogonophora* (Brachiata) (Abb. 24) soll anschließend kurz erwähnt werden. Die Sonderstellung dieser Gruppe wurde erst vor 25 Jahren erkannt. Es handelt sich um fadenförmige, wurmartige Tiere, die meist in großen Tiefen am Meeresboden in abgeschiedenen Sekretröhren leben und am Vorderende eine wechselnde Zahl von Tentakeln tragen. Der Darm wird sekundär rückgebildet. Die Nahrungsaufnahme erfolgt durch Resorption an den Tentakeln oder an der Epidermis. Die Beurteilung der Organisation wird naturgemäß durch diese Rückbildungsprozesse sehr erschwert. Da sich

---

[5] Die Schale der Brachiopoda bedecken Ventral- und Dorsalseite des Tieres, nicht wie bei Muscheln die Flanken.

Abb. 23. Organisationsschema eines Tentaculaten

1 Tentakelkrone
2 Lophophororgan
3 Epistom (Prosoma, darin wird ein Rest des Prosomcoeloms angenommen)
4 After
5 Nephridium
6 Metasomcölom
7 Darm
8 Mesosomcölom
9 Mund

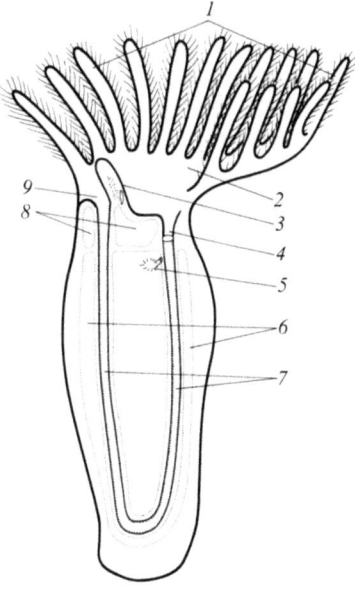

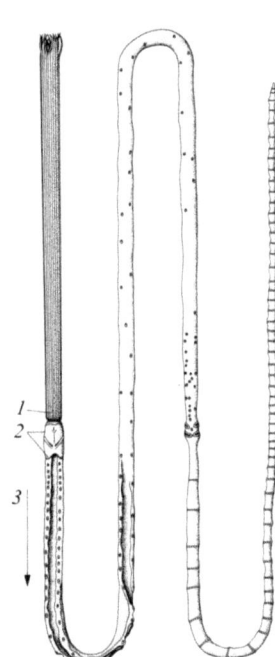

Abb. 24. *Lamellisabella zachii* (Pogonophora), Habitusbild. (Nach A. IWANOW)
1 Tentakelkrone, *2* Pro- und Mesosoma, *3* Metasoma

drei Körperabschnitte mit entsprechenden Cölombildungen nachweisen ließen, ordnete man den Stamm zunächst den trimeren Deuterostomiern zu und stellte sie in die Nähe der Enteropneusten. Spätere Untersuchungen konnten aber zeigen, daß bei den zunächst zugänglichen Exemplaren das terminale Körperende abgerissen war. Dieses ist segmental gegliedert und enthält bis zu 23 Cölomsäcke und eine terminale Wachstumszone, wie bei Ringelwürmern. Die einzelnen Körpersegmente tragen je 4 Borsten, die denen der Anneliden gleichen. Aus diesen Gründen ist man heute geneigt, den Stamm Pogonophora den Protostomia zuzuordnen und in die Nähe der Anneliden zu stellen.

VI. Die stammesgeschichtlichen Beziehungen der Chordaten zueinander und der Ursprung der Wirbeltiere

Altertümliche Wirbeltiere sind bilateralsymmetrisch gebaute, wasserlebende und sich schlängelnd fortbewegende Organismen. Sie besitzen ein dorsal in der Längsachse gelegenes, zentralisiertes Nervensystem, das am Rostralende als Gehirn ausgebildet ist, und rostrale Sinnesorgane (Nase, Auge, Labyrinth). Ventral des Nervenrohres liegt die Chorda dorsalis. Mit Ausnahme des vorderen Kopfteiles liegt beiderseits der Achsenorgane im dorsalen Bereich der Leibeswand segmental angeordnete (myomere) Muskulatur. Der Darmkanal liegt im einheitlichen, paarig angelegten Cölom. Der Vorderdarmabschnitt bildet einen mit serial angeordneten Spalten und eingeschalteten Bögen ausgestatteten Kiemenapparat. Paarige Extremitäten und Kiefer entstehen erst während der Entfaltung des Stammes.

Die Frage nach der Herkunft der Wirbeltiere und nach dem Körperbau der Ahnenformen kann nur hypothetisch rekonstruiert werden. Dabei muß der Bewertung der drei großen Systeme — Kiemenapparat — somatische Leibeswandmuskulatur — Cölom — eine zentrale Stellung eingeräumt werden[6].

Acrania und Craniota haben eine erhebliche Anzahl von homologen Strukturen gemeinsam. Wir können uns also fragen, ob *Branchiostoma* geeignet wäre, ein Modell für die Ahnenform der Craniota zu liefern. Gemeinsam ist beiden Gruppen das dorsal gelegene Nervenrohr und die Chorda dorsalis, die Gliederung des Mesoderms in Somite (myomere Muskeln) und Seitenplatten, das Rumpfcölom, seriale Kiemenspalten, die Anordnung der Hauptblutgefäße und die Ausbildung einer leberähnlichen Mitteldarmdrüse. Das Endostylorgan der Acrania entspricht der Schilddrüse der Craniota.

Branchiostoma weicht in folgenden Merkmalen aber wesentlich von den Craniota ab und nimmt eine Sonderstellung ein: Länge und Struktur des Kiemenapparates (Zungenbögen), Ausbildung von Metapleuralfalten und Peribranchialraum, Lage der Gonaden außerhalb der Leibeshöhle in der Wand des Peribranchialraumes, Fehlen von Metanephridien, Rückenmarksaugen, Fehlen der ventralen Spinalnervenwurzeln und Art der Muskelinnervation.

Lanzettfischchen sind träge, halb sessile Bodenbewohner, die ihre Nahrung durch Strudeln aufnehmen. Die spezielle Ausgestaltung des Kiemenapparates ist zweifellos eine Sonderanpassung an diese Lebens- und Ernährungsweise. *Branchiostoma* mit seinen Spezialisationen ist sicher nicht der Ahne der Wirbeltiere — man sah die Beziehungen lange Zeit viel zu einfach —; wir können

---

[6] Die stammesgeschichtliche Entstehung des Wirbeltierkopfes (s.Bd. II) und der paarigen Gliedmaßen (s.Bd. II) wird später besprochen und bleibt zunächst ausgeklammert.

uns aber gut vorstellen, daß ein freischwimmender, früher Chordat mit kurzem Kiemenkorb und ohne Peribranchialraum der gemeinsame Ahne der Acranier und der Chordata war (Abb. 27, 28). Soweit dürfte auch Einigkeit bei den Phylogenetikern bestehen. Die Meinungen über die Herkunft dieses Urchordaten gehen jedoch noch diametral auseinander. Die Diskussion dieser Frage erfordert zunächst eine Auseinandersetzung mit dem Problem der Metamerie und der primären Cölomgliederung sowie mit der Frage nach den Beziehungen zwischen segmentaler Gliederung der Leibeswand (Myomerie) und des Kiemendarmes (Branchiomerie).

Unter den wirbellosen Cölomata (Tiere mit sekundärer Leibeshöhle)[7] können zwei große Stadiengruppen unterschieden werden, die offensichtlich bereits sehr früh getrennt sind. Die Mehrzahl der Protostomia (Spiralia, Annelida, Mollusca, Articulata) besitzen eine polymere Cölommetamerie (teilweise Reduktion des Cöloms bei Arthropoda und Mollusken). Durch Zerlegung des larvalen Mesodermstreifens entstehen Mesodermsegmente. Anschließend entwickeln sich weitere Segmente durch Sprossung aus Teloblasten am Hinterende des Körpers (Abb. 25). Das Nervensystem zeigt eine der Mesodermgliederung entsprechende Neuromerie (Bauchganglienkette). Gegenüber den Spiralia zeigt eine zweite Gruppe, die Archicölomata (Tentaculata, Pogonophora und unter den Deuterostomia die Hemichordata und Echinodermata) eine grundsätzlich abweichende Form der Cölomgliederung. Die Einteilung der Tierstämme in Protostomia und Deuterostomia nach der Art der Mund- und Afterbildung erweist sich im Bereich dieser Basisgruppen als keineswegs fundamental. Abgesehen von der Cölomgliederung weist auch die Ernährungsweise, die Ausbildung von Lophophor und Tentakeln auf Beziehungen der Tentaculata zu den Pterobranchia.

Die Gliederung des Cöloms ist offensichtlich ein höchst konservatives Merkmal. Wir haben uns die Frage vorzulegen, ob die verschiedenen Segmentationstypen unabhängig voneinander sind, insbesondere, ob die Archimerie eine eigenständige Form der Regionenbildung des Körpers ist oder ob sie aus einer Metamerie abgeleitet werden kann. Wir unterscheiden folgende Möglichkeiten:

Annelida: Segmentale Cölomgliederung mit Neuromerie. Keine Myomerie;
Vertebrata: Cölom nicht gegliedert. Myomerie.
Archicoelomata: drei heteronome Körperabschnitte mit drei Cölomabschnitten. Keine Myomerie.

Das Prosoma der Archicoelomata (Abb. 26) enthält das Axocöl (oft fehlend, entspricht Epistom der Phoronida, Axocöl der Echinodermen). Dem Mesosoma entspricht das paarige Mesocöl = Hydrocöl. Im Metasoma liegt das gleichfalls paarige Somatocöl (Metacöl).

REMANE (1949, 1957, 1967) hat hervorgehoben, daß der Begriff der Metamerie im Sinne eines allgemeingültigen Gliederungsprinzips unbrauchbar sei und daß

---

[7] Cölomata besitzen eine im Mesoderm gelegene, zellig ausgekleidete, sekundäre Leibeshöhle. Die cölomlosen niederen Würmer (Amera, Pseudocoelia) bleiben hier unberücksichtigt, da die Beziehungen zwischen den Gruppen umstritten sind und wahrscheinlich häufig sekundärer Verlust der Leibeshöhle vorkommt.

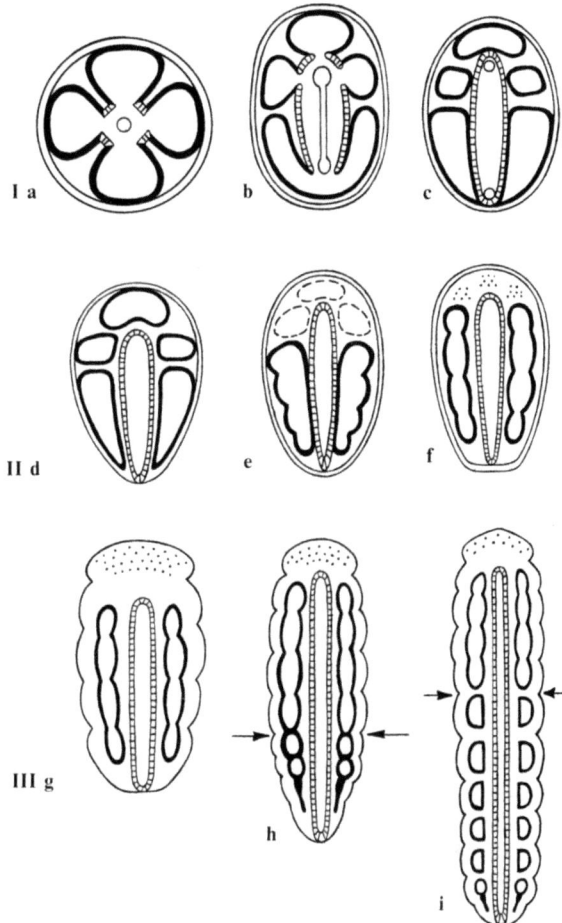

Abb. 25 a–i. Entstehung der Metamerie nach der Theorie von REMANE
I. Die Entstehung der Archimetameren aus einem vierstrahligen Bau. **a** Cölenterat mit vier Gastraltaschen und einheitlichem Urmund; **b** Zerlegung des Urmundes in Mund und After; **c** Abschnürung der Gastraltaschen zu Cölomräumen (unpaares Procöl, paariges Meso- und Metacöl)
II d–f. Entstehung der Deutometameren durch Abschnürung des Metacöls. Rückbildung von Pro- und Mesocöl
III g–i. Neubildung von Tritometameren durch einen Sprossungsprozeß hinter der, durch den Pfeil bezeichneten Stelle. (Nach REMANE, 1950)

verschiedene Stufen oder Garnituren der Gliederung nachweisbar sind. Er hat folgende Hypothese entwickelt. An der Wurzel stehen Formen mit drei Cölomabschnitten (Archimeren), die aus Darmtaschen eines vierstrahligen Cölenteraten abgeleitet werden (Abb. 25, 26). Diese älteste Schicht der Metamerie ist primär an das Cölom gebunden und führt zur typischen Trimerie der Archicölomata (Abb. 25I) (MASTERMAN, SIEWING, ULRICH). Bei den Spiralia werden Axocöl und Hydrocöl früh zurückgebildet. Sie erhalten sich bei Tentaculata, Hemichor-

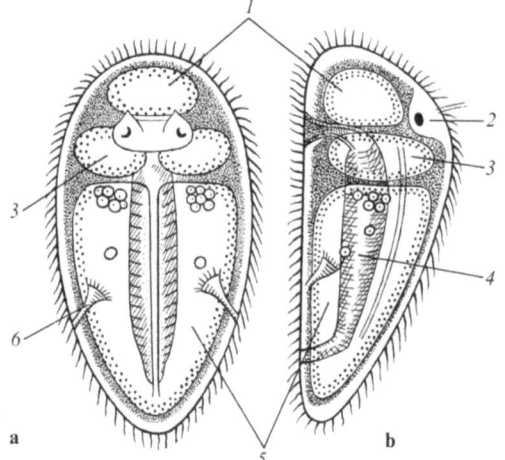

Abb. 26 a, b. Grundorganisationsform der Cölomata. **a** Aufsicht; **b** Seitenansicht. Schema. (Nach REMANE, 1967)
1 Prosomcölom (Axocöl)
2 Ganglion
3 Mesocöl (Hydrocöl)
4 Darm
5 Metacöl (Somatocöl)
6 Nephridium

data und Echinodermata. In einer zweiten Phase der Metamerisation (Abb. 25 II) entstehen durch Neugliederung des Somatocöls die Deutometameren (larvale Annelida). In einer dritten Phase (Abb. 25 III) entstehen durch einen teloblastischen Sprossungsprozeß (Annelida, Articulata) die Tritometameren. Gegen diese Hypothese sind folgende Einwände erhoben worden: Die Rückbildung von Axo- und Hydrocöl bei Spiraliern ist weder durch embryologische noch durch anatomische Befunde belegt. Die Cölombildung unterscheidet sich bei Spiralia (durch Delamination) und Archicölomata (durch Enterocöl = Darmtaschenbildung) grundsätzlich (REISINGER). Schließlich ist es ein Mangel der Hypothese, daß jede funktionelle Erklärung fehlt und derzeit kaum zu erbringen ist.

Die Metamerie der Vertebraten stellt eine Sonderentwicklung dar (REMANE, REISINGER), die mit Sicherheit nicht der Tritomerie der Articulata homologisiert werden kann. Sie ist an die Ausbildung segmentaler Muskelanlagen (Ursegmente) gebunden. Spuren einer metameren Cölomgliederung bei Vertebraten sind allenfalls an der segmentalen Anlage der Nephridien ablesbar. Bei Acrania kommt in der frühen Embryonalzeit noch eine segmentale Cölomgliederung vor, die alsbald spurlos rückgebildet wird. Wiederholt ist der Versuch unternommen worden, bei Acrania und Vertebraten Spuren von Axo- und Hydrocöl nachzuweisen (die ersten beiden Somiten von *Branchiostoma* zeigen Besonderheiten, Kopfhöhlen bei niederen Wirbeltieren, s. Bd. II), doch bestehen über die Deutung dieser Strukturen divergente Meinungen. Die Frage nach der Beurteilung der Metamerie der Wirbeltiere spitzt sich also auf die Alternative zu, waren die gemeinsamen Ahnen der Chordaten segmentiert (GUTMANN) oder nicht (REMANE, SIEWING).

Die metameren Strukturen am Körper der Wirbeltiere sind auf die Leibeswand, die somatische Region beschränkt und betreffen primär die Rumpfmuskulatur (Myomerie), in die sich weitere Strukturen (Skelet, Nerven, Gefäße) einfügen. Dies schließt eine Ableitung von einem ursprünglich metameren Cölom nicht aus (Ontogenese von *Branchiostoma*, segmentale Anlage der Nephridien bei Vertebraten). Nun erstreckt sich das Gebiet der Myomerie bei Vertebraten nie bis zum rostralen Körperende. Segmentale Strukturen fehlen im vorderen Kopfbereich (s. Bd. II). Hingegen zeigt der im ventro-rostralen Körperabschnitt gelegene viscerale Kiemenapparat eine Gliederung in seriale, hintereinander gelegene Strukturen. Die Anordnung von Kiemenspalten und Visceralbögen mit Muskeln, Nerven und Gefäßen zeigt eine Branchiomerie. So erhebt sich die Frage, ob Myomerie und Branchiomerie Teil- oder Resterscheinungen einer allgemeinen Körpermetamerie sind oder ob hier nur ähnliche Strukturbilder vorliegen, die ursprünglich unabhängig voneinander, an verschiedenen Apparaten unter konstruktiven Notwendigkeiten entstanden sind. Wir vertreten aus vielen Gründen die zweitgenannte Theorie[8]. Der Wirbeltierkörper zeigt also eine duale Organisation (ROMER). Branchialapparat und Myomerenapparat können aber nicht unabhängig voneinander sein, denn beide sind in einer einheitlichen Synorganisation aneinandergekoppelt und Teile eines einheitlichen Organismus. Die Verschiedenheit gründet sich vor allem auf die Feststellung, daß Branchiomerie und Myomerie auch dort, wo sie im gleichen Körperabschnitt (Hinterkopf) vorkommen, nie vollständig zur Deckung zu bringen sind und daß beide verschiedener Herkunft im phylogenetischem und ontogenetischem Sinne sind. Dies betrifft vor allem auch die entwicklungsphysiologischen Mechanismen. Schließlich sind die somatischen Nerven (Spinalnerven) und die visceralen Nerven (Branchialnerven) nicht einander homolog (s.Bd. II).

Die Ahnen der Craniota dürften aller Wahrscheinlichkeit nach Strudler gewesen sein, zumal diese Art der Nahrungsaufnahme bei Hemichordata, Chordata und auch Tentaculata allgemein verbreitet ist und sich auch noch bei Petromyzonten (Neunaugen), vor allem deren Larven nachweisen läßt. Ein Kiemenkorb ist das effiziente Organ der Nahrungsaufnahme. Ausbildung eines Kiemenkorbes und myomere Gliederung stehen in einem gewissen Konkurrenzverhältnis zueinander, denn die Muskulatur der seitlichen Leibeswand muß in dem Bereich, der von Kiemenöffnungen durchbrochen wird, wegfallen. Formen mit hochspezialisiertem großen Kiemenkorb sind daher oft sessil und entbehren eines myomeren Lokomotionssystems (viele Tunicata, s.S. 55). Als Schutz gegen das Eindringen von Substratteilchen ist gleichzeitig ein Peribranchialraum mit Metapleuralfalten entstanden. Auch die vorwiegend im Substrat lebenden Acrania mit sehr langem Kiemenapparat besitzen einen hoch differenzierten Peribranchialraum (s.S. 46, 50), zeigen aber im übrigen eine myomere Gliederung der Leibeswand. In diesem Falle dienen die Metapleuralfalten nicht nur als Schutzhülle für den Kiemenapparat, sondern sie werden zusätzlich in den Bewegungsapparat einbezogen, denn von den Myotomen dringen Muskelfortsätze in die Falten ein und ergänzen somit im branchialen Körperabschnitt den Myomerenapparat, der somit auf den gesamten Körper wirken kann (GUTMANN).

---

[8] Die theoretischen Erörterungen über die Metameriefrage werden bis heute vielfach durch Residuen typologischer und idealistisch morphologischen Gedankengutes belastet. Es sei nur daran erinnert, daß die Bauplanlehre verschieden gebaute Körperabschnitte auf gleiche morphologische Grundeinheiten, ideale Segmente, zurückführen wollte und Abweichungen vom Grundtyp durch Metamorphosen zu erklären suchte. Reste derartiger Vorstellungen finden sich bis in die jüngste Zeit in der Wirbeltheorie, später Segmenttheorie des Wirbeltierkopfes (s.Bd. II). Erwähnt sei auch die „Kormenlehre", die den Wirbeltierorganismus als Tierstock (Kormos) deutete und durch Verschmelzung von Einzelindividuen erklären wollte (DUGÈS, 1832; GEGENBAUR, 1859; HAECKEL, 1866).

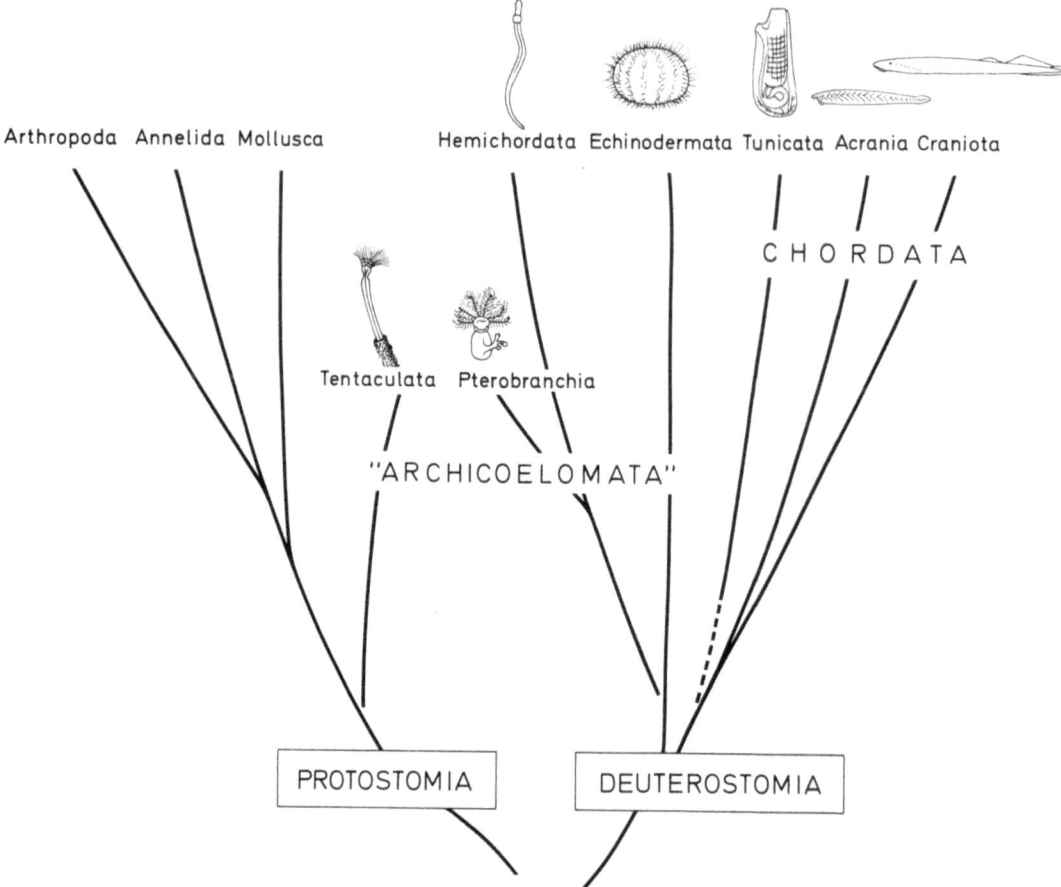

Abb. 27. Die Hauptstämme der Cölomata in ihren stammesgeschichtlichen Beziehungen

Peribranchialraum und Metapleuralfalten fehlen bei Craniota stets. Der Kiemendarm ist relativ kurz. Wir nehmen daher an, daß die rezenten Tunicata und Acrania nicht die direkten Ahnen der Craniota gewesen sind, sondern daß freischwimmende Formen mit kurzem Kiemenkorb an der Wurzel der Acrania und Craniota standen. Peribranchialraum und großer Kiemenkorb sind als Sonderspezialisationen des Acranierstammes aufzufassen.

Acrania und Craniota sind zweifellos Tierstämme, die nicht voneinander abgeleitet werden können, aber aus gemeinsamer Wurzel entsprungen sind. Die gemeinsame Stammform dürfte freischwimmend gewesen sein, einen kleinen Kiemenkorb und myomere Gliederung besessen haben. Vergrößerung des Kiemenkorbes und Ausbildung eines Peribranchialraumes sind spezielle Anpassungen in der Stammeslinie der Acrania (Abb. 27). Die Herkunft der Stammform („Eochordata") und die Beziehungen zu den übrigen Chordata, Hemichordata und Tentaculata sind problematisch. Dementsprechend ist die Zahl der vorgetragenen, mehr oder weniger gut begründeten Hypothesen kaum übersehbar. Ernsthaftere Diskussion verdienen heute nur noch drei Entwürfe, auf die im folgenden kurz eingegangen wird:

a) Ableitung der Acrania und Craniota von sessilen Formen über freilebende Tunicatenlarven (BERILL, 1955; BONE, 1958; ROMER, 1971; WHITEAR, 1957)

Die Tunicata werden von sessilen Tentaculata abgeleitet, die Lophophor und Tentakeln verloren und einen Kiemenkorb als Filterapparat neu erworben haben. Primär sessile, altertümliche Manteltiere — noch ohne Peribranchialraum —, bilden also die Schlüsselgruppe am stammesgeschichtlichen Gabelungspunkt. Freischwimmende Larven der ancestralen Tunicata bilden als Neuerwerb einen Ruderschwanz mit Neuralrohr, Chorda und Längsmuskulatur aus. Diese larvalen Strukturen werden in den Zustand des Erwachsenen übernommen; der entscheidende phylogenetische Schritt beginnt also mit Übernahme juveniler Merkmale in den Adultzustand der Deszendenten („Pädogenese"). Kiemenkorb und myomerer Lokomotionsapparat treten in der Folge in ein Vikarianzverhältnis, indem sich der Lokomotionsapparat von caudal her in das Rumpfgebiet vorschiebt. Schließlich kommt es im rostralen Körperbereich zu einer Überlagerung der beiden fundamentalen Systeme (duale Organisation, s.S. 71). Dabei können sich Branchiomerie und Myomerie aneinander adaptieren und zu einer — scheinbar einheitlichen — Gliederung integrieren.

b) Ableitung der Acrania und Craniota von freilebenden, trimeren Formen (REMANE, 1967)

REMANE sieht gleichfalls in der Ausbildung des Kiemenkorbes bei Chordata ein altes Erbe der Deuterostomia und in der Bildung von Chorda und dorsalem Neuralrohr mit Neuroporus Spezialmerkmale der Chordata. Die Segmentierung am Wirbeltierrumpf kann nicht auf die Metamerie der Annelida zurückgeführt werden, sondern ist unabhängig von dieser parallel durch Zerlegung des Metacöls entstanden. Problematische Strukturen im Vorderkörper von Acrania und Craniota (s.S. 71) werden als Reste von Axocöl und Mesocöl gedeutet. Die Stammformen der Acrania und Craniota waren nicht Tunicatenlarven. Alle drei Stämme werden von freilebenden Urchordaten, die eine Trimerie besaßen und in der Nähe der Hemichordata wurzeln (Abb. 27), abgeleitet.

c) Wurmtheorie der Herkunft der Chordata (Hydroskelettheorie) (GUTMANN, 1966–1972)

Im älteren Schrifttum spielt die Ableitung der Chordaten von Annelida eine wesentliche Rolle (DOHRN, 1875; SEMPER, 1877). Als Stütze dieser Hypothese wird die ähnliche Art der Segmentierung und die Ausbildung der Metanephridien hervorgehoben. Die grundsätzlich verschiedene Art der Herkunft, Lage und Struktur des Nervensystems in beiden Gruppen (Bauchmark bei Annelida, dorsales Nervenrohr bei Chordata) und die unterschiedliche Embryonalentwicklung (Spiralfurchung, Trochophoralarve, Afterbildung gegen bilaterale Furchung etc.) zwingen dazu, diese Hypothese zu verwerfen.

Die von GUTMANN in neuerer Zeit entwickelte Wurmhypothese sollte jedoch nicht mit der Anneliden-Hypothese verwechselt werden und bedarf der Erörterung.

Ursprüngliche Cölomaten besaßen keine festen Skeletteile. Als Bauelemente finden sich außer den Epithelien nur Bindegewebe, Muskelgewebe und flüssigkeitsgefüllte Räume im Parenchym. Die Muskulatur bildet einen Hautmuskelschlauch mit Ring- und Längsmuskeln. Kontraktion der Muskeln setzt die Flüssigkeitsfüllung unter hydrostatischen Druck („hydrostatisches Skelet", CLARK, GUTMANN). Ein Körper mit Hydroskelet ist beliebig verformbar und hat vielseitige Bewegungsmöglichkeiten. Spannung bestimmter Muskelbezirke pflanzt sich durch die Flüssigkeitsfüllung auf alle anderen Körperabschnitte fort, bedingt Dehnung in anderen Muskelbereichen und geht mit mannigfachen Deformationen einher, die durch aktive Muskelarbeit ausgeglichen werden müssen.

Flüssigkeitsgefüllte Cölomräume entstehen als Darmaussackungen, die hintereinanderliegen, also metamer angeordnet sind und sich in den Bindegewebsraum zwischen Hautmuskulatur und Darm einschieben. Sie schnüren sich vom Darm ab, treten damit in erster Linie in den Dienst des Lokomotionsapparates und isolieren den Darm gegen die Leibeswand. Das Darmrohr wird damit unabhängig vom Bewegungsapparat; seine Motilität wird autonom.

Bei segmentiertem Cölom sind die einzelnen Cölomkammern durch bindegewebige Dissepimente getrennt. Dadurch wird der hydrostatische Druck nicht unbegrenzt fortgepflanzt, sondern bleibt lokalisiert. Die Folge ist eine Einschränkung der Bewegungsfreiheit bei gleichzeitiger Straffung und Richtung der Bewegungen. Durch die Dissepimente wird weiterhin der Querschnitt des Körpers verspannt, und damit werden unzweckmäßige Deformationen ausgeschaltet. Die segmentale Gliederung betrifft nicht nur die Leibeshöhle, sondern bezieht den Hautmuskelschlauch mit ein. Schlängelnde Fortbewegung durch seitliche Rumpfbiegungen wird durch eine solche Konstruktion begünstigt. Die Ringmuskulatur wird rückgebildet, die Längsmuskulatur bildet das Substrat der Schlängelbewegung.

Derartige Cölomaten mit wurmförmigen Körper, hydrostatischem Skelet und metamer untergliedertem Cölom werden als Ahnen der Chordaten angenommen.

Dominanz und Straffung der Schlängel-Bewegungen führten zu einer Reduktion aller, mit Längenveränderung des Körpers einhergehenden Bewegungen. Der Verlust derartiger Bewegungs-Freiheiten geht mit der Spezialisierung auf die schlängelnde Bewegungsweise einher. Längenkonstanz war wahrscheinlich schon in verspannten Hydroskeletsystemen erreicht.

Ein neues Evolutionsniveau wird nun dadurch erzielt, daß sich eine Chorda als stabile Längsversteifung der Körperkonstruktion ausbildete. Diese entsteht in der Körperlängsachse, im Bereich der mesenterialen Gewebsplatte und muß, um Verlagerungen auszuschließen, in bindegewebigen Myosepten quer verspannt sein. Ist dieses Anpassungsniveau erreicht, so bedarf der Organismus nur noch der Längsmuskulatur. Diese wird massig und besetzt, bei gleichzeitiger Reduktion der Ringmuskeln und des Hydroskeletes, die ganze dorsale Cölompartie. Der ventrale Cölomabschnitt bildet die Unterteilung durch Dissepimente zurück und wird einheitlich.

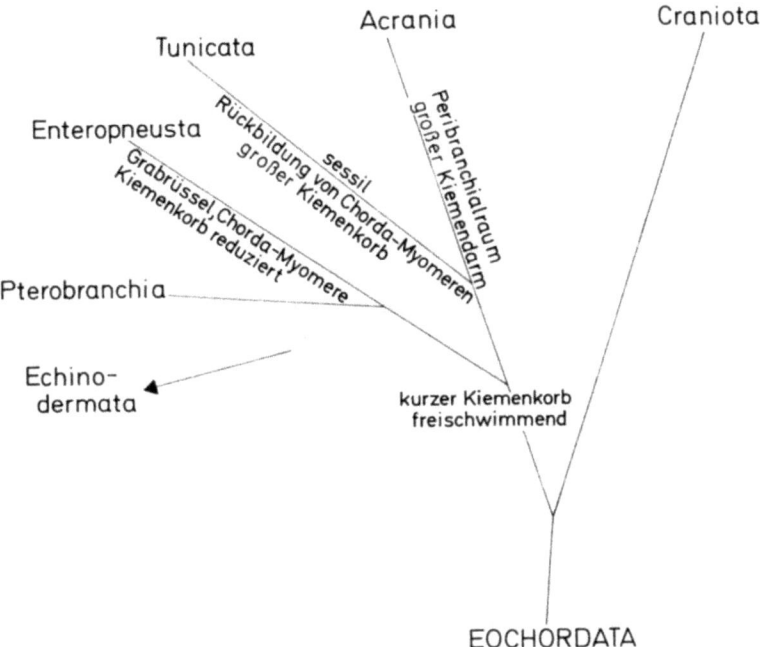

Abb. 28. Die stammesgeschichtlichen Beziehungen der Chordata nach der Theorie von Gutmann

Die Ausbildung eines dorsal der Chorda, zwischen den Muskelsegmenten gelegenen Nervenrohres wird dadurch erklärt, daß die nervösen Steuerungszentren einerseits in der Nähe des zu steuernden Systemes, der Muskulatur, liegen müssen, andererseits in eine von mechanischen Einflüssen aus der Umgebung möglichst freie, neutrale Zone eingebaut werden müssen.

Die Entstehung von Kiemenspalten als seitliche Durchbohrungen der Leibeswand kann erst nach Reduktion des Hydroskeletes im ventralen Bereich nach Ausbildung des Chorda-Myomerensystems möglich gewesen sein, und zwar in der Richtung von rostral nach caudal. Eine Hydroskeletkonstruktion mit weitgehender Perforation der Körperwand ist mechanisch kaum möglich. Nach der Hypothese von Gutmann steht also am Anfang ein metamer gegliedertes Cölom. In der folgenden Anpassungsphase entsteht der Chorda-Myomerenapparat und schließlich soll der Kiemenapparat als jüngste Bildung sekundär entstehen[9].

Nach der Hypothese von Gutmann (Abb. 28) sind die Tentaculata aus der Verwandtschaft der Chordata auszuschließen und den Annelida anzunähern. Tunicata und Hemichordata gehören auf Grund des Besitzes einiger Spezialhomologien zwar in den näheren Verwandtschaftskreis der Chordata, sind aber als Anpassungstypen an andersartige, hochspezialisierte Lebensweisen als frühe Seitenzweige der Chordata entstanden (sessile Anpassung bei Tunicata, tubikole Lebensweise bei Hemichordata).

---

[9] Die weiteren Anpassungsschritte in der Stammesgeschichte der Craniota werden im Zusammenhang mit Dermal- und Achsenskelet besprochen (s. Bd. II).

Die Meinungen über Ursprung und Herkunft der Chordata divergieren also noch erheblich. Die vorstehenden Ausführungen sollen einen kurzen Überblick über den derzeitigen Stand der Diskussion geben. Vieles ist im Fluß und die dogmatische Festlegung auf eine Hypothese wird vermieden, zumal viele Fragen offen sind. Hierzu gehört vor allem die Frage, ob Kiemendarm oder Myomerie bei Chordaten ancestral sind und ob sich in der Tat echte Spuren einer trimeren Körpergliederung bei Acrania und Craniota nachweisen lassen. Die Ableitung von sessilen Formen erscheint wenig begründet, da sekundäre Entstehung freilebender Formen von sessilen Ahnen sehr selten vorkommt (Echinodermata?) und andererseits die sessilen Formen früh einseitige Spezialisationen ausbilden. Die Hypothese von GUTMANN versucht in folgerichtiger Weise eine Stammesgeschichte durch Konstruktion von Anpassungsschritten auf biomechanischer Grundlage zu begründen, kommt aber in Konflikt mit jenen Forschern, die eine Aneinanderreihung morphologischer Befunde an rezenten Formen methodisch in den Vordergrund stellen.

Wir wollen hier die Diskussion um die hypothetische Ahnenform verlassen, zumal deren Basis noch weitgehend spekulativ ist und uns der Behandlung des einheitlichen Stammes der Craniota zuwenden, die ohne Zweifel von einem ancestralen, echten Chordaten mit dualer Körperorganisation (visceral: Kiemenapparat, somatisch: Chorda-Myomerenapparat) ihren Ausgang nahm.

Literatur (B. Niedere Chordata)

Protochordata und niedere Chordaten
Archicoelomatenproblem
Ursprung der Craniota

AYERS, H.: Vertebrate Cephalogenesis, vol. VI. The velum, its parts in head building, the hyoid, the velata, the origin of the vertebrate head skeleton. J. Morph. **52**, 30 (1931).
AX, P.: Verwandtschaftsbeziehungen und Phylogenie der Turbellarien. Ergeb. Biol. **24**, 1–68 (1961).
AX, P.: Die Entdeckung neuer Organisationstypen im Tierreich. Wittenberg: Neue Brehmbücherei 1966.
BARRINGTON, E.J.W.: The Biology of Hemichordata and Protochordata. University Reviews in Biology. Edingurgh-London: Oliver-Boyd 1965.
BARRINGTON, E.J.W., JEFFERIES, R.P.S. (eds.): Protochordates. Symposia of The Zool. Soc. of London. London: Academic Press 1975.
BATESON, W.: The ancestry of the Chordata. Quart. J. Micr. Sci. **26**, 535–571 (1886).
BERRILL, N.J.: The Tunicata. London: Ray Society 1950.
BERRILL, N.J.: The origin of Vertebrates. Oxford: Clarendon Press 1955.
BONIK, K., GRASSHOFF, M., GUTMANN, W.F.: Die Evolution der Tierkonstruktionen V. Die Entwicklung des Zentral-Nervensystems in Abhängigkeit von der Biomechanik der Rahmenkonstruktion (Bauplan). Cour. Fschg. Inst. Senckenberg **22**, 1–66 (1977).
BOVERI, TH.: Über die Bildungsstätte der Geschlechtsdrüsen und die Entstehung der Genitalkammern bei Amphioxus. Anat. Anz. **7**, 170–187 (1892).
BOVERI, TH.: Die Nierenkanälchen des Amphioxus. Zool. Jb. Anat. **5** (1892).
BOVERI, TH.: Über die phylogenetische Bedeutung der Sehorgane des Amphioxus. Zool. Jhrb. Suppl. **VII**, 409–428 (Weismann-Festschrift) (1904).
BRANDENBURG, J.: Die Reusenform der Cyrtocyten. Zool. Beitr. N.F. **12**, 345–417 (1966).
BRIEN, P.: Embranchement des Tuniciers. In: Traité de Zoologie (P.P. Grassé, ed.), vol. **XI**, p. 553–930. Paris: Masson 1948.
CARTER, G.S.: Chordate phylogeny. Syst. Zool. **6**, 187–192 (1957).
CERFONTAINE, P.: Recherches sur le Développement de l'Amphioxus. Arch. Biol. **22**, 229–418 (1906).
CLARK, R.B.: Dynamics in metazoan evolution. The origin of the coelom and segments. Oxford: Clarendon Press 1964.
CONKLIN, E.: The embryology of Amphioxus. J. Morph. **54**, 69–151 (1932).
CORI, C.I.: Phoronidea. – Bronns Klassen und Ordnungen des Tierreichs. Leipzig 1939.
DAWYDOFF, C.: Stomocordés. In: Traité de Zoologie (P.P. Grassé, ed.), vol. **XI**, p. 369–532. Paris: Masson 1948.
DAWYDOFF, C., GRASSÉ, P.P.: Classe des Phoronidiens. In: Grassé Traité de Zoologie, vol. **V 1**, p. 1008–1053, Paris: Masson 1959.
DRACH, P.: Embranchement des Céphalocordés. In: Traité de Zoologie (P.P. Grassé, ed.), vol. **XI**, p. 931–1037. Paris: Masson 1948.
EMIG, C.C., SIEWING, R.: The epistome of Phoronis psammophila (Phoronida). Zool. Anz. **194**, 47–54 (1975).
FLOOD, P.R.: Fine structure of the Notochord of Amphioxus. In: Protochordates. Barrington, E.J.W., Jefferies, R.P.S. (eds.) Academic Press: London 1975, pp. 81–104.
FRANZ, V.: Systematische Revision der Akranier (Fauna et Anatomia ceylanica Nr. 10). Jen. Z. f. Naturw. **58**, N.F. **51**, 369–452 (1922).

Franz, V.: Haut, Sinnesorgane und Nervensystem der Akranier (Faune et Anatomia ceylanica Nr. 13). Jen. Z. f. Naturw. **59**, N.F. **52**, 401–526 (1923).
Franz, V.: Morphologie der Akranier. — Ergebn. Anat. Entwickl.-Gesch. **27**, 464–692 (1927).
Franz, V.: Das Gefäßsystem der Acranier. In: Hdb. d. vergl. Anatomie d. Wirbeltiere. Bd. VI, S. 451–466, Berlin-Wien: Urban u. Schwarzenberg 1933.
Garstang, W.: The morphology of the Tunicata, and its bearings on the phylogeny of Chordata. Quart. J. micr. sci. **72**, 51–187 (1928).
Gislén, T.: Affinities between the Echinodermata, Enteropneusta and Chordonia. Zool. Bidrg. Uppsala **12**, 199 (1930).
Goldschmidt, R.: Amphioxides. — Wissensch. Ergebnisse der deutschen Tiefsee-Expedition auf dem Dampfer Valdivia **12**, 1898–1899 (1905).
Goodrich, E.S.: The early development of nephridia in Amphioxus. Introduction and p. I. Hatscheks nephridium II. The paired nephridia. Quart. J. micr. sci. **76**, 493–510, 655–674 (1934).
Gutmann, W.F.: Die Entstehung des Coeloms und seine phylogenetische Abwandlung im Deuterostomier-Stamm. Zool. Anz. **179**, 109–131 (1967).
Gutmann, W.F.: Acranier und Hemichordaten, ein Seitenast der Chordaten. Zool. Anz. **182**, 1–26 (1969).
Gutmann, W.F.: Die Entstehung des Muskelapparates der Hemichordaten. Z. f. zool. Systematik u. Evolutionsforsch. **2**, 139–154 (1970).
Gutmann, W.F.: Was ist urtümlich an Branchiostoma? Natur u. Museum **101**, 340–356 (1971).
Gutmann, W.F.: Der biomechanische Gehalt der Wurmtheorie Z. wiss. Zool. **182**, 229–262 (1971).
Gutmann, W.F.: Die Hydroskelett-Theorie. Aufsätze u. Reden Senckenberg. Natf. Ges. **21**, 1–91 (1972).
Gutmann, W.F.: Das Tunicaten-Modell. Zool. Beitr. N.F. **21**, 279–303 (1975).
Gutmann, W.F.: Die Entstehung des Konstruktionsplans der Wirbeltiere. Der mathem. naturw. Unterricht **30**, 207–215 (1977).
Gutmann, W.F.: Phylogenetic reconstruction: Theory, Methodology and application to Chordate evolution. In: Major Patterns in Vertebrate Evolution (M.K. Hecht, P.C. Goody, B.M. Hecht, eds.), p. 645–669. New York-London: Plenum Press 1976.
Hatschek, B.: Entwicklung des Amphioxus. Arb. Zool. Inst. Wien **4**, (1881).
Hofer, H.: Über das Infundibularorgan und den Reissnerschen Faden von Branchiostoma lanceolatum. Zool. Jb. Ant. **32**, 465–490 (1959).
Huus, J., Ihle, I.E., Lohmann, H., Neumann, G.: Tunicata. In: Hdb. d. Zoologie Bd. **5**, S. 2. Berlin: de Gruyter 1956.
Ivanov, A.V.: Embranchement des Pogonophores. In: Grassé, Traité de Zoologie, vol. V2, p. 1521–1622. Paris: Masson 1960.
Ivanov, A.V.: Pogonophora. London: Acad. Press 1963.
Joseph, H.: Morphologisch physiologische Anmerkungen über Amphioxus; mit Anhangsnotiz W, Kolmer: Über die Struktur der Sehzellen von Branchiostoma lanceolatum. Biologia gen. **4**, 237–258 (1928).
Kümmel, G.: Die Podocyten. Zool. Beitr. N.F. **13**, 245–263 (1967).
Meves, A.: Elektronenmikroskopische Untersuchungen über die Zytoarchitektur des Gehirns von Branchiostoma lanceolatum. Z. Zellforsch. **139**, 511–532 (1973).
Naef, A.: Die Entwicklung der Kiementaschen und Nephridien beim larvalen und metamorphosierenden Lanzettfisch. Zool. Jb. Abt. Anat. Ontog. **65**, 469 (1939).
Nørrevang, A. (ed.): The Phylogeny and systematic position of Pogonophora. Z. Zool. Syst. Evolfg. **13**, Sonderheft, 1–143 (1975).
Obermüller-Wilén, H., Olsson, R.: The Reissner's fiber termination in some lower Chordates. Acta Zool. **55**, 71–79 (1974).
Olsson, R.: The skin of Amphioxus. — Z. Zellforsch. **54**, 90–104 (1961).
Olsson, R., Wingstrand, K.G.: Reissners fiber and the infundibular organ in Amphioxus. Univ. i. Bergen Arb. Naturv. **14**, 1–15 (1954).
Peters, A.: The structure of the dorsal root nerves of Amphioxus, an electron microscope study. J. comp. Neurol. **121**, 287–304 (1963).
Pietschmann, V.: Acrania. In: Handb. d. Zoologie Bd. 6/1. Berlin: de Gruyter 1929.
Rattenburry, J.C.: The embryology of Phoronopsis viridis. J. Morph. **95**, 289–349 (1954).
Reisinger, E.: Morphologie und Entwicklungsgeschichte der Wirbellosen (exkl. Arthropoda). Fortschr. Zool. N.F. **3** (1938).

REMANE, A.: Die Entstehung der Metamerie der Wirbellosen. Verh. deutsch. Zool. Ges. **1949**, 16–23.
REMANE, A.: Zur Verwandtschaft und Ableitung der niederen Metazoa. Verh. dtsch. Zool. Ges. **1957**, 179–196.
REMANE, A.: Die Geschichte der Tiere. In: Die Evolution der Organismen (G. Heberer, Hrsg.) 3. Aufl., Bd. **I**, S. 589–677. Stuttgart: Fischer 1967.
RIEDL, R.: Kladus Hemichordata. In: Handb. d. Biologie Bd. VI/2, S. 409–438. Konstanz: Akad. Verlagsges. Athenaion 1965.
SELYS-LONGCHAMPS, M. DE: Recherches sur le développement des Phoronis. Arch. Biol. **18**, 495–597 (1902).
SELYS-LONGCHAMPS, M. DE: Développement postembryonnaire et affinités des Phoronis. Mém. Acad. Sic. Belg. **1**, 1–150 (1904).
SELYS-LONGCHAMPS, M. DE: Phoronis. – Fauna und Flora des Golfes von Neapel. Berlin 1907.
SIEWING, R.: Diskussionsbeitrag zur Phylogenie der Coelomaten. Zool. Anz. **179**, 132–176 (1967).
SIEWING, R.: Zur Deszendenz der Chordaten; Erwiderung und Versuch einer Geschichte der Archicoelomaten. Z. zool. System. u. Evolutionsforsch. **10**, 267–291 (1972).
SIEWING, R.: Morphologische Untersuchungen zum Archicoelomatenproblem. 1. Die Körpergliederung bei Phoronis ijimai Oka (Phoronidea). Z. Morph. Tier **74**, 17–36 (1973).
SIEWING, R.: Gliederung des Phoronidenkörpers. Verh. dtsch. zool. Ges. **1974**, 116–121.
SKRAMLIK, E. VON: Über den Kreislauf bei den niedersten Chordaten. Ergeb. Biol. **15** (1938).
SPENGEL, J.W.: Enteropneusta. – Fauna u. Flora des Golfes von Neapel. Berlin 1893.
STRENGER, A.: Deuterostomia. Tunicata Manteltiere, Acrania (Leptocardia). In: Hdb. d. Biol. Bd. VI/2, S. 439–494. Konstanz: Akad. Verlagsges. Athenaion 1965.
TJOA, L.T., WELSCH, U.: Electron microscopical observations on Kölliker's and Hatschek's pit and on the wheel organ in the head region of Amphioxus (Branchiostoma lanceolatum). Cell Tiss. Res. **153**, 175–187 (1974).
UBISCH, L. VON: Ist das „Gehirn" von Branchiostoma primitiv oder rudimentär? Z. wiss. Zool. **150**, 155–178 (1937).
ULRICH, W.: Vorschläge zu einer Revision der Großeinteilung des Tierreiches. Verh. dtsch. Zool. Ges. Marburg 1950.
ULRICH, W.: Über die systematische Stellung einer neuen Tierklasse (Pogonophora K.F. JOHANSSON) den Begriff der Archicoelomaten und die Einteilung der Bilaterien. Sitzungsber. dtsch. Akad. Wiss. Berlin **II**, 1–25 (1949).
USCHAKOW, P.: Eine neue Form aus der Familie der Sabellidae (Polychaeta). Zool. Anz. **104** (1933).
VAN DER HORST, C.J.: Enteropneusta. In: Hdb. d. Zoologie, Bd. 3/2. Berlin: de Gruyter 1932.
VAN DER HORST, C.J.: Hemichordata. Bronns Klassen u. Ordn. d. Tierreichs **4**, 2 (1939).
WEBB, J.E.: Altertümlich oder modern, ein neuer Blick auf Amphioxus. Umschau **68**, 410–411 (1968).
WELSCH, U.: Die Feinstruktur der Josephschen Zellen im Gehirn von Amphioxus. Z. Zellforschg. **86**, 252–261 (1968).
WELSCH, U.: Über den Feinbau der Chorda dorsalis von Branchiostoma lanceolatum. Z. Zellforsch. **87**, 69–81 (1968).
WELSCH, U.: The fine structure of the pharynx, cyrtopodocytes and digestive Caecum of Amphioxux (Branchiostoma lanceolatum). Symp. zool. soc. Lond. **1975**, 17–41.
WELSCH, U., STORCH, V.: The Fine Structure of the Stomochord of the Enteropneusts Harrimania kupfferi and Ptychodera flava. Z. Zellforsch. **107**, 234–239 (1970).
WELSCH, U., STORCH, V.: Einführung in Cytologie und Histologie der Tiere. Stuttgart: Fischer 1973.
WELSCH, U., STORCH, V.: Comparative animal cytology and histology. London: Sidgwick & Jackson 1976.
WIJHE, J.W. VAN: Studien über Amphioxus I. Mund und Darmkanal während der Metamorphose. Verh. Kon. Akad. v. Wetensch. te Amsterdam, 2. Secite **18** (1914).
WILLEY, A.: Later larval development of Amphioxux. Quart. J. micr. sci. **32** (1891), **34** (1893).
WILLEY, A.: Amphioxus and the ancestry of vertebrates. New York 1894.

C. Stammesgeschichte und Klassifikation der Vertebrata

Vorbemerkungen

Vergleichende Anatomie im herkömmlichen Sinne befaßt sich mit der Erforschung der Organe und Organsysteme, ihrer Form- und Lagebeziehungen, unter Berücksichtigung ihrer Funktion. Organe und Organsysteme sind Komplexe einheitlicher Funktion im Gesamtorganismus. Eine derartige Betrachtungsweise vereinfacht jedoch das Formproblem in drastischer Weise. Zum ersten gibt es kein System, das nur eine Funktion leistet[10]. Wenn, im einfachsten Falle, eine Hauptfunktion im Vordergrund steht, lassen sich doch stets auch Nebenfunktionen nachweisen. Jeder Struktur fallen im Rahmen des Gesamtgeschehens mehrere biologische Rollen zu. Die natürliche Selektion (s.S. 7) greift am gesamten Phänotyp, nicht am Einzelmerkmal an. Daraus folgt, daß die Analyse von Einzelmerkmalen nicht ausreicht, um Zusammenhänge zu begreifen, sondern stets muß die Gesamtkonstruktion („Funktionieren; Physiologie) und das Verhalten des lebenden Tieres („Fungieren") berücksichtigt werden.

Vergleichende Anatomie läßt sich nicht durch Zergliederung weniger Einzelformen, wie es aus zeitlichen und technischen Gründen in Kursen zwangsläufig üblich ist, wissenschaftlich betreiben. Morphologie setzt Einbeziehung der funktionellen und evolutiven Beziehungen voraus. Moderne Morphologie ist Evolutionsmorphologie. Zur Analyse muß die Synthese treten.

Die Zusammenfügung zahlreicher Komplexe in einer Gesamtkonstruktion führt zwangsläufig zu gegenseitiger Beeinflussung und Abhängigkeit der Teile und Systeme voneinander.

Selektion wirkt nicht nur aus der Umwelt, sondern die Konstruktion selbst ist ein Selektionsfaktor (komplexe Kausalität des Gesamtsystems) (O. HERTWIG, GUTMANN). O. KOEHLER (1933) hat die außerordentlichen Schwierigkeiten, diese simultane Wirkung zahlreicher Faktoren in einem Gesamtorganismus zu erfassen, hervorgehoben und von einem „Kausalfilz" gesprochen. Er hat gezeigt, daß es auf Grund der linearen Natur des menschlichen Kommunikationssystems „Sprache" außerordentlich schwer ist, die Zusammenhänge darzustellen, denn die verbale Zergliederung zerstört zwangsläufig stets einige Aspekte des Ganzen.

All diese Gründe veranlassen uns, der Behandlung der Organe und Organsysteme eine ausführliche Übersicht über unser gegenwärtiges Bild der stammesgeschichtlichen Zusammenhänge und der Klassifikation der Wirbeltiere vorauszuschicken. Dieser Abschnitt soll nicht nur einen Überblick über die Mannigfaltigkeit der Gestalten geben, sondern er möge dem Leser die Einordnung des Einzelnen in das Ganze erleichtern.

Wirbeltiere (Vertebrata) sind Chordatiere und bilden deren bei weitem umfangreichsten und erfolgreichsten Unterstamm (s.S. 86), der auch als „Craniota"

---
[10] Zum Funktionsbegriff s.S. 13.

(Gegensatz zu „Acrania") bezeichnet wird. Die systematische Untergliederung des Stammes in Unterstämme und Klassen ist das Resultat einer langdauernden Erforschungsgeschichte. Alle niederen, dauernd wasserbewohnenden Craniota wurden ursprünglich in der Klasse Pisces (Fische) zusammengefaßt, doch zeigte sich bald, daß sich unter dieser Sammelbezeichnung Gruppen höchst verschiedenartiger Organisation verbergen, die auf Grund ähnlicher Lebensweise und ähnlichen Anpassungstyps eine Einheitlichkeit nur vortäuschen. Die alte Gruppe der Pisces wird heute auf 6 Klassen verteilt.

Die Klassen der Vertebrata (Craniota, Wirbeltiere)

Zusammenfassungen mehrerer Klassen	Classis
AGNATHA	1. Agnatha — Kieferlose, Rundmäuler
GNATHOSTOMATA	
(Kiefermäuler 2–10)	2. †Placodermata — Panzerfische[a]
Pisces (Fische) 2–6	3. Chondrichthyes — Knorpelfische
	4. Actinopterygii — Strahlflosser
Anamnia 1–7	5. Crossopterygii — Quastenflosser
	6. Dipnoi — Lungenfische
	Tetrapoda
Sauropsida 8+9	7. Amphibia — Lurche
Amniota 8–10	8. Reptilia — Kriechtiere
	9. Aves — Vögel
	10. Mammalia — Säugetiere

[a] † vor einem Tiernamen bedeutet, daß es sich um ausgestorbene Formen handelt.

Aus der alten Sammelgruppe „Pisces" müssen zunächst die Agnatha (Kieferlose) ausgegliedert werden. Zu ihnen gehören die †Ostracodermen und die rezenten Neunaugen und Schleimfische (s.S.87). Sie sind primär kieferlos und besitzen keine paarigen Gliedmaßen. Im Organisationstyp weichen sie von allen übrigen Wirbeltieren, die ihnen auch als Gnathostomen (Kiefermäuler) gegenübergestellt werden, vollständig ab (s.S.95).

Die verbleibenden niederen, wasserlebenden Craniota besitzen paarige Extremitäten, die als Flossen ausgebildet sind. Die †Placodermen sind eine paläozoische Gruppe, die wie die Ostracodermen einen knöchernen Hautpanzer besitzen. Bei ihnen treten erstmals echte Kiefer auf. Die Chondrichthyes, Knorpelfische (Haie, Rochen, Seekatzen), besitzen ein rein knorpliges Innenskelet (Knochengewebe wahrscheinlich sekundär rückgebildet) und sogenannte Placoidschuppen in der Haut (s.S.97). Die übrigen Fische (Kl. 4, 5, 6) werden als Osteichthyes (Knochenfische) zusammengefaßt. Die Klassen unterscheiden sich durch tiefgreifende Unterschiede im Bau des Schädels und des Flossenskeletes, der Beschuppung und der inneren Organe (s.S. 102).

Die Fähigkeit, Luft zu atmen und zeitweise das Wasser zu verlassen, ist bei einigen Fischen (Dipnoi, Crossopterygii) vorbereitet. Aus Crossopterygiern sind die ersten Landwirbeltiere hervorgegangen. Vervollkommnung der Organe und Mechanismen der Luftatmung und Umbildung der Extremitäten zu gegliederten Hebelgliedmaßen kennzeichnen diese Amphibia, die aber vor allem in Hinblick auf die Fortpflanzung ans Wasser gebunden bleiben (s.S. 125). Auch ist die Anpassung an trockenes Milieu noch unvollkommen. Die Haut ist eine sezernierende Schleimhaut und die Sicherungen gegen Austrocknung sind wenig leistungsfähig.

Bei den Reptilien, Kriechtieren (s.S. 125), ist die Anpassung an das Leben auf dem Lande endgültig vollzogen. Ihre Haut ist durch Ausbildung einer Hornschicht gegen Austrocknung geschützt. Vor allem aber sind sie in ihrer Fortpflanzung nicht mehr an feuchtes Milieu gebunden. Durch die Ausbildung von drei Fetalmembranen, Amnion, Serosa und Allantois (s.S. 125) wird für den sich entwickelnden Embryo eine feuchte Kammer geschaffen, in der die Ontogenese weitgehend abgesichert gegen äußere Einflüsse ablaufen kann. Der Erwerb der Fetalmembranen war ein außerordentlich wichtiges Schlüsselmerkmal der Landwirbeltiere (ROMER), das sich als überaus erfolgreich erwies und bei Vögeln und Säugetieren beibehalten wurde. Daher faßt man Reptilien, Vögel und Säugetiere auch als Amniota zusammen und stellt sie den übrigen Klassen, den Anamnia gegenüber.

Vögel und Säugetiere sind aus differenten Stämmen der Klasse Reptilia hervorgegangen (s.S. 149) und haben unabhängig ein neues Anpassungsniveau erreicht. Beide Klassen sind Warmblütler (Homoiotherme). Federkleid und Flügel kennzeichnen den Vogel. Anpassungen an die Eroberung des Luftraumes finden sich aber an nahezu allen Organsystemen (s.S. 152f.).

Die Mammalia (Säugetiere) sind eine außerordentlich vielgestaltige Klasse mit zahllosen Sonderanpassungen (s.S. 149). Kennzeichnend ist der Besitz von Haaren, Milchdrüsen und komplexen Duftdrüsenorganen. Entscheidende Schlüsselmerkmale sind der Erwerb der Viviparie (Lebendgebären) und als Voraussetzung dafür die komplizierten Brutfürsorgemechanismen (Brutbeutel bei Beuteltieren, feto-maternelle Austauschorgane, Placenta, bei den Eutheria oder Placentalia). Nur ein Seitenzweig, die Monotremen, ist ovipar (eierlegend) geblieben. Weiter ist die progressive Entfaltung der Endhirnabschnitte als Voraussetzung für Plastizität des Verhaltens und der Lernfähigkeit hervorzuheben. Unter den Sinnesorganen dominiert bei ursprünglichen Säugern das Geruchsorgan neben dem Gehörorgan. Schließlich erfahren Kieferapparat, Gebiß und Mittelohr beim Übergang vom Reptil zum Säugetier grundsätzliche Umkonstruktionen (s.S. 161). Die Ausbildung differenter Zahnformen mit verschiedenen Teilfunktionen (Schneide-, Fang-, Reiß-, Mahlzähne etc.) ist in der zu den Säugern führenden Stammeslinie der Reptilia vorbereitet. Der Erwerb des tribosphenischen Mahlzahnes (Quetsch- und Reibefunktion) ist kennzeichnend für ancestrale Säugetiere. Das Kiefergelenk (Squamoso-Dentalgelenk) der Säuger ist eine Neubildung. Das Kiefergelenk der Nichtsäuger ist dem Gelenk zwischen den beiden äußeren Gehörknöchelchen der Säuger homolog. Säuger besitzen, im Gegensatz zu allen anderen Tetrapoda drei Gehörknöchelchen. Nur das innerste, der Steigbügel, entspricht dem einzigen Gehörknöchelchen der Nichtsäuger. Diese weitgehenden Umkonstruktionen im Bereiche von Kiefer-Kau-Gebißapparat sind mit entsprechenden Umbildungen an der Muskulatur und am Nervensystem korreliert.

I. Die niederen wasserlebenden Craniota (Agnatha und Pisces)

Die systematische Gruppierung und stammesgeschichtliche Ordnung der niederen, wasserlebenden Cranioten, die gewöhnlich unter dem Sammelnamen „Fische" zusammengefaßt werden, ist schwierig, da diese Gruppe eine außerordentliche Formenfülle aufweist und da äußerliche Ähnlichkeiten durch Anpassungen an ähnliche Lebensweisen und Umweltsbedingungen nähere Verwandtschaft vortäuschen können, wenn tatsächlich Parallelentwicklung oder Konvergenz vorliegt. Klarheit hat erst die gründliche morphologische Analyse eines umfangreichen Fossilmaterials, vor allem in den letzten 40 Jahren gebracht. Die Geschichte

---

Übersicht über das System der niederen Craniota

Subphyllum: CRANIOTA

  Classis 1: AGNATHA
   Subclassis: Ostracodermata
    Ordo: Heterostraci
    Ordo: Anaspida
    Ordo: Osteostraci
    Ordo: (Coelolepida?)
   Subclassis: Cyclostomata

  Classis 2: PLACODERMATA
    Ordo: Acanthodii
    Ordo: Arthrodira
    Ordo: Megapetalichthytida
    Ordo: Antiarchi
    Ordo: Stegoselachii
    Ordo: Palaeospondyloidea

  Classis 3: CHONDRICHTHYES (Knorpelfische)
   Subclassis: Elasmobranchii
   Subclassis: Holocephali

  „OSTEICHTHYES s.l." (Knochenfische)

  Classis 4: ACTINOPTERYGII
   Superordo: Chondrostei
   Superordo: Polypteriformes
   Superordo: Holostei
   Superordo: Teleostei

  Classis 5: CROSSOPTERYGII

  Classis 6: DIPNOI
   Tetrapoda

(Gnathostomata; TELEOSTOMI)

des Systems der Fische und Fischartigen zeigt daher einen erheblichen und schnellen Wechsel in grundsätzlichen Auffassungen.

Wir können an dieser Stelle nicht den historischen Entwicklungsgang der Theorien analysieren. Eine gute Übersicht gibt L.S. BERG (1958). Hervorgehoben sei, daß J. MÜLLER (1841/44) ein wissenschaftlich begründetes System der rezenten Fische erarbeitet hatte. Die Klasse Pisces wird dann in 6 Unterklassen eingeteilt: 1. Dipnoi, 2. Teleostei, 3. Ganoidei, 4. Elasmobranchii (Selachii), 5. Marsipobranchii (Cyclostomata), 6. Leptocardii.

Die weitere Entwicklung der Systematik ist dadurch gekennzeichnet, daß die Leptocardii (Acrania) zunächst als Basisgruppe, die der Urform der Chordata nahesteht, aus der Klasse Pisces entfernt wurden. Die Vermehrung der Kenntnisse fossiler Formen zwingt dazu, die Formengruppe Pisces in mehrere Klassen aufzuspalten. Allerdings gehen die Meinungen der Autoren über die Einstufung der einzelnen taxonomischen Kategorien weit auseinander. Die Gruppe der Ganoiden (J. MÜLLER) ist als selbständige Klasse nicht zu halten und muß enger mit den Teleostei zusammengefaßt werden. Von besonderer Bedeutung war, daß durch sehr subtile morphologische Untersuchungen (STENSIÖ u.a.) nachgewiesen werden konnte, daß die Panzerfische (Ostracodermata) aus Silur und Devon zu den Agnatha gehören und mit den rezenten Cyclostomata zu vereinigen sind.

Das moderne System der Fischartigen und der Fische gründet sich auf die Arbeiten vieler Forscher. Von diesen seien genannt: L. AGASSIZ, L.S. BERG, G.A. BOULENGER, G. CUVIER, E.S. GOODRICH, A. GÜNTHER, D.S. JORDAN, J. MÜLLER, C.T. REGAN, A.S. ROMER, G. SÄVE-SÖDERBERGH, E. STENSIÖ, A. VALENCIENNES, D.M.S. WATSON, P.S. WESTOLL, A. SMITH WOODWARD, E. JARVIK, P.H. GREENWOOD, G.S. MYERS.

1. Agnatha (Cyclostomata)

Cyclostomen sind auf einem äußerst primitiven Evolutionsniveau einseitig spezialisierte Chordaten. Zwei rezente Ordnungen, die Petromyzontoidea (Neunaugen) und die Myxinoidea (Inger, Schleimfische) sind bekannt. Cyclostomen besitzen primär keine echten Kiefer und keine paarigen Extremitäten. Gegenüber den Acrania sind sie fortgeschritten durch Besitz eines komplizierteren Zentralnervensystems (Gliederung in Prosencephalon und Rhombencephalon), paariger Seitenaugen und Labyrinthorgane, eines knorpligen Innenskeletes und eines differenzierten Nasen-Hypophysenapparates. Außerdem ist hervorzuheben, daß die Epidermis im Gegensatz zu den Acrania mehrschichtig ist. Cyclostomen besitzen ein Herz und rote Blutkörperchen. Das wesentliche progressive Merkmal ist die Ausbildung eines typischen Wirbeltierkopfes (Branchialapparat, Sinnesorgane, Hirn, Branchialnerven).

Die wichtige Entdeckung von STENSIÖ, daß im Erdaltertum (Kambrium – Devon) fossile kieferlose Chordaten reichlich vorkommen, ermöglichte es, die Cyclostomen in einen größeren Zusammenhang einzuordnen. Zugleich widerlegt diese Entdeckung die gelegentlich vorgebrachte Annahme, die Cyclostomen seien sekundär vereinfachte und rückgebildete Abkömmlinge des Gnathostomenstammes. Es kann heute als gesichert angenommen werden, daß die rezenten Cyclostomen und die fossilen Ostracodermen primär kieferlos und extremitätenlos sind. Beide Unterklassen werden daher als Kieferlose oder *Agnatha* zusammengefaßt.

Die bisher bekannt gewordenen Agnatha sind nicht die Vorfahren der Gnathostomata, denn sie sind trotz ihres primitiven Evolutionsniveaus einseitig spezialisiert. Solche Spezialisationen betreffen vor allem die Ausbildung des Nasen-Hypophysenkomplexes, des Hirnschädels, des Branchialapparates und der Kie-

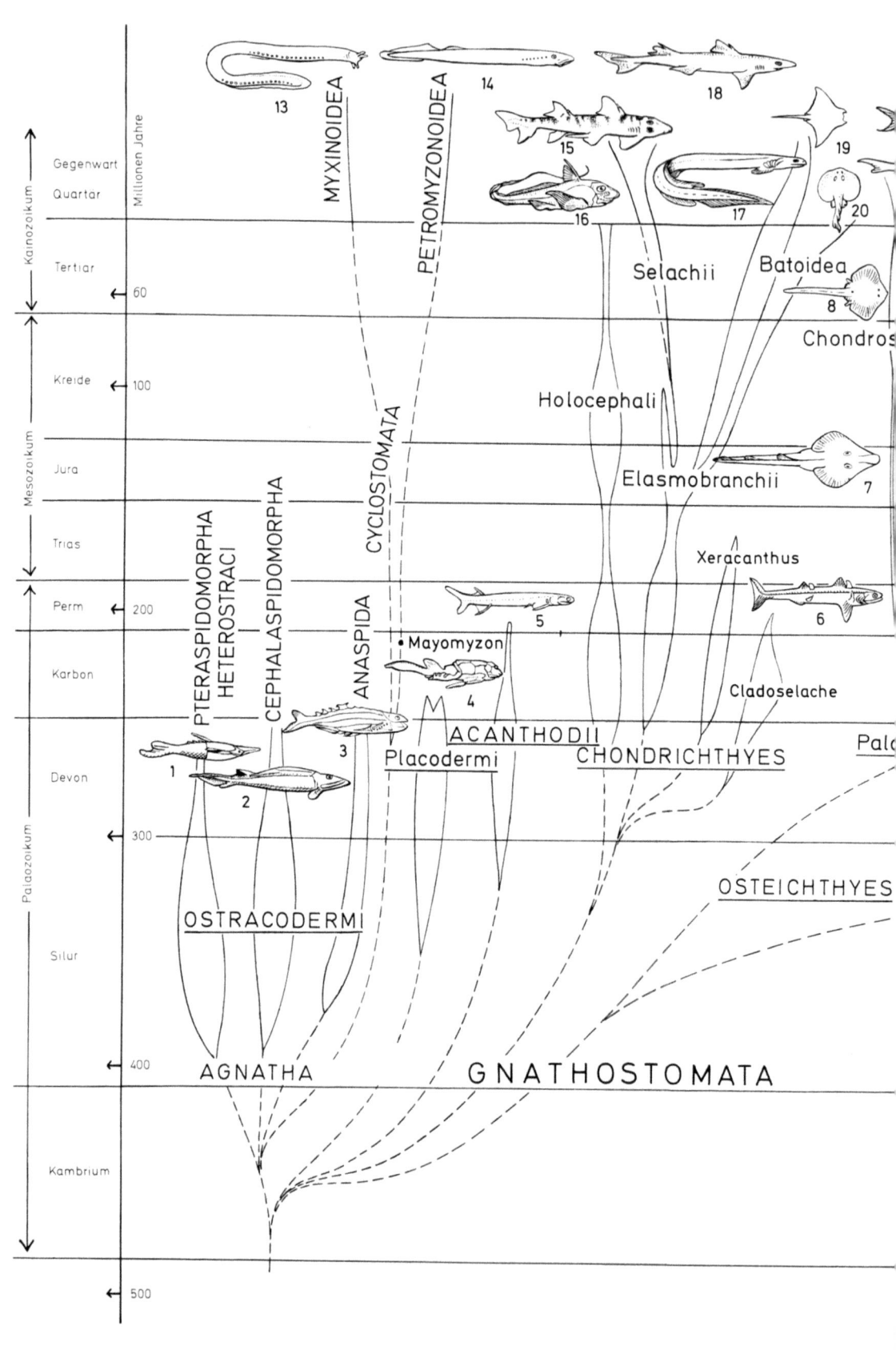

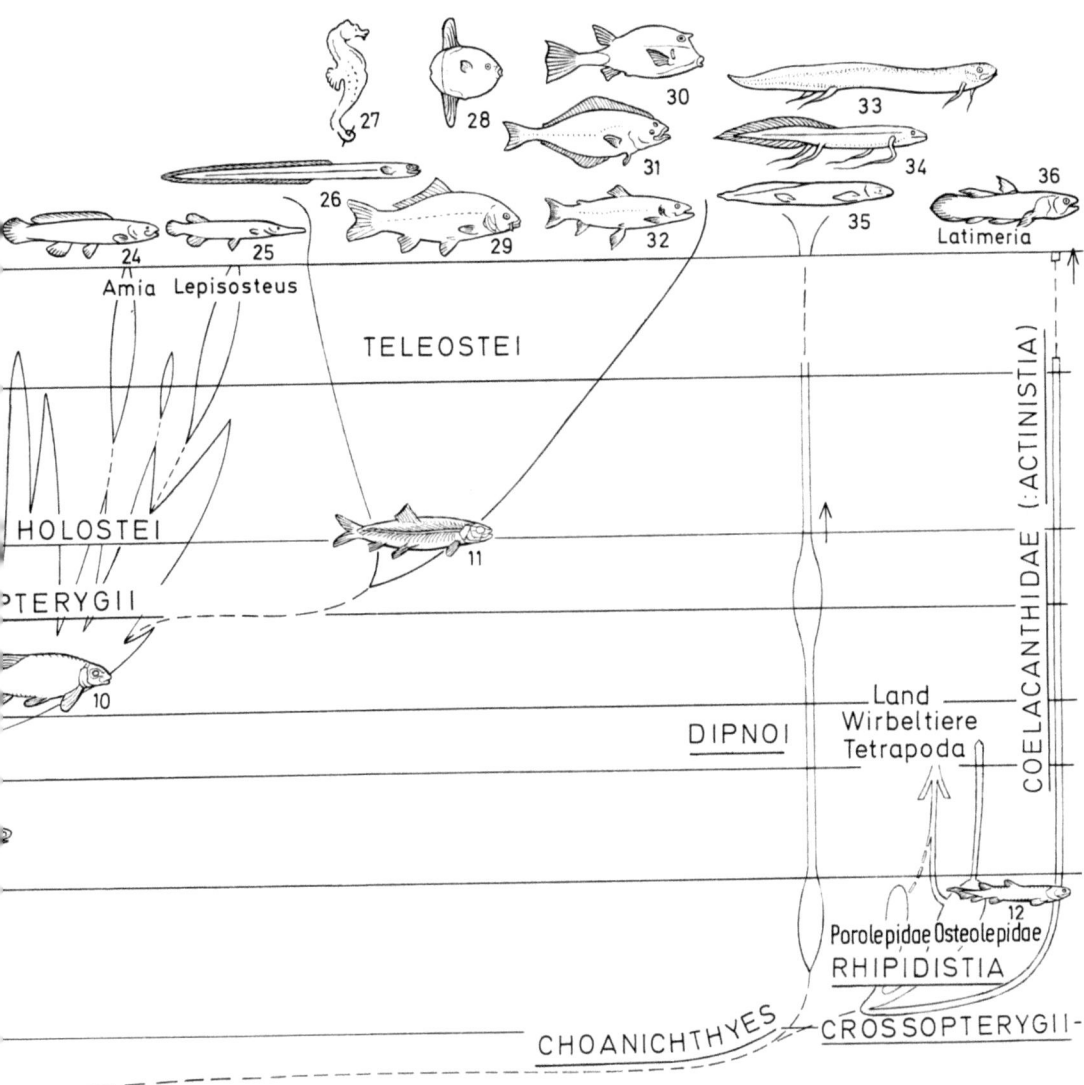

Abb. 29. Stammbaum der Agnatha und der Fischartigen. (Unter Benutzung von Abbildungen von W.K. GREGORY, 1933; KLAUSEWITZ, 1962, und A.S. ROMER, 1950; verändert und ergänzt)

1 Pterapsis	13 Myxine glutinosa	25 Lepisosteus
2 Hemicyclapsis	14 Petromyzon marinus	26 Anguilla
3 Birkenia	15 Heterodontus japonicus	27 Hippocampus
4 Bothriolepis	16 Chimaera	28 Mola
5 Acanthodes	17 Chlamydoselachus anguineus	29 Cyprinus carpio
6 Cladoselache	18 Squalus acanthias	30 Lactophrys
7 Rhinobatis	19 Manta birostris	31 Hippoglossus
8 Raja	20 Torpedo	32 Salmo irideus
9 Palaeoniscus	21 Polyodon spathula	33 Lepidosiren
10 Lepidotus minor	22 Acipenser	34 Protopterus
11 Leptolepis dubius	23 Polypterus	35 Neoceratodus
12 Osteolepis	24 Amia calva	36 Latimeria chalumnae

men (innere Kiemen bei Agnatha). Wir nehmen daher an, daß die Agnatha und die Gnathostomata auf gemeinsame Ahnenformen (Eocraniota STENSIÖ) zurückgeführt werden müssen. Diese Ahnen sind nicht bekannt. Jedenfalls sind die Wirbeltiere bereits in zwei Stämme aufgespalten, wenn sie fossil nachweisbar werden.

Diese Einsicht ist bedeutungsvoll, es geht nicht an, wie es oft geschieht, die rezenten Cyclostomen als Modell primitiver Vertebraten den Vorfahren der Ganthostomen gleichzustellen. Agnatha und Gnathostomata sind zwei parallele Stämme, die sich, vielleicht aus gemeinsamer Wurzel, parallel entwickelt haben. Die gemeinsame Stammform ist nicht bekannt.

Primitive Vertebratenmerkmale (plesiomorphe Merkmale) der Cyclostomen sind wahrscheinlich der einfache Bau der Wirbelsäule, der Extremitätenmangel, die bleibende Trennung dorsaler und ventraler Spinalnervenwurzeln, Anordnung und Morphologie des Muskelsystems, segmentale Gliederung der Harnorgane (*Myxine*), Bau des Herzens und Gruppierung der äußeren Augenmuskeln. Spezialisierte Merkmale sind der Bau des Kieferapparates (Raspelzunge), Morphologie des Gehirns, innere Lage der Kiemen und vor allem die Struktur des Hypophysen-Nasenapparates. Auch die unpaare Nasenöffnung (Monorhinie) scheint sekundär und mit den Spezialisationen im Bereich des Hypophysen-Nasenganges korreliert zu sein. Hinweise auf ursprünglich paarige Riechsäcke ergeben sich aus der Embryonalentwicklung (STENSIÖ). Auch spricht die doppelte Natur des Riechnerven für eine ursprünglich paarige Anlage der Riechorgane.

Die fossilen Agnatha (Ostracodermata) unterscheiden sich von den rezenten Cyclostomen vor allem durch den Besitz von Knochengewebe. Knochengewebe ist, wie zahlreiche paläontologische Befunde erwiesen haben, phylogenetisch sicher älter als Knorpelgewebe. Wir müssen annehmen, daß die rezenten Cyclostomen sekundär die Fähigkeit zur Bildung von Ossifikationen verloren haben und daß insbesondere das bei Ostracodermen mächtig ausgebildete Exoskelet vollständig rückgebildet wurde. Ähnliche Regressionsreihen in der Ausbildung der Hartsubstanzen werden uns in der Stammesgeschichte der Vertebrata mehrfach begegnen. Die systematische Einteilung der Agnatha legt am zweckmäßigsten eine Gliederung in zwei Subklassen, Ostracodermata und Cyclostomata zugrunde. In beiden Unterklassen lassen sich mehrere Überordnungen unterscheiden:

Classis: AGNATHA

    Subclassis: OSTRACODERMATA   *Subclassis:* CYCLOSTOMATA

        Superordo: Osteostraci (Cephalaspidae)   *Superordo:* Petromyzontida
                     Anaspida   (Lampetra Petromyzon)
                     Heterostraci   Myxinoidea
                     Thelodonti   (Myxine, Bdellostoma)

Zweifellos gehören die Osteostraci und Anaspida (Kl. Cephalaspidomorphi STENSIÖ) näher zusammen. Sie werden den Pteraspidomorphi (= Heterostraci) gegenübergestellt. Die Zuordnung der Cyclostomen zu den Ostracodermen macht Schwierigkeiten, da eine beträchtliche Fundlücke (Abb. 29) beide Gruppen trennt. STENSIÖ leitet die Petromyzontida von den Cephalaspidomorpha und die Myxinoidea von den Heterostraci ab. Tatsächlich finden sich so zahlreiche Gemeinsamkeiten zwischen Neunaugen und Cephalospidomorphen, daß eine Zuordnung der Petromyzontida zu dieser Gruppe vertreten werden kann. Gemeinsamkeiten finden sich vor allem in der Struktur der Oberlippe, im Verlauf des Nasen-Hypophysenganges, in der Morphologie des Gehirnes und im Bau des Kiemenapparates. Die Zuordnung der Myxinoidea zu den Heterostraci hingegen erscheint problematisch. Wenn auch an der sehr frühen Trennung der beiden rezenten Cyclostomenstämme kein Zweifel sein kann, ziehen wir aus den genannten Gründen eine taxonomische Sonderung der Cyclostomen von den Ostracodermen vor. Tiefgreifende Unterschiede zwingen dazu, die Petromyzonten und Myxinoiden mindestens als Überordnung zu trennen.

Zu Gunsten einer monophyletischen Abstammung der beiden rezenten Überordnungen wird häufig der Zungenapparat angeführt. Doch gerade dieser zeigt tiefgreifende Unterschiede. Petromyzonten besitzen eine komplizierte Raspelzunge mit eigenartigem Skelet und mit eigener Muskulatur. Eine Raspelzunge fehlt den Myxinoiden. Diese zerreiben ihre Nahrung durch Vor- und Zurückziehen von Hornzähnen, die am Boden der Mundhöhle sitzen. Die Zunge und ihre Hilfseinrichtungen bieten kein Argument zur Begründung der monophyletischen Herkunft der Cyclostomen. Auch in vielen anderen Organsystemen (Kiemendarm, s.S. 87, 88, Nasen-Hypophysenapparat) finden sich tiefgreifende Differenzen. Gemeinsame Merkmale ergeben sich im wesentlichen daraus, daß beide Gruppen primitiv sind und daher viele basale Charaktere aufweisen und daß bei beiden die Rückbildungserscheinungen am Skelet auffallen.

Die Überordnungen der Ostracodermata sollen im folgenden kurz charakterisiert werden:

a) †Ostracodermata

(1) † *Osteostraci (Cephalaspidae)*

Bei den Cephalaspiden sind Kopf- und Kiemenregion in einen soliden Kopfpanzer eingebaut. Der Kopfschild ist dorso-ventral abgeflacht (Abb. 30, 31). Die Augenöffnungen liegen auf der Dorsalseite des Schildes, zwischen ihnen findet sich die unpaare Nasenöffnung. Hinter der Nase kommt ein Pinealforamen vor. Die Mundöffnung liegt ventral im Bereich einer großen Orobranchialplatte, an deren Rand sich beiderseits 10 Kiemenlöcher öffnen (Abb. 31). Flossenähnliche Paddel können am hinteren Rand des Kopfschildes auftreten. Auffallend sind drei eigenartig gefelderte Bezirke an der Dorsalseite des Schildes (Abb. 30). Sie werden vielfach als elektrische Organe gedeutet. Andererseits läßt sich zeigen, daß diese Felder über Kanäle mit dem Labyrinthorgan in Verbindung stehen. JARVIK hat darauf aufmerksam gemacht, daß Rudimente derartiger Kanäle als Labyrinthdivertikel bei *Petromyzon* vorkommen. Es ist daher wahrscheinlich, daß die Felder als äußere Empfangsgeräte statoakustischer Rezeptoren gedeutet werden müssen.

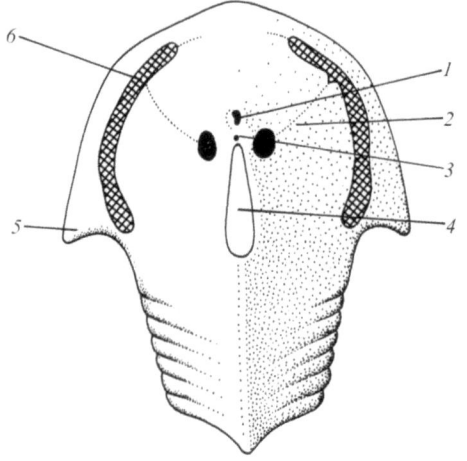

Abb. 30. Kopfschild von †*Kiaeraspis auchenaspidoides* Stensiö von dorsal (Agnatha, Osteostraci), (nach Stensiö)

1 Nase
2 Infraorbitale Seitenlinie
3 Foramen parietale
4 Dorsales Sinnesfeld
5 Stachel
6 Seitliches Sinnesfeld

(2) †*Anaspida*

Körperform seitlich zusammengepreßt, länglich. Kein Kopfschild. Das Exoskelet besteht aus schuppenartigen Platten. Die Augen sind groß und liegen seitlich. Nasenöffnung dorsal zwischen den Augen, unpaar, wie bei Osteostraci. Die Mundöffnung lag terminal. Das Maul war spezialisiert und wahrscheinlich für die Aufnahme von Detritusnahrung ausgebildet. Die Kiemenöffnungen waren rund (nicht spaltenförmig) und lagen seitlich in einer schräg nach kaudal ventral absteigenden Linie. Die Anaspiden waren offenbar aktive Schwimmer mit hypozerker Schwanzflosse. Das Endoskelet ist wenig bekannt; es bestand offenbar zum größten Teil aus Knorpelgewebe.

(3) †*Heterostraci (Pteraspidomorphi)* (Abb. 31 b, 32, 33)

Die Heterostraci gehören zu den ältesten bekannten Ostracodermen (mittleres Ordovizium). Der Panzer umschloß Kopf und Vorderkörper. Er besteht nicht aus einem einheitlichen Stück, sondern aus zwei Hauptteilen, einem dorsalen und einem ventralen. Beide waren aus großen Einzelplatten und schuppenartigen Gebilden aufgebaut. Der Körper ist abgeplattet. Am Kopf ist ein Rostrum ausgebildet. Die Mundöffnung liegt terminal oder rostroventral. Die Nasen-Hypophysenöffnung liegt im Bereich der Mundöffnung oder unmittelbar vor dieser. Aus diesem Grund werden die Myxinoidea in nähere verwandtschaftliche Beziehungen zu den Pteraspidomorphen gebracht (Steinsiö). Hinten seitlich, am abdominalen Rand des Kopfpanzers findet sich eine einheitliche gemeinsame Kiemenöffnung. Die Augen sind klein oder ganz zurückgebildet.

(4) †*Thelodonti*

Bei den Thelodonti handelt es sich um eine Gruppe wenig bekannter Formen. Sie stehen offenbar den Heterostraci nahe, unterscheiden sich von diesen aber

† Thelodonti

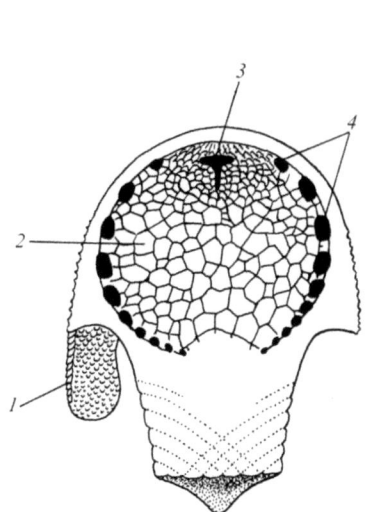
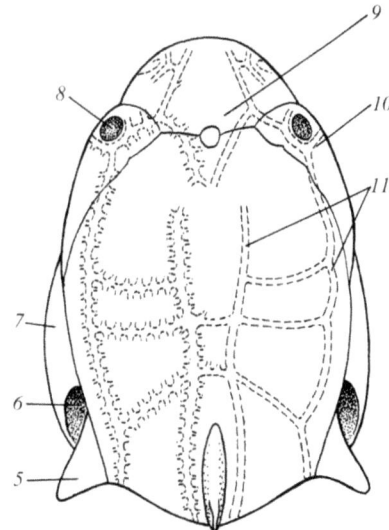

Abb. 31 a, b. a †*Hirella* (Agnatha, Cephalaspidomorphi, Osteostraci). Ventralansicht (nach WHITE);
b †*Simopteraspis primaeva* (Agnatha, Pteraspidomorphi). Dorsalansicht (nach STENSIÖ, 1958)

1 Pectoraler Flossenlappen
2 Orobranchialplatten
3 Mundöffnung
4 Kiemenöffnungen
5 Stachelflosse
6 Branchialöffnung
7 Branchialplatte
8 Orbita
9 Pinealplatte
10 Orbitalplatte
11 Seitenlinienkanäle

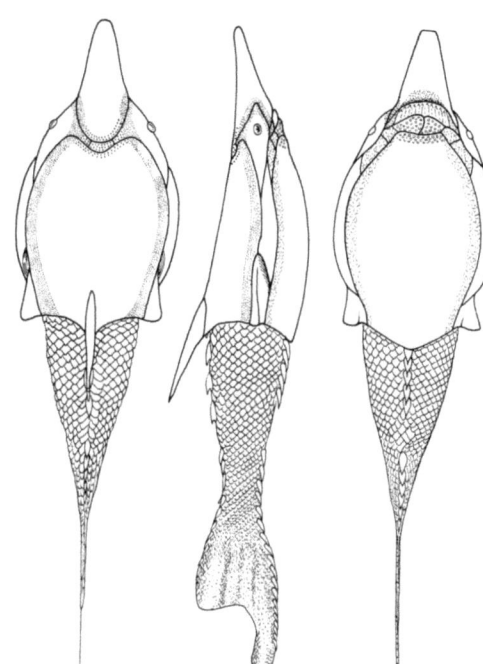

Abb. 32. †*Pteraspis rostrata* (Agnatha, Pteraspidomorphi), Rekonstruktion. Ansicht von dorsal (*links*), von der Seite (*Mitte*) und von ventral (*rechts*). (Nach STENSIÖ, 1958)

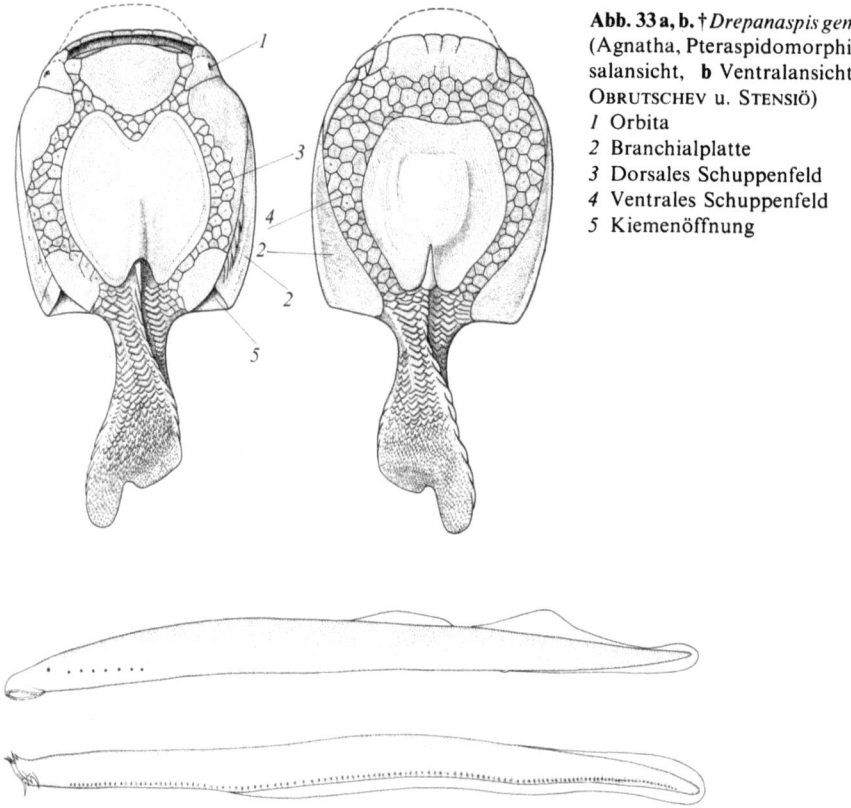

Abb. 33 a, b. †*Drepanaspis gemuedensis* (Agnatha, Pteraspidomorphi). **a** Dorsalansicht, **b** Ventralansicht. (Nach OBRUTSCHEV u. STENSIÖ)
1 Orbita
2 Branchialplatte
3 Dorsales Schuppenfeld
4 Ventrales Schuppenfeld
5 Kiemenöffnung

Abb. 34. *Lampetra* (*Petromyzon*) *fluviatilis*, Flußneunauge (*oben*), *Myxine glutinosa*, Schleimfisch (*unten*). Habitusbild

vor allem durch die Struktur des Mundes. Die Gruppe hat provisorischen Charakter. Möglicherweise werden einige, nicht näher zusammengehörige Formen in dieser Sammelgruppe vereinigt.

b) Cyclostomata

Rezente Agnatha ohne Exoskelet und ohne Knochengewebe im Endoskelet (Abb. 34).

(1) Petromyzontida (Hyperoartia)

Der Nasen-Hypophysengang ist bei den Peromyzonten (Neunaugen) innen blind geschlossen. Der Saugmund ist mit Hornzähnen bewaffnet. Neunaugen besitzen sieben Kiemenbeutel und sieben getrennte äußere Kiemenlöcher. Der Mund ist als rundes Saugmaul mit komplizierter Raspelzunge ausgebildet. Die Augen sind bei erwachsenen Tieren relativ groß und funktionsfähig (Abb. 34a).

Petromyzonten sind neuerdings bereits aus dem Oberkarbon von Illinois fossil bekannt geworden (BARDACK u. ZANGERL, 1968, 1971). Die neue Form, †*Mayomyzon pieckoensis* B. u. Z., ähneln in Körperform und Struktur sehr weitgehend den rezenten Neunaugen. Eine knorpelgestützte Raspelzunge ist ebenso ausgebildet wie ein Anularknorpel im Mundbereich. Die Mundöffnung selbst war abweichend von *Petromyzon*, schlitzförmig und besaß weder Hornzähne noch Zirren. Eine knorplige Perikardkapsel ist wie bei *Petromyzon* vorhanden. Sieben Kiemensäcke waren ausgebildet. Die Geschichte der Petromyzonten läßt sich also als Eigenweg über mindestens 280 Millionen Jahre zurückverfolgen. Die selbständige Abzweigung des Stammes muß wesentlich früher, vermutlich im Silur oder Devon erfolgt sein und läßt sich wahrscheinlich auf Anaspida zurückführen. Der Fund beweist auch zugleich die sehr frühe Trennung der Petromyzontida von den Myxinoidea.

(2) Myxinoidea (Hyperotreta)

Der Nasen-Hypophysengang öffnet sich innen. Der Mund besitzt keinen Saugtrichter, wohl aber Tentakeln. Die Nasenöffnung liegt terminal. Am Munddach findet sich ein Gaumenzahn. Zwei Hornzähne sind am Mundboden vorhanden. Die Augen sind rückgebildet (Abb. 34).

2. Gnathostomata (Kiefermäuler) Pisces (Fische)

Als älteste Gnathostomata treten im Silur (bis Perm) fischähnliche Formen auf, die echte Kiefer besitzen. Es handelt sich um marine Formen mit knöchernem Skelet und paarigen Flossen. Sie werden gewöhnlich unter dem Sammelbegriff *Placodermi* zusammengefaßt.

a) †Placodermi

Auch die Placodermen zeigen bereits auf frühem Evolutionsniveau mannigfache Spezialisierungen und eine Aufsplitterung in mehrere Stammeslinien. Hier seien zunächst die **Acanthodii** (Stachelhaie) genannt. Sie sind zwar äußerlich den Haifischen ähnlich, weichen aber von ihnen in zahlreichen Merkmalen des inneren Baues ab. Im Gegensatz zu den Haien besitzen sie Knochenschuppen in der äußeren Haut, wie altertümliche Knochenfische. Kiefer und paarige Extremitäten kommen bei allen Placodermen vor. In stammesgeschichtlichen Überlegungen spielen die Acanthodii eine wichtige Rolle, da ihnen gleichsam die Rolle einer Zwischenform zwischen Agnatha und höheren Gnathostomen zugeschrieben wurde. Zweifellos ist die Ausbildung eines vorderen Viszeralbogens als Kieferapparat ein entscheidener Evolutionsschritt von erheblichem Selektionsvorteil.

Der Kieferbogen ist massiger als die übrigen Viszeralbögen ausgebildet und läßt einen Ober- und einen Unterkieferteil erkennen. Beide stoßen in einem Gelenk zusammen, so daß Schnappbewegungen ausgeführt werden können. Der Kiefer wird Träger von Zähnen. Während die Agnatha offensichtlich wenig anpassungsfähig in bezug auf die Nahrungsaufnahme waren (Detritusfresser, Nahrungsaufnahme vom Boden, Übergang zu parasitischer Lebensweise möglich), eröffnet die Ausbildung von Kiefern die Möglichkeit zu mannigfachen neuen Anpassungen der Ernährungsweise und Feindabwehr. Die Voraussetzung für die Eroberung neuer Lebensräume war erreicht.

Bei allen höheren Gnathostomata wird in der Regel neben dem Kieferbogen auch der folgende Viszeralbogen (Zungenbeinbogen = Hyalbogen) spezifisch umgebildet. Diese Transformation ist dadurch bedingt, daß der Hyalbogen zum Aufhängeapparat des Kieferbogens wird. Der Kieferbogen wird in der Regel über den oberen Abschnitt des Hyalbogens, das Hyomandibulare, an der Ohrregion des Neurocraniums befestigt. Erster und zweiter Bogen nähern sich also und kommen in Kontakt. Hierbei muß die zwischen beiden Bögen gelegene Kiemenspalte beeinflußt werden. Sie verschwindet gewöhnlich in ihrem ventralen Abschnitt. Das dorsale Stück bleibt als Spritzloch (Spiraculum) erhalten.

Läuft die Entwicklung tatsächlich in der beschriebenen Weise ab, so wären Übergangsformen zu erwarten, bei denen der Kieferbogen die typische Differenzierung bereits erreicht hat, bei denen aber der Hyalbogen noch nicht als Kieferträger funktioniert. Derartige Formen müßten eine typisch und vollständig ausgebildete spirakuläre Viszeraltasche an Stelle eines Spiraculums besitzen. Der Hyalbogen müßte frei sein (**aphetohyaler Zustand**). WATSON (1937) glaubte, den paläontologischen Beweis für den erschlossenen Evolutionsschritt erbringen zu können. Nach seinen Angaben soll bei †*Acanthodes* (Placodermi, Acanthodii) der zweite Visceralbogen als typischer Kiemenbogen ausgebildet sein und die spiraculäre Kiementasche soll als vollständige Kiementasche persistieren. Bei primitiven Acanthodii soll ein mandibuläres Operculum (Kiemendeckel, wie er bei höheren Fischen am Hyalbogen vorkommt) bestehen. Der Nachweis einer vollständigen durchgehenden ersten Viszeraltasche wäre entscheidend, konnte aber bisher nicht direkt geführt werden. Viele Paläontologen sind der Theorie von WATSON gefolgt (COLBERT, KUHN-SCHNYDER, ROMER), während andere geneigt sind die Acanthodii nicht als Schlüsselformen in der Evolution des Kieferapparates zu betrachten (HOLMGREN, JARVIK, STENSIÖ). Eine Neuuntersuchung von †*Acanthodes* durch MILES (1964) brachte nun den Hinweis, daß offenbar doch der Hyalbogen hoch spezialisiert ist und daß keine funktionelle Kiemenspalte zwischen Kiefer- und Halbogen bei Acanthodii existiert. Im Aufbau des Kieferapparates schließen sich die Acanthodii am engsten paläonisciden Actinopterygiern an. Sie sind nicht in nähere Beziehung zu den Elasmobranchiern zu bringen und unterscheiden sich auch erheblich von den übrigen Placodermen. Das Problem der Aphetohyoidie ist nicht gelöst. Die Übergangsformen zwischen Ostracodermen und Gnathostomata oder ein gemeinsamer Ahne sind bisher nicht bekannt.

Allerdings ist damit nichts über den Ablauf des evolutionsbiologischen Prozesses ausgesagt, sondern nur das Endresultat, der zum Schnappen und Beißen geeignete Kiefer beschrieben. Wahrscheinlich ging der Anstoß zur Umkonstruktion eines vorderen Visceralbogens zum Kiefer über ein Zwischenstadium im Dienste der Atmungsfunktion (V. WAHLERT, 1970). Der Kiefer entstand als Mundrandversteifung einer Saug-Druckpumpe. Die Umbildung der ersten Viszeralspalte zum Spritzloch (Inspirationsöffnung) geht der Kieferumbildung voraus.

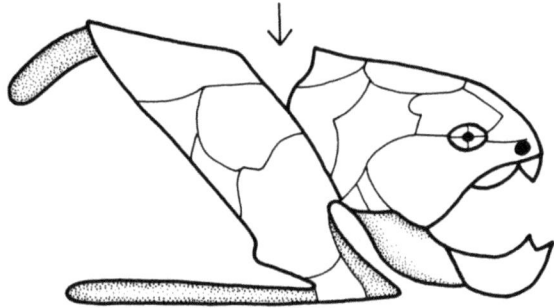

Abb. 35. † *Dinichthys* (Arthrodira) (Devon). Der Panzer besteht aus zwei Teilen (Grenze durch *Pfeil* markiert), der Unterkiefer trägt einen rostralen Fortsatz. (Nach ROMER)

Die Nahrungsaufnahme erfolgt durch einen Saugschnapp-Mechanismus, wie er noch bei primitiven rezenten Haien (Orectolobidae) und Rochen beobachtet werden kann. Ausbildung eines Gebisses mit Beißfunktion erfolgt in einer späteren Etappe (Näheres über den Umbildungsprozeß s.Bd. II).

Bei den Placodermen im engeren Sinne (**Arthrodira**) war die Ausbildung des Kiefersuspensoriums hoch spezialisiert. Bei primitiveren Gruppen (Rhenanida) bestand der hyostyle Zustand (s.Bd. II). Bei einigen aberranten Gruppen (Ptyctodontida) war ein autostyler Zustand erreicht.

Die Arthrodira (Euarthrodira und Antiarchi) waren stark gepanzerte Formen, die im Devon weit verbreitet waren. Der Panzer ist in zwei gelenkig verbundene Teile zerlegt (Abb. 35). Der rostrale Abschnitt bedeckt Kopf- und Kiemenregion, der hintere Abschnitt umhüllt den vorderen Rumpfabschnitt. Der caudale Körperabschnitt ist ungepanzert. Die Knochenplatten des Panzers können nicht mit Sicherheit mit Einzelknochen höherer Wirbeltiere homologisiert werden. Die Arthrodira sind meist breit und abgeplattet. Die Augenhöhlen sind relativ groß. Sie werden von einem Skleralring umgeben. Die Nasen sind paarig und liegen weit rostral. Die Kiefer sind stark spezialisiert. Der Oberkiefer läßt zwei Stücke erkennen. Das vordere Teilstück besitzt zahnähnliche Fortsätze, das hintere eine schneidende Leiste. Die starke Spezialisation der Arthrodira schließt die Möglichkeit, in ihnen Ahnen höherer Vertebraten zu sehen, aus.

b) Chondrichthyes (Knorpelfische)

Die Klasse der Chondrichthyes umfaßt zwei Unterklassen, die **Elasmobranchii** (Haie und Rochen) und die **Holocephali** (Seekatzen). Alle Knorpelfische sind, wie der Name andeutet, dadurch gekennzeichnet, daß das Skelet aus Knorpelgewebe besteht. Knochengewebe kommt ausschließlich in den Sockeln der Hautzähne (Placoidorgane, s.Bd. II), die für diese Gruppe kennzeichnend sind, vor. Die rezenten Knorpelfische zeigen eine eigenartige Mischung altertümlicher und spezialisierter Merkmale. Vergleichend anatomische und paläontologische Befunde erweisen, daß das Fehlen des Knochengewebes auf Rückbildungserscheinungen beruht. Es besteht kein Zweifel daran, daß die Ahnenformen der Chondrichthyes ein echtes Knochenskelet besaßen. Die Placoidorgane in der

Haut der rezenten Formen werden heute als letzter Rest eines anzestralen dermalen Skeletes aufgefaßt.

Die Knorpelfische haben in phylogenetischen Überlegungen bis etwa zur Jahrhundertwende eine überragende Rolle gespielt, da man sie als echte Primitivformen ansah. Besonders die Tatsache, daß das Endoskelet rein knorplig ist, wurde als Primitivmerkmal gedeutet. Man glaubte zu dieser Annahme berechtigt zu sein, da auch in der Embryonalentwicklung der höheren Wirbeltiere Knorpelgewebe früher als Knochengewebe auftritt. Die Paläontologie hat inzwischen gezeigt, daß diese Annahme falsch war. Knochengewebe ist in der Tat ein sehr altes Gewebe, das in der Stammesgeschichte früher erscheint als echter Hyalinknorpel (Agnatha, Placodermi). In mehreren Stammesreihen kam es bereits bei niederen Vertebraten zu Rückbildungsvorgängen am knöchernen Skelet. Dies gilt auch für die Chondrichthyes. Das frühe Auftreten des Knorpelgewebes in der Ontogenese kann als Anpassungserscheinung an das Embryonalleben gedeutet werden. Knorpelgewebe kann rasch durch Intussuszeption (Quellung von innen heraus) wachsen, während alle Wachstumsprozesse am Knochengewebe an komplizierte Umbauprozesse (Resorption, kombiniert mit Apposition) gebunden sind. Da die Wachstumsprozesse in der Embryonalzeit recht schnell ablaufen und andererseits der Embryonalkörper keinen starken Belastungen ausgesetzt ist, kann aus wachstumsphysiologischen Gründen das Knorpelgewebe besser als Knochengewebe den Anforderungen des Embryonallebens entsprechen. Das frühe Auftreten von Knorpelgewebe in der Ontogenese ist also durch Heterochronie (zeitliche Vorverlegung der Anlage) zustandegekommen.

(1) Elasmobranchii

Die **Selachii** (Haifische) zeigen durchweg die typische Fischgestalt. Es sind räuberisch lebende Meeresbewohner, die — von wenigen sekundär spezialisierten Formen abgesehen (s.S. 101) — an das Leben in der Hochsee angepaßt sind. Dementsprechend sind Haie schnelle und gewandte Schwimmer. Das Kopfende läuft in ein Rostrum aus. Mundöffnung und paarige Nasenöffnungen liegen auf der Ventralseite (Abb. 37). Kieferapparat und Kiefergelenk sind bereits typisch ausgebildet. Der Oberkiefer (Palatoquadratum) wird mittelbar über den Zungenbeinbogen am Neuralschädel befestigt. Die Kiemenspalten öffnen sich selbständig nach außen (Abb. 36, 37), ein Kiemendeckel fehlt. Im Gegensatz zu den Verhältnissen bei Agnatha sind diese äußeren Kiemenöffnungen spaltförmig. Die Zahl der Kiemenspalten beträgt meist 5 (in Einzelfällen 6 oder 7). Die rostrale Kiemenspalte ist zu einem Spritzloch (Spiraculum) umgebildet, da durch die Verbindung von Kiefer- und Zungenbeinbogen der Raum zwischen beiden Bögen ventral eingeengt wird. Funktionell ist das Spiraculum als Kiementräger ausgeschieden. Bei benthonischen Formen, vor allem bei Rochen, dient es der Aufnahme von Atemwasser. Haifische besitzen keine Schwimmblase. Die Schwanzflosse ist nach oben aufgebogen (epizerk, s.Bd. II). Die paarigen Flossen sind typisch ausgebildet und besitzen in ihrem inneren Aufbau eine kennzeichnende Anordnung der Skeletelemente (s.Bd. II). Hochspezialisiert sind die Haifische in der Art ihrer Fortpflanzung. Ausbildung eines männlichen Kopulationsorganes und großer dotterreicher Eier mit Hornschale sind sicher

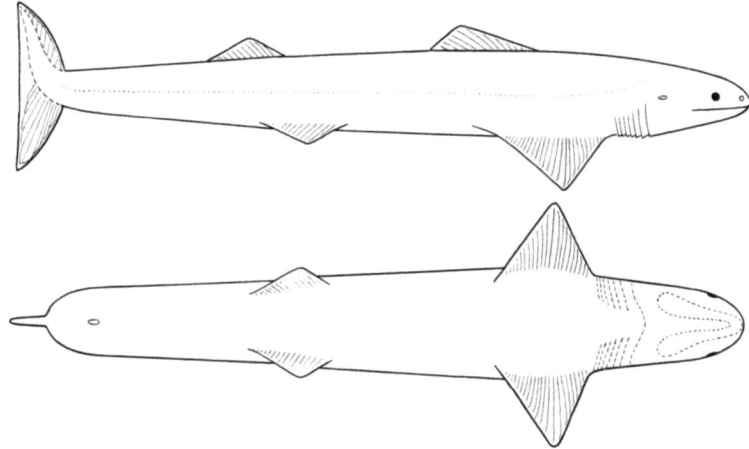

Abb. 36. †*Cladoselache tyleri* (Devon) (Elasmobranchii). Primitiver Hai. Die breitbasige Flosse ist kennzeichnend. (Nach PARKER u. HASWELL)

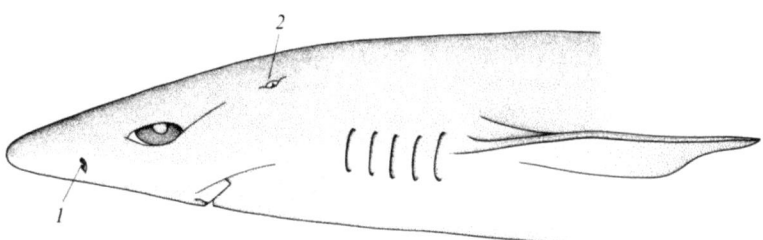

Abb. 37. *Squalus acanthias*, Dornhai (Elasmobranchii, Selachii). Vorderes Körperende von links *1* Nase, *2* Spritzloch

nicht als primitiv zu werten. In mehreren Gruppen kommt Viviparie (Lebendgebären) vor.

Haifische sind seit dem Devon bekannt und zeigen früh eine beträchtliche Formenaufsplitterung. †*Cladoselache* (Abb. 36) ist eine altertümliche Form, die im äußeren Erscheinungsbild bereits die Gestalt des Haifisches erkennen läßt, doch auch Besonderheiten und Spezialisationen (Flossen, s. Bd. II) aufweist. †*Cladodus* aus dem Devon ähnelt dem rezenten *Chlamydoselachus*. Im Grunde genommen zeigen die Haie seit 300 Millionen Jahren nur wenige Veränderungen.

Es ist anzunehmen, daß die Elasmobranchier von Arthrodira abstammen, doch können sie bisher nicht mit Sicherheit mit einer bestimmten Gruppe der Arthrodira in Verbindung gebracht werden. Da einige gemeinsame Merkmale die Chondrichthyes mit den Placodermi verbinden, fassen JARVIK und STENSIÖ beide Klassen neuerdings als **Elasmobranchiomorphi** zusammen. Diese Auffassung stützt sich vor allem auf den Bau des Kieferapparates und auf Ähnlichkeiten in der Form des Gehirnes (STENSIÖ, 1963). Tatsächlich stehen die Elasmobran-

System der rezenten Knorpelfische

Classis: CHONDRICHTHYES

   Subclassis 1: ELASMOBRANCHII

	Gattungen, Beispiele
Ordo (a): Selachii (Haie)	
Subordo: Chlamydoselchoidei	*Chlamydoselachus*
Subordo: Notidanoidei	
Fam.: Hexanchidae	*Hexanchus, Heptanchias*
	(:Heptanchus)
Subordo: Heterodontoidei	
Fam.: Heterodontidae	*Heterodontus*
Subordo: Galeoidei	
Fam. 1: Carchariidae	*Carcharias*
Fam. 2: Scapanorhynchidae	*Scapanorhynchus*
Fam. 3: Isuridae	*Lamna, Isurus, Carcharodon*
Fam. 4: Cetorhinidae	*Cetorhinus*
Fam. 5: Alopiidae	*Alopias*
Fam. 6: Rhineodontidae	*Rhineodon*
Fam. 7: Orectolobidae	*Orectolobus, Stegostoma*
Fam. 8: Scyliorhinidae	*Scyliorhinus (Scyllium), Galeus*
Fam. 9: Triakidae	*Mustelus, Triaenodon*
Fam. 10: Pseudotriakidae	*Pseudotriakis*
Fam. 11: Carcharhinidae	*Prionace, Galeorhinus, Carcharhinus*
Fam. 12: Sphyrnidae	*Sphyrna*
Subordo: Squaloidei	
Fam. 1: Oxynotidae	*Oxynotus*
Fam. 2: Squalidae	*Squalus, Etmopterus (Spinax)*
Fam. 3: Dalatiidae	*Somniosus, Dalatias*
Fam. 4: Echinorhinidae	*Echinorhinus*
Subordo: Pristiphoroidei	
Fam.: Pristiphoridae	*Pristiphorus*
Subordo: Squatinoidei	
Fam.: Squatinidae	*Squatina*
Ordo (b): Rajiformes (Batoidea)	
Subordo: Pristioidei	
Fam.: Pristidae	*Pristis*
Subordo: Rhinobatoidei	
Fam.: Rhinobatidae	*Rhinobatos*
Subordo: Torpedinoidei	
Fam. 1: Torpedinidae	
Fam. 2: Narkidae	
Fam. 3: Temeridae	
Subordo: Rajoidei	
Fam. 1: Rajidae	*Raja*
Fam. 2: Anachantobatidae	
Fam. 3: Arynchobatidae	
Subordo: Myliobatoidei	
Fam. 1: Dasyatidae	*Dasyatis (=Trygon), Taeniura*
Fam. 2: Urolophidae	
Fam. 3: Potamotrygonidae	
Fam. 4: Gymnuridae	*Gymnura*
Fam. 5: Myliobatidae	*Myliobatis, Pteromylaeus*
Fam. 6: Mobulidae	*Mobula*
Subclassis 2: HOLOCEPHALI	
Fam. 1: Chimaeridae	*Chimaera, Hydrolagus*
Fam. 2: Rhinochimaeridae	*Hariotta (=Rhinochimaera)*
Fam. 3: Callorhynchidae	*Callorhynchus*

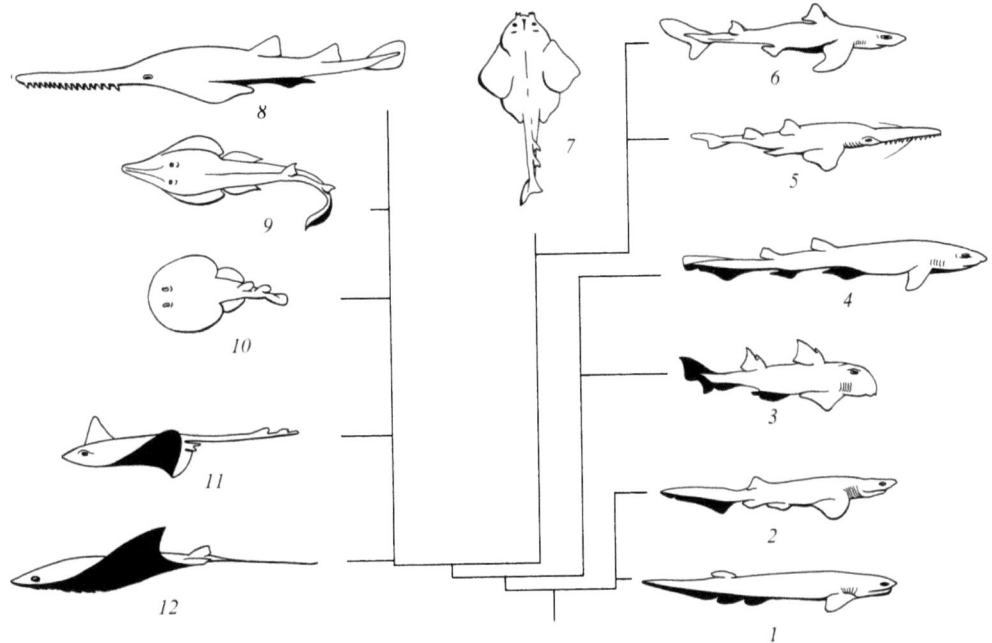

Abb. 38. Elasmobranchii, Unterordnungen, Körperform, Anpassungstyp und stammesgeschichtliche Beziehungen. (Nach G. u. H. v. WAHLERT)

1 Notidanoidea
2 Chlamydoselachoidea, Kragenhaie
3 Heterodontoidea, Stierkopfhaie
4 Galeoidea
5 Pristiophoroidea, Sägehaie
6 Squaloidea, Dornhaie
7 Squatinoidea, Meerengel
8 Pristoidea, Sägefische
9 Rhinobatoidea, Geigenrochen
10 Torpedinoidea, Zitterrochen
11 Rajoidea, echte Rochen
10 Myliobatoidea, Flügelrochen

chiomorphen als eigener Stamm in einem deutlichen Gegensatz zu den Osteichthyes (Crossopterygii, Brachiopterygii, Actinopterygii).

Die Rochen (**Rajoidei, Batoidea**) werden meist mit den Haien in näheren Zusammenhang gebracht. Sie treten viel später als Haie auf (nachgewiesen seit später Trias) und werden daher als stark spezialisierte und an benthonische Lebensweise angepaßte Abkömmlinge der Haie angesehen. In allen grundsätzlichen Merkmalen sind die Rochen echte Knorpelfische. Sonderanpassungen bestehen in der dorsoventral stark abgeplatteten Körpergestalt und in der Reduktion von Schwanz- und Beckenflossen. Hingegen sind die Brustflossen sehr ausgedehnt. Sie reichen sekundär über die Kiemenregion nach rostral und können sich vor dem Kopf vereinigen (Abb. 38). Entsprechend der Lebensweise am Meeresboden ist die Lokomotionsart (s.Bd. II) stark abgewandelt. Rochen schwimmen durch wellenförmige Bewegungen der Brustflossen.

Die Adlerrochen (*Manta,* Abb. 38) sind sekundär zu freischwimmender Lebensweise übergegangen. Einige Forscher (HOLMGREN) glauben, daß Haie und Rochen von verschiedenen Arthodirengruppen abgeleitet werden müßten, da einige tiefgreifende Unterschiede im Bau des Schädels zwischen Haien und Rochen bestehen. In der Tat ist eine Gruppe der Arthrodira (Rhenanida) sehr rochenähnlich; die Nasenöffnungen liegen aber bei den Rhenanida auf der dorsalen Seite. So ist es wahrscheinlich, daß der ökologische Anpassungstyp an das benthonische Leben mehrfach unabhänig entstanden ist. Die Hypothese von der diphyletischen Herkunft der Selachier und Batoidea aus verschiedenen Arthrodirengruppen wird paläontologisch nicht gestützt.

(2) Holocephali

Eine selbständige Unterklasse der Knorpelfische wird von den Holocephali gebildet. Es handelt sich um eine sehr kleine Gruppe von wenigen Gattungen (*Chimaera, Callorhynchus, Rhinochimaera*), die ans Leben in der Hochsee angepaßt sind und sich von Mollusken ernähren. Dementsprechend sind eigenartige Zahnplatten ausgebildet. Die Schwanzflosse ist reduziert und zu einem fadenförmigen Anhang ausgezogen. Die Brust- und Beckenflossen sind sehr kräftig. Der Oberkieferapparat (Palatoquadratum) ist fest mit dem Neurocranium verbunden (Autostylie). Die Holocephalen besitzen einen Kiemendeckel und eine gemeinsame Kiemenöffnung, die dicht vor dem Ansatz der Brustflosse liegt. Die Fortpflanzungsweise (Oviparie) ist stark spezialisiert. Neuerdings ist es gelungen, nachzuweisen, daß die Holocephalen eng mit einer fossilen Arthrodirengruppe, den Ptyctodontidae aus dem Devon zusammengehören (ØRVIG, 1962). Diese Annahme stützt sich auf Ähnlichkeiten im Bau der Nasenregion, der Zahnplatten, des Beckengürtels und der männlichen Kopulationsorgane. Einige Autoren gehen soweit, die Holocephalen als überlebende Arthrodira zu betrachten (JARVIK). Die Zusammenfassung der Knorpelfische mit den Arthrodira in einer Klasse Elasmobranchiomorphi stützt sich nicht zuletzt auf diesen Befund.

c) Osteichthyes (Knochenfische)

Unter dem Sammelbegriff Osteichthyes oder Knochenfische im weiteren Sinne werden verschiedene Klassen von wasserlebenden Vertebraten zusammengefaßt, die sich durch eine Reihe progressiver Merkmale von den bisher besprochenen Gruppen unterscheiden. Der Besitz von knöchernen Skeletteilen ist nur dann kennzeichnend, wenn man ausschließlich die rezenten Gruppen berücksichtigt, gilt aber nicht für die Altformen, die bereits ein knöchernes Endoskelet besaßen. Die Osteichthyes besitzen knöcherne Kiefer und zeigen zahlreiche Spezialisationen des Craniums.

Bereits im Paläozoikum kamen Knochenfische in großer Formenfülle vor. Sie sind also älter, als die Knorpelfische. Die Hauptstämme, Crossopterygii, Dipnoi und Actinopterygii haben sich bereits im Paläozoikum gesondert, und werden im folgenden als selbständige Klassen aufgeführt.

Alle älteren Formen (Crossopterygii, Dipnoi und alte Actinopterygii) besaßen Lungen. Wahrscheinlich haben sich die Osteoichthyes im Süßwasser entwickelt. Die Lungen sind primär offenbar als Hilfsorgane der Luftatmung entstanden, da der Besitz eines Luftatmungsorganes das Überleben in Perioden des Austrocknens ermöglichte. Bei stammesgeschichtlich jüngeren Actinopterygiern wurden

Übersicht über das System der Knochenfische im weiteren Sinne — „Osteichthyes" —

Classis: ACTINOPTERYGII
    Superordo: CHONDROSTEI
        Ordo: †Palaeoniscoidea
            (weitere fossile Ordnungen)
        Ordo: Acipenseroidei
        Ordo: †Dictyopygidae (Subholostei)
    Superordo: POLYPTERIFORMES
    Superordo: HOLOSTEI
        Ordo: †Semionotidae (incl. Lepisosteidae)
        Ordo: †Pycnodontidae
        Ordo: †Aspidorhynchidae
        Ordo: †Pholidophoridae
        Ordo: Amioidea
    Superordo: TELEOSTEI (System d. Teleostei s.S. 111)
Classis: DIPNOI
Classis: CROSSOPTERYGII
    Superordo: †RHIPIDISTIA
        Ordo: †Osteolepiformes
        Ordo: †Porolepiformes
    Superordo: ACTINISTIA (Coelacanthiformes)
        Ordo: Coelacanthidae

Die mit † bezeichneten Gruppen sind ausschließlich fossil bekannt, die übrigen fossil und rezent.

die Lungen zu einem hydrostatischen Organ, der Schwimmblase, umgewandelt oder rückgebildet.

Die Aufspaltung in drei selbständige Klassen setzte sehr früh ein. Sie sollen daher getrennt besprochen werden. Ein ältere Einteilung faßt die Crossopterygii (Quastenflosser) mit den Actinopterygii (Strahlenflosser) zusammen als Teleostomi und stellt diese den Dipnoi (Lungenfischen) gegenüber. Crossopterygii und Dipnoi werden andererseits gelegentlich als Choanichthyes zusammengefaßt, da in beiden Gruppen innere Nasenöffnungen vorkommen. Da aber die Homologie der inneren Nasenöffnungen in beiden Gruppen fraglich ist (s.Bd. II), schlug ROMER vor, beide Gruppen als Sarcopterygii (Fleischflosser) den Strahlenflossern gegenüberzustellen. Diese Auffassung stützt sich auf die Tatsache, daß beide Gruppen in den paarigen Flossen monobasale Skeletteile (s.Bd. II) und einen mit Muskeln ausgestatteten basalen Flossenabschnitt besitzen. Doch ist auch dieses Merkmal nicht gruppentypisch, denn auch die zu den Actinopterygiern gehörenden Polypteriformes besitzen ein Sarcopterygium. Sekundär findet es sich auch bei einigen Teleostei (*Periopthalmus*, s.Bd. II). Da andererseits zwischen Crossopterygii und Dipnoi tiefgreifende Unterschiede im Schädel, im Hirnbau und der Zahnstruktur bestehen, ziehen wir es vor, beide Gruppen als selbständige Klassen zu führen.

(1) Actinopterygii

Die Actinopterygii, zu denen die Mehrzahl aller rezenten Fische gehört, haben eine erste Radiation vom Devon bis zur unteren Kreidezeit erfahren. Als Beispiel für diese alte Schicht — es sind mindestens 15 Ordnungen bekannt —, nennen wir die **Palaeonisciformes**. Diese Formen besaßen einen stark verkürzten Flossenstiel der einige Basalia enthielt. Die Flosse war häutig und wurde von Flossenstrahlen gestützt. Der Rumpf war von Schuppen bedeckt, die außen eine Ganoinschicht (s.Bd. III) trugen. Das Endocranium war weitgehend verknöchert. Die Chorda dorsalis war persistent. Aus dieser Altschicht haben sich zwei Gruppen bis in die Jetztzeit erhalten, die **Chondrostei** (Störartige) und die **Polypteriformes** (Flösselhechte). An diese Altgruppen schließt sich eine mittlere Evolutionsstufe an, die Holostei. Der Übergang von Chondrostei zu Holostei erfolgt lückenlos und ist paläontologisch gut belegt (STENSIÖ, 1932). Es gibt Anzeichen dafür, daß Holostei mehrfach aus Chondrostei entstanden sind. Aus späten Holostei (Pholidophoroidea, Trias — Kreide) dürften die rezenten **Teleostei** entstanden sein. Es handelt sich bei den Übergangsformen um kleine Holostei mit dünnen Schuppen und einer zarten Ganoinschicht und heterozerker Schwanzflosse. Die Teleostei erfahren in der Neuzeit (seit der Kreide) eine außerordentliche Entfaltung und stellen die Mehrzahl der heute lebenden Fische (30000 Arten) dar.

Die auffällige Tatsache, daß verschiedene Klassen der niederen Wirbeltiere, die unter der Sammelbezeichnung „Fische" zusammengefaßt werden zu verschiedenen Perioden der Erdgeschichte Blütezeiten und Radiationsphasen erkennen lassen, läßt die Frage aufwerfen, welche adaptiven Charaktere den Aufstieg der Holosteer über die Chondrosteer und schließlich die explosive Entfaltung der Teleosteer bestimmt haben. Die Antwort auf diese Frage kann nicht ohne weiteres aus dem Vergleich der äußeren Form gewonnen werden, denn Körperform und Lebensweise sind bei allen Fischen so ähnlich, daß der Laie Vertreter verschiedener Klassen unter diesem Sammelnamen zusammenfaßt. Zur Klärung bedarf es einer Konstruktionsanalyse. Unabhängig davon, wie die Ahnen der Cranioten ausgesehen haben und von welchen Ahnen diese hypothetischen Eocranioten abstammen (s.Bd. II), läßt sich feststellen, daß die Craniota ein zunächst von der Chorda dorsalis, dann von einer Wirbelsäule gebildete Achsenskelet besaßen. Dieses gab dem Körper eine Längsversteifung und garantiert eine Längenkonstanz. Der Chorda-Myomerenapparat ermöglicht eine schlängelnde Fortbewegungsweise. Extreme seitliche Bewegungsausschläge wären unökonomisch und für die Lokomotion unvorteilhaft. Die Altphase der Wirbeltiere hat daher früh einen Hautpanzer aus Rhomboidschuppen (rautenförmige Schuppen aus Knochengewebe mit Ganoinüberzug, s.S. 87, [Abb. 39, 40]) ausgebildet. Dieser dient nicht, wie oft vermutet wurde, nur als Schutzpanzer, sondern hat eine wichtige Bedeutung für die Verfestigung des Körpers im Querschnitt (GUTMANN). Die Rhomboidschuppen sind in Schrägreihen angeordnet und überschieben sich bei seitlichen Bewegungen. Die Schlängelbewegung wird auf diese Weise nicht behindert. Innerhalb der Schuppenreihen sind aber Verschiebungen nicht möglich. Dadurch werden schräge Bewegungsrichtungen ausgeschaltet, die Schlängelbewegung wird auf die horizontale Ebene stabilisiert (GUTMANN). Ein Rhomboidschuppenpanzer findet sich bei allen alten Fischgruppen (Palaeoniscoidea, Holostei, Polypteriformes [Abb. 39], Crossopterygii). Unter den rezenten Formen haben nur die Polypteriformes und *Lepisosteus* (Holostei) einen Rhomboidschuppenpanzer bewahrt. Bei höheren Fischen zeigt sich nun in zunehmendem Maße die Tendenz zur Versteifung des inneren Skeletes, zur Ausbildung knöcherner Wirbel mit Knochenfortsätzen und stabförmigen Skeletteilen. Der

Abb. 39. *Polypterus spec.* (Polypteriformes), Rumpfmitte, Hautpanzer, aus knöchernen, mit Ganoin bedeckten Rhomboidschuppen bestehend; diese in Schrägreihen angeordnet

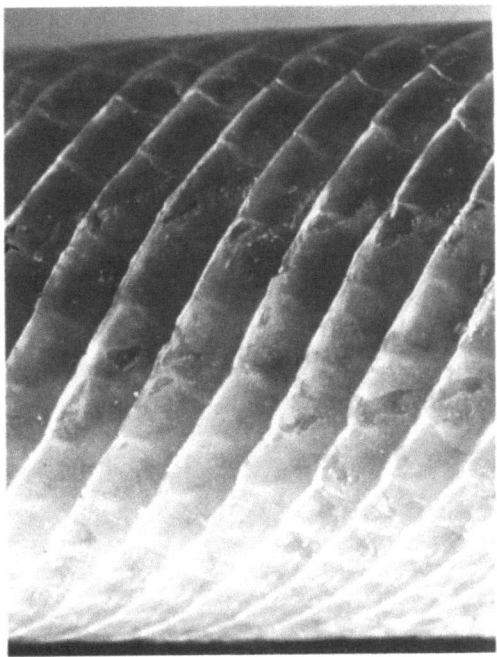

Ausbau derartiger innerer Versteifungseinrichtungen macht den Rhomboidschuppenpanzer überflüssig und ermöglicht nun in verschiedenen Gruppen offenbar unabhängig dessen Reduktion (Abb. 40). So bilden sich bei Störartigen die Schuppen bis auf einzelne Knochenplatten zurück oder verschwinden völlig (*Polyodon*). Bei *Amia* und bei Teleostei trägt die Haut zarte und biegsame Cycloidschuppen (s.Bd. II). Bei höheren Teleostei entstehen Ctenoidschuppen (Kammschuppen, s.Bd. II) als Sonderanpassung. Schließlich können die Schuppen völlig rückgebildet werden (viele Siluridae, *Anguilla*).

Chondrostei. Die Chondrostei treten erstmals im Devon auf und erfahren vom Karbon bis zum unteren Jura ihre Entfaltung. In ihnen haben wir die Stammformen aller Actinopterygii zu sehen (s.S. 104, Palaeoniscoidea). Eine wenig artenreiche Gruppe, die Acipenseridae (Störartige, 20 Arten [Abb. 41]) haben bis zur Jetztzeit überlebt. Bei diesen ist das Schuppenkleid weitgehend rückgebildet, bis auf Reihen einzelner großer Knochenplatten. Die Schwanzflosse ist heterozerk (Abb. 41). Das Innenskelet ist sekundär fast ganz knorplig. Die Chorda dorsalis bleibt erhalten. Bei den Löffelstören (*Polyodon*, Nordamerika; *Psephurus*, Jangtsekiang) fehlen Schuppen und Knochenplatten. Das Rostrum bildet einen langen Fortsatz, der mit Sinnesorganen besetzt ist und zum Durchwühlen des Schlammes dient.

Polypteriformes. Die altertümlichen afrikanischen Flösselhechte, Polypterini, wurden früher allgemein als rezente Crossopterygii angesehen (noch HOLLY, 1933). Es handelt sich um eine kleine rezente Gruppe (2 Genera, 14 Arten),

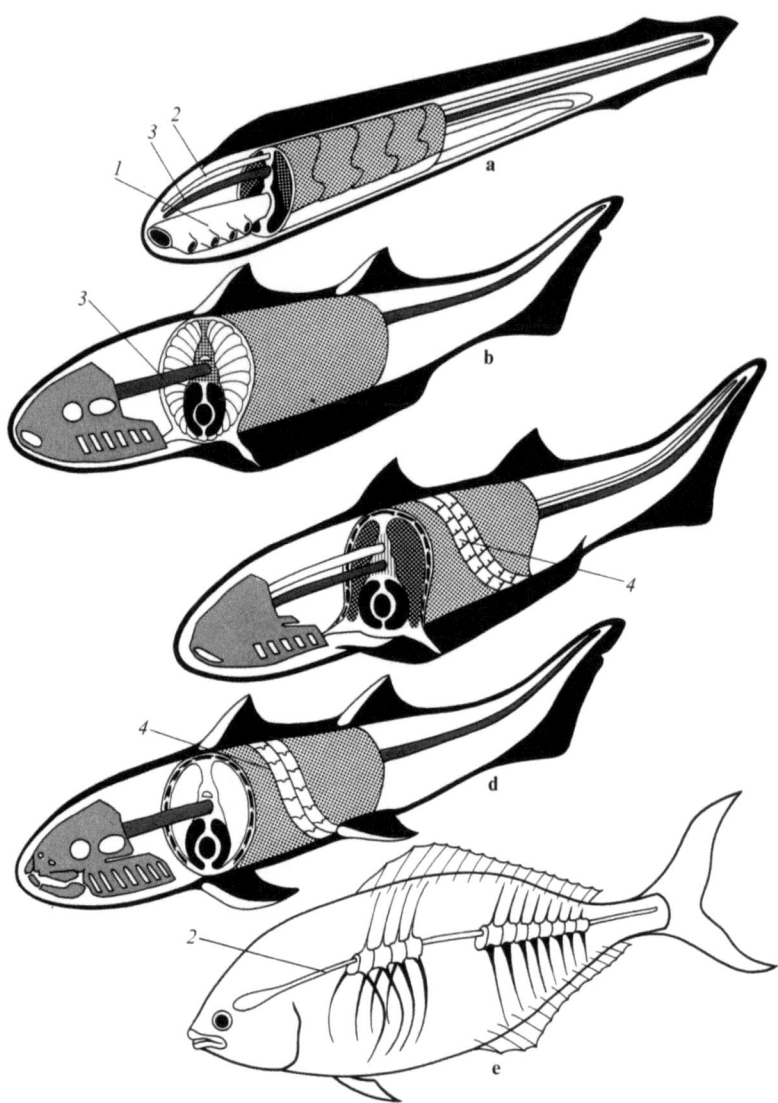

Abb. 40a–l. Stammesgeschichtliche Entstehung des Grundbauplans, insbesondere des Innenskeletes und des Rhomboidschuppenpanzers bei Fischen nach der Theorie von GUTMANN. **a.** Chordaten-Stadium. Chorda (*3*), als Längsversteifung. Kiemenkorb (*1*) Neuralrohr (*2*); **b, c** Agnathen-Stadium. Der Schädel ist gebildet. Rhomboidschuppenpanzer (*4*) als Versteifung und Verankerung der bindegewebigen Verspannungen; **d** Stadium der Altfische, Kieferbildung. Rhomboidschuppenpanzer; **e** Teleosteer-Stadium. Rhomboidschuppenpanzer reduziert, Schuppen ohne mechanische Bedeutung für den Lokomotionsapparat. Progressive Ausbildung des knöchernen Innenskeletes (Wirbelsäule). (Nach GUTMANN, 1975, 1977)

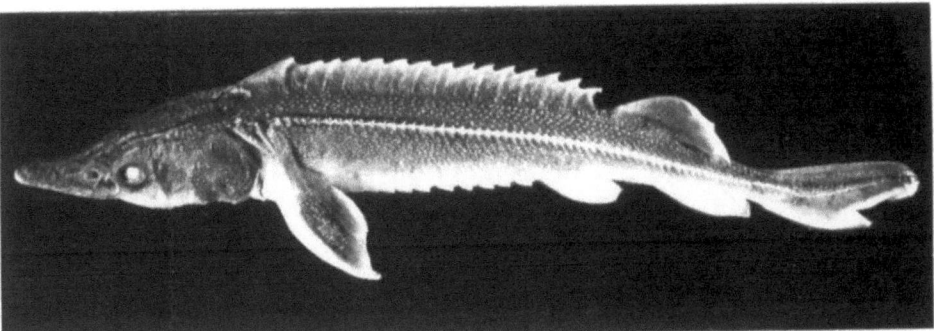

Abb. 41. *Acipenser ruthenus*, Sterlet (Jungtier 73 mm Länge) (Actinopterygii, Chondrostei), Habitusbild

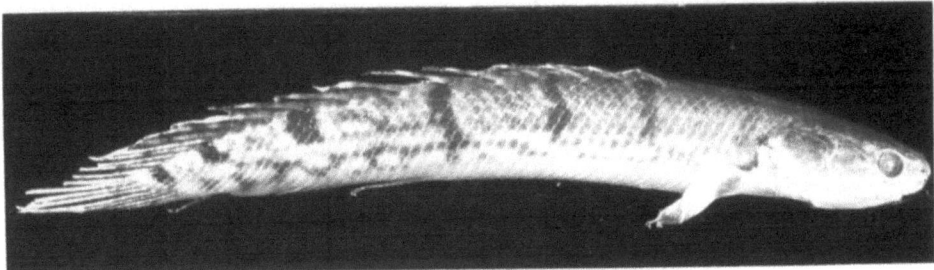

Abb. 42. *Polypterus ansorgei* (Actinopterygii, Polypteriformes), Afrika, Jungfisch (12 cm) Habitusbild

die ausschließlich in Flüssen des tropischen Afrika vorkommt. Die Gattung *Calamoichthys* ist aalförmig, langgestreckt und besitzt keine Bauchflossen, gleicht aber in allen entscheidenden Merkmalen im übrigen der Gattung *Polypterus* (Abb. 42). Die Zuordnung der Gruppe zu den Crossopterygiern stützte sich auf die äußere Form der Flossen (gestielt), den Besitz von Lungen und die Struktur der Schuppen (Ganoinschuppe). GOODRICH 1928 konnte nachweisen, daß die Polypteriformes sehr primitive Actinopterygier sind und in keiner näheren Beziehung zu den Crossopterygiern stehen. Diese Schlußfolgerung ergab sich, als das Skelet der Crossopterygii genauer bekannt wurde. Das Flossenskelet der Polypterini weicht völlig von dem der Crossopterygii ab. Zahlreiche Schädelmerkmale, die Ganoinschuppen und die Gularplatten sind offenbar plesiomorphe Merkmale, die von Ahnenformen übernommen wurden. Das gleiche dürfte für die Lungen gelten, die offensichtlich den altertümlichen Osteichthyes allgemein zukamen. Die Polypteriformes sind keine Crossopterygii, sondern sind ein früher Seitenzweig des Actinopterygierstammes, der zahlreiche Primitivmerkmale bewahrt hat und in einigen Merkmalen Konvergenzen zu den Crossopterygiern aufweist. Sie stehen in naher Beziehung zu den Palaeonisciformes (GOODRICH, 1928; ROMER, 1955; BERG, 1958). JARVIK (1942) stellt die Polypteriformes als eigene Subklasse „Brachiopterygii" neben Actinopterygii und Sarcopterygii in die Klasse der Osteichthyes, eine Auffassung, die durch den Nachweis der engen Beziehungen der Polypteri zu alten Actinopterygii (WHITE) überholt ist. Auch im Bau des Gehirnes erweisen sich die Polypterini als echte Actinopterygii.

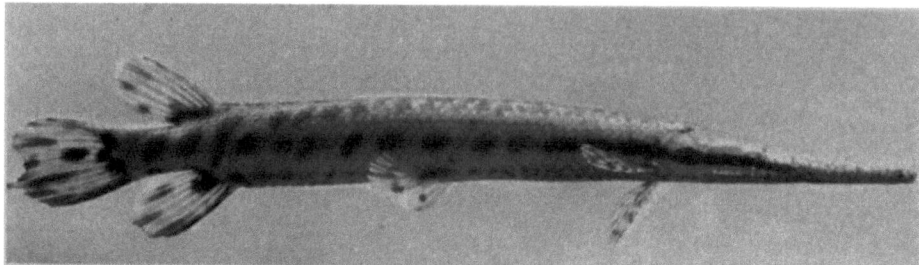

Abb. 43. *Lepisosteus tristoechus* (Actinopterygii, Holostei), Knochenhecht, Nordamerika

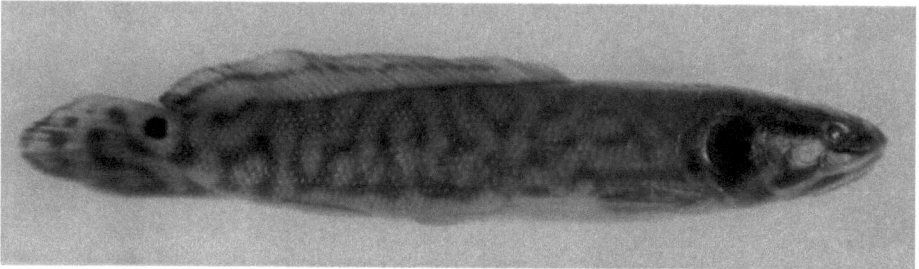

Abb. Abb. 44. *Amia calva* (Actinopterygii, Holostei), Schlammfisch, Nordamerika. Habitusbild

Holostei. Eine zweite, mittlere Entfaltungsstufe der Osteichthyes beginnt im Perm und erfährt während des Mesozoikums ihre Blütezeit. Folgende Merkmale kennzeichnen die Gruppe. Die Schwanzflosse nimmt mehr und mehr symmetrische Form an, läßt aber im inneren Aufbau noch die Heterozerkie erkennen. Die bei alten Formen noch vorhandenen Rhomboidschuppen verlieren ihre mittlere Cosminschicht. Schließlich verdünnt sich auch die Ganoinlage bis auf eine dünne Restschicht *(Amia)*.

Die Mundspalte verkürzt sich und das Maxillare wird zunehmend von den Nachbarknochen (Praeoperculum, Ectopterygoid) isoliert. Das Rostrum ist stets rückgebildet. Die Ausbildung eines neuen Kiefermechanismus, der bereits zu den Teleostei überleitet, dürfte das entscheidende Schlüsselereignis in der Evolution der Holosteer gewesen sein. Als basales Merkmal ist das Vorkommen einer Spiralfalte im Darm zu werten. Schwimmblase ausgebildet; ist noch zur Luftatmung befähigt. Zwei Formen sind bis in die Jetztzeit erhalten geblieben, beide rein nordamerikanisch. Die Gattung *Lepisosteus* (7 Arten, Abb. 43) (Knochenhechte oder Kaimanfische) hat als Primitivmerkmal den Ganoinschuppenpanzer behalten, ist aber in Schädelbau und Ausbildung der Kieferregion (s. Bd. II) sehr spezialisiert. Der Schlammfisch, *Amnia* (1 Art, Abb. 44) scheint weniger spezialisiert. Im äußeren Habitus ähnelt er einem generalisierten Teleosteer, hat aber im Schädelbau (s. Bd. II) deren Evolutionsstufe nicht erreicht. Die rundlichen Schuppen haben noch eine sehr dünne Ganoinlage. Die Schwanzflosse ist nahezu homozerk geworden. In der hinteren Körperregion sind in einem Segment jeweils zwei Wirbelkörper ausgebildet (Diplospondylie,

s. Bd. II). Ein primitives Merkmal der Holosteer ist das Auftreten eines Conus arteriosus am Herzen.

Teleostei. Die Teleostei (Knochenfische im engeren Sinne) haben eine außerordentliche Formenfülle entwickelt und sich an die verschiedensten ökologischen Bedingungen angepaßt. Sie sind aus Holostei hervorgegangen und haben alle aquatilen Lebensräume erobert. Ihre evolutive Überlegenheit gegenüber den Holostei liegt einmal in einem weiteren Ausbau des Innenskeletes (verknöcherte Wirbelsäule, amphicöle Wirbel, Fleischgräten), zum anderen im Ausbau des Schädels mit Rückbildung der rostralen Anteile des Palatoquadratbogens, dessen Funktionen von den Deckknochen übernommen werden. Die Auflösung des cranialen Deckknochenpanzers in beweglich verbundene Einzelteile und deren Neukombination (s. Bd. II) gab den Weg frei für mannigfache Konstruktionen im Dienst der Nahrungsaufnahme (Beißkiefer, Saugmaul etc.). Sekundär kann als Neubildung ein Knochenpanzer in der Haut gebildet werden (Panzerwelse). Als Antriebsorgan bei der Fortbewegung dient der muskulöse Schwanz. Die paarigen Flossen sind meist wenig muskularisierte Steuerorgane, deren Skelet zurückgebildet sein kann (s. Bd. II). Bei einigen Formen haben sich die Brustflossen aber auch zu gestielten, gut muskularisierten Hebelextremitäten entwickelt (s. Bd. II, *Periophthalmus*, Pediculati). Die „fliegenden" Fische können aus dem Wasser in den Luftraum vordringen. Ihre Brustflossen sind als Gleitsegel (s. Bd. II) ausgebildet. Die Schwimmblase ist unpaar und wird zu einem leistungsfähigen hydrostatischen Organ. Bei primitiven Gruppen steht sie durch einen Gang mit dem Vorderdarm in Verbindung (Ostariophysi), bei höheren Formen geht dieser Kanal verloren (Physoclisti). Die Möglichkeit zur raschen Regulation des Gasgehaltes der Schwimmblase schafft dem Fisch die Möglichkeit, sich ohne Muskelarbeit auf Aufenthalte in verschiedenen Wassertiefen einzustellen und bietet sicher einen erheblichen Selektionsvorteil. Akzessorische Luftatmungsorgane verschiedener Herkunft wurden in mehreren Gruppen unabhängig voneinander ausgebildet. Elektrische Organe als Abwehr- und Fernorientierungsorgane sind mehrfach entstanden (Zitteraal, *Electrophorus*; Zitterwels, *Malapterurus*; Mormyridae; sie kommen übrigens auch bei Knorpelfischen, *Torpedo*, vor). Es sollte nicht übersehen werden, daß der stammesgeschichtliche Aufstieg der Teleosteer auch den Besitz eines leistungsfähigen Zentralnervensystems als Steuerungs- und Koordinationssystem voraussetzt. Der Ausbau des Gehirns gehört ohne Zweifel zu den kennzeichnenden Merkmalen der Gruppe.

Die außerordentliche Mannigfaltigkeit der Körperform und der Anpassungstypen bei häufigen Spezialisationsüberkreuzungen erschwert die Aufstellung eines Systems der Teleostei. Die Auffassungen verschiedener Autoren weichen daher stark voneinander ab. In Anbetracht der enormen Formenfülle und Artenzahl (30000) ist es nicht möglich, hier eine einigermaßen vollständige Übersicht zu geben. Wir beschränken uns auf eine Übersicht über die Großgruppen und folgen im wesentlichen dem System von GREENWOOD – ROSEN, WEITZMAN – MYERS, auf deren Veröffentlichung (1966) ausdrücklich verwiesen sei.

Die Teleostei in ihrer Gesamtheit stellen die dritte besonders erfolgreiche Radiationsphase der Actinopterygii dar. Ihre Entstehung geht bis ins frühe Mesozoikum zurück, doch erfolgt die Formenaufspaltung erst seit der späten Kreidezeit. Die meisten rezenten Gruppen sind im Eozän bereits nachweisbar.

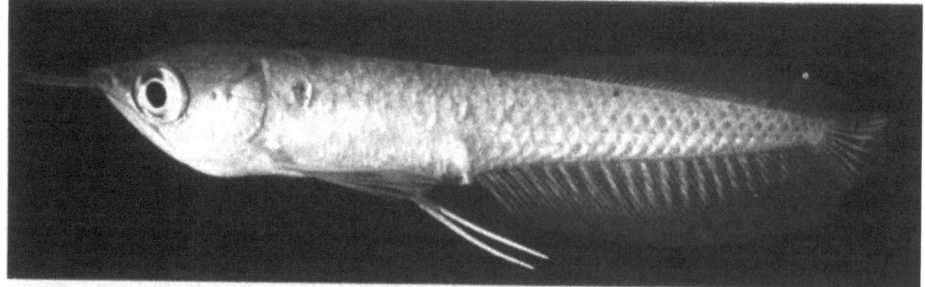
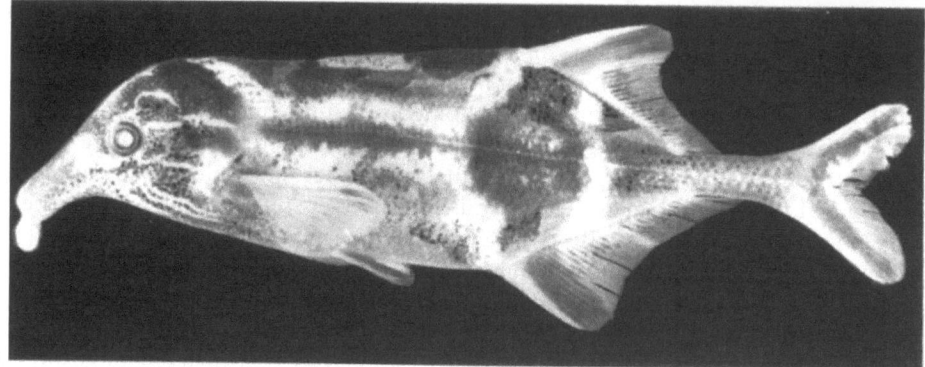

Abb. 45a, b. Osteoglossomorpha (Actinopterygii, Teleostei), **a** *Osteoglossum bicirrhosum*, Südamerika, Gabelbart; **b** *Gnathonemus tamandua* (Mormyridae), Afrika, Habitusbild

Im Gegensatz zu den Reptilien und Säugetieren übertrifft die Zahl der bekannten rezenten Arten bei weitem die der fossilen Formen.

Trotz großer Formenmannigfaltigkeit, selbst innerhalb phylogenetischer Gruppen, lassen sich drei große Hauptgruppen (Divisionen bei GREENWOOD u.a.) abgrenzen, die bei vorsichtiger Wertung jeweils drei Entfaltungsniveaus entsprechen dürften. Die erste Hauptgruppe umfaßt zwei Schwestergruppen, die Elopomorpha (*Elops:* Frauenfisch; *Notacanthus:* Dornrückenaale; Anguilliformes: Aale) und die Clupeomorpha (Heringsfische). Die Gruppe im Ganzen steht den Holostei durch eine Reihe von Primitivmerkmalen relativ nahe (offener Schwimmblasengang, Schädelbau; bei Elopiden noch Gularplatten wie bei Holosteern, Herzstruktur).

Auch die zweite Hauptgruppe, Osteoglossomorpha, zeigt Primitivmerkmale. Hierher gehören die Osteoglossiformes (*Osteoglossum:* Gabelbart [Abb. 45a], *Arapaima*, *Pantodon* und die Mormyridae: Nilhechte [Abb. 45b]). Es handelt sich um meist tropische Süßwasserfische mit offenem Schwimmblasengang und bei Osteoglossiformes mit großen groben Cycloidschuppen und einem vollständigen und primitiven Deckknochenmuster des Schädeldaches. Die Schwimmblase kann eine gekammerte Wand aufweisen. Die Mormyridae (Gymnarchinae und Mormyrinae) stehen den Osteoglossidae nahe, sind aber in vielen Merkmalen hochspezialisiert. Die Haut ist dick und drüsenreich, die Schuppen sind sehr klein. Das Maul ist klein und endständig, die Schnauzenregion oft rüsselartig verlängert (Abb. 45b). Die Kiefermechanik bei den zahlreichen Gattungen und Arten der Mormyridae ist hoch spezialisiert. Elektrische Organe sind vorhanden (s. Bd. III). Bemerkenswert ist die außergewöhnliche Größe des Kleinhirnes (bei Mormyrinae, nicht bei *Gymnarchus*), das an Ausdehnung alle übrigen Hirnteile übertrifft (s. Bd. III).

Übersicht über das System der Teleostei
(stark vereinfacht nach GREENWOOD, ROSEN, WEITZMAN u. MYERS 1966) (Abb. 46)

I. Hauptgruppe (Division):

   Superordo: ELOPOMORPHA

     Ordo: Elopiformes — Frauenfische
     Ordo: Anguilliformes — Aalartige
     Ordo: Nothacanthiformes — Dornrückenaale

   Superordo: CLUPEOMORPHA

     Ordo: Clupeiformes — Heringsartige

II. Hauptgruppe

   Superordo: OSTEOGLOSSOMORPHA

     Ordo: Osteoglossiformes — Knochenzüngler
     Ordo: Mormyriformes — Nilhechte

III. Hauptgruppe

   Superordo: PROTACANTHOPTERYGII

     6 Ordnungen, dazu Salmoniformes — Lachsartige

     Cypriniformes — Karpfenartige
     Siluriformes — Welsartige

   Superordo: PARACANTHOPTERYGII

     Ordo: Percopsiformes — Barschlachse
     Ordo: Batrachoidiformes — Froschfische
     Ordo: Gobiesociformes — Schildfische
     Ordo: Lophiiformes — Angler
     Ordo: Gadiiformes — Kabeljauartige

   Superordo: ATHERINOMORPHA

     Ordo: Atheriniformes — Ährenfische
     dazu Exocoetidae, Cyprinodontidae,
     Belonidae, Anablepidae.

   Superordo: ACANTHOPTERYGII

     11 Ordnungen, 43 Unterordnungen
     dazu Zeidae, Lampridae, Gasterosteidae, Syngnathidae, Scorpaenidae, Cottidae, Percoidei, Cichlidae, Mugilidae, Labridae, Blenniidae, Gobiidae, Scombridae, Anabantoidei, Pleuronectidae, Balistidae, Tetraodontidae, Molidae.

Die dritte Hauptgruppe läßt sich in vier Überordnungen gliedern: Protacanthopterygii, Atherinomorpha, Paracanthopterygii und Acanthopterygii (24 Ordnungen, 370 Familien) (Abb. 46). Es handelt sich durchweg um hochentwickelte und zum Teil stark spezialisierte Fische. Kennzeichnende Merkmale sind: Spezialisierte Prämaxilla übernimmt im Kiefer die Funktion des Maxillare. Rückbil-

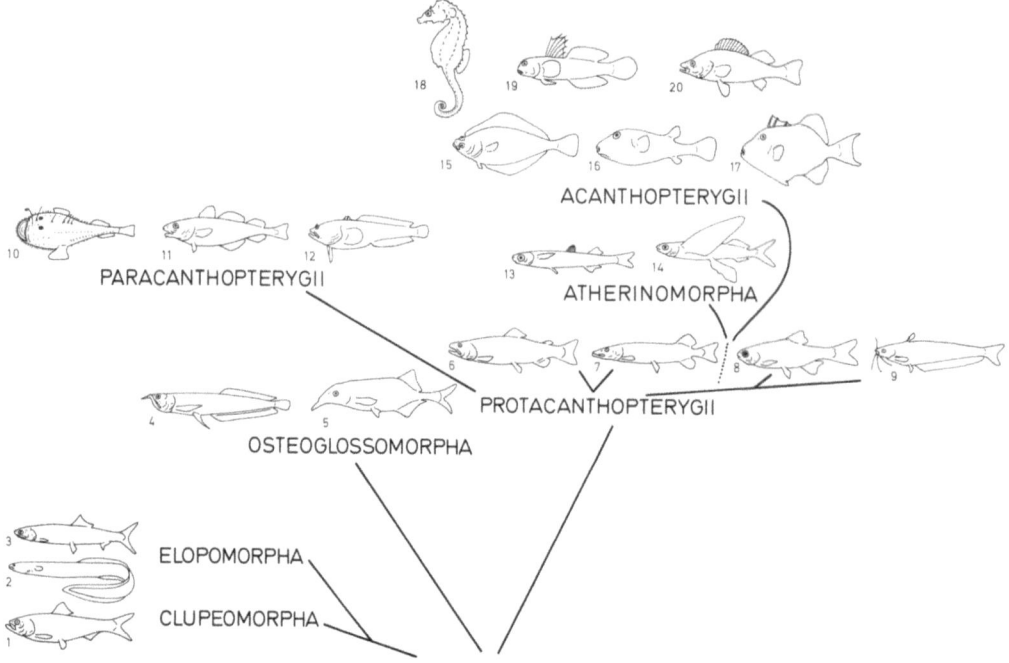

Abb. 46. Systemübersicht der rezenten Teleostei (stark vereinfacht, in Anlehnung an GREENWOOD, ROSEN, WEITZMAN, MYERS 1966)

1 Clupea	6 Salmo	11 Gadus	16 Tetraodon
2 Anguilla	7 Esox	12 Batrachus	17 Balistes
3 Elops	8 Cyprinus ⎫ Ostario-	13 Atherina	18 Hippocampus
4 Osteoglossus	9 Silurus ⎭ physi	14 Exocoetus	19 Gobius
5 Mormyrus	10 Lophius	15 Pleuronectes	20 Perca

dung der cranialen Deckknochen. Ausbildung einer Trigemino-Facialis-Kammer am Schädel. Vorverlagerung der Beckenflossen bis in die Gegend des Schultergürtels oder bis in die Kehlregion. Reduktion der Flossenstrahlen. Rückbildung des Ductus pneumaticus und Tendenz zur Ausbildung von Ctenoidschuppen. Zu den Protacanthopterygiern gehören unter anderen die Salmonidae (mit *Salmo, Trutta, Coregonus*), die Esocidae (Hechte), die Ostariophysi mit Characinidae, Gymnotidae (elektr. Aale), Cyprinidae (Karpfenartige) und Siluriformes (Welsartige). Die Paracanthopterygii umfassen die Percopsiformes (Barschlachse; dazu blinde Höhlenfische, Amblyopsidae), Batrachoidiformes (Froschfische), Gobiesociformes (Schildfische), Lophiiformes (Anglerfische), Gadiiformes (Kabeljauartige). Zur kleinen Gruppe der Atherinomorpha gehören die Exocoetidae (fliegende Fische), die Belonidae (Hornhechte), die Zahnkarpfenartigen (Cyprinodontoidei), (dazu *Anableps,* der Vieraugenfisch) und die Atherinoidei (Ährenfische).

Die formenreichste und progressivste Gruppe der Teleostei, die Acanthopterygii (Stachelflosser oder Barschartige) haben Ctenoidschuppen. Das Maxillare ist von der Begrenzung der Mundöffnung ausgeschlossen. Die unpaaren und paarigen Flossen tragen knöcherne Stacheln. Auch das Kiemendeckelskelet ist meist mit Opercularstrahlen bewehrt. Als Beispiele seien genannt: Syngnathidae (Seenadeln und Seepferdchen), Scorpaenoidei mit *Scorpaena* und *Trigla* (Knurrhahn), Percidae (Barsche), Echeneidae (Schiffshalter), Cichlidae (Maulbrüter), Blennidae (Schleimfische), Gobioidei (Grundeln, dazu *Periophthalmus*, Schlammspringer), Pleuronectiformes (Plattfische, Flunder, Scholle, Seezunge), Anabantoidei (Labyrinthfische mit akzessorischen Luftatmungsorganen), Balistidae (Drückerfische) und Tetraodontidae (Kugelfische).

Plattfische sind bemerkenswert wegen ihrer Asymmetrie. Die pelagischen Jugendstadien haben symmetrische Gestalt. Diese entwickeln sich zu Bodenfischen, die mit einer Körperseite dem Boden aufliegen. Nun entsteht die Asymmetrie. Das Auge der zur Unterseite gewordenen Körperseite (rechts oder links nicht festgelegt), wandert über den Scheitel zur sekundären Oberseite. Schädel und Kieferpartie werden in die Asymmetrie einbezogen.

(2) *Crossopterygii (Quastenflosser)*

Crossopterygii treten bereits im frühen Devon, also lange vor den Haien und vor den Actinopterygii auf. Sie stellen im mittleren und oberen Devon die Hauptmenge der Knochenfische und verschwinden mit ihren typischen Vertretern bereits im Perm. Ein Seitenzweig, die **Coelacanthiden**, erfährt allerdings im Mesozoikum eine Entfaltung. Man glaubte lange, daß die Crossopterygii seit dem Ende der Kreidezeit, also seit etwa 60 Millionen Jahren ausgestorben seien. Im Jahre 1938 wurde an der Ostküste Südafrikas ein merkwürdiger Fisch gefangen, der alsbald als echter Coelacanthide erkannt wurde (die aufregende Entdeckungsgeschichte wurde vom Erstbeschreiber JAMES L.B. SMITH 1957 publiziert). Die Suche nach weiteren Exemplaren des rezenten Coelacanthiden: *Latimeria chalumnae* SMITH (Abb. 48) führte erst 14 Jahre später zum Erfolg. Inzwischen sind in der Nähe der Komoren über ein Dutzend Exemplare gefangen und der wissenschaftlichen Untersuchung zugeführt worden (J. MILLOT und J. ANTHONY, 1958).

Die älteren Crossopterygier (Rhipidistia) (Abb. 47) sind die Stammgruppe, in der die Tetrapoda ihren Ursprung nahmen. Sie besassen innere Nasenöffnungen. Der Schädel ist stark verknöchert. Das neurale Endocranium wird durch eine Gelenkstelle in zwei gegeneinander bewegliche Abschnitte gegliedert (Neurokinetik). Ein recht vollständiges dermales Schädeldach zeigt oft ein Scheitelloch. Die Chorda persistiert und reicht bis in das occipitale Schädelsegment. Bei den spezialisierteren Coelacanthiden fehlen die inneren Nasenöffnungen. Die Ossifikationen im Endocranium sind rückgebildet und das Dermatocranium ist gegenüber den Rhipidistia vereinfacht. Ein Foramen pineale fehlt. Maxillaria sind rückgebildet. Das Neurocranium ist kinetisch. Am Opercularapparat finden sich gleichfalls Rückbildungen.

Die Extremitäten der primitiven Crossopterygii zeigen eine Skeletstruktur, die die Ableitung der Tetrapodengliedmaße ermöglicht. Ein einziges kurzes Skeletstück (Stylopodium übernimmt die Verbindung zum Schultergürtel, an dieses schließen sich distal zwei Skeletteile an. Jenseits von diesen kann das Flossenskelet als modifiziertes Archipterygium aufgefaßt werden. Die gestielte Flosse ist lappen-(blatt-)förmig. Die Ableitung der Landwirbeltiere von Crossopterygiern

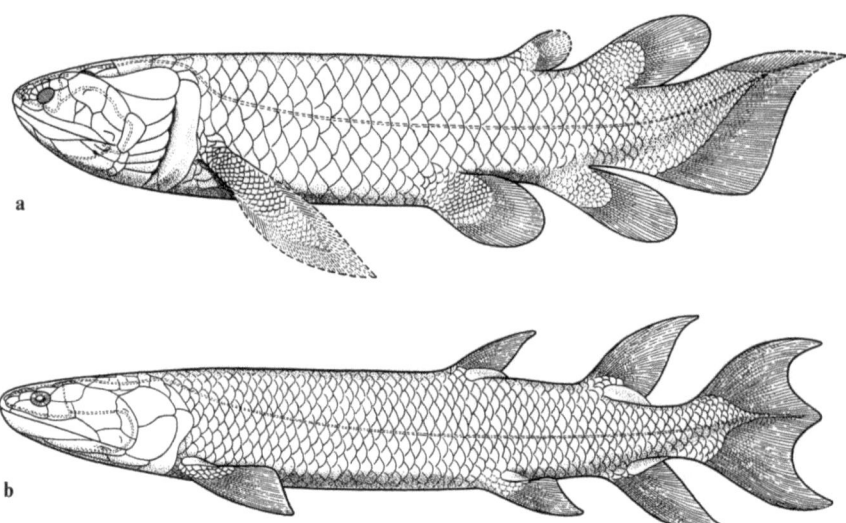

Abb. 47a, b. a †*Holoptychius* spec. (Crossopterygii, Porolepiformes), Devon; b †*Eusthenopteron foordi* (Crossopterygii, Osteolepiformes), Devon, (Rekonstruktion, nach JARVIK)

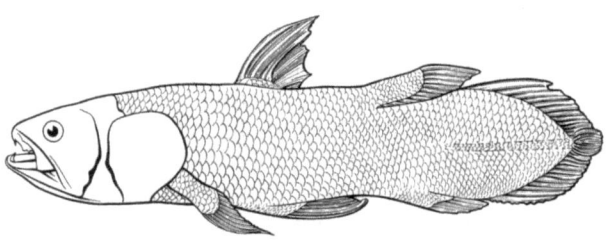

Abb. 48. *Latimeria chalumnae* (Crossopterygii, Coelacanthiformes), rezent. (Nach MILLOT)

stützt sich weiterhin auf die Ausbildung des Dermatocraniums (fast identisches Knochenmuster, For. pineale, Reste des Opercularapparates bei *Ichthyostega*), des Endocraniums (Neurokinetik und craniale Chorda bei primitiven Amphibien) und auf das Vorkommen von inneren Nasenöffnungen. Wahrscheinlich besaßen die Crossopterygier auch Lungen. Bei der rezenten *Latimeria* (Abb. 48) ist die Lunge rückgebildet, aber noch als Rudiment vorhanden. Das Gehirn der Rhipidistia zeigte, soweit Rekonstruktionen (STENSIÖ) ein Urteil zulassen, den gleichen Bauplan wie das der Amphibia. Das Gehirn von *Latimeria* ist in mancher Hinsicht abweichend gestaltet.

System der Crossopterygier

Classis: CROSSOPTERGII

Superordo: RHIPIDISTIA
  Ordo: †Osteolepiformes
  Ordo: †Porolepiformes

Superordo: COELACANTHIFORMES (Actinistia)
  dazu die einzige rezente Gattung *Latimeria*.

(3) Dipnoi (Lungenfische)

Die Dipnoi sind eine alte Gruppe der Osteichthyes, die seit dem Devon nachweisbar sind, aber nie eine große Formenfülle entwickelt haben. Sie sind zur Kiemen- und Lungenatmung befähigt. Trockenzeiten können die afrikanischen Arten in einer Schleimkapsel überstehen. Drei Gattungen überlebten bis in die Jetztzeit.

Die Lepidosirenidae besitzen paarige Lungen. Bei Neoceratodus ist nur die rechte Lunge ausgebildet. Lungenfische besitzen innere Nasenöffnungen, doch sind diese nicht denen der Crossopterygier und der Landwirbeltiere homolog.

Die Schuppen fossiler Dipnoer bestehen aus einer basalen Lage von lamellärem Knochengewebe (Isopedin) und einer oberflächlichen Lage von Cosmin. Beim australischen Lungenfisch (Abb. 49) finden wir große cycloide Schuppen mit einer modifizierten Cosminschicht. Die Schuppen der übrigen rezenten Gattungen sind klein und rückgebildet.

Das Flossenskelet der Dipnoer wird durch ein basales Skeletelement mit dem Gürtel verbunden und ist gestielt (Sarcopterygier, s. S. 103). Das Flossenskelet selbst ist meist als Archipterygium ausgebildet, die Flosse paddelförmig. Bei den Lepidosirenidae (Abb. 50) werden die paarigen Flossen zu fadenförmigen Gebilden umgeformt. Das Endoskelet der fossilen Formen war weitgehend verknöchert; bei den rezenten Arten bleibt es teilweise knorplig. Herz, Urogenitalsystem, Darm (Spiralfalte) und Gehirn haben Primitivmerkmale bewahrt. Stark spezialisiert ist der Schädelbau (Autostylie s. Bd. II, Deckknochenmuster). Die Zähne sind zu großen Zahnplatten verschmolzen (Nahrung: Krebse, Mollusken, kleine Fische). Die Schwanzflosse ist bei den fossilen Formen zunächst heterozerk, bei den rezenten sekundär homozerk (Abb. 49, 50).

System der Dipnoi: 1. Ceratodidae   2. Lepidosirenidae
Neoceratodus Australien *Lepidosiren* Südamerika
Protopterus Afrika

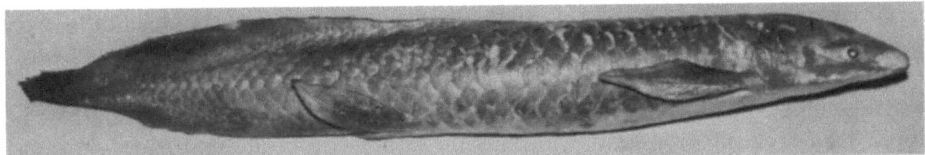

Abb. 49. *Neoceratodus forsteri* (Dipnoi), rezent, Australien

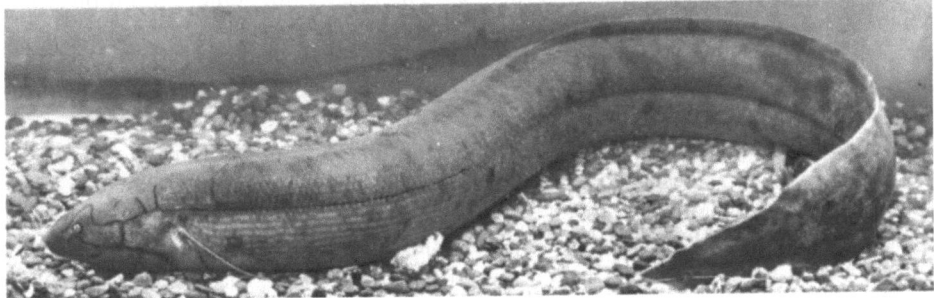

Abb. 50. *Lepidosiren paradoxa* (Dipnoi), rezent, Südamerika

TETRAPODA

II. Die Herkunft der Landwirbeltiere und die stammesgeschichtliche Aufspaltung der Amphibia

Klasse 7, Amphibia (Lurche)

Die ältesten Tetrapoda treten im Devon-Karbon auf. Vor Ablauf des Karbons sind aber bereits mehrere Stammeslinien nachweisbar. Funde aus dem Unter-Karbon sind spärlich, so daß unsere Kenntnisse der Übergangsformen noch lückenhaft sind. Nicht bestritten ist, daß die Landwirbeltiere von bestimmten Altfischen abstammen müssen. Ursprünglich war man geneigt (HAECKEL, 1866; GÜNTHER, 1871), die Dipnoi als die gemeinsamen Ahnen aller Tetrapoda anzusehen. Diese Hypothese wurde durch zahlreiche Befunde aus der Weichteilanatomie gestützt und fand ein wichtiges Argument im Ablauf der frühen Embryonalentwicklung. Allerdings zeigte sich bald, daß die Morphologie des Schädels und des Gebisses der Dipnoi derart spezialisiert ist, daß sie als Ahnenformen der Tetrapoda doch kaum in Frage kommen können. So rückte die zweite Gruppe der Altfische, die Crossopterygii, mehr in den Blickpunkt und wurde fast allgemein als Ahnengruppe der Landwirbeltiere angesehen (GOODRICH, GREGORY, WATSON). In neuerer Zeit wurde mehrfach ein doppelter Ursprung der Landwirbeltiere aus verschiedenen Fischgruppen angenommen. In den 30er Jahren dieses Jahrhunderts haben WINTREBERT, HOLMGREN und SÄVE-SÖDERBERGH eine Hypothese publiziert, nach der die Frösche und alle höheren Landwirbeltiere von Crossopterygiern, die Urodela aber von Dipnoern abstammen sollten. Diese Hypothese, entwickelt aus der Struktur von Carpus und Tarsus (s. Bd. II), fand keinen Anklang, da sie mit zu vielen Argumenten im Widerspruch stand (Abb. 51). Schließlich hat JARVIK (1942) gleichfalls eine diphyletische Theorie ausgearbeitet, auf die später zurückzukommen sein wird (s. Bd. II). Nach dieser Ansicht stammen die Urodela und die Anura von zwei verschiedenen Rhipidistier-Gruppen ab, und zwar sollen die Urodela Nachfahren der Porolepiformes sein, während die Anura von Osteolepiformes abstammen sollen. Demgegenüber wird von vielen Autoren (SCHMALHAUSEN, 1964, 1968; SZARSKI, ROMER, 1964; PARSONS-WILLIAMS;) an einer monophyletischen Herkunft der Tetrapoda von Crossopterygiern festgehalten, da eine sehr große Zahl von Merkmalen fundamentaler Art beiden Gruppen der Amphibia gemeinsam sind (Gebißstruktur, Ohr, Hirn, Integument, Carpus und Tarsus, Abb. 51).

Eine gewisse Schwierigkeit für die Ableitung der Tetrapoda von Crossopterygiern lag lange Zeit in der starken Spezialisierung des Hirnschädels der Quastenflosser. Dieser ist stark kinetisch und besteht aus einem hinteren und einem vorderen Segment, die durch eine Beugungslinie verbunden sind (s. Bd. II). Das hintere Stück wird basal von einem Kanal, der die Chorda dorsalis umschließt, durchbohrt.

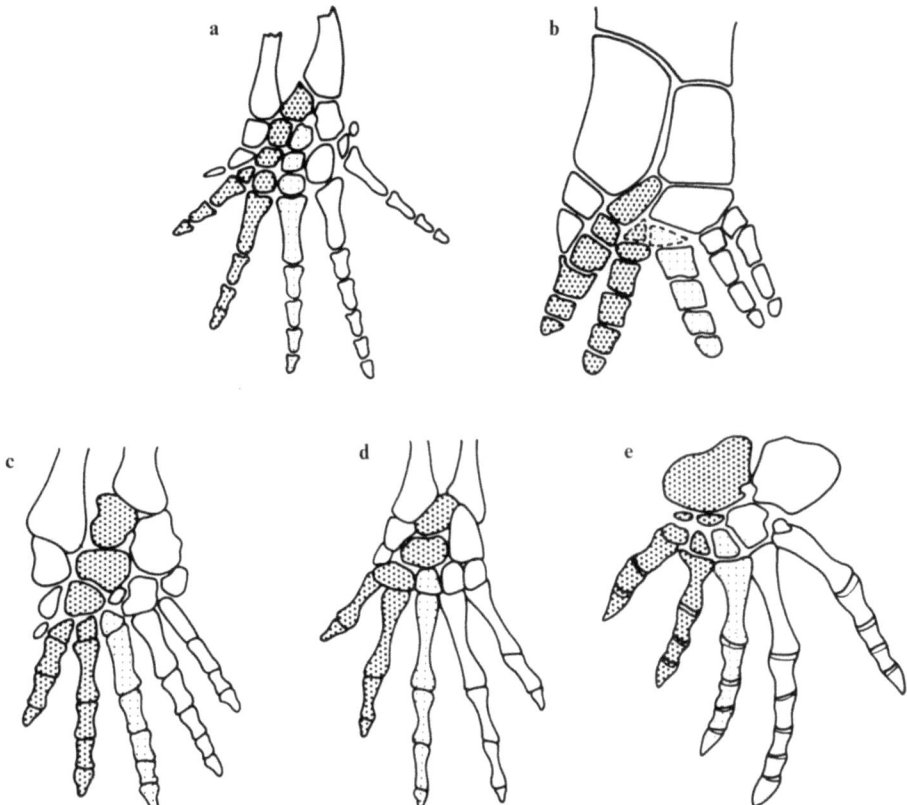

Abb. 51 a–e. Grundsätzliche Gleichheit der Fußstruktur primitiver Tetrapoda (IV. und V. Strahl punktiert). **a** Primitiver Ausgangstyp nach STEINER; **b** †*Ichthyostega*; **c** †*Trematops*; **d** *Salamandra*, **e** †*Ophiacodon*. (Nach JARVIK, ROMER, THOMSON)

Von größter Bedeutung war nun die Auffindung alter Amphibien von der Devon-Karbongrenze aus Grönland (SÄVE-SÖDERBERGH, 1932; JARVIK, 1952, 1954). Bei diesen **Ichthyostegalia** ist das postcraniale Skelet bereits tetrapodenartig entwickelt, aber in vielen Charakteren äußerst primitiv. Ein medianer Flossensaum, wie bei Fischen, kommt noch vor (Bd. II). Der Schädel zeigt sehr viele Merkmale, die den Abstand zwischen Crossopterygiern und primitiven Amphibien überbrücken. So gleicht das Deckknochenmuster des Schädeldaches vollständig dem der Crossopterygier. Reste des Kiemendeckelapparates der Fische sind erhalten. Die beiden Abschnitte des Hirnschädels sind zwar vereinigt, doch bleibt noch die Nahtlinie zwischen ihnen erkennbar. Die Extremitäten sind amphibienartige Chiropterygien (Abb. 51); es handelt sich aber um die primitivste Form der Tetrapodengliedmaße, die bekannt ist. Eine Ableitung von der Crossopterygierflosse ist möglich (s. Bd. II und Abb. 51).

Die Befunde an den Ichthyostegalia ermöglichen heute mit großer Sicherheit die Ableitung der Amphibia von Crossopterygii, wenn auch noch eine geringe Fundlücke offen bleibt.

118 Herkunft der Landwirbeltiere und Aufspaltung der Amphibia

Altertümliche Amphibia zeigen von Karbon bis Perm eine beachtliche Entfaltung. Die rezenten Amphibia treten erst in der späten Kreidezeit oder im frühen Tertiär auf. Es klafft also eine große Fundlücke über zwei geologische Perioden hinweg zwischen den ancestralen und den modernen Formen, die bisher nicht überbrückt ist.

1. †Stegocephalia

Die Altamphibien, häufig unter dem Sammelnamen Stegocephalia zusammengefaßt, lassen zwei scharf getrennte Hauptgruppen unterscheiden, die Lepospondyli und die Labyrinthodontia (Abb. 52).

Die Unterscheidung der beiden Unterklassen beruht auf der Struktur der Wirbel (Spindelartige, cylindrische, holospondyle Wirbel bei Lepospondyli. Wirbel der Labyrinthodontia aus drei Teilen, Neuralbogen, Pleurozentrum und Hypozentrum zusammengesetzt, Einfaltung des Dentins bei Labyrinthodontia).

Die Labyrinthodontia haben über die Ichthyostegalia einerseits Beziehungen zu den Rhipidistia, andererseits zu den Reptilia. Sie stehen den rezenten Amphibien recht fern. Die paläozoischen Lepospondyli haben keine engeren Beziehungen zu den Labyrinthodontia und zu den Fischen. Vielleicht sind sie aber in nähere Verbindung zu den rezenten Urodelen und Gymnophionen zu bringen.

Die Klassifikation der Labyrinthodontia beruht in erster Linie auf der Struktur der Wirbel. Gewöhnlich werden drei Wirbeltypen unterschieden. **Rhachitome** Wirbel besitzen ein großes Hypozentrum und hinten, dorsal ein Paar kleiner Pleurozentra. Bei den **stereospondylen** Wirbeln ist nur ein Hypozentrum vorhanden, das Pleurozentrum ist verschwunden. Bei den **Embolomeren** bilden sowohl das Hypozentrum wie das Pleurozentrum vollständige Ringe. Der Neuralbogen kommt allen drei Wirbeltypen zu.

Die Labyrinthodontia treten im Karbon als wasserlebende Formen mit relativ hohem Schädel und einem einzigen Occipitalcondylus auf. Reste der Kinetik sind meist nachweisbar. Im Perm entwickeln sich landlebende Formen mit abgeplattetem Schädel und einer Tendenz zur Aufteilung des Hinterhaupts-Condylus. Der Gaumen wird akinetisch. In der Trias kommt es nochmal zu einer Rückkehr

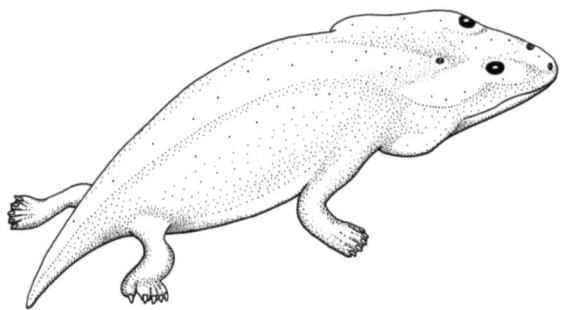

Abb. 52. †*Eryops* (Amphibia, Rhachitomi), Perm, Nordamerika. Rekonstruktion. (Umzeichnung nach O. KUHN u. E. THENIUS)

zum Wasserleben. Der Schädel ist jetzt stark abgeplattet, die Condyli sind doppelt. Ein großer Interpterygoidspalt tritt auf.

Ursprünglich hatte man diese drei Anpassungstypen mit den drei Wirbeltypen in Zusammenhang gebracht. WATSON hatte angenommen, daß die Embolomeren, die man allein aus dem Karbon kannte, primitiv seien und daß von ihnen die Rhachitomi, von diesen die Stereospondyli abzuleiten seien. Zahlreiche Neufunde erwiesen dann aber, daß neben Embolomeren auch sehr reichlich schon Rhachitomi im frühen Karbon auftreten und daß gerade die Primitivformen (Ichthyostegalia) protorhachitome Wirbel besitzen.

Nach ROMER (1947, 1964) müssen frühzeitig zwei parallele Hauptgruppen unterschieden werden, einmal die Anthracosauria (Embolomeri → Reptilia), zum anderen die Temnospondyli (Rhachitomi → Stereospondyli), die sich beide über primitive Rhachitomi von Rhipidistia ableiten lassen. Die Temnospondyli stellen die Hauptlinie der Labyrinthodontia dar, die sich über längere Zeit hält und stark aufgezweigt ist (Abb. 63). Die Anthracosauria bilden nur eine relativ kleine Gruppe, die viel kürzere Zeit als die Temnospondyli persistiert, andererseits aber über die Zwischenform † *Seymouria* zu den Reptilien überleitet.

Eine Gruppe kleiner Amphibia (Branchiosauria) wurde auf Grund der eigenartigen halbzylindrischen ventralen Wirbelelemente als Phyllospondyli abgegrenzt (CREDNER). Sie sind wenig ossifiziert und besaßen äußere Kiemen. Heute werden sie als Jugendformen von echten Rhachitomi aufgefaßt. Ihre Wirbelstruktur entspricht offenbar einem Ontogenesestadium.

Die zweite Hauptgruppe der paläozoischen Amphibia (Lepospondyli) ist völlig verschieden von den Labyrinthodontia. Sie umfaßt kleine, stark spezialisierte Formen, die häufig eine aalähnliche Körperform ausgebildet haben und eine Rückbildung der Extremitäten zeigen (Aistopoda, Nectridea). Relativ unspezialisiert sind die Microsauria. Sie sind sehr alt, älter als die ältesten Rhachitomi und stammen vielleicht von Ichthyostegalia ab. Es besteht die Möglichkeit, daß die rezenten Urodela und Gymnophiona von Microsauria abstammen. Der Ursprung der Anura wird gewöhnlich näher am Stamm der Labyrinthodontia gesucht (Abb. 53), doch bestehen vielleicht doch Beziehungen zu den Microsauria.

Die Herkunft der rezenten Amphibien liegt im Dunkeln, da vom Erdaltertum bis zum Ausgang des Mesozoikums keine Funde vorliegen. Zweifellos sind die modernen Amphibien nach Körperbau und Lebensweise die ältesten überlebenden Tetrapoda. Dies darf aber nicht darüber hinwegtäuschen, daß es sich nicht um echte Ahnenformen der höheren Landwirbeltiere handelt. Die rezenten Amphibien haben eine lange Geschichte hinter sich, sie stammen von ancestralen Formen ab, denen gegenüber sie in vielen Merkmalen (Schädelknochen) reduziert, in anderen spezialisiert sind. Die echten Vorfahren der höheren Wirbeltiere sind gut bekannt (Labyrinthodontia) und unterscheiden sich als wahre Primitivformen wesentlich von den heute lebenden Amphibien.

Der Übergang vom Fisch zum Amphib war eine der entscheidenden Etappen in der Evolution der Wirbeltiere. Die Eroberung des neuen Lebensraumes „Land" durch die Wirbeltiere war an eine Reihe von funktionellen Voraussetzungen gebunden und brachte eine Fülle von anatomischen Änderungen mit sich. Wenn diese Veränderungen auch nahezu alle Organsysteme betrafen, ist doch der Wechsel im Atmungsmechanismus und in der Lokomotionsweise besonders

System der Amphibia (nach A.S. Romer, 1968)
(Die Wirbeltypen sind durch Buchstaben gekennzeichnet: *R* rhachitom, *E* embolomer, *ST* stereospondyl, *L* lepospondyl, *N* neorhachitom, *S* seymouriamorph = diplomer, *A* amphicöl)

Classis: AMPHIBIA
    Superordo: LEPOSPONDYLI
      Ordo: †Microsauria *L*
      Ordo: †Nectridia *L*
      Ordo: †Aistopoda *L*
      Ordo: †Lysorophia *L*
      Ordo: Caudata (*Urodela*) *L*
      Ordo: Gymnophiona *L*
    Superordo: LABYRINTHODONTA
      Ordo: †Ichthyostegalia *R* (incl. Otocratia)
      Ordo: †Plesiopoda *R*
      Ordo: †Temnospondyli
        Superfam.: †Loxommoidea *R, E?*
        Superfam.: †Edopsoidea *R*
        Superfam.: †Trimerorhachoidea *R*
        Superfam.: †Eryopsoidea *R*
        Superfam.: †Brachyopoidea *ST*
        Superfam.: †Micropholoidea *R*
        Superfam.: †Trematosauroidea *R, ST*
        Superfam.: †Rhinesuchoidea *N*
        Superfam.: †Capitosauroidea *N*
    Superordo: BATRACHOSAURIA
      Ordo: †Anthracosauria: Embolomeri *E*
      Ordo: †Seymouriamorpha *S*
    Superordo: ANUROMORPHA
      Ordo: †Proanura *A*
      Ordo: Salienta (*Anura*)

Unter dem Sammelbegriff Stegocephala werden zusammengefaßt die Labyrinthodontia und die Batrachosauria.   Die rezent vertretenen Gruppen sind *kursiv*.

hervorzuheben. Der Übergang von der Kiemenatmung zur Lungenatmung war vorbereitet, da die Crossopterygii bereits Lungen besaßen. Während der Devonzeit traten periodisch Trockenzeiten auf. Die Lungen ermöglichten den Altfischen ein Überleben in stagnierenden und austrocknenden Gewässern. Die Tetrapodenahnen waren also bereits für die Luftatmung präadaptiert. Da die Crossopterygier bereits gestielte und muskularisierte Gliedmaßen besaßen (Sarcopterygium), konnten sie beim völligen Austrocknen der Tümpel eine kurze Strecke weit über Land kriechen und ein neues Wasserloch aufsuchen. Die Chiropterygien müssen so relativ früh auf dem Fischstadium entstanden sein. Der Übergang vom Ichthyopterygium zum Chiropterygium (s. Bd. II) ist heute gut belegt.

2. Urodela

Die rezenten Amphibien gliedern sich in drei Ordnungen, die **Urodela** (Caudata, Schwanzlurche; Molche und Salamander), die **Anura** (Salientia, Frösche und

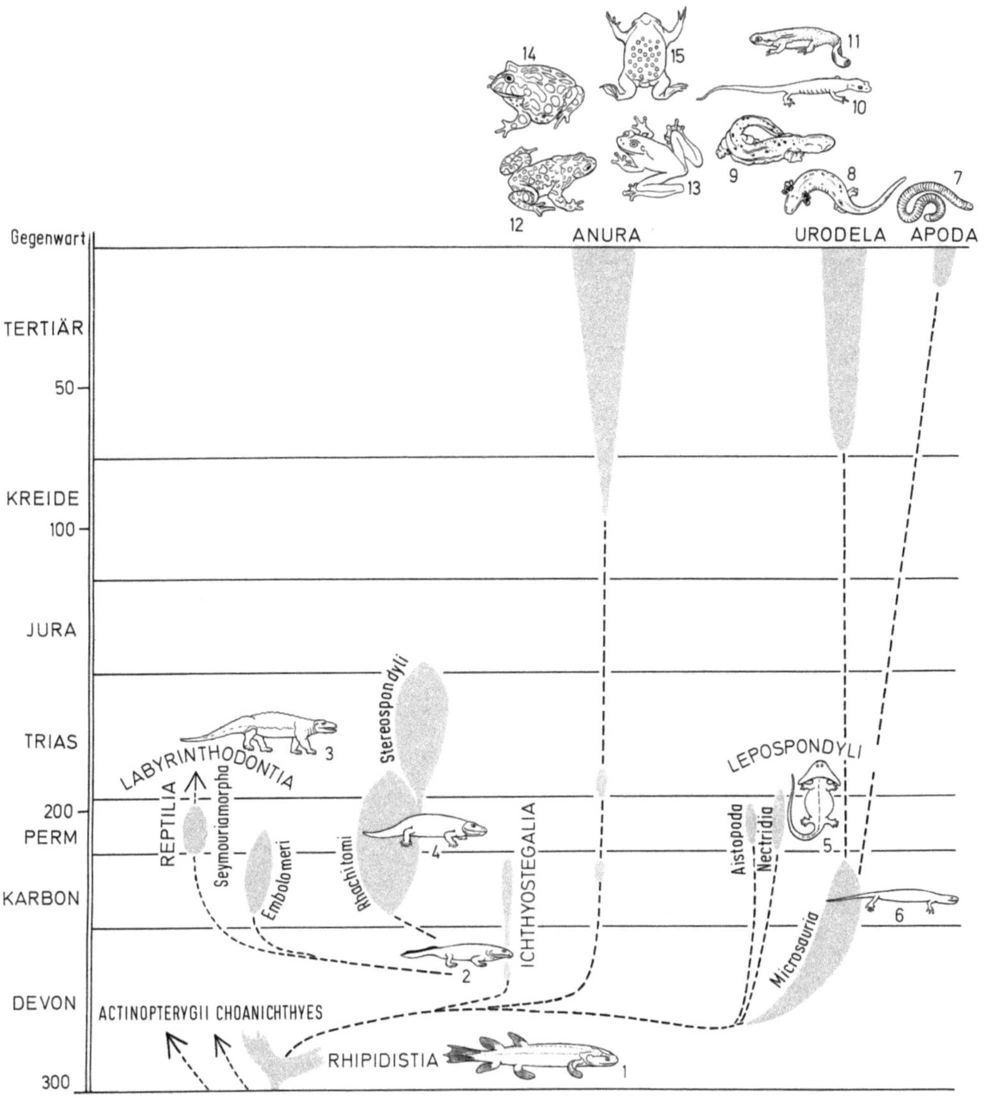

Abb. 53. Stammesgeschichtliche Beziehungen der Amphibia

1 †*Eusthenopteron* (Crossopterygii)	6 †*Microbrachis*	11 *Triturus*
2 †*Ichthyostega*	7 *Siphonops annulatus*	12 *Bufo viridis*
3 †*Seymouria baylorensis*	8 *Necturus maculosus*	13 *Hyla*
4 †*Eryops*	9 *Cryptobranchus alleghaniensis*	14 *Ceratophrys*
5 †*Diplocaulus*	10 *Ensatina escholtzii*	15 *Pipa*

Kröten) und die **Gymnophiona** (Blindwühlen, Apoda) (Abb. 53). Die Urodela sind Bewohner feuchter Gebiete in den gemäßigten Zonen (palaearkt. Eurasien, Nord- und Mittelamerika, nördl. Südamerika). Sie ähneln noch am ehesten den ancestralen Formen, sind aber meist recht klein, langgestreckt und besitzen einen kräftigen Schwanz. Der Schädel zeigt gegenüber den Primitivformen mannigfache Rückbildungen. Die Gliedmaßen gleichen denen der ancestralen Formen (s. Bd. II).

Zu den Cryptobranchoidea gehören die primitivsten rezenten Formen. In vielen Skeletmerkmalen sind besonders die asiatischen Hynobiidae (*Hynobius, Ranodon, Onychodactylus*) generalisiert. Die Cryptobranchidae sind rein aquatil und zeigen eine Reihe neotener Merkmale. Die Sirenoidea (Meantes) sind neotene, aalförmige Wasserbewohner (Nordamerika), die zeitlebens drei Paar äußerer Kiemen behalten. Hinterextremitäten rückgebildet, Vorderextremität klein (*Siren, Pseudobranchus*). Kiefer ohne Zähne, mit Hornscheide versehen. Die Ambystomatoidea (*Ambystoma, Dicamptodon, Rhyacotriton, Siredon*) sind durch Gaumenzähne, die quer zur Längsrichtung des Schädels angeordnet sind, gekennzeichnet (Nordamerika). Die große und formenreiche Unterordnung der Salamandroidea umfaßt die Salamandridae (Palaearctis, Nordamerika) mit *Salamandra, Triturus, Tylototriton, Pleurodeles* u.a., ferner die lungenlosen Salamander Nordamerikas (Plethodontidae) mit *Plethodon, Desmognathus*. Hierzu eine europäische (mediterrane) Gattung (*Hydromantes*) und die neotenen Aalmolche (Amphiumidae) aus Nordamerika. Die Proteidae (*Proteus*, Grottenolm, Dalmatien) sind spezialisierte Abkömmlinge der Salamandroidea.

Übersicht über das System der rezenten Amphibien

Classis: AMPHIBIA

Ordo: URODELA (Caudata)
  Subordo: Cryptobranchoidea
    Fam.: Hynobiidae
    Fam.: Cryptobranchidae
  Subordo: Sirenoidea (Meantes)
  Subordo: Salamandroidea
    Fam.: Salamandridae
    Fam.: Plethodontidae
    Fam.: Amphiumidae
  Subordo: Ambystomatoidea
    Fam.: Ambystomatidae
  Subordo: Proteida
    Fam.: Proteidae (auch zu den Salamandroidea gestellt)
Ordo: GYMNOPHIONA (Caecilia, Apoda)
  Fam.: Ichthyophiidae
  Fam.: Typhlonectidae
  Fam.: Caeciliidae

Ordo: ANURA (Salientia, Ecaudata)
  Subordo: Amphicoela
    Fam.: Ascaphidae
    Fam.: Leiopelmidae
  Subordo: Aglossa
    Fam.: Pipidae
  Subordo: Opisthoglossa (Opisthocoela)
    Fam.: Discoglossidae
  Subordo: Diplasiocoela
    Fam.: Ranidae
    Fam.: Rhacophoridae
    Fam.: Microhylidae
    Fam.: Phrynomeridae
  Subordo: Procoela
    Fam.: Bufonidae
    Fam.: Pseudidae
    Fam.: Hylidae
    Fam.: Atelopodidae
    Fam.: Leptodactylidae
    Fam.: Centrolenidae
    Fam.: Ceratophryidae
  Subordo: Anomocoela

Die systematische Stellung einiger Anuren-Gruppen ist unklar. Sie werden häufig als eigene Familien geführt. Hier wurden sie wie folgt zugeordnet:
die Dendrobatidae zu den Ranidae,
die Rhinophrynidae zu den Opisthocoela,
die Rhinodermatidae zu den Leptodactylidae,
die Pelobatidae zu den Anomocoela.

3. Gymnophiona

Die Gymnophiona sind wurmähnliche, extremitätenlose Formen. Sie sind landlebend (grabend). Reste von Hautschuppen sind vorhanden. Das Schädeldach ist geschlossen und erinnert an das der Labyrinthodontia, doch handelt es sich um sekundäre Umbildungen. *Boulengerula* (Afrika) *Caecilia, Gymnopis, Siphonops* (Südamerika), *Hypogeophis* (Seychellen), *Ichthyophis* (Südasien).

4. Anura (Salientia)

Die Anura (**Salientia,** Frösche und Kröten) bilden eine formenreiche, nahezu weltweit verbreitete Ordnung mit besonderer Artenfülle in den Tropen (16 Familien, 245 Gattungen, 2600 Arten). Sie haben im erwachsenen Zustand ihren Schwanz verloren. Der Körper ist kurz und gedrungen. Die vier Extremitäten sind gut entwickelt; die Hinterbeine sind meist als lange, kräftige Sprungbeine ausgebildet. Der Krötentyp (relativ kurze Hinterbeine, Verlust des Sprungvermögens, Grabanpassung) ist phylogenetisch mehrfach unabhängig voneinander entstanden. Früher wurden die Anura nach dem Fehlen oder Vorhandensein einer Zunge in Aglossa und Phaneroglossa unterteilt. Letztere gliederte man nach der Beschaffenheit des Brust-Schultergürtels in Arcifera und Firmisternia. Da es sich herausstellte, daß alle möglichen Übergangsformen zwischen den Strukturen des Brust-Schultergürtels vorkommen und daß daher dieses Merkmal wenig geeignet ist, um ein natürliches System zu begründen, stützt sich die neuere Systematik im wesentlichen auf die Ausbildung des Wirbelkörpers. Die rezenten Familien haben sich radiär entfaltet und lassen sich kaum voneinander ableiten. Zahlreiche Sonderspezialisationen und Konvergenzen kommen vor. Im allgemeinen sind Frösche und Kröten Bewohner feuchten Milieus. Einige Gattungen sind rein aquatil (Pipidae). Andere sind an relativ trockenes Milieu angepaßt. Die *Cyclorana*-Arten Inner-Australiens leben unterirdisch und speichern Wasser in ihrer Harnblase.

Anura machen in ihrer Individualentwicklung meist eine vollständige Verwandlung durch. Die Larven werden als Kaulquappen bezeichnet. Die Struktur des Larvenmaules (unbewaffnet oder mit Hornkiefern) und Besonderheiten der larvalen Kiemenregion erlauben eine Klassifikation der Larvenformen. Innerhalb jeder dieser Gruppen sind wieder zahlreiche adaptive Aufsplitterungen und Konvergenzen nachweisbar (MERTENS).

Die Anura sind stark spezialisiert und zeigen gleichfalls zahlreiche Rückbildungserscheinungen (Schädel, es fehlen Basioccipitale, Supraoccipitale und Basisphenoid). Starke Reduktionserscheinungen finden sich auch an den Deckknochen des Unterkiefers. Für die Vorgeschichte der Frösche ist vor allem †*Triadobatrachus (* =†*Protobatrachus)* aus der Trias von Madagaskar von Bedeutung (s. Bd. II). Diese Form besaß einen Froschschädel, während das postcraniale Skelet, besonders die Wirbelsäule, noch nicht die Sonderanpassungen der Anura aufweist. Die Deutung des Fundes ist umstritten. Zweifellos sind die rezenten Anura sehr spezialisiert und adaptiert. Ihre Rückführung auf eine ancestrale Gruppe ist noch nicht mit Sicherheit möglich. Während einige

Autoren (ROMER) sie in Beziehung zu den Microsauria bringen und damit einen Ursprung in der Nähe des Ursprunges der Urodela annehmen, stellen andere Autoren den Ursprung näher an die Labyrinthodontia.

Alle rezenten Amphibia besitzen im Gegensatz zu den Reptilia eine weiche, feuchte Haut. Schuppen sind mit Ausnahme rudimentärer Bildungen bei Gymnophiona, restlos verschwunden. Bei einigen Rhachitomi und Embolomeri kommen Panzerreste in der ventralen Rumpfwand vor. Reste von Knochenschuppen sind auch an den Seiten und auf dem Rücken († *Trimerorhachis*, † *Erypos*) nachgewiesen worden.

Ein wesentliches Kennzeichen der Amphibia und ein Unterscheidungsmerkmal gegenüber den Reptilia ist der Modus der Embryonalentwicklung. Fast alle rezenten Amphibien legen ihre kleinen, mäßig dotterreichen Eier ins Wasser ab und bleiben in ihrer Entwicklung an das Wasser gebunden. Die Gymnophiona sind sekundär dazu übergegangen, die Eier an Land einzugraben. Einige Formen sind vivipar geworden. Den Eiern fehlen noch die für höhere Wirbeltiere kennzeichnenden Membranen (Amnion und Serosa); aus diesem Grunde werden die Amphibia mit den Fischen als Anamnia zusammengefaßt.

III. Stammesgeschichte und System der Reptilia

Klasse 8. Reptilia (Kriechtiere)

Die Reptilien stammen von altertümlichen Amphibien ab. Sie haben endgültig den Übergang zum Landleben vollzogen (Abb. 54). Aus dem Reptilstamm sind, an sehr verschiedenen Zweigen des Stammbaumes, Vögel und Säugetiere hervorgegangen. Die Zwischenstellung der Reptilien kommt darin zum Ausdruck, daß ancestrale Formen sich nur wenig von Amphibien unterscheiden, während evolvierte Gruppen, wie die Archosauria, Beziehungen zu den Vögeln oder, wie die Synapsiden, zu den Säugetieren erkennen lassen.

Das wesentliche Schlüsselmerkmal der Reptilien ist in der Struktur des Eies und in der Ausbildung von Embryonalmembranen (sog. Eihäute) zu sehen (Abb. 55). Die Eier werden an Land abgelegt und werden durch eine Eischale geschützt. Da die Eier einen beträchtlichen Dottervorrat enthalten (polylezithale Eier) sind die Jungen nicht, wie Amphibia, gezwungen, frühzeitig als Larven Nahrung aufzunehmen. Die Embryonalperiode wird verlängert und die Jungen schlüpfen in einem reifen Zustand. Entscheidend ist die Ausbildung von drei Embryonalmembranen (Abb. 55). Eine äußere Membran (Serosa oder Chorion) umschließt innerhalb der Schale den Embryo und den Dottersack. Eine zweite Membran, das Amnion, umschließt den Embryonalkörper und bietet diesem ein Flüssigkeitsbett, in dem sich der Körper geschützt vor Austrocknung und weitgehend der Einwirkung der Schwerkraft entzogen entwickeln kann. Die Isolation des Keimes von der Umgebung innerhalb der Amnionhöhle ermöglicht freies Wachstum. Eine dritte Embryonalhülle, die Allantois, entsteht als Ausstülpung des Enddarmes und nimmt Stoffwechselendprodukte auf (embryonaler Harnsack). Diese Membran ist reich vaskularisiert, legt sich von innen her der Serosa an und dient als Atmungsorgan. Der Gasaustausch erfolgt durch die Eischale hindurch. Der Besitz der drei Embryonalmembranen erwies sich evolutiv als außerordentlich erfolgreich und wurde bei Vögeln und Säugetieren beibehalten. Daher faßt man diese drei Wirbeltierklassen auch als **Amniota** zusammen und stellt sie den **Anamnia** (Fische und Amphibien) gegenüber.

Beim endgültigen Übergang zur terrestrischen Lebensweise müssen Schutzeinrichtungen gegen eine Austrocknung des Körpers durch Verdunstung vorhanden sein. Die äußere Haut darf nicht, wie bei Fischen und Amphibien, Schleimhautcharakter haben. Sie wird zur trockenen Haut mit Verhornung der oberflächlichen Schichten. Kennzeichnend für Reptilien ist die Ausbildung von Hornschuppen. Diese können eine knöcherne Unterlagerung haben, sind aber nicht mit Fischschuppen vergleichbar. Aus Reptilschuppen geht der Panzer der Schildkröten, aber auch die Beschuppung am Vogelfuß und schließlich, als Weiterbildung, die Vogelfeder hervor. Reste von Hornschuppen sind auch bei Säugetieren (Schwanz der Ratte) nachweisbar.

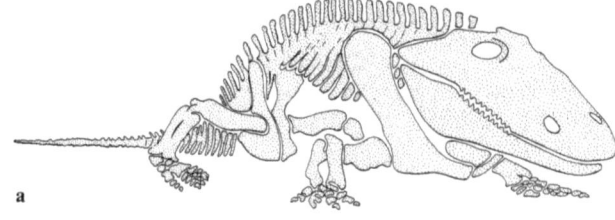

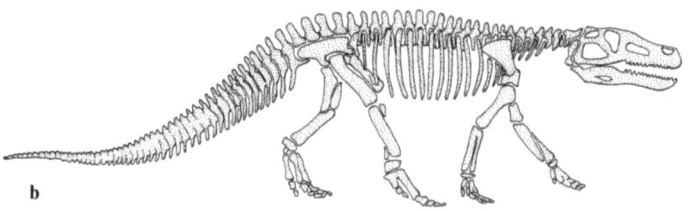

Abb. 54a, b. Stellungsänderung der Gliedmaßen beim Übergang vom Kriechen (**a** Altamphib) zum Laufen (**b** säugerähnliches Reptil) (unter Benutzung einer Abbildung von HENKEL)

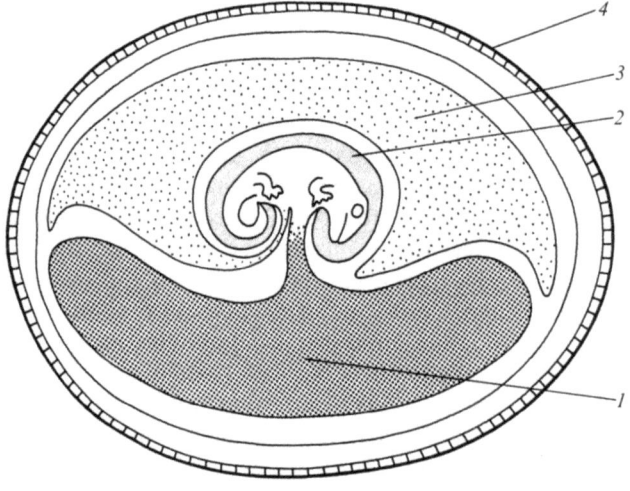

Abb. 55. Reptilienei. Fetalmembranen („Eihäute") der Amniota, (Umzeichnung nach BELLAIRS.)
1 Dottersack, *2* Amnion, *3* Allantois, *4* Eischale

In einem wesentlichen Merkmal haben Reptilien einen deutlich höheren Rang erreicht als die Amphibien, nämlich in der Ausbildung des Gehirns, das bereits die Voraussetzungen für die Bildung neopallialer Strukturen (s. Bd. III) im Endhirn aufweist. Entsprechend sind komplexere und plastischere Verhaltensweisen als bei Lurchen möglich, wenn auch noch nicht Anpassungs- und Lernfähigkeit, wie sie bei Vögeln und Säugern ausgebildet sind.

Die Reptilien gehen mit archaischen Formen bis ins späte Paläozoikum zurück und erfahren im Mesozoikum, dem Reptil-Zeitalter, eine außerordentliche Entfaltung. Rezent sind etwa 8000 Arten bekannt, die sich auf die Gruppen der Brückenechsen (Rhynchocephalia), Schildkröten (Chelonia), Eidechsen, Doppelschleichen, Schlangen (Squamata) und Krokodile (Crocodylia) verteilen. Die Zahl der fossilen Formen ist weitaus größer als die der heutigen Arten.

Übersicht über das System der Reptilia (nach A.S. ROMER, 1956, 1968)

   Ordo: †COTYLOSAURIA — Stammreptilien
      Subordo: †Captorhinomorpha
      Subordo: †Diadectomorpha
      Subordo: †Procolophonia

   Ordo: CHELONIA — Schildkröten
      Subordo: †Eunotosauria
      Subordo: †Amphichelydia
      Subordo: Cryptodira ⎫
      Subordo: Pleurodira ⎭ Casichelydia

Subclassis: LEPIDOSAURIA

   Ordo 3: †EOSUCHIA

   Ordo 4: RHYNCHOCEPHALIA — Brückenechsen

   Ordo 5: SQUAMATA
      Subordo: Lacertilia — Eidechsen
      Subordo: Amphisbaenia — Doppelschleichen
      Subordo: Ophidia — Schlangen

Subclassis: ARCHOSAURIA

   Ordo 6: †THECODONTIA
      Subordo: †Proterosuchia
      Subordo: †Aetosauria
      Subordo: †Pseudosuchia ⟶ Ahnen der AVES?
      Subordo: †Parasuchia

   Ordo 7: CROCODYLIA

   Ordo 8: †SAURISCHIA ⎫
   Ordo 9: †ORNITHISCHIA ⎭ = „DINOSAURIA"

   Ordo 10: †PTEROSAURIA

   Ordo 11: †MESOSAURIA (Stellung im System unsicher)

Subclassis: †ICHTHYOPTERYGIA („Parapsida")
   Ordo 12: †ICHTHYOSAURIA

Subclassis: EURYAPSIDA (Synaptosauria)

   Ordo 13: †PROTOROSAURIA

   Ordo 14: †SAUROPTERYGIA
      Subordo: †Nothosauria
      Subordo: †Plesiosauria
      Subordo: †Placodontia

Subclassis: SYNAPSIDA

   Ordo 15: †PELYCOSAURIA (Theromorpha)

   Ordo 16: †THERAPSIDA
      Subordo: †Theriodontia ⟶ Ahnen der MAMMALIA
      Subordo: †Anomodontia

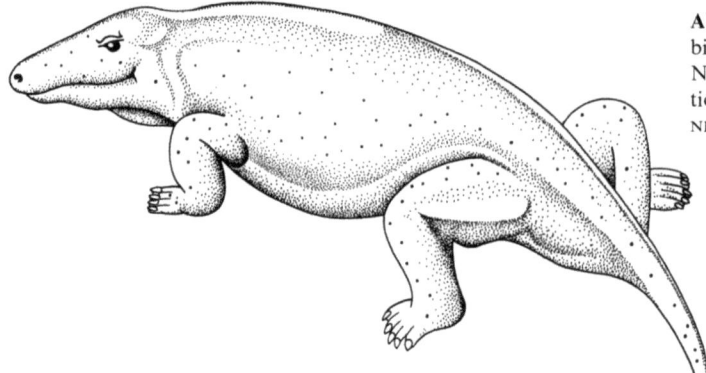

Abb. 56. †*Seymouria* (Amphibia, Seymouriamorpha), Perm, Nordamerika. Rekonstruktion (nach O. KUHN u. E. THENIUS umgezeichnet)

1. †Cotylosauria (Stammreptilien)

Die älteste Reptilien-Gruppe, Cotylosauria (Stammreptilien) aus dem Karbon und Perm zeigt bereits eine frühe Formaufspaltung. Sie gehen auf Labyrinthodontia zurück, denen sie auch im Wirbelbau und in der Stellung und plumpen Gestalt der Gliedmaßen ähneln (Abb. 56). Ein früher Seitenzweig aus der Stammgruppe, die Seymouriamorpha, wird bald zu den Labyrinthodontia, bald zu den Cotylosauria gestellt. Im Bau des Schädels zeigen die Cotylosauria eine Reihe von progressiven Merkmalen (Reduktion von Deckknochen, Fehlen des Ohreinschnittes am Hinterrand, Verlagerung des Mittelohres nach basal). Der Schädel ist nicht abgeplattet, sondern hoch und verschmälert. Die Temporalgruben besitzen einen geschlossenen Schläfenpanzer (anapsider Zustand).

Während der Karbonzeit war die Radiation des Reptilstammes bereits im Gange und während der Trias sind alle Gruppen bereits nachweisbar. Alle primitiven Reptilien besaßen ein geschlossenes Schläfendach ohne Fensterbildung (s. Bd. II). Die Ausgestaltung der Schläfenregion ist für die einzelnen Ordnungen kennzeichnend und wird als Schlüsselmerkmal der Systematik zu Grunde gelegt.

Die Stammreptilien (Cotylosauria) erfahren im Perm ihre größte Entfaltung und lebten bis zum Ende der Trias. Es sind mäßig große, plumpe Formen mit relativ kurzen, seitlich gestellten Gliedmaßen (Abb. 56). Die Wirbel waren amphicöl. Ein großes Scheitelloch für ein Parietalauge ist vorhanden. Der Schädel ist in der Regel gewölbter als bei Labyrinthodontia. Der Ohrschlitz kommt bei primitiven Gruppen (Captorhinomorpha) noch vor, fehlt aber den progressiven Cotylosauriern. Die Zähne sind kegelförmig und mit dem Kieferknochen fest verwachsen. Die Mehrzahl der Formen war offenbar Pflanzenfresser.

2. Chelonia (Schildkröten)

Mit den Cotylosauria haben die Schildkröten (Chelonia) das geschlossene Schläfendach gemeinsam. Beide Gruppen werden daher auch als Anapsida zusammengefaßt. Dennoch zeigen die Schildkröten derart viele Sondermerkmale, daß sie einen eigenen, von den übrigen Reptilien weit entfernten Stamm bilden (Abb. 57), der wahrscheinlich selbständig aus den Ahnen der Cotylosauria entstanden ist. Diese Ahnen sind nicht bekannt. Die ältesten Schildkröten stammen aus der Trias († *Triassochelys*). Sie zeigen einige Primitivmerkmale, besitzen aber alle wesentlichen Charakteristika der Schildkröten. Ein früher Seitenzweig, die Eunotosauria aus dem mittleren Perm Südafrikas besaßen noch Zähne. Die Thorakalrippen waren zu breiten Platten umgewandelt und bildeten eine Art von Panzer. Bei echten Schildkröten hingegen wird der Panzer von eigenen Hautverknöcherungen gebildet, die Rippen sind nicht verbreitert.

Die Chelonia sind durch eine Reihe sehr spezialisierter Merkmale gekennzeichnet. Hierher gehört der eigenartige Knochenpanzer. Zähne fehlen, die Kiefer tragen Hornscheiden. Ohrkapsel, Quadratum und Squamosum verschmelzen zu einem festen Komplex, der starr in den Hirnschädel eingebaut wird (s. Bd. II). Bei vielen rezenten Formen kann das Schläfendach — ohne Fensterbildung — durch Reduktion vom Rande her schwinden.

Die Herkunft der Schildkröten ist nicht endgültig geklärt. In der Diskussion sind die Diadectomorpha und die Procolophonia. Die Stellung der Eunotosauria ist problematisch. Sie kommen als Ahnenformen der Chelonia kaum in Frage. Wahrscheinlich handelt es sich um einen frühen Seitenzweig der Anapsida.

Die mesozoischen Schildkröten (Amphichelydia, dazu die Proganochelydia mit † *Proganochelys* und † *Triassochelys* aus der oberen Trias) zeigen noch eine Reihe von Primitivmerkmalen, so daß sie als Ahnen der beiden rezenten Subordnungen Pleurodira und Cryptodira wohl in Frage kommen könnten. Sie besitzen einen Panzer, haben aber noch Zähne auf den Gaumenknochen. Die Akinese des Schädels ist noch nicht vollständig erreicht. Halswirbelsäule und Gliedmaßen sind unspezialisiert. In der neuen Systematik der Schildkröten von GAFFNEY (1975) werden sie als Schwestergruppe aller rezenten Gruppen, die als Casichelydia zusammengefaßt werden, gedeutet. Im Gegensatz zu den Proganochelydia haben die Casichelydia keinen offenen Interpterygoidspalt mehr und das Mittelohr hat eine laterale Wand ausgebildet. Der Schädel wird endgültig akinetisch. Schließlich kommt es relativ früh bei den Casichelydia zur Trennung in zwei Gruppen, die verschiedenartige Spezialisationen der Halswirbelsäule und des Kopfbergemechanismus ausgebildet haben (späte Kreidezeit). Bei den Cryptodira kann der Kopf in der sagittalen Richtung zurückgezogen und unter dem Panzer geborgen werden. Bei den Pleurodira wird der Hals zur Seite gelegt und der Kopf seitlich der Sagittalen unter den Panzer gebracht. Zu den Pleurodira gehören nur wenige Formen (*Pelomedusa, Podocnemis, Chelus, Hydromedusa*). Die Mehrzahl der rezenten Arten ist cryptodir. Sie sind teils terrestrisch (*Testudo*), teils amphibisch (*Chelydra, Platysternon*). Zu den Cryptodira gehören auch die stark spezialisierten großen Meeresschildkröten (*Chelonia, Eretmochelys = Caretta, Lepidochelys*). Die gleichfalls marine Lederschildkröte (*Dermochelys*) bildet eine eigene Superfamilie der Cryptodira. Ihr Rückenpanzer ist rückgebildet und durch kleine Knochenplättchen in oberflächlicher Lage ersetzt.

Die einseitig terrestrisch adaptierten Schildkrötengattungen (*Testudo*) dürften ebenso wie die Meeresschildkröten (*Chelonia, Dermochelys*) hochspezialisierte Endformen des Stammes sein. Die ursprüngliche Lebensweise der Schildkröten war vermutlich amphibisch.

130 Stammesgeschichte und System der Reptilia

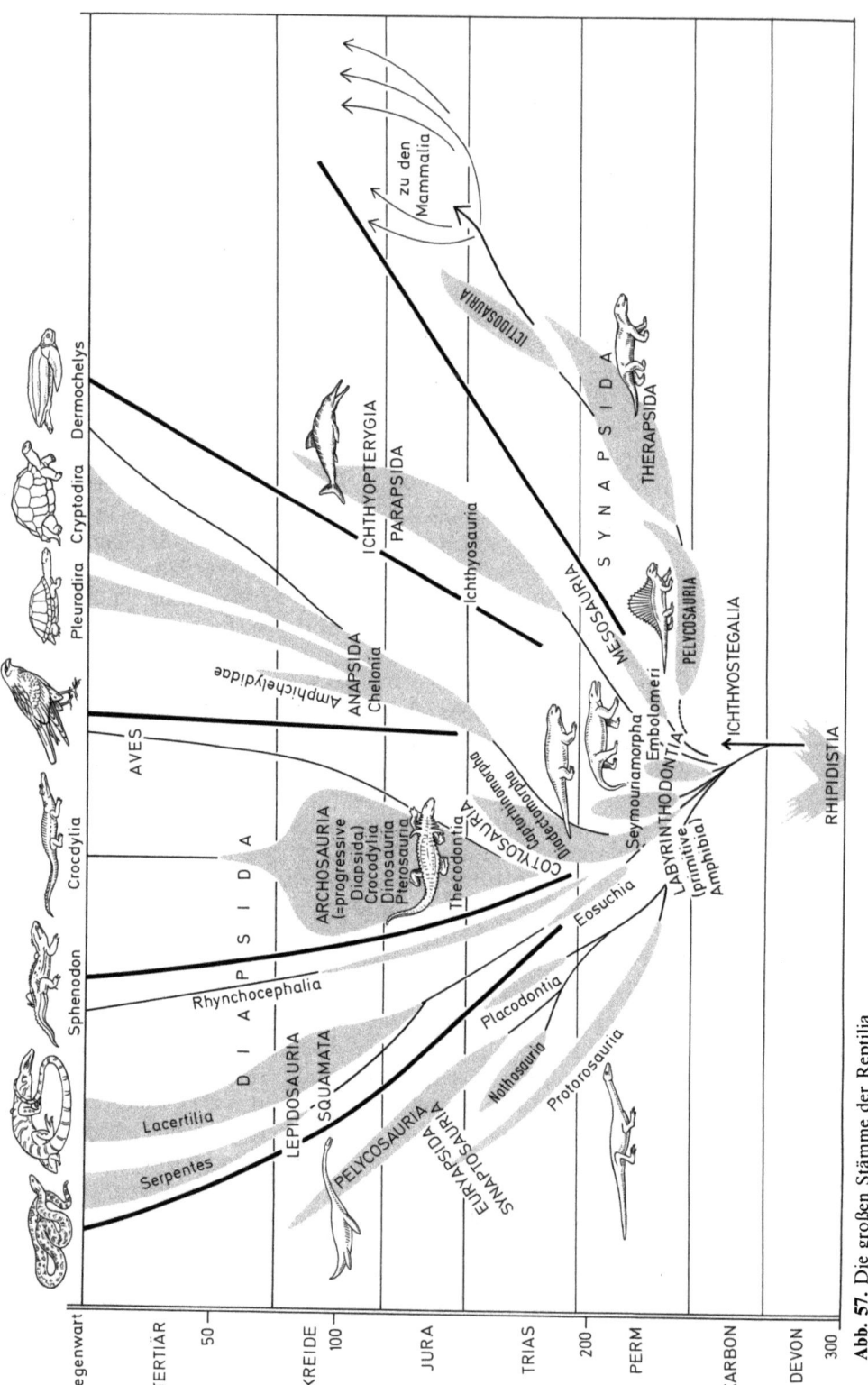

Abb. 57. Die großen Stämme der Reptilia

3. Lepidosauria

Zwei große Subklassen der Reptilien, die **Lepidosauria** und die **Archosauria**, sind, wenigstens in ihren primitiven Vertretern, diapsid, besitzen also zwei Jochbögen. Dennoch empfiehlt sich eine Zusammenfassung beider Gruppen in einer Einheit nicht, da sich beide nach verschiedener Richtung spezialisiert haben und eigene, voneinander abweichende Radiationen entwickelt haben. Die Lepidosauria, ursprünglich vertreten durch die †Eosuchia, ließen Brückenechsen, Eidechsen, Doppelschleichen und Schlangen aus sich hervorgehen. Aus Archosauriern entstanden die †Thecodontia, Crocodylia, †Dinosauria und †Pterosauria. Ein gemeinsamer Ursprung beider Subklassen, etwa bei den Eosuchiern, ist denkbar, doch fehlen bisher die Zwischenformen.

a) †Eosuchia

Lepidosauria sind in der Mehrzahl ihrer Vertreter weniger spezialisiert und schließen an die †**Eosuchia** (Perm bis Trias) an. Der untere Schläfenbogen ist mindestens in Resten erhalten. Die Zähne werden vielfach im Kieferknochen in Gruben verankert (thecodonte Befestigung). Rumpf- und Extremitätenskelet zeigen viele Primitivmerkmale. Beispiele: †*Youngina*, †*Prolacerta*.

b) Rhynchocephalia (Brückenechsen)

Rhynchocephalia sind eine alte Reptilgruppe mit Entfaltungsperioden in der Trias und in der unteren Kreide. Die neuseeländische Brückenechse (*Sphenodon punctatus = Hatteria*) (Abb. 58) hat bis zur Jetztzeit überdauert. Beide Jochbögen sind erhalten. Die Zähne sitzen noch nicht in Alveolen (acrodont). Die Zähne des Prämaxillare verschmelzen zu einem schnabelartigen Gebilde. Die Quadrata sind unbeweglich mit dem Neurocranium verbunden. Basipterygoidgelenke und Epipterygoid sind noch vorhanden aber funktionslos. Der Schädel ist sekundär akinetisch. Ein großes Scheitelloch im Dach des Neurocraniums enthält ein hochdifferenziertes Parietalauge (s. Bd. III).

c) Squamata (Schuppenechsen)

Die Squamata gehen auf Eosuchia zurück (Abb. 57). Sie unterscheiden sich von diesen durch den definitiven Verlust des unteren Schläfenbogens und die bewegliche Befestigung des Quadratums am Hirnschädel (Streptostylie). Ausgehend von einem diapsiden Zutand wird sekundär also nur ein einziges Schläfenfenster, das obere, erhalten bleiben. In einigen abgeleiteten Gruppen (Geckos, Doppelschleichen, Schlangen) kann auch der obere Jochbogen und damit der letzte Rest des dermalen Schläfenpanzers verlorengehen. Verlust des unteren Jochbogens und Erwerb der Streptostylie sind Schlüsselmerkmale in der Stammesgeschichte der Squamata.

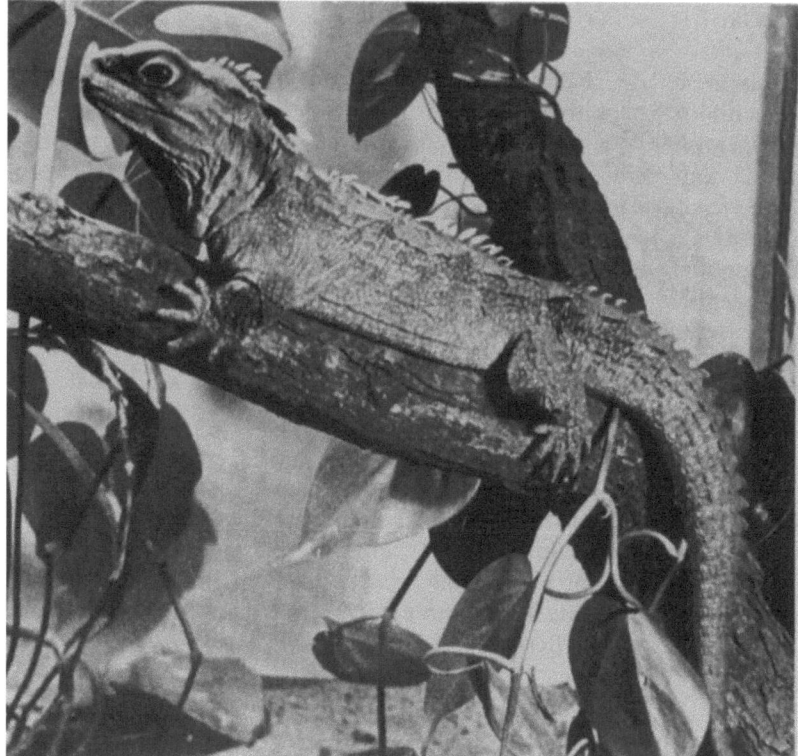

Abb. 58. *Sphenodon punctatum*, Brückenechse (Rhynchocephalia), rezent, Neuseeland. (Nach R. MERTENS, phot. HAUPT)

In der Haut der Squamata finden sich in regelmäßiger Zahl und Anordnung Hornschuppen, die von Knochenschuppen (Osteodermata) unterlagert sein können (Gekkonidae). Am Kopf sind sie häufig zu Schildern vergrößert. Schuppenzahl und -muster sind in hohem Grade artspezifisch und bilden daher taxonomisch wichtige Merkmale. Das Hornschuppenkleid wird periodisch gewechselt, indem es im Ganzen (Natternhemd bei Schlangen, Geckos) oder in Fetzen (Eidechsen) abgestoßen wird. Der Häutung geht eine Spaltbildung zwischen den alten oberflächlichen und den tiefen jüngeren Hornlagen voraus (s. Bd. III). Die trockene, verhornte Haut ist naturgemäß arm an Drüsen. Die Ausbildung eines erneuerungsfähigen, fein untergliederten Schuppenkleides ist zugleich hervorragend an die raschen und geschmeidigen Bewegungen der Tiere angepaßt.

Zunge und JACOBSONsches Organ sind bei Eidechsen und Schlangen meist hoch spezialisiert. Die Lungen sind im Gegensatz zu den hoch differenzierten Organen der Schildkröten und Krokodile, einfache, wenig gekammerte Luftsäcke, die denen der Amphibien ähneln. Bei einigen Skinken (*Seps*), Schlangen und Amphisbaenen (*Trogonophis*) treten bereits Placentarbildungen auf, die Jungen werden lebend geboren (Viviparie), doch hat sich dieser Entwicklungsmodus nie in größerem Umfange im Reptilstamm durchgesetzt. Die intrauterine Entwicklung bei Säugetieren ist unabhängig entstanden. Brutpflege kommt bei einigen Riesenschlangen vor. Schließlich sei unter den selektiv bedeutsamen Erwerbungen die progressive Entfaltung des Endhirnes und der Sinnesorgane (Auge mit Conus) nicht übersehen.

Bei einigen Eidechsen wurde gelegentlich parthenogenetische Fortpflanzung beobachtet.

Übersicht über das System der Lepidosauria

Subclassis: LEPIDOSAURIA

   Ordo: †EOSUCHIA

   Ordo: RHYNCHOCEPHALIA

   Ordo: SQUAMATA

     Subordo 1: Lacertilia (Sauria)
       Infraordo: Iguania
         Fam.: Iguanidae
         Fam.: Agamidae
         Fam.: Chamaeleonidae
       Infraordo: Gekkota
         Fam.: Gekkonidae
         Fam.: Pygopodidae
         Fam.: Dibamidae
       Infraordo: Scincomorpha
         Fam.: Xantusiidae
         Fam.: Teiidae
         Fam.: Scincidae
         Fam.: Lacertidae
         Fam.: Cordylidae
           (incl. Gerrhosauridae)
       Infraordo: Diploglossa
         Fam.: Diploglossinae
         Fam.: Anguidae
         Fam.: Anniellidae
         Fam.: Xenosauridae
       Infraordo: Platynota (= Varanoidea)
         Fam.: Helodermatidae
         Fam.: Lanthanotidae
         Fam.: Varanidae
         Fam.: †Mosasauria

     Subordo 2: Amphisbaenia
       Fam.: Amphisbaeninae
       Fam.: Trogonophinae
       Fam.: Bipedidae

     Subordo 3: Ophidia (:Serpentes)
       Superfam.: Typhlopoidea
         Fam.: Typhlopidae — Blindschlangen
         Fam.: Leptotyphlopidae (= Glauconiidae) — Schlankblindschlangen
       Superfam.: Henophidia (Booidea)
         Fam.: Aniliidae (Ilysiidae) — Rollschlangen
         Fam.: Uropeltidae — Schildschwänze
         Fam.: Xenopeltidae — Erdschlangen
         Fam.: Acrochordidae — Warzenschlangen
         Fam.: Boidae — Riesenschlangen
       Superfam.: Xenophidia (Colubroidea = Caenophidia)
         Fam.: Colubridae — Nattern
         Fam.: Elapidae — Giftnattern
         Fam.: Hydrophiidae — Seeschlangen
         Fam.: Viperidae — Vipern
         Fam.: Crotalidae — Grubenottern

(1) Lacertilia (Eidechsen)

Lacertilia (Abb. 59) und Serpentes (Abb. 60) erfahren in der Jetztzeit eine bedeutende Radiation (rezent etwa 5500 Arten). Sie haben viele Lebensräume besiedelt, sind aber als wechselwarme Tiere vorwiegend auf warme und gemäßigte Regionen beschränkt. Die Anpassung ans Leben im Meer wurde nur selten vollzogen (*Amblyrhynchus*: Galapagosechse; Hydrophiinae: Seeschlangen). Eine Gattung der Agamen (*Draco*) besitzt durch verlängerte Rippen gestützte, abspreizbare Hautsäume und ist zum Gleitflug befähigt. In vielen Fami-

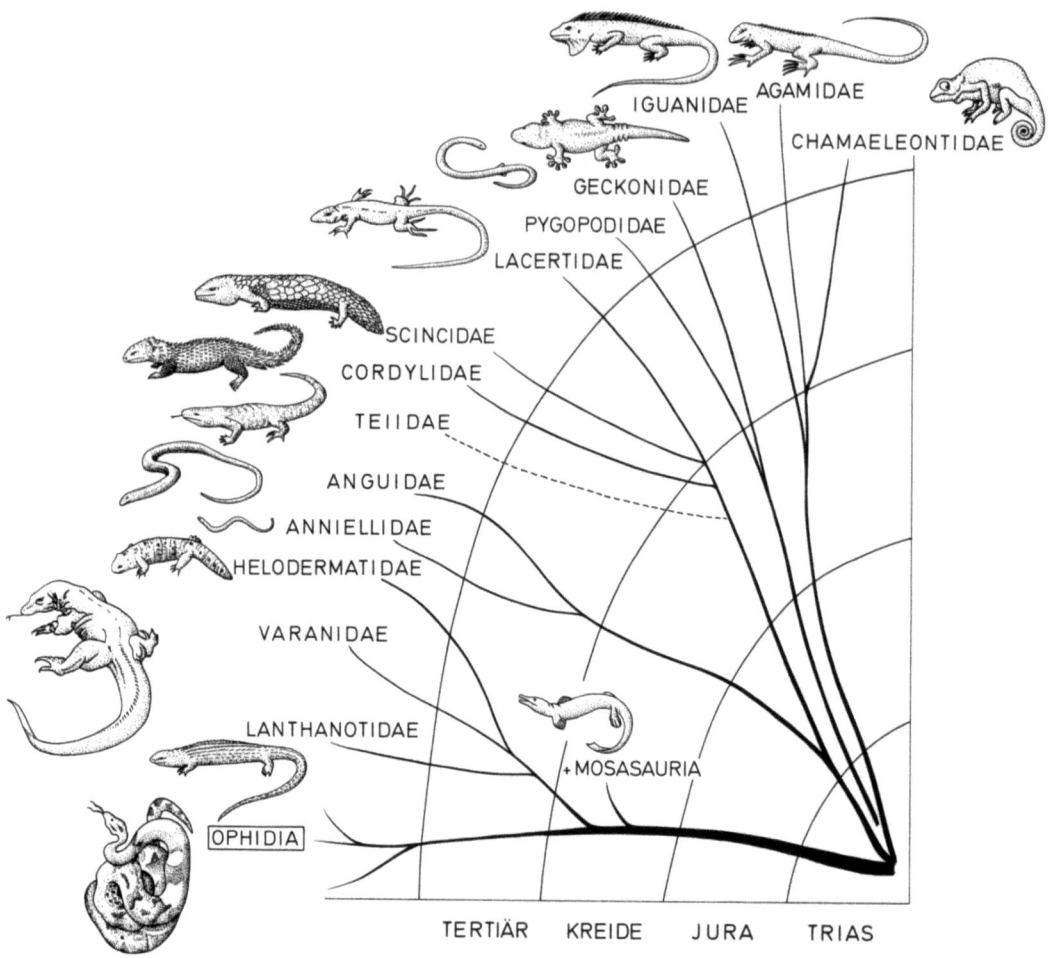

Abb. 59. Stammesgeschichtliche Übersicht der Hauptgruppen der rezenten Lacertilia

lien kommt es zur Reduktion der Extremitäten, meist im Zusammenhang mit grabender, unterirdischer Lebensweise (Skinke, Pygopodidae, Dibamidae, Anguidae, Schlangen, Amphisbaenen). Die einzelnen Familien werden in der Systematik zu Großgruppen (Unterordnungen) zusammengefaßt. Zu den Iguania gehören die Iguanidae (Amerika, und 2 Gattungen in Madagaskar), die viele terrestrische und arboricole Lebensräume besetzt haben. Die Meeresechse (*Amblyrhynchus*), ein Algenfresser von den Galapagosinseln, ist ein Leguan. Die Augenlider sind einfach und verwachsen nicht, wie bei Gekkota, zu einer Brille. Häufig kommen ausstülpbare Kehlsäcke vor, die als Droh- und Erkennungszeichen eine wichtige Rolle im Verhalten spielen. Mit den nahe verwandten altweltlichen Agamiden haben die Iguaniden neben morphologischen Kennzeichen ein auffallendes Verhaltensmerkmal, das Kopfnicken im Sozialkontakt gemein-

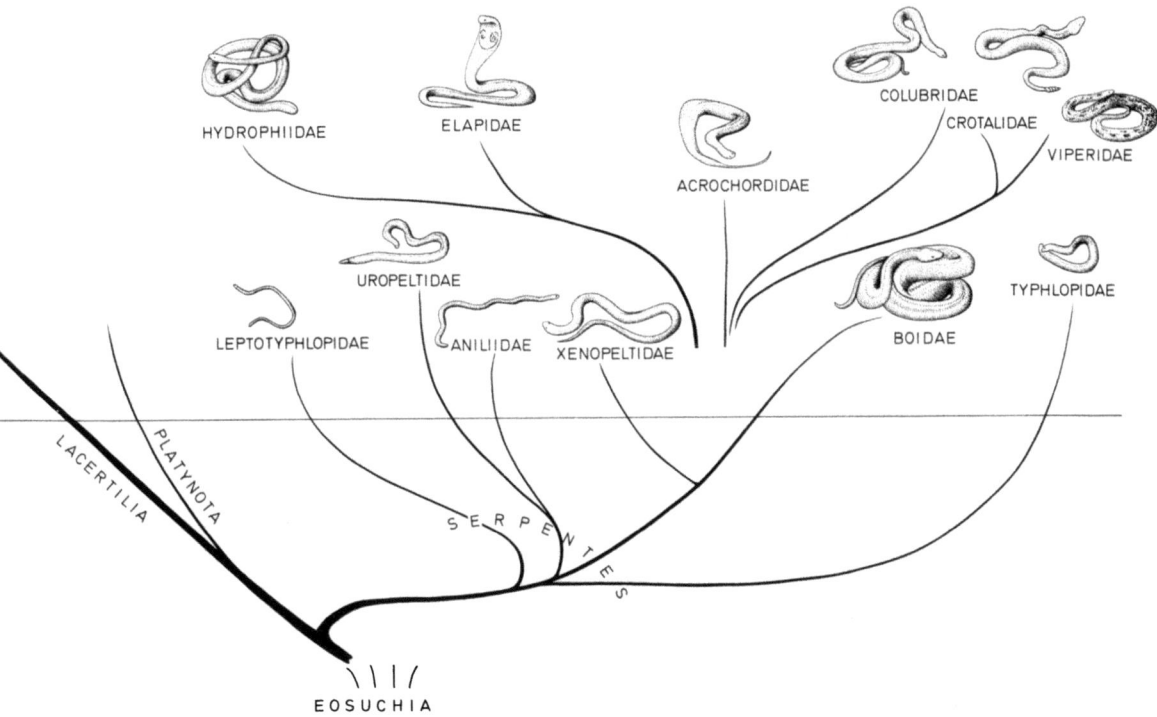

Abb. 60. System-Übersicht der Schlangen (Ophidia)

sam. Die Chamaeleontidae sind eine Schwestergruppe der Agamen. Kennzeichnende Adaptationen sind hochdifferenzierte Schleuderzunge und Klammerfüße.

Die *Gekkota* vereinigen drei, äußerlich ganz verschieden gestaltete Familien. Die weltweit verbreiteten Gekkonidae sind kleine, eidechsenähnliche Reptilien mit Haftlamellen an den Zehen und gelegentlich auch an der Schwanzspitze. Die Jochbögen sind rückgebildet. Die Zunge bildet einen fleischigen Lappen. Über der Hornhaut des Auges sind die Lider zu einer transparenten Brille umgestaltet. Die kleine australische Familie der Flossenfüße (Pygopodidae) hat Schlangengestalt erworben. Die hinteren Gliedmaßen sind noch als flossenförmige Lappen erhalten. Die Verwandtschaft zu den Geckos ergibt sich aus der Morphologie des Schädels und dem Besitz der Brille. Die Schlangenschleichen, Dibamidae (3 Arten von Hinterindien bis Neuguinea), sind kleine, wurmförmige Reptilien, deren stammesgeschichtliche Stellung problematisch ist. Die Augen sind rückgebildet.

Zu den Scincomorpha gehören die terrestrischen Skinke (Scincidae), mit sehr glattem, glänzendem Schuppenkleid und walzenförmigem Körper. Jochbogen meist erhalten. Die Extremitäten sind kurz und sehr häufig rückgebildet. Eine Brille kann ausgebildet sein. Lebensweise meist unterirdisch. Placentation kommt bei einigen Arten vor. Die echten Eidechsen (Lacertidae) stellen den generalisierten Typ der rasch beweglichen, wenig spezialisierten Lepidosauria dar. Unterer Jochbogen rückgebildet. Am Schädeldach oft sekundäre dermale

Verknöcherungen. Eine Brille kann gelegentlich ausgebildet sein. In Amerika werden die Eidechsen durch die Teiidae vertreten, die oft Großformen (*Tupinambis*, Teju) ausgebildet haben. *Ameiva* ähnelt den altweltlichen *Lacerta*-Formen. Die Xantusiidae (südl. USA), eine kleine Familie (4 Gattungen, 12 Arten) aus dem Südwesten der USA, Mittelamerika und Kuba ist von eidechsenähnlicher Gestalt. Einige Arten leben in feuchten, andere in trockenen oder felsigen Biotopen. *Xantusia henshawi*, die Granit-Nachtechse lebt in Felsspalten und hat eine abgeplattete Körperform. Schädelbau, Augenlider und Auge zeigen Ähnlichkeiten mit den Geckos. Die Gruppe wurde früher zu den Gekkota gerechnet, doch dürften Konvergenzen vorliegen. Die Xantusiidae zeigen echte Viviparie mit Placentarbildung. Die Gürtelschweife (Cordylidae = Zonuridae) aus Afrika, südlich der Sahara, mit reduziertem oberen Schläfenfenster und oft stacheltragenden Schuppen sind von eidechsenähnlicher Gestalt. Extremitätenreduktion und Viviparie kommen vor.

Als Diploglossa (Schleichen) werden vier jüngere Familien zusammengefaßt, die viele Konvergenzen zu den Schlangen zeigen. Extremitätenrückbildung ist besonders häufig (extrem bei *Anguis*: Blindschleiche), wenn auch nicht allgemein. Als echte Echsen weisen sie sich durch bewegliche Augenlider und durch Fähigkeit zur Schwanzautotomie (Abwerfen des Schwanzes mit Regenerationsfähigkeit) und durch Schädel- und Zahnmerkmale aus. Eine Sonderstellung nehmen die amerikanischen Ringelschleichen (Anniellidae) ein.

Die drei Familien der Platynota (Varanoidea) haben kleine, nicht überlappende Körnerschuppen in der Haut. Sie umfassen jeweils nur eine Gattung. Extremitätenrückbildung kommt in dieser Gruppe nicht vor. Dennoch sind sie auf Grund vieler anatomischer Merkmale die nächsten Verwandten der Schlangen unter den Echsen. Die Krustenechsen (Helodermatidae, 2 Arten) sind die einzigen giftigen Echsen. Die Giftdrüse liegt aber, im Gegensatz zu den Schlangen, hinter dem Unterkiefer und mündet an den Unterkieferzähnen.

In der Haut des Schädeldaches ist eine mächtige, sekundäre Knochenbildung (Crusta calcarea) ausgebildet. Die Lanthanotidae (Taubwarane, 1 Art *Lanthanotus borneensis* von Borneo) mit heterogener Beschuppung (kleine Schuppen, abwechselnd mit gekielten Knochenplatten), ohne äußere Ohröffnung, können als Modell einer Zwischenform zwischen Lacertilia und Ophidia angesehen werden.

Die Warane (Varanidae) sind hochspezialisierte Eidechsen mit kräftigen Extremitäten. Sie kommen in Afrika, Südasien und Australien vor (24 Arten, darunter Großformen. *V. komodoensis* über 3 m lang). Hals lang, Zunge gespalten mit Zungenscheide, oberer Jochbogen vorhanden. Eine weitgehende Kinetik des Schädels ist das Schlüsselmerkmal dieser Gruppe. Anpassung an verschiedene Lebensräume (arborikol, semiaquatisch, Trockensteppe). Fossil sind sie bis ins obere Mesozoikum nachweisbar.

Während der Kreidezeit erscheinen eine Reihe von großen (bis 12 m lang), marinen Eechsen, die den Platynota zuzuordnen sind. Erwähnt seien die Mosasauria († *Mosasaurus*, † *Tylosaurus*) aus der oberen Kreide. Ihre Gliedmaßen waren zu Paddeln umgestaltet. Bemerkenswert ist die Ausbildung eines Spreizgelenkes innerhalb des Unterkiefers (Streptognathie, s. Bd. II), das bei diesen Fischfressern eine Verbreiterung der Mundöffnung ermöglichte.

(2) Amphisbaenia (Doppelschleichen)

Amphisbaenia, früher zu den Lacertilia gestellt, zeigen derart viele Sondermerkmale, daß sie zweckmäßig als eigene Unterordnung geführt werden (GANS). Es handelt sich um unterirdisch lebende, extremitätenlose Reptilien (nur bei der Gattung *Bipes* sind kurze Vorderextremitäten vorhanden). Der Schwanz ist sehr kurz, daher sind Vorder- und Hinterende schwer unterscheidbar. Zahlreiche Besonderheiten der Lokomotionsweise und des Schädelbaues (s. Bd. II). Das Cranium ist in sich stark verfestigt, Jochbögen fehlen. Die rechte Lunge ist rückgebildet. Bau des Schädels und des Gehörorgans sind so abweichend gegenüber Lacertilia und Ophidia, daß die Amphisbaenen nicht als Zwischenformen zwischen diesen beiden Gruppen gedeutet werden können. Rezent 30 Gattungen, fossil seit dem Eozän. Herkunft der Unterordnung vermutlich von frühen Lacertilia, aber bisher nicht sicher belegbar.

Mehrfach wurde der Versuch unternommen, die Unterordnungen der Lacertilia in Großgruppen zusammenzufassen. So unterscheiden NORTHCUTT und SENN auf Grund von Strukturmerkmalen des Gehirnes I. LACERTOMORPHA (Gekkonidae, Scincidae, Lacertidae, Cordylidae, Gerrhosauridae, Anguidae) von II. DRACOMORPHA (Teiidae, Agamidae, Iguanidae, Varanidae, Chamaeleontidae). Da sich diese Klassifikationen meist nur auf einen Merkmalskomplex stützen, andererseits Parallelentwicklungen häufig sind, kann ihnen wohl nur der Wert einer Hypothese zugesprochen werden.

Die Stellung einiger kleiner Gruppen ist umstritten. Die Dibamidae (Schlangenschleichen) werden meist an Scincomorpha oder an die Gekkota angeschlossen. Das Gehirn ähnelt dem der Typhlopidae (Blindschlangen). Daher nehmen SENN und NORTHCUTT an, daß die Dibamiden ein früher Seitenzweig aus der Stammeslinie der Ophidia sind. *Anelytropsis* (1 Genus, 1 Art) eine kaum bekannte Gattung, wird meist den Dibamidae zugeordnet. Die Feylinidae (zwei afrikanische Gattungen) sind gleichfalls als schlangenartige Wühlechsen spezialisiert. Offenbar handelt es sich um eine Parallelentwicklung zu den Schlangen. Die nähere Verwandtschaft ist unbekannt.

(3) Ophidia, Serpentes (Schlangen)

Die Serpentes und Ophidia (Abb. 60) sind eine artenreiche (378 Gattungen, etwa 2700 Arten) Unterordnung der Squamata von einheitlichem Körperbautyp. Als Schlüsselmerkmale sind zu beachten die langgestreckte, schlanke Körperform bei Verlust der Gliedmaßen (Reste der Hintergliedmaßen bei einigen primitiven Gruppen) mit entsprechender Umkonstruktion der Rumpfmuskulatur und Anpassung von Gestalt und Lage der Eingeweide an die Körperform. Trotz der einheitlichen Gestalt ist aber die Lokomotionsweise in verschiedenen Gruppen sehr different (s. Bd. II). Schlangen sind weiterhin gekennzeichnet durch mannigfache Anpassungen des Schädels und des Kieferapparates an die Bewältigung großer Beuteobjekte. Die Rückbildung des Brust-Schulterskeletes ist eine Voraussetzung zur Fähigkeit, große Objekte zu verschlingen. Der Schädel ist extrem kinetisch, die Mundöffnung kann stark erweitert werden. Engmäulige Formen sind selten. Sie leiten sich als Nahrungsspezialisten von weitmäuligen Formen ab (Typhlopidae?). Die Ophidia sind weiterhin durch hohe Spezialisation des Auges und des JACOBSONschen Organes und durch Rückbildung der Paukenhöhle und des äußeren Ohres gekennzeichnet. Die Fossilgeschichte ist nur sehr unzureichend bekannt. Unter den rezenten Formen stehen sie den Lacertilla und unter diesen den Platynota am nächsten. Sie haben mit den

Eidechsen gemeinsam das Fehlen des unteren Jochbogens, Streptostylie, spezialisiertes Vomeronasalorgan und paarige männliche Kopulationsorgane.

Trotz großer Ähnlichkeit aller Ophidia in der Körpergestalt und trotz einheitlicher Grundorganisation zeigen sie Anpassungen an die verschiedenartigsten Biotope und Spezialisationen in der Ernährungsweise. Sie bewohnen alle Regionen mit Ausnahme der Arktis und Antarktis, sind aber in den warmen Regionen besonders artenreich. Schlangen kommen in ariden Gebieten und im feuchten Milieu vor. Viele sind arborikol, andere leben unterirdisch. Einige Formen (Acrochordidae, Hydrophiidae) sind zu Meeresbewohnern geworden. Schlangen sind die einzigen Wirbeltiere, bei denen Verlust der Gliedmaßen die Anpassungsfähigkeit an verschiedenartige Lebensräume nicht eingeschränkt hat (BELLAIRS, UNDERWOOD).

Das häufige Vorkommen schlangenähnlicher Formen bei unterirdisch lebenden Lacertilia legt die Vermutung nahe, daß die Ophidia zunächst als grabende, subterrane Spezialisation entstanden und erst sekundär zur oberirdischen Lebensweise übergegangen sind (MAHENDRA, BELLAIRS, UNDERWOOD).

Systematisch können zunächst eine Reihe von Konservativformen abgegrenzt werden, die eine Anzahl von primitiven Merkmalen (Rudimente der Hinterextremität, Prämaxillarzähne, Schädelkinetik mit Ausnahme der Riesenschlangen mäßig entwickelt) bewahrt haben. Die linke Lunge ist stets kleiner als die rechte aber funktionsfähig (bei den Xenophidia (Abb. 60) ist die linke Lunge stark rückgebildet oder verschwunden). Unter ihnen kommen grabende Formen besonders häufig vor. Hierher gehören die beiden Superfamilien der Typhlopoidea und der Henophidia). Die verschiedenen Familien dieser beiden Gruppen sind persistierende Restformen einer ersten Radiation des Stammes, die im einzelnen recht verschiedenartige Spezialisationen aufweisen können. Die Typhlopidae (Blindschlangen) und die Leptotyphlopidae (=Glauconiidae, Schlankblindschlangen) sind bei ähnlicher Gestalt und Lebensweise (unterirdisch) nicht näher verwandt. Beide besitzen einen kurzen Schwanz und rudimentäre Augen, die von den Kopfschildern bedeckt werden. Unterschiede bestehen im Bau des Schädels und der Bezahnung. Die Extremitätenrudimente sind bei Leptotyphlopidae sehr vollständig ausgebildet, bei Typhlopidae stark reduziert. Beide Familien ernähren sich von Insekten, besonders von Ameisen und Termiten. Das Maul ist relativ eng.

Die Gruppe der Henophidia umfaßt neben den Riesenschlangen (Boidae) drei artenarme Familien. Sie leben als Wühlschlangen unterirdisch und sind ungiftig. Bei den Aniliidae (Ilysiidae) sind die Schädelknochen bereits locker verbunden. Die Augen liegen frei. Die Uropeltidae (Schildschwänze) besitzen eine große modifizierte Schuppe an der Schwanzspitze. Die Xenopeltidae sind relativ lang (bis 1 m), leben teilweise oberirdisch und besitzen noch Prämaxillarzähne, Beckenrudimente und eine linke Lunge.

Die Acrochordidae (Warzenschlangen) haben höckrige Schuppen, die sich nicht überdecken. Sie leben im Mündungsgebiet der Flüsse und gehen ins Meer. Die Familie ist stark spezialisiert und zeigt Konvergenzen im Schädelbau zu den Colubridae (bewegliches zahnloses Prämaxillare, großes Quadratum). Die Nasenöffnungen sind auf die Dorsalseite verlagert. Kopfschuppen nicht vergrößert. Beckenreste und linke Lunge fehlen.

Basale Merkmale, die den Anschluß der Warzenschlangen an die Henophidia rechtfertigen, sind Besonderheiten am Arteriensystem, am Schädel, an der Wirbelsäule und am Zungenbein. Eine Reihe von Merkmalen sind stark spezialisiert. Die Gruppe dürfte in mancher Hinsicht eine Parallelentwicklung zu den Xenophidia sein.

Die Riesenschlangen (Boidae) (22 Genera, 90 Arten) bilden eine wohlcharakterisierte Familie, zu der die längsten rezenten Schlangen gehören. *Eunectes* und *Python* können bis 10 m Länge erreichen. Einige kleinere Arten (*Eryx*, Sandschlange, höchstens 50 cm) leben unterirdisch. Basale Merkmale der Familie sind paarige Arteriae carotides communes, Bau der Lungen, Gliedmaßenrudimente und einige Schädelmerkmale (Lage des Foramen opticum; Olfactoriuskanal, vom Os frontale gebildet). Unabhängig von den Xenophidia haben die Boiden offenbar die Fähigkeit zur Bewältigung und zum Schlucken sehr großer Beuteobjekte entwickelt. Die Zähne sind wenig spezialisiert. Ein Giftapparat fehlt stets. Die Beute wird durch Umschlingen und Erdrücken getötet.

Die Mehrzahl der rezenten Schlangen gehört zu den Xenophidia (=Caenophidia) (etwa 2500 Arten). Sie haben zahlreiche Lebensräume besetzt und viele Spezialanpassungen entwickelt. Parallelentwicklung ist häufig. Dadurch ist die Systematik sehr erschwert. Man unterscheidet heute zweckmäßig die Familien der Colubridae (Nattern), der Elapidae (Giftnattern) und der Viperidae (Vipern). Die Familie der Hydrophiinae (Seeschlangen) steht den Elapidae, die der Crotalidae (Grubenottern) den Viperidae nahe. Zu den Nattern gehören meist generalisierte Formen.

Kennzeichnende Merkmale der Xenophidia gegenüber den Henophidia sind stets die vollständige Rückbildung der rechten Arteria carotis communis und die nicht-segmentalen Ursprünge der Intercostalarterien. Extremitätenrudimente fehlen stets, ebenso die linke Lunge. Prämaxillare stets zahnlos. Das Parasphenoid beteiligt sich an der Begrenzung des Foramen opticum. Ein Coronoid fehlt. Der Schädel ist stark kinetisch.

Mannigfache Spezialisationen haben sich im Zusammenhang mit dem Giftapparat bei vielen Xenophidia herausgebildet. Dieser besteht aus den giftproduzierenden Drüsen und aus den, mit einer Rinne versehenen, vergrößerten Giftzähnen (s. Bd. III). Das Gift wird in einem modifizierten Teil der Oberlippendrüsen gebildet. Dieser Drüsenabschnitt ist bereits bei vielen Nattern, die keine spezialisierten Giftzähne besitzen, vorhanden. Das Sekret wirkt wahrscheinlich primär als Verdauungssekret. Bei einigen Elapidae (*Maticora*) und Vipern (*Causus*) kann die Drüse sich bis weit in die Rumpfregion ausdehnen.

Schlangen besitzen ursprünglich ein homodontes Gebiß. Dieser Zustand wird als aglyph bezeichnet (Glyphe=Rinne). Er findet sich bei allen Typhlopoidea, Henophidia und bei vielen Colubridae. Giftzähne sind stets vergrößert, das Gebiß ist heterodont. Sie tragen entweder eine Rinne an der Vorderseite oder eine, durch Einfaltung einer Rinne entstandene Röhre, die an der Zahnbasis eine Öffnung zur Aufnahme und nahe der Spitze eine Mündung zum Austritt des Giftes besitzt. Der Zahn ist solenoglyph (viele Elapidae: die Verschmelzungsnaht der Rinne bleibt sichtbar. Viperidae, Crotalidae). Die Giftzähne stehen entweder vorn, in der Mitte oder hinten in der Zahnreihe (pro-, meso-, opisthomegadont). Besitzen diese Zähne eine Rinne oder einen Kanal, so werden sie als proteroglyph oder opisthoglyph bezeichnet. Bei spezialisierten Vipern lag der Giftzahn ursprünglich hinten im beweglichen Maxillare. Durch Reduktion des Vorderendes dieses Knochens und Verlust der vorderen Zähne rückt der Giftzahn aber sekundär nach rostral. Die systematische Gliederung der Schlangen in Aglypha, Proteroglypha, Opisthoglypha und Solenoglypha ist heute aufzugeben, da sie die stammesgeschichtlichen Beziehungen nicht zum Ausdruck bringt und nicht-verwandte Gruppen zusammenfaßt.

Die Systematik der Xenophidia basiert zum großen Teil auf der Morphologie des Gebisses und der Ausbildung des Giftapparates. Als Basisgruppe kann die sehr artenreiche Familie der Colubridae (Nattern) angesehen werden. Sie sind häufig aglyph ohne oder mit gering differenzierter Giftdrüse, seltener opisthoglyph mit Giftdrüse. Hierher gehören die generalisierten Nattern (*Natrix, Thamnophis, Coluber, Elaphe*), aber auch einseitig spezialisierte Formen (*Dasypeltis* frißt Vogeleier, *Pareas* und *Dipsas* fressen Schnecken).

Bei den Giftnattern (Elapidae), zu denen Kobras, Mamba und Korallenschlangen zählen, sind die rostral stehenden (proteroglyphen) Zähne mit Röhren versehen (Solenoglyph). Im Gegensatz zu den Viperidae und Crotalidae ist aber die Stellung der Giftzähne fixiert. Sie können nicht aufgerichtet werden. Die Verschmelzungsnaht der Giftrinne bleibt erhalten. Von Elapiden leiten sich die Seeschlangen (Hydrophiinae) ab. Primitive Vertreter gehen zur Eiablage noch an Land (*Laticauda*). Spezialisierte Formen (*Hydrophis*) sind lebendgebärend. Seitliche Abplattung des Schwanzes ist eine Anpassung ans Schwimmen (Abb. II, 338).

Bei den Viperidae (Vipern und Ottern) stehen die solenoglyphen Giftzähne auf dem drehbaren Maxillare. Die Zähne werden in Ruhe zurückgeklappt, beim Giftbiß aufgerichtet. Viele Arten (*Vipera berus* = Kreuzotter, *V. gabonica*) sind lebendgebärend und haben eine Placenta. Von ihnen leiten sich die Crotalidae (Grubenottern) ab. Sie besitzen zwischen Auge und Nasenöffnung eine Grube, in der Thermoreceptoren ausgebildet sind. Mit Hilfe dieses Wärmesinnesorganes können Beutetiere sehr exakt geortet werden (s. Bd. III). Hierher gehören *Lachesis, Trimeresurus* und *Crotalus* (Klapperschlangen).

4. Archosauria

Eine zweite, große Gruppe diapsider Reptilien, die Archosauria, erfuhr im Mesozoikum ihre Blüteperiode. Sie ist unabhängig von den Lepidosauria, wahrscheinlich aus den Captorhinomorpha (ROMER) entstanden und hat die diapside Struktur des Schläfendaches selbständig erworben. Im Gegensatz zu den Lepidosauriern, die trotz großer Formenfülle kaum zur Ausbildung extremer Körpergestaltung neigen, haben die Archosauria (Abb. 61) eine Fülle sehr extremer Tiergestalten hervorgebracht (Dinosaurier, Pterosaurier). Die Krokodile haben als letzter Archosaurier-Stamm bis in die Jetztzeit überlebt. Die Vögel sind aus Archosauriern hervorgegangen. In mehreren Archosaurier-Gruppen kommt es zu bipeder Lokomotionsweise mit entsprechenden Strukturänderungen an den Extremitäten, besonders am Becken (s. Bd. II). Häufig findet sich ein großes Antorbitalfenster am Schädel. Tabularia und Scheitelloch fehlen bei den meisten Formen. Die Zähne haben Wurzeln und stecken in Zahnfächern (thecodont).

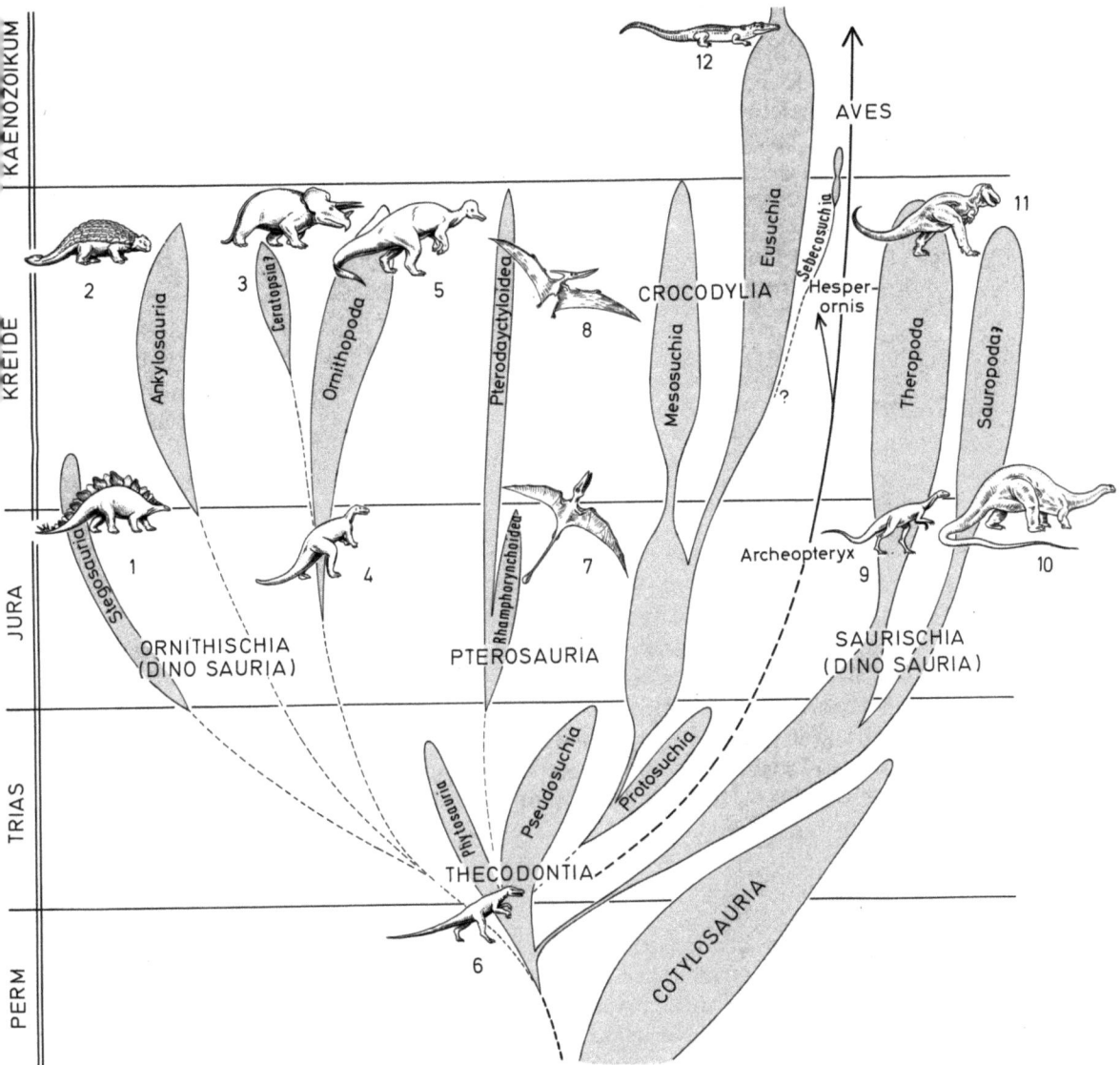

Abb. 61. Stammesgeschichtliche Übersicht der Archosauria (in Anlehnung an ROMER)

a) † Thecodontia

Eine erste Radiation (Perm bis Trias), die † Thecodontia, weisen bereits eine beträchtliche Formenmannigfaltigkeit auf. Es handelt sich um carnivore oder insectivore Reptilien. Am Anfang stehen die quadrupeden, nicht-gepanzerten Proterosuchia. Eine Gruppe gepanzerter, quadrupeder Formen wird als Aetosauria zusammengefaßt. Die Phytosauria (Parasuchia) sind Großformen von krokodilähnlichem Habitus und Anpassungstyp. Trotz des Namens handelt es

Übersicht über das System der Archosauria

Subclassis: ARCHOSAURIA
    Ordo: †THECODONTIA
        Subordo: † Proterosuchia
        Subordo: † Aetosauria
        Subordo: † Phytosauria (Parasuchia)
        Subordo: † Pseudosuchia
    Ordo: CROCODYLIA
        Subordo: † Protosuchia
        Subordo: † Mesosuchia
        Subordo: Eusuchia
            Fam.: † Stomatosuchidae
            Fam.: † Hylaeochampsidae
            Fam.: Crocodylidae
                Subfam.: Crocodylinae
                Subfam.: Alligatorinae
                Subfam.: Gavialinae
        Subordo: † Sebecosuchia
        Subordo: † Thalattosuchia
    Ordo: † PTEROSAURIA
        Subordo: † Rhamphorhynchoidea
        Subordo: † Pterodactyloidea
    Ordo: † SAURISCHIA
        Subordo: † Theropoda
        Subordo: † Sauropoda
    Ordo: † ORNITHISCHIA
        Subordo: † Ornithopoda
        Subordo: † Stegosauria
        Subordo: † Ankylosauria
    Ordo: † MESOSAURIA (Proganosauria)
    (Stellung im System unsicher)

sich um Fleischfresser. Die Nasenöffnung liegt, anders als bei Krokodilen, weit hinten zwischen den Augen. Die Pseudosuchia umfassen eine Reihe progressiver Formen mit dreistrahligem Becken und Anpassungen an bipede Fortbewegungsweise. Von Thecodontia stammen die Crocodylia, Pterosauria, Ornithischia und Saurischia ab. Auch die Vögel sind wahrscheinlich aus dieser basalen Gruppe hervorgegangen. Allerdings sind die Stammeslinien, die von den Thecodontia zu den Vögeln und zu den Pterosauria führen, noch unbekannt.

b) Crocodylia

Die Crocodylia sind quadrupede Formen mit langgestreckter Schnauze und kurzen Gliedmaßen. Die äußeren Nasenöffnungen liegen weit vorne. Die inneren Nasenöffnungen werden durch Ausbildung eines sekundären Gaumens nach hinten verlagert. Die Pterygoide sind sehr ausgedehnt. Die quadrupede Fortbewegung der Krokodile wurde sekundär erworben, nachdem in der Stammesgeschichte die Ahnen (Pseudosuchia) für kurze Zeit eine bipede Phase durchlaufen hatten.

Die obere Schläfenöffnung kann eingeengt, bei alten Individuen sogar geschlossen sein. Das Gehirn ist hochentwickelt und zeigt bereits Tendenzen zur Entfaltung eines Neopalliums. Die Septierung der Herzkammern ist nahezu vollständig. Eine Verbindung von rechter und linker Herzhälfte besteht nur noch am Anfang der arteriellen Ausstrombahn (Foramen Panizzae). In der Haut besitzen Krokodile große Hornplatten mit unterlagernden Knochenschuppen.

Die rezenten Krokodile (22 Arten) verteilen sich auf drei Subfamilien, die schmalschnauzigen Crocodylinae (Amerika, Afrika, Südasien, Australien), die

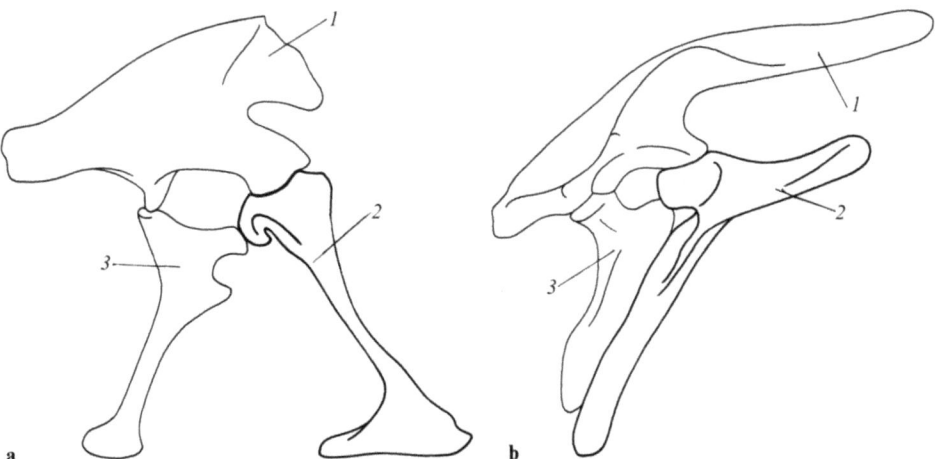

Abb. 62a, b. Das Becken der Dinosauria in Seitenansicht. **a** Saurischia: dreistrahlig; **b** Ornithischia: vierstrahlig. Erläuterung im Text
1 Ilium, *2* Pubis, *3* Ischium

breitschnauzigen Alligatorinae (Amerika, 1 Art China) und die als Fischfresser spezialisierten indischen Gavialinae (1 Art). Die malayisch-indonesische Gattung *Tomistoma* ähnelt im Anpassungstyp den Gavialen, ist aber ein extrem langschnauziges, echtes Krokodil (Crocodylinae).

Als „Dinosaurier" (Schrecksaurier, Donnerechsen) werden im allgemeinen Sprachgebrauch eine Anzahl großer, mesozoischer Formen bezeichnet. Tatsächlich aber werden unter diesem Sammelbegriff Vertreter von zwei Ordnungen, die unabhängig voneinander aus Thecodontia entstanden sind, Saurischia und Ornithischia, zusammengerafft. Zu beiden Ordnungen gehören neben den spezialisierten Riesen auch kleine Formen (Länge von 30 cm bis 25 m). Das auffälligste Unterscheidungsmerkmal beider Ordnungen ist die Gestalt des Beckens. Dieses ist bei Saurischia dreistrahlig (Abb. 62), bei Ornithischia aber vierstrahlig, indem der Hauptabschnitt des Os pubis wie bei Vögeln, parallel zum Os ischii nach hinten unten gerichtet ist und ein vierter Strahl als Neubildung vom Schambein aus nach vorn und lateral auswächst (Abb. 62).

c) †Saurischia

Die †Saurischia (Trias, Kreide, etwa 150 Gattungen) treten zunächst mit carnivoren, bipeden Formen auf (Theropoda) und erreichen mit †*Allosaurus* und †*Tyrannosaurus* (16 m) bereits erhebliche Körpergröße. †*Tyrannosaurus rex* aus der Kreide Nordamerikas war der größte landlebende Fleischfresser unter den Wirbeltieren. Die Vordergliedmaßen waren sehr reduziert. Die Sauropoda waren sekundär quadrupede Pflanzenfresser von riesigen Ausmaßen. †*Brontosaurus*,

† *Diplodocus* und † *Brachiosaurus* waren die größten Landwirbeltiere, die je gelebt haben. Vorkommen: unterer Jura bis Kreide. Die Extremitäten waren, entsprechend dem Körpergewicht, Säulenbeine („Elefantenfuß-Dinosaurier"). Die Großformen besaßen einen langen Hals und hochliegende Augen und Nasenöffnungen. Daraus wird geschlossen, daß diese Riesenformen eine amphibische Lebensweise geführt haben. Der Kopf war überraschend klein, das Gehirn winzig. Hingegen war der Wirbelkanal im Sacralbereich sehr weit. Wahrscheinlich besaß das Rückenmark hier eine mächtige Lumbalauftreibung als Nervenzentrum für die Hinterbeine.

d) † Ornithischia

Die † Ornithischia (90 Gattungen, obere Trias bis obere Kreide mit Blüteperiode in der oberen Kreide) erreichen nicht die riesige Größe vieler Saurischia, zeigen aber eine sehr erhebliche Mannigfaltigkeit der Formbildung. Neben bipeden kommen viele quadrupede Formen vor. Insbesondere sind die schwer gepanzerten Formen quadruped. Die gepanzerten Ceratopsia leiten sich sicher von bipeden Formen ab. Umstritten ist, ob die Vierbeinigkeit bei allen quadrupeden Ornithischia sekundär erworben wurde. Alle Ornithischia sind phytophag. Abgesehen von einigen Primitivformen sind die Prämaxillarzähne rückgebildet und durch Hornüberkleidungen ersetzt.

Die Unterordnung der Ornithopoda (Malm bis obere Kreide) umfaßt kleine und mittelgroße Formen, die meist biped waren, aber keineswegs extreme Reduktion der Vordergliedmaßen zeigten. Mannigfache Gestaltvarianten betreffen den Schädel, während der postcraniale Körper recht einheitlich gebaut war. Eine kleine Form, †*Hypsilophodon*, besaß noch Zähne im vorderen Kieferabschnitt. Stark spezialisiert sind die entenschnäbligen Hadrosauria (dazu † *Trachodon*, † *Parasaurolophus*, † *Corythosaurus* u.a.) aus der oberen Kreide, ein Endzweig, der mit dem Ende der Kreidezeit erlischt. Helmartige Knochenfortsätze auf Nasale und Prämaxillare umfassen die Nasenöffnung. Das Backenzahngebiß ist hoch spezialisiert. Die Zähne stehen in mehreren Reihen nebeneinander. Ihre Zahl kann bis zu 2000 betragen (höchste Zahl an Einzelzähnen bei Reptilien). Die Zahnbatterien dienten offenbar zum Zerreiben stark verkieselter Schachtelhalmgewächse. Die plumpen Iguanodonten aus der Kreide Europas besaßen keine Helmaufsätze. Die Arme waren nur mäßig verkürzt. Der Daumen trug einen mächtigen, dornartigen Zapfen als Waffe. Die Stegosauria sind plumpe quadrupede Formen mit kleinem Kopf und zwei Reihen großer Knochenplatten seitlich der dorsalen Mittellinie. Da die Vordergliedmaßen deutlich schwächer als die Hinterbeine sind, dürften sie von bipeden Formen abstammen. Eine eigene Anpassungsreihe, die Unterordnung der Ankylosauria ist durch den Besitz eines ausgedehnten Knochenpanzers, der aus kleinen dermalen Knochenplatten besteht und dem Rückenpanzer der Gürteltiere ähnlich sieht, gekennzeichnet. Der Körper ist abgeplattet. Auch die Vordergliedmaßen und der Schwanz tragen dornenbesetzte Knochenplatten. Die Platten des Rückens können zu einem Carapax verwachsen. Das Becken ist sekundär stark abgeändert; das Os pubis wird mehr oder weniger rückgebildet. Ankylosauria sind herbivor und sekundär quadruped. Körperlänge 3 bis 8 m.

Die Ceratopsia (14 Gattungen in der Mongolei und vor allem in Nordamerika) erscheinen als letzte Stammeslinie der Ornithischia (obere Kreide). Es sind mittelgroße Formen mit sehr großem Schädel, der bis zu $^1/_3$ der Gesamtlänge einnehmen kann. Kennzeichnend ist ein riesiger Schutzschild aus Knochenplatten über der ganzen Nackenregion. Er wird vom Squamosum und Parietale gebildet. Bei primitiven Formen († *Protoceratops*) findet sich an Stelle des geschlossenen Knochenkragens ein Gerüst von Knochenspangen, die ein großes Fenster umrahmen. Die progressiven Formen besaßen mannigfache Hornbildungen († *Triceratops*, s. Bd.II). Durch Frontalia und Postfrontalia wird ein sekundäres Schädeldach gebildet, das sich nach hinten über das primäre, von Frontalia und Parietalia gebildete Schädeldach schiebt. Zwischen beiden bleibt ein Hohlraum, der die Nackenmuskeln und die Adductoren der Kiefer enthält.

Kurz vor dem Ende der oberen Kreide sind alle Dinosaurier ohne Nachkommen ausgestorben. Die Ursache dieser Faunenkatastrophe ist rätselhaft, wenn auch eine Reihe von Hypothesen diskutiert werden. Offensichtlich handelt es sich um ein Geschehen, bei dem mehrere Faktoren zusammenkamen. Unter diesen dürften Klimaveränderungen, denen diese überspezialisierten Riesentiere nicht gewachsen waren, eine Rolle gespielt haben. Die Möglichkeit für die Radiation der Säugetiere, die im Paleozän einsetzt, war damit eröffnet.

e) † Pterosauria

Die Ordnung der † Pterosauria (Flugsaurier) (Jura bis obere Kreide, 22 Gattungen) geht wahrscheinlich auf Thecodontia (Pseudosuchia) zurück. Unterarm und besonders der vierte Finger sind stark verlängert. Die Flughaut (Patagium) ist zwischen diesem und dem Rumpf ausgespannt. Finger I–III bleiben frei. Der Schädel ist schnabelartig verlängert. Die Zähne sind vergrößert und bilden einen Reusenapparat. Einige Formen sind zahnlos. Mannigfache Anpassungen an den Flug ähneln entsprechenden Anpassungen der Vögel (Leichtbau, Pneumatisation, Verschmelzen der Schädelnähte, Brustbeinkamm). Bemerkenswert ist die progressive Entfaltung des Gehirns, die gleichfalls Parallelerscheinungen zu der Hirnentwicklung der Vögel aufweist (T. EDINGER).

Die Flughaut der Pterosauria war also nicht, wie das Chiroptatagium der Fledermäuse, durch mehrere Finger gestützt und daher offenbar gefährdet. Ein aktiver Flatterflug dürfte kaum möglich gewesen sein. Die Flugsaurier waren Gleit- und Segelflieger, die Aufwinde über dem Meer nutzten. Die Beine sind, anders als bei den meisten Vögeln, schwach und eigneten sich kaum zum Laufen auf dem Land (Körperlänge: 15 cm bis Albatrosgröße. Flügelspannweite bei † *Pteranodon ingens* bis 9 m).

Die basale Gruppe der Rhamphorhynchoidea besaß einen langen Schwanz. Bei den späteren Pterodactyloidea wurde der Schwanz reduziert. Das Gebiß wurde durch eine Hornscheide des Schnabels ersetzt. In der oberen Kreide nimmt die Körpergröße zu. Mit dem Ende der Kreide erlischt der Stamm. Spezialisierte Endormen, wie † *Pteranodon*, besaßen einen Kehlsack nach Art der Pelikane und einen Knochenfortsatz am Hinterkopf, der an Länge dem Schnabel gleichkam (Balancier- und Steuerorgan). Bei einigen Rhamphorhynchoidea wurde eine dichte Bedeckung des Körpers mit haaranalogen Horngebilden gefunden (s. Bd. III). Daraus wurde geschlossen, daß die Pterosauria bereits homoiotherm (warmblütig) waren und vermutlich lebende Junge zur Welt brachten.

f) † Mesosauria

An die Archosauria schließen wir die † Mesosauria (Proganosauria) aus dem Karbon-Perm Südafrikas und Südamerikas an, eine kleine Gruppe (3 Gattungen) von unklarer phylogenetischer Stellung. Es handelt sich um langgestreckte, amphibisch lebende Formen. Die Hinterbeine waren kräftiger als die Vordergliedmaßen. Wahrscheinlich ist der Stamm selbständig aus Cotylosauriern hervorgegangen.

g) † Ichthyopterygia

Eine eigene Stammeslinie, deren Herkunft unklar ist und die in mancher Hinsicht eine Sonderstellung unter den Reptilien einnimmt, bilden die † Ichthyopterygia (Parapsida, Fischechsen) mit einer Ordnung Ichthyosauria aus den Trias- bis Kreidezeit mit Blüteperiode in der mittleren Trias (26 Gattungen, Europa, Nordamerika, Indien). Ichthyopterygier sind vollständig an das Leben im Meer angepaßt. Der Körper ist spindelförmig, die Extremitäten sind zu Paddeln umgestaltet. Bei primitiven Formen ist die Schwanzflosse nach ventral abgebogen. Progressive Formen besitzen eine zweilappige vertikale Schwanzflosse mit Abknickung der Wirbelsäule in den unteren Flossenlappen (hypozerk, s. Bd. II). Eine dreieckige Rückenflosse ist ausgebildet. Die Ichthyosauria stammen von Landwirbeltieren, wahrscheinlich direkt von Labyrinthodontia ab. Der Schädel ist bei Primitivformen noch relativ kurzschnäuzig, läuft aber bei der Mehrzahl der Arten in ein langes, vorwiegend vom Prämaxillare gebildetes Rostrum aus. Die Nasenöffnung liegt weit hinten, dicht vor dem Auge, das einen Skleralring (s. Bd. III) besitzt. Ichthyopterygia sind parapsid, das heißt, sie besitzen eine obere Öffnung im Schläfendach, die von Parietale, Supratemporale und Postfrontale begrenzt wird. Ein Scheitelloch ist vorhanden. Die konischen Zähne (bis 200) sitzen nur in den Kiefern, vielfach in Alveolen. Das Dentin ist ähnlich wie bei Labyrinthodonten eingefaltet.

5. † Euryapsida

Am Ende des Paläozoikums waren die wichtigsten Stammeslinien der Reptilien entstanden. Unter ihnen tritt eine Stammeslinie auf, die durch den Besitz eines oberen Schläfenfensters, das von Postorbitale, Squamosum und Parietale begrenzt wird, gekennzeichnet ist. Ein Supratemporale fehlt (euryapsider Typ des Schläfendaches, s. Bd. II). Nach abwärts schließt an das Fenster eine ausgedehnte

Knochenplatte (Squamosum, Jugale, Quadratojugale) an. Diese kann vom unteren Rand her rückgebildet werden. Die Primitivgruppe der †Euryapsida (=Synaptosauria), die ordo Protorosauria beginnt im Perm mit kleinen terrestrischen Formen († *Araeoscelis*) und zeigt bei progressiven Formen († *Tanystropheus*) eine enorme Verlängerung der Halswirbel und Hinweise auf amphibische Lebensweise. Aus † *Araeoscelis*-ähnlichen Formen dürften die progressiven Euryapsida, die Sauropterygia hervorgegangen sein. Die basale Gruppe (Nothosauria aus der Trias) war langhalsig und langschwänzig. Der gestreckte Schädel besaß ein sehr großes Schläfenfenster. Die Extremitäten waren an die aquatile Lebensweise angepaßt, zeigten aber noch Kennzeichen der primitiven Reptilbeine. Die Nothosaurier waren wahrscheinlich fischfressende Bewohner der Flachsee, die noch, nach Art der Robben, an Land gehen konnten. Die progressiven Plesiosauria (Schwanenhals-Saurier, Trias — Kreide) waren hochspezialisierte Meeresbewohner mit sehr langem Hals, kurzem Schwanz und sehr kräftigen und langen, zu Paddeln umgestalteten Gliedmaßen. Die Zähne standen in Alveolen. Sie dürften aus Nothosauria hervorgegangen sein.

Eine weitere Gruppe von †Euryapsida, die †Placodontia, scheinen nur sehr entfernt mit den übrigen Sauropterygia verwandt zu sein. Diese rätselhaften Tiere waren Meeresbewohner, die im Habitus den Schildkröten ähnlich sehen. Die spezialisierten Arten waren abgeplattet und besaßen einen, aus vielen kleinen Knochenstücken bestehenden Panzer und ein heterodontes Gebiß. Die Prämaxillarzähne waren stiftförmig. Im Maxillare und auf dem Gaumen saßen große, flache Pflasterzähne, wie sie auch bei einigen Knorpelfischen vorkommen (Mollusken-Nahrung). Die Placodontier müssen eine mächtige Kaumuskulatur besessen haben, denn am Unterkiefer war vom Coronid aus ein großer Muskelfortsatz entwickelt, eine auffallende Parallelbildung zu dem, vom Dentale gebildeten Proc. muscularis der Säugetiere. Bei der Gattung † *Henodus* war das Gebiß weitgehend reduziert und durch Hornplatten ersetzt. Die Spezialisationen der Placodontia sind sehr extrem, so daß einige Autoren (KUHN-SCHNYDER) sie von den übrigen Euryapsida abtrennen und einem eigenen Stamm zuordnen.

6. Synapsida

Aus basalen †Captorhinomorpha hat sich sehr früh (Karbon) ein eigener Stamm, die Unterklasse der Synapsida († *Theromorpha*) abgezweigt. Kennzeichnend für die ganze Unterklasse ist der Besitz eines seitlichen (unteren) Schläfenfensters, das von Postorbitale und Squamosum begrenzt wird. Bei progressiven Formen vergrößert sich das Fenster und erreicht oben das Parietale. Der Jochbogen besteht schließlich aus Squamosum und Jugale.

a) † Pelycosauria

Im Perm, also lange vor den übrigen Reptilienstämmen, erfuhren die Synapsida eine erste Entfaltungsperiode (Nordamerika, Europa). Diese †Pelycosauria wa-

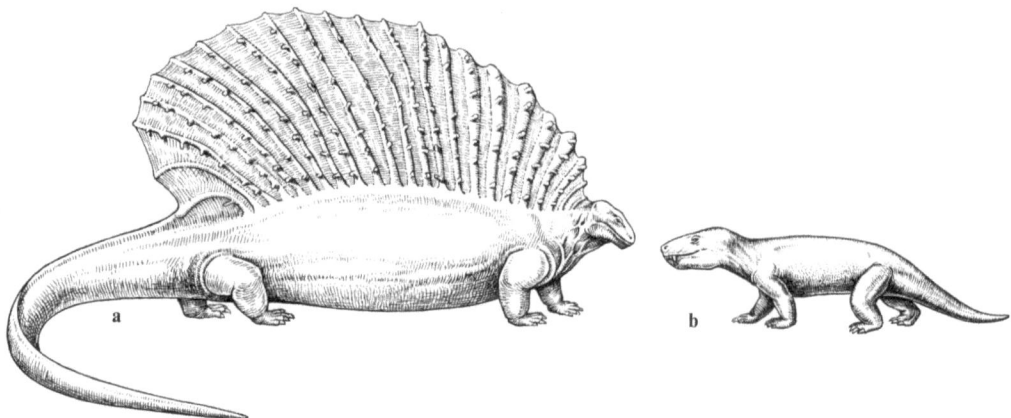

Abb. 63 a, b. Habitusbild eines Pelycosauriers (a † *Edaphosaurus*) und eines Theriodontiers (b † *Cynognathus*). (Nach COLBERT)

ren quadrupede, terrestrische Formen von mittlerer Größe. Die archaischen † Pelycosauria (subordo Ophiacodontia) unterschieden sich noch wenig von den Stammreptilien (Cotylosauria). Der Schädel war niedrig; es bestand eine Tendenz zur Heterodontie (Ausbildung von Eckzähnen). Ein Scheitelloch ist vorhanden. Die Ophiacodontia waren carnivor († *Varanosaurus*, † *Ophiacodon*). Bei den progressiven Sphenacodontia war der Schädel verbreitert und hoch. Die Differenzierung des Gebisses wird deutlich. Hierher gehören große Raubtiere († *Dimetrodon*). Die Edaphosauria werden sekundär isodont, sind meist phytophag und haben bei einigen Arten Zahnplatten. Sphenacodontia und Edaphosauria sind in der Ausbildung des postcranialen Skeletes sehr ähnlich. Beide besitzen stark verlängerte Dornfortsätze der Rumpfwirbel (Abb. 63), die wahrscheinlich Stütze eines Hautsegels waren, das der Thermoregulation diente (ROMER).

b) † Therapsida

Während die † Pelycosauria im Perm erlöschen, erfährt eine zweite Ordnung, die *Therapsida* (säugerähnliche Reptilien), die direkt auf † Ophiacodontia zurückgeht, ihre Entfaltung in der Trias (Südafrika, Rußland). Aus ihnen sind im Jura die Säugetiere hervorgegangen.

Die Therapsida (Abb. 64) sind außerordentlich formenreich (292 Gattungen) und lassen zwei Großgruppen (Unterordnungen), die sich divergent entwickelt haben, unterscheiden, Anomodontia und Theriodontia. Die Anomodontier sind meist großwüchsige, plumpe Pflanzenfresser. Die Orbita liegt weit hinten, ein sekundärer Gaumen fehlt. Das Hinterende des Unterkiefers ist abwärts gebogen, das Kiefergelenk liegt ungewöhnlich tief. Bei spezialisierten Dicynodontiern fehlen postcanine Zähne, die Eckzähne sind zu mächtigen Hauern umgebildet. Das Quadratum ist nicht reduziert. Der Schädel ist akinetisch.

System der Synapsida

Subclassis: S Y N A P S I D A

    Ordo: †PELYCOSAURIA (:Theromorpha)   Ordo: †THERAPSIDA

        Subordo: †Ophiacodontia   Subordo: †Theriodontia

        Subordo: †Sphenacodontia   Infraordo: †Titanosuchia
                                                            Infraordo: †Gorgonopsia

        Subordo: †Edaphosauria   Infraordo: †Cynodontia
                                                            Infraordo: †Ictidosauria
                                                            Infraordo: †Theriocephalia
                                                           Infraordo: †Bauriamorpha

                                                  Subordo: †Anomodontia
                                                           Infraordo: †Dinocephalia
                                                           Infraordo: †Venyukoviamorpha
                                                           Infraordo: †Dromasauria
                                                           Infraordo: †Dicynodontia

Die Theriodontia haben in mehreren, parallelen Linien Entwicklungen eingeschlagen, die zunehmend zu einer Annäherung an das Anpassungsniveau der Säugetiere führen. Diese Umbildungen betreffen verschiedene Organsysteme, dies aber nicht synchron, so daß bei den Übergangsformen vielfach ein buntes Mosaik von progressiven und basalen Merkmalen festzustellen ist. Allgemein besteht eine Tendenz zur Ausbildung eines differenzierten, heterodonten Gebisses und zur Beschränkung des Zahnwechsels auf zwei Zahngenerationen (Diphyodontie). Im Unterkiefer ist das Dentale dominierend, die hinten anschließenden Deckknochen bleiben mehr und mehr an Ausdehnung zurück, ebenso das Quadratum. Das noch funktionierende primäre Kiefergelenk (Quadratoarticulargelenk) rückt in die Nähe des hinteren Endes des Dentale. Dieses nähert sich dem Squamosum an. Gleichzeitig kommt es zur Ausbildung eines sekundären Gaumens, wie er für Säugetiere typisch ist. Diese Umbildungen zeigen, daß nun ein komplizierter Kaumechanismus möglich war. Das setzt Umbildungen an der Kiefermuskulatur und an Lippen und Wangen voraus. Es gibt Hinweise dafür, daß bei einigen Theriodontiern auch ein Haarkleid ausgebildet war. Aus dem Vorkommen von reichlichen Nerven- und Gefäßöffnungen an der vorderen Schnauzenpartie bei einigen Tritylodontia und Bauriamorpha wird auf das Vorhandensein eines Rhinariums mit Rezeptorenfeld und Vibrissen geschlossen (BROILI, BRINK). Da nur wenige unvollkommne Endocranialausgüsse vorliegen, läßt sich über die Ausbildung des Gehirnes nicht allzuviel sagen. Wichtig ist aber der Befund großer Riechlappen bei Cynodontia bei im übrigen noch kleinem Endhirn. Die nunmehr einsetzende, progressive Entwicklung des Geruchssinnes ist von erheblicher Bedeutung für die weitere Entfaltung des Endhirnes bei Säugetieren. Gleichzeitig ist damit zu rechnen, daß die Ausbildung verschiedenartiger Hautdrüsen (Duftdrüsen) mit der Ausgestaltung der Nase korreliert ist. Die Ausbildung einer rippenlosen Lumbalregion der Wirbelsäule und die doppelte Artikulation der Rippe am Wirbel mit Köpfchen und Rippenhöcker (†*Diademodon*) deutet auf eine Änderung des Atemmechanismus und

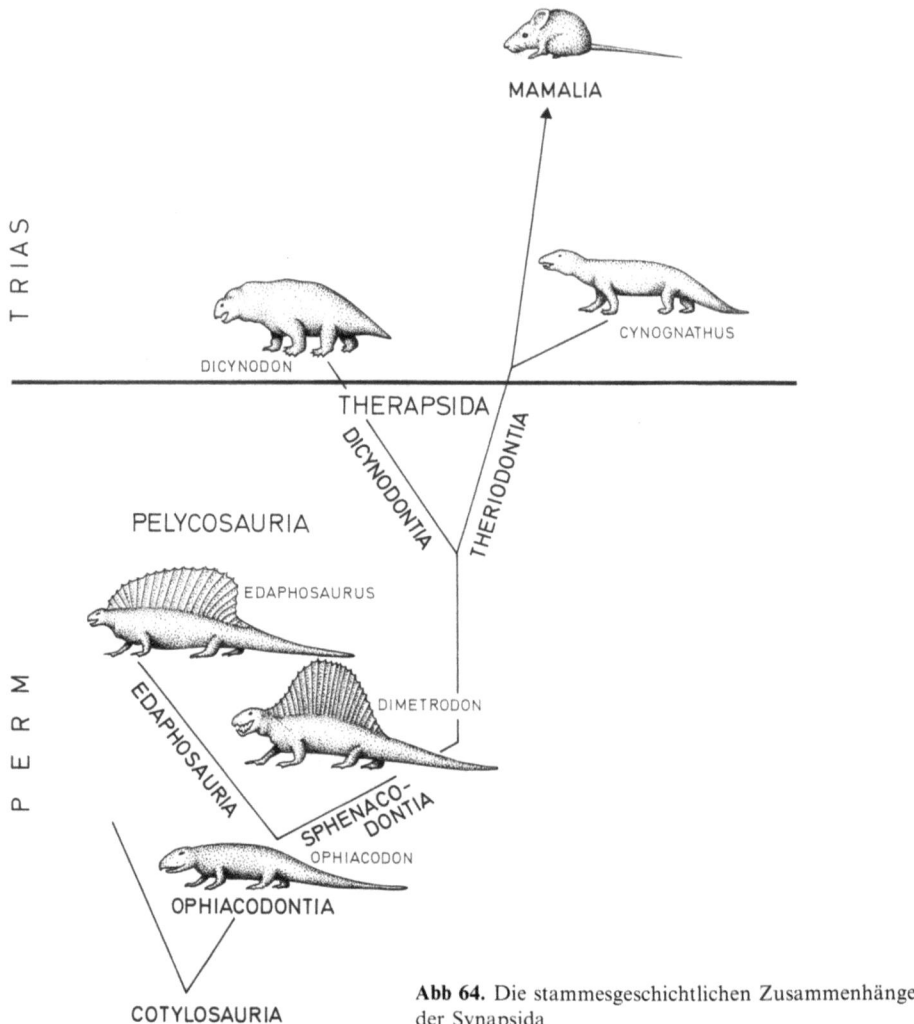

Abb 64. Die stammesgeschichtlichen Zusammenhänge der Synapsida

den Besitz eines Zwerchfells (BRINK, 1956). Alles in allem, weisen Erwerb des Kaumechanismus, Haarkleid und thorakaler Atemmechanismus auf erhöhte Stoffwechselintensität und machen es wahrscheinlich, daß die Theriodontier im Gegensatz zu den übrigen Reptilien bereits homoiotherm waren.

Ein weiterer Komplex von Umbildungen betrifft die Gliedmaßen. Die Extremitäten werden unter den Rumpf verlagert (Abb. 54). Der Rumpf hängt nicht mehr zwischen den seitlich abgespreizten Extremitäten, sondern stützt sich auf diese. Dabei wird das Ellenbogengelenk nach hinten, das Kniegelenk nach vorne gedreht. Schultergürtel und Becken fügen sich in die neuen Bedingungen ein. Die Zahl der Zehenglieder wird verringert und erreicht bei den Bauriamorpha das Säugetiermuster (23333). Der Talus berührt nicht mehr die Unterlage, sondern rückt über den Calcaneus (s.Bd. II).

Einige Stammeslinien der Theriodontia sind als blind endigende Seitenzweige erloschen (Bauriamorpha). Die zu den Säugetieren führende Linie führt von den Cynodontia zu den Tritylodontia und Ictidosauria, die, vor allem auch in der Gestaltung der Kiefergelenks- und Mittelohrgegend, den Säugern am nächsten kommen. † *Diarthrognathus* (s.Bd. II) hat noch ein funktionierendes Quadratoarticulargelenk, daneben aber bereits ein Squamosodentalgelenk, ist also eine echte Zwischenform zwischen Reptilien und Säugern, wenn auch nicht die echte Ahnenform, da Säuger bereits früher existierten. Neuerdings ist aber unter den Chiniquodonten, einem späten Seitenzweig carnivorer Cynodontia aus Südamerika, eine Form, † *Probainognathus*, gefunden worden (ROMER, 1969), bei der neben einem kleinen Quadratoarticulargelenk ein funktionelles Squamosodentalgelenk ausgebildet war. Die Grenze zwischen den Klassen Reptilia und Mammalia ist also durch reale Funde überbrückt, und es besteht kein Zweifel, daß die Säugetiere den Synapsida zuzuordnen sind, wie die Vögel zu den Archosauria gehören. Dennoch bleibt es berechtigt, den Vögeln und den Säugetieren in der Systematik den Rang eigener Klassen zuzuschreiben, denn beide Gruppen haben zweifellos ein neues, gut gekennzeichnetes Anpassungsniveau erreicht und auf diesem jeweils eine in sich geschlossene neue Einheit mit erheblicher Formenradiation entfaltet. Daß im Grenzbereich zwischen den Klassen Übergangsformen auftreten, deren Zuordnung zu der einen oder anderen Gruppe unsicher bleibt, ist zu erwarten und muß von der Evolutionstheorie gefordert werden.

Die Tatsache, daß aus einer Hauptgruppe der Reptilien die Vögel, aus einer zweiten die Säugetiere entstehen, hat einige Forscher zu der Annahme einer diphyletischen Entstehung der Reptilien geführt (OSBORN, GOODRICH, WATSON). Jede der Reptilordnungen sollte einer der beiden Subklassen („Synapsida" und „Diapsida" bei OSBORN, „Theropsida" und „Sauropsida" bei WATSON) zugeordnet werden können, die getrennt von Protosauria abstammen sollten. WATSON rechnet die Lepidosauria, Archosauria, Chelonia, Sauropterygia und Placodontia zu den Sauropsida, die Ichthyosauria zu den Theropsida. Die Reptilien sollen nach dieser Auffassung keine einheitliche Klasse, sondern eine Art Zwischenphase in der Amnioten-Phylogenese („grade") bilden, die unabhängig in verschiedenen Stammeslinien durchschritten wird (GOODRICH). Begründet wurde diese diphyletische Auffassung immer durch Reduktion auf einzelne Schlüsselmerkmale (Schläfendurchbrüche bei OSBORN, Gestalt des Metatarsale V und Ausbildung der großen Arterienbögen bei GOODRICH, Mittelohrstruktur bei WATSON). Die Vermehrung unserer Kenntnisse, insbesondere der Fossilfunde, hat aber ergeben, daß es kein einziges Merkmal gibt, das mit Sicherheit die Zuordnung jeder Reptilgruppe entweder zu Sauropsida oder Theropsida gestatten würde und das mit Sicherheit ausschließen würde, daß es neben den beiden Hauptstämmen noch weitere Reptilstammeslinien gibt. Das Problem spitzt sich heute also auf die Frage zu, ob die Stammreptilien (Cotylosauria) eine einheitliche Gruppe sind, aus der sich die verschiedenen Reptilzweige entwickeln oder ob die verschiedenen Reptilordnungen unabhängig, also polyphyletisch aus Amphibien hervorgegangen sind (KUHN-SCHNYDER). Diese Frage ist bisher wohl nicht endgültig zu beantworten. Vieles spricht dafür (anapsider Cotylosaurier-Schädel als Ausgangspunkt für die Entstehung der Schläfenfenster, serologische und morphologische Gemeinsamkeiten zwischen Schildkröten und Archosauriern) an der genetischen, d.h. monophyletischen Einheit der Reptilia festzuhalten.

IV. Stammesgeschichte und System der Vögel (Aves)

Klasse 9. Aves (Vögel)

Die Vögel sind eine Klasse progressiver Archosaurier, die durch den Erwerb des Federkleides und die damit gewonnene Fähigkeit zu einer neuen Art des aktiven Fluges, durch progressive Entfaltung des Gehirnes und der Augen bei gleichzeitiger Reduktion des Geruchssinnes, durch Zahnreduktion und durch den Erwerb der Homoiothermie gekennzeichnet werden können.

Es bestehen wenig Zweifel daran, daß die Vögel von Thecodontia abstammen[11], wenn auch die Stammform selbst noch unbekannt ist. Fossil tritt im Jura (Solnhofen) zuerst † *Archaeopteryx* auf, eine Form die neben echten Vogelmerkmalen (Federn, viele Skeletmerkmale, Hirn) manches Erbe der Reptilahnen bewahrt hat (Abb. 65). Die Kiefer trugen noch echte Zähne. Der Schwanz besaß eine lange Caudalwirbelsäule (20–21 Wirbel), die beiderseits mit 15 Federn

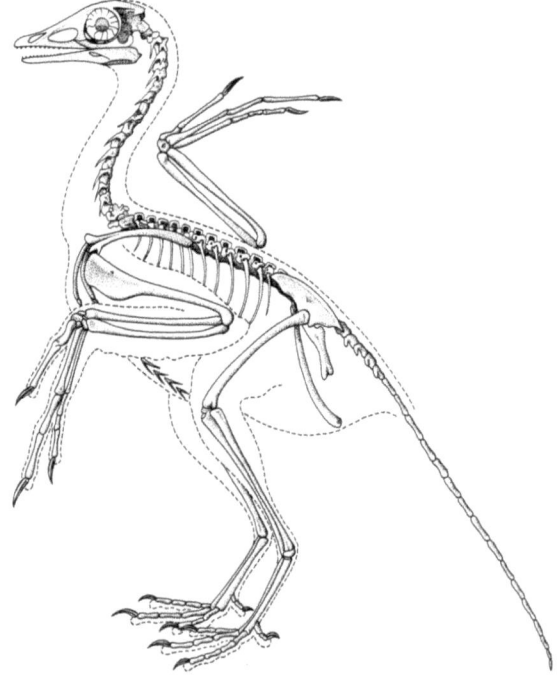

Abb. 65. † *Archaeopteryx*, Skeletrekonstruktion. (Nach Heilmann)

---

[11] Neuerdings werden die Vögel von einigen Autoren (Ostrom, 1974, Wellnhofer, 1974) von Dinosauriern abgeleitet.

besetzt war. Die Metacarpalia der drei Finger bleiben frei und tragen Krallen, der zweite Finger trägt Schwungfedern. Vogelmerkmale sind die weitgehende Verschmelzung der Schädelknochen, die Gestalt des Brust-Schulterskeletes und des Beines, das Federkleid und der Leichtbau des Skeletes (beginnende Pneumatisation).

Der Übergang vom quadrupeden Reptil zum fliegenden Urvogel ist paläontologisch bisher nicht belegbar. Die entscheidenden Konstruktionsumwandlungen, Flugapparat mit Federn, Bipedie, Atmungsorgane usw. können nur rekonstruiert werden.

Gesichert ist, daß die Feder aus der Reptilschuppe entstanden, dieser also homolog ist (Bd. III). Das Federkleid spielt in zwei Funktionskreisen eine wichtige Rolle, einmal als Wärmeschutz, zum anderen als Bauelement im Flugapparat. Ausdauernd und geschickt fliegende Wirbeltiere sind höchst aktiv und müssen rasch reagieren können; sie haben eine hohe Stoffwechselaktivität und waren sicher homöotherm. Die Warmblütigkeit dürfte vor Ausbildung des Flugvermögens entstanden sein. Warmblütler benötigen einen Schutz gegen Wärmeverlust (Federn, Haare). Fliegende Wirbeltiere sind durch den vorbeistreichenden Fahrtwind besonders dem Wärmeverlust ausgesetzt. Daher ist anzunehmen, daß das Federkleid als Wärmeschutz vor Erwerb des Flugvermögens zugleich mit der Warmblütigkeit entstanden ist. In diesem Zusammenhang ist der Nachweis von haaranalogen Gebilden bei Flugsauriern (Rhamphorhynchoidea, s.S.146) als Parallele von besonderem Interesse.

Erwerb des Federkleides vor dem Auftreten der Homoiothermie ist nicht denkbar, denn der Kaltblütler ist auf Wärmezufuhr von außen angewiesen. Ein Federkleid würde aber gegen eine solche isolieren.

Die Entstehung der Bipedie bei Vögeln und deren Besonderheiten werden im Zusammenhang mit den Extremitäten ausführlich erörtert (s.Bd. II). Unbestritten ist, daß die Bipedie und das Flugvermögen letzten Endes ein quadrupedes, terrestriches Ausgangsstadium voraussetzen. Diskutiert wird die Frage, ob das Flugvermögen über ein biped laufendes, terrestrisches Zwischenstadium (V. NOPCSA, HEILMANN, LAMBRECHT, PETERS-GUTMANN) oder über eine arborikole Zwischenphase (ABEL, BÖKER) erreicht wurde. Diese sollte vom Greifspringen (BÖKER) zum Flatterflug übergegangen sein.

Biped rennende, terrestrische Lokomotionsweise ist bei Thecodontia und Dinosauria mehrfach entstanden (s.S.144). Die Ausbildung des spezialisierten Laufbeines geht stets mit Verlust der Zehenstrahlen 5 und 1 einher. Auch beim sekundären Flugverlust der Vögel kommt es am Lauffuß zum Verlust dieser Randstrahlen (bei *Struthio* sind nur die Zehen 3. und 4. erhalten, s.Bd. II, Parallele zu Huftieren). Es ist unseres Erachtens schwer vorstellbar, daß der typische Vogelfuß mit zurückgedrehter, opponierbarer erster Zehe von einem spezialisierten Lauffuß abgeleitet werden kann und daß terrestrische Läufer zu arborikoler Lebensweise übergingen. Das schließt natürlich nicht aus, daß die Ahnen der Vögel, die wir uns als kleine, arborikole Formen vorstellen, bereits Anfänge einer Verlängerung der Hinterbeine und fakultative Bipedie besessen haben. Besitz einer zurückdrehbaren Großzehe als Ausgangspunkt für die Entstehung des typischen vierzehigen Klammerfußes muß aber gefordert werden.

Bei allen bipeden Läufern kommt es sehr rasch zu einer weitgehenden Rückbildung der Vordergliedmaßen. Die Ableitung des Vogelflügels setzt aber den Besitz einer Klammerhand (Greifsprung) voraus (s. Bd. II). Schließlich sei noch bedacht, daß zur Zeit der Entstehung der Vögel (Jura) der freie Luftraum von Pterosauriern erobert war und die Vögel wahrscheinlich in einem Lebensraum entstanden, der den Pterosauria nicht zugänglich war. Als solcher kommt eigentlich nur ein bewaldetes Habitat in Frage. Ökologische Überlegungen sprechen also auch eher für ein arborikoles Zwischenstadium.

Aus der Kreidezeit sind einige Wasservögel bekannt. Sie wurden als Zahnvögel (Odontornithes) von MARSH beschrieben. † *Hesperornis* war ein flugunfähiger Schwimmvogel mit echten Zähnen. Hingegen hat sich bei Nachuntersuchungen erwiesen, daß † *Ichthyornis* offenbar keine Zähne besaß, denn die dieser Gattung zugeschriebenen Kieferfragmente stammten von einem juvenilen Mosasaurier (GREGORY). In der späten Kreide und im Tertiär sind zahlreiche Fossilien, die rezenten Familien nahestehen, bereits nachweisbar. Im Eozän erscheinen nahezu alle heutigen Ordnungen. Eine zweite Radiation im Miozän brachte eine Formenaufspaltung aus der die Mehrzahl der Passeres hervorgegangen ist.

Es ist heute kaum möglich, die stammesgeschichtliche Entfaltung der Vögel im einzelnen zu belegen, da die Radiation gleichzeitig und explosionsartig erfolgte, und da die Vertreter der rezenten Gruppen, ganz im Gegensatz zu den Säugetieren, einen geschlossenen Körperbautyp von großer Einheitlichkeit zeigen.

Ein natürliches System der Vögel kann daher nur sehr unvollkommen aufgestellt werden. Die Auffassungen gehen noch sehr stark auseinander. Wir stellen deshalb in unserer Übersicht die Ordnungen nebeneinander, da die meisten von ihnen ungefähr gleichzeitig aus einer tertiären Radiation entstanden sein dürften. In diesem Zusammenhang ist zu beachten, daß der Begriff „ordo" in der Systematik einen pragmatischen, keinen absoluten Wert hat. In Anbetracht der Einheitlichkeit des Vogeltypus sind die Ordnungen der Vögel untereinander sehr viel ähnlicher als etwa die Ordnungen der Reptilien oder Säuger. Aus diesem Grunde wird hier auch auf eine Charakterisierung der etwa 30 Ordnungen der Aves verzichtet und auf die, gerade auf diesem Gebiet, reichhaltige Literatur verwiesen (MAYR-AMADON, BERNDT-MEISE, FÜRBRINGER, GADOW, PETERS, STRESEMANN, VAN TYNE-BERGER, WOLTERS). Einige der Grundprobleme sollen aber kurz angesprochen werden.

Die rezente Avifauna weist ungefähr 9000 Arten auf, die sich auf 150 Familien verteilen. Allein über 5000 Arten gehören zu den Passeriformes. Eine kleine Gruppe, die der straußenähnlichen Vögel, läßt sich gut gegenüber den übrigen Ordnungen abgrenzen. Es handelt sich um meist große, flugunfähige Laufvögel, die durch den Bau des Schädels (Gaumen, Kieferskelet) und durch einige Primitivmerkmale gekennzeichnet sind. Sie werden daher mit den flugfähigen Steißhühnern (Tinamiformes), die ihnen im Bau des Gaumens nahestehen, als Palaeognathae[12] den übrigen Vögeln (Neognathae) gegenübergestellt. Die Palaeognathae (Abb. 66), mit Ausnahme der Tinamiformes, besitzen als Folge des Flugverlustes keinen Brustbeinkamm. Sie werden im allgemeinen Sprachgebrauch als Ratiten den übrigen (Neognathae + Tinaminfomes), den Carinaten gegenübergestellt.

---

[12] Die Bezeichnung „Palaeo"-gnathae besagt nicht, daß diese Gruppe tatsächlich im Bau des Gaumens altertümlich ist.

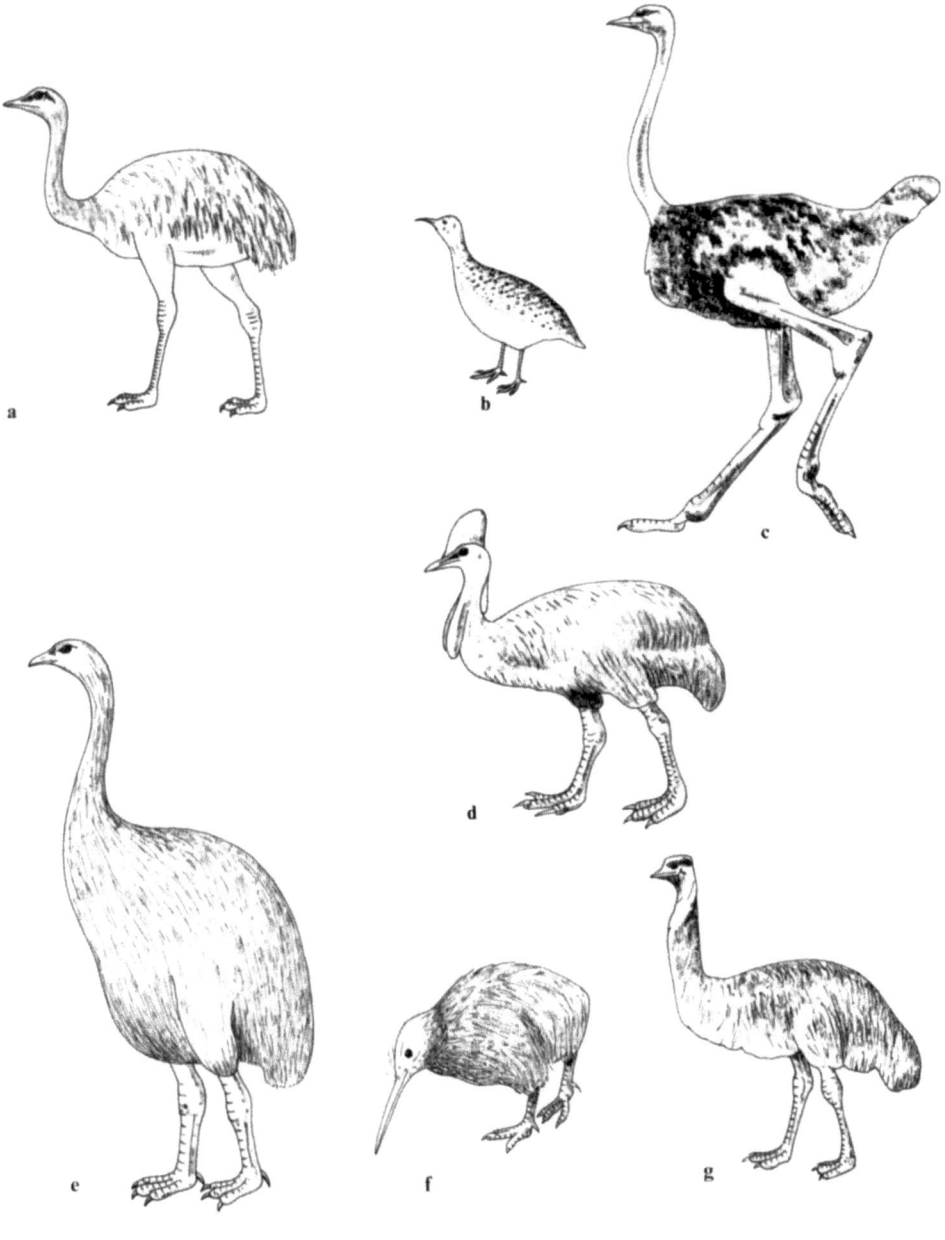

Abb. 66a–g. Die Ratiten Palaeognathae: (Flachbrustvögel) und Steißhühner. (Umzeichnung nach GRZIMEK.) **a** *Rhea*, Nandu; **b** *Tinamu*, Steißhuhn; **c** *Struthio*, Strauß; **d** *Casuarius*, Kasuar; **e** †*Dinornis* (Rekonstruktion); **f** *Apteryx*, Kiwi; **g** *Dromaeus*, Emu

Die Stammesgeschichte der Palaeognathae setzt die Klärung von zwei Grundfragen voraus. Die erste betrifft die Kernfrage, ob die Palaeognathae der Rest einer alten Radiation sind, die noch nicht das Flugvermögen erworben hatte, also eine alte Stufe der Phylogenese verkörpern oder ob es sich um sekundär fluglos gewordene Abkömmlinge eines alten Carinatenzweiges handelt. Die zweite Frage ist die nach der Einheitlichkeit der rezenten Ratiten.

Übersicht über das System der Vögel (Aves)

Classis: AVES

   Subclassis: ARCHAEORNITHES
     Ordo: Archaeopterygidae
     † Archaeopteryx

   Subclassis: NEORNITHES
     Ordo: Hesperornithiformes
     † Hesperornis
     Ordo: Ichthyornithiformes
     † Ichthyornis

     Superordo: Palaeognathae
       Ordo: † Aepyornithiformes
       Ordo: Dinornithiformes
       † Dinornithidae
       Apterygidae - Kiwis
       Ordo: Casuariformes
         Casuariidae - Kasuare
         Dromaeidae - Emus
       Ordo: Struthioniformes
         Struthionidae - Strauße
       Ordo: Rheiformes
       Rheidae - Nandus
       Ordo: Tinamiformes (Crypturi) – Steißhühner

     Superordo: Neognathae
       Ordo: Gruiformes
         Mesoenatidae – Stelzenrallen
         Turnicidae - Kampfwachteln
         Heliornithidae – Binsenhühnchen
         Eurypygidae – Sonnenrallen
         Rhynochetidae Kagus
         † Phororacidae
         † Diatrymidae
         † Bathornithidae (incl. Cariamidae)
         Psophiidae Trompetervögel
         Grues Kraniche
         Otidae - Trappen
         Rallidae – Rallen
         Jacanidae – Blatthühnchen
         Aramidae – Rallenkraniche
       Ordo: Laro-Limicolae (Charadriiformes)
         Thinocoridae Höhenläufer
         Chionididae Scheidenschnäbel
         Dromadidae Rennvögel
         Burhinidae Triele
         Haematopodidae – Austernfischer
         Charadriidae – Regenpfeifer
         Glareolidae – Brachschwalben
         Scolopacidae – Schnepfen
         Laridae – Möwen
       Ordo: Alciformes – Alken, Lummen
       Ordo: Podicipediformes – Lappentaucher
       Ordo: Gaviidae – Seetaucher
       Ordo: Sphenisciformes Pinguine
       Ordo: Procellariiformes (Tubinares) Albatrosse und Sturmvögel
       Ordo: Steganopodes (Pelicaniformes)
         Phaethonidae Tropikvögel
         Fregatidae – Fregattvögel
         Phalacrocoracidae Kormorane und Schlangenhalsvögel
         Sulidae – Tölpel
         Pelicanidae Pelikane
       Ordo: Accipitriformes (Accipitres)
         Falconidae Falken
         Accipitridae Adler, Bussarde etc.
         Pandionidae – Fischadler
         Cathartidae Neuweltgeier
         Sagittariidae – Sekretär
       Ordo: Ciconiiformes
         Ardeidae Reiher
         Ciconiidae Störche
         Balaenicipidae – Schuhschnabel
         Threskiornithidae Ibisse
         Scopidae – Schattenvögel

Ordo: Phoenicopteri — Flamingos
Ordo: Anseriformes (Anatiformes)
  Anhimidae — Wehrvögel
  Anatidae — Gänse, Enten
Ordo: Galliformes — Hühnervögel
  Megapodiidae — Großfußhühner
  Cracidae — Hokos
  Phasianidae — Hühner, Fasane, Wachteln
  Tetraonidae — Rauhfußhühner
  Meleagrididae — Truthühner
Ordo: Cuculiformes
  Musophagidae — Turakos
  Cuculidae — Kuckucksvögel
Ordo: Opisthocomiformes — Hoatzin
Ordo: Strigiformes — Eulen
Ordo: Columbiformes
  † Rhaphidae (Dididae) — Dronten
  Columbidae — Tauben
Ordo: Pteroclidiformes — Flughühner
Ordo: Psittaciformes — Papageien
Ordo: Coraciiformes
  Coraciidae — Racken
  Alcedinidae — Eisvögel
  Meropidae — Bienenfresser
  Momotidae — Motmots
  Todidae — Todis
  Upupidae — Hopfe
  Bucerotidae — Nashornvögel
Ordo: Coliiformes — Mausvögel
Ordo: Caprimulgiformes
  Steatornithidae — Fettschwalme
  Caprimulgidae — Ziegenmelker
Ordo: Macrochires (Apodiformes, Micropodiformes)
  Apodidae — Segler
  Trochilidae — Kolibris
Ordo: Trogoniformes
  Trogonidae — Trogons
Ordo: Piciformes (Pici)
  Bucconidae — Faulvögel
  Galbulidae — Glanzvögel
  Capitonidae — Bartvögel
  Picidae — Spechte
  Rhamphastidae — Tukane
  Indicatoridae — Honiganzeiger
Ordo: Passeriformes — Sperlingsvögel
  Eurylaimi — Breitmäuler
  Tyranni — Tyrannen, Töpfervögel, Cotingas u.a.
  Menuridae — Leierschwänze
  Passeres (= Oscines) — Singvögel

Die Annahme, daß die Ratiten primär flugunfähig sind, wird mit dem Auftreten einiger Primitivmerkmale begründet (LOWE, GLUTZ VON BLOTZHEIM). Als solche werden angeführt: mangelnde oder geringe Pneumatisation des Skeletes, relativ lange Persistenz der Schädelnähte, Darmmorphologie, Syrinx, freie Caudalwirbel, Gaumen, Schultergürtel. Nun ist es aber keine Frage, daß bei Verlust der Flugfähigkeit und erheblicher Zunahme der Körpergröße, einige für flugfähige Vögel kennzeichnende Anpassungen wieder verschwinden und Strukturmerkmale zum Vorschein kommen müssen, die dem generalisierten Sauropsidentyp ähneln, also primitiv erscheinen können. Die Ratiten besitzen aber auch zahlreiche Merkmale (Struktur des Flügelskelets und Weichteile, Gehirn, viele Schädelmerkmale), die nur verständlich sind, wenn wir die Abstammung von flugfähigen Ahnen annehmen. Die Mehrzahl der Forscher (BOCK, FÜRBRINGER, FRANZ, GADOW, ROMER, STARCK) vertritt heute diese Theorie. Allerdings lassen sich die Ratiten nicht mit Sicherheit auf eine der rezenten Ordnungen zurückführen. Engere Beziehungen lassen sich nur zu den Tinamiformes feststellen. Viele der angeführten „Primitivmerkmale" (Mangel der Pneumatisation, Persistenz der Schädelnähte etc.) kommen auch bei sicher sekundärem Flugverlust (Pinguine) vor. Andere (einfacher Penis) kommen gelegentlich auch bei Carinaten[13] vor (Anseriformes).

---

[13] Über Ursachen und Folgen des Flugverlustes bei verschiedenen Carinaten s. Bd. II.

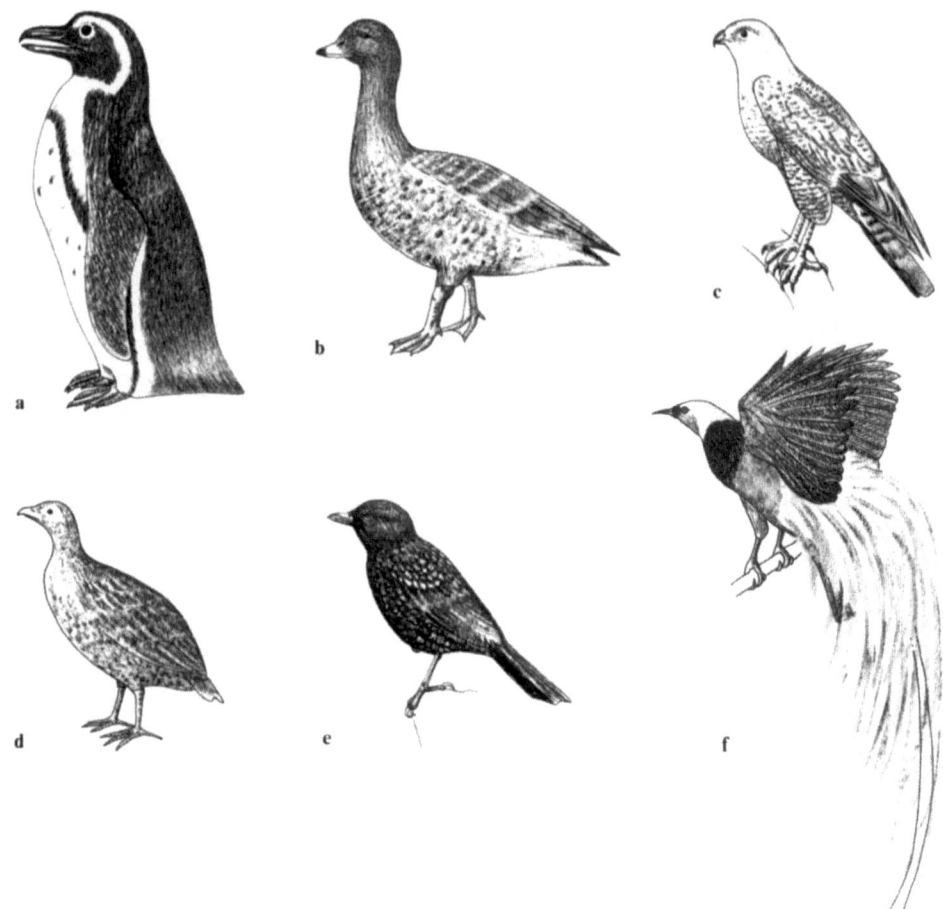

Abb. 67a–f. Beispiele rezenter Neognathae (Carinatae, Kielbrustvögel). (Umzeichnung nach GRZIMEK.) **a** *Spheniscus*, Pinguin; **b** *Anser*, Gans; **c** *Falco*, Falke; **d** *Francolinus*, Hühnervogel; **e** *Sturnus*, Star; **f** *Paradisea*, Paradiesvogel

Auch die Pinguine wurden früher als ancestrale Vogelgruppe angesehen, doch ist ihre Abstammung von Procellariformes auch fossil gesichert.

Diskutiert wird weiterhin die Frage, ob die Ratiten eine genetisch einheitliche Gruppe sind. Mit Sicherheit kann zunächst festgestellt werden, daß die Moas (Dinornithidae) von Neuseeland und die Kiwis (Apteryges) zusammengehören. Ebenso dürfte die engere Zusammengehörigkeit der Nandus (Rheidae) mit den Steißhühnern (Tinamiformes) und die Zugehörigkeit der Emus (*Dromaeus*) zu den Casuariformes feststehen. Die großen Unterschiede, die zwischen den einzelnen Ratiten-Ordnungen bestehen, finden ihre Erklärung in der weitgehenden geographischen Isolation und der Anpassung an verschiedenartige Biotope. Die meisten neueren Autoren neigen daher dazu, eine monophyletische Herkunft der Ratiten anzuerkennen (BOCK, HOFER, MEISE, ROMER, SIMONETTA, STARCK).

Mit zwei Stammeslinien haben die Vögel den Höhepunkt ihres Organisationstypus (Abb. 67) und ihrer Entfaltungsmöglichkeit erreicht, mit den Greifvögeln (Accipitres) und den Sperlingsvögeln (Passerifomres). Wir fassen als Accipitriformes nur die Taggreifvögel unter Ausschluß der Eulen (Strigiformes), die wahrscheinlich den Coraciiformes und den Caprimulgiformes nahe stehen (GADOW, FÜRBRINGER), zusammen. Die Greifvögel sind wahrscheinlich keine monophyletische Gruppe. Die Neuweltgeier (Cathartidiformes) sind durch zahlreiche Merkmale als eigene Gruppe gegen die Accipitres (Adler, Habichte, Bussarde, Altweltgeier) gut abgrenzbar. Trotz äußerlicher Ähnlichkeit mit den Accipitres muß auf Grund vieler Besonderheiten auch den echten Falken (Falconidae) eine Sonderstellung eingeräumt werden (STARCK, VOIPIO). Diskutiert wird auch die Stellung des Sekretärs (Sagittariidae), des einzigen stelzenbeinigen Raubvogels und des Fischadlers (*Pandion*).

Passeriformes sind vereinzelt in der oberen Kreide und im Eozän nachweisbar, erfahren aber erst im Miozän-Pliozän eine enorme Formenaufspaltung. Drei Fünftel aller rezenten Vögel gehören zu dieser Gruppe. Aus einer primitiven Radiation sind die Eurylaemi und die Tyranni hervorgegangen. Sie unterscheiden sich von den höheren Passeriformes durch die Ausbildung der ersten Handschwinge und durch asymmetrische Ausbildung der Muskeln des unteren Kehlkopfes (Syrinx) von den echten Singvögeln, den Passeres. Die Menuridae besitzen einige Primitivmerkmale, leiten aber zu den Oscines über. Die Tyrannidae sind rein amerikanisch und haben viele Nischen besetzt, die in der alten Welt von Oscines eingenommen werden. Echte Singvögel sind erst spät nach Amerika gelangt. Die Passeriformes haben Beziehungen zu den Coraciae und zu den Pici. Ob die Ordnung Passeriformes monophyletisch ist, ist ungewiß.

V. Stammesgeschichte und System der Mammalia

Klasse 10. Mammalia (Säugetiere)

An der Grenze von Kreidezeit und Tertiär erfolgt weltweit ein tiefgreifender Wechsel im Faunenbestand. Die im Mesozoikum dominierenden großen Reptilien, insbesondere die Dinosaurier, sterben aus. Die Formenentfaltung der Säugetiere beginnt. Die Ursachen für diesen Einschnitt wurden vielfach diskutiert, sind aber keineswegs geklärt (Diskussion des Problems bei ERBEN, 1975). Die Zunahme der Säugetiere geht der Abnahme der Dinosaurier parallel. Man hat daraus auf ein Konkurrenzverhalten schließen wollen (Ursäuger als Räuber von Dinosauriereiern). Wahrscheinlich liegen die Verhältnisse umgekehrt und das Aufblühen des Säugerstammes ist eine Folge des Verschwindens der großen Reptilien. Säugetiere haben nämlich lange Zeit hindurch neben den Dinosauriern existiert. Ein überzeugender Grund für deren plötzliches Aussterben in allen Stammeslinien ist nicht bekannt, wenn auch der eine oder andere spezielle Fall deutbar sein mag.

Die Säugetiere sind also ein alter Stamm. Älteste Reste primitiver Säuger sind aus der Trias- und Kreidezeit bekannt und man kann eine erste mesozoische Formenaufspaltung heute nachweisen. Die Annäherung theriodonter Synapsiden an säugerartige Organisationsformen war zuvor (s.S. 149f.) besprochen worden. † *Diarthrognathus* und † *Probainognathus* waren Reptilien, die dieser Übergangsphase bereits sehr nahe kamen.

Bevor wir dieser Frage weiter nachgehen, soll erläutert werden, was kennzeichnend für ein Säugetier ist und wodurch es sich von einem Reptil unterscheidet. Wir wollen hierbei von den rezenten Formen ausgehen und sodann die Frage nach den Zwischenformen erneut aufgreifen.

Säugetiere haben eine große Fülle von Merkmalen entwickelt, die sie von allen übrigen Vertebratenstämmen abgrenzen. Alle diese Merkmale sind korreliert, haben einen hohen Selektionsvorteil und machen den biologischen Erfolg des Stammes verständlich. Das entscheidende Schlüsselmerkmal der Säugetiere, das den Übergang in neue Adaptationsbereiche ermöglichte, dürfte die zunehmende Plastizität des Verhaltens und vieler physiologischer Mechanismen gewesen sein, die auf Grund einer progressiven Entfaltung neuer Hirnteile (Neencephalisation) möglich wurde. Die progressive Entfaltung der Nase und des Riechhirns führte zunächst zu einer Dominanz des Riechorganes über andere Sinnessysteme.

Riechen spielt eine entscheidende Rolle im Auffinden der Nahrung und in der Umweltorientierung ancestraler Säuger. Es gewinnt aber in erstaunlichem Ausmaß auch im Sozial- und Sexualverhalten und in der innerartlichen Kommunikation an Wichtigkeit. Säuger sind nämlich zugleich olfaktorische Signalgeber, denn sie haben eine Fülle von Hautdrüsen entwickelt, welche differenzierte Duftstoffe aussenden können. SCHULTZE-WESTRUM (1965) hat experimentelle Untersuchungen über die Differenzierung der Duftstoffe und über die innerartliche Verständigung mit Hilfe von Duftstoffen (etwa 20 verschiedene Möglichkeiten) beim Flugbeutler (*Petaurus breviceps*) vorgelegt.

Hautdrüsen spielen ferner eine Rolle bei der Wärmeregulation und der Exkretion. Vor allem aber hat sich ein Drüsenkomplex zur Milchdrüse entwickelt und damit eine ganz neue Art der Ernährung der Jungtiere und der Brutpflege ermöglicht.

Die Ernährung der Jungen durch Milch setzt voraus, daß diese saugen können. Mit der neuen Art der Brutpflege sind aufs Engste verknüpft der Erwerb eines Verschlusses zwischen Nase und Mundhöhle (sekundärer Gaumen, Gaumensegel), einer muskularisierten Zunge, entsprechender Differenzierung der Mundbodenmuskulatur und der Besitz von muskularisierten Lippen und Wangen (Bildung eines Vestibulum oris).

Die Muskularisierung der Gesichtsweichteile (Lippen und Wangen) wird möglich, weil die Muskulatur des Zungenbeinbogens zur Hautmuskulatur des Gesichtes wird. Diese ist zugleich zum Träger wichtiger Ausdrucksfunktionen (Mimik) geworden.

Die genannten Differenzierungen des Munddarmes sind aber gleichzeitig auch wichtige Bausteine im Kiefer-Kauapparat der Erwachsenen. Säugetiere haben ein heterodontes Gebiß, das funktionell und strukturell in Schneide-, Fang- und Backenzähne gegliedert ist. Sekundäre Rückbildungen sind möglich (Wale, Xenarthra, Pholidota etc.). Die Mahlzähne sind durch ein charakteristisches Höckermuster der Kronenfläche ausgezeichnet. Das Gebiß ist diphyodont, d.h. das Individuum besitzt zwei Zahngenerationen (Milchgebiß und Ersatzgebiß). Die vom Trigeminus innervierte Kaumuskulatur hat ein eigenes Muster ausgebildet. Die Mundspalte ist, im Vergleich mit Nichtsäugern, kleiner geworden, da die Nahrung im Kauakt zerkleinert wird.

Seit der mittleren Kreidezeit hatte sich schrittweise der Kronentyp des tribosphenischen Molaren (SIMPSON, 1936) entwickelt, der ein komplexes System von Scherkanten und Quetscheinrichtungen darstellt. Dieser Molarentyp war offenbar primär an insectivore Nahrung angepaßt und hat sich bei Insektenfressern bis heute erhalten. Er hat sich als außerordentlich erfolgreich erwiesen, zumal er als Ausgangstyp für verschiedenartige Sonderanpassungen geeignet ist (Formwandel und Funktionsanalyse s. Bd. III). Mit dem Rückgang der Reptilfaunen eröffnen sich für die Säugetiere zahlreiche freie ökologische Nischen, insbesondere im Bereich der Ernährung. Neben echten Raubsäugern treten nunmehr auch Anpassungen an pflanzliche Nahrung mehr und mehr in den Vordergrund. Damit wird im Paleozän der Weg für eine neue Radiation des Säugerstammes frei. Die schwer aufschließbare Pflanzennahrung erfordert, daß die schneidenden und scherenden Elemente der Zahnkrone zu Gunsten der quetschenden und reibenden Komponenten zurücktreten. Die verschiedenen so entstandenen Kronenmuster (Primaten, Huftiere, Nager) werden später zu besprechen sein (s. Bd. III).

Die exakte und aufs Genaueste mit der Kronenform korrelierte Aktion im Kauakt und die erhöhte Kraftleistung erfordern grundsätzliche Umkonstruktionen am ganzen Kauapparat. Bei Reptilien greift die Kaumuskulatur hinter dem zahntragenden Teil am Unterkiefer an. Sie ermöglicht dank der Hebelwirkung ein schnelles Zuschnappen, aber keinen kraftvollen Kauakt. Beim Säuger liegen die Ansatzfelder der Kaumuskeln weiter vorne und reichen weit in den zahntragenden Abschnitt hinein. Die Zähne können so unter direkter Einwirkung der Muskeln einen höheren Quetschdruck ausüben und erfahren eine exaktere Führung.

Diese Umkonstruktionen stehen natürlich in engster Beziehung zu der Reduktion des hinteren Unterkieferabschnittes, mit der Vorverlegung des neuen Kaugelenkes (Squamosodentalgelenk, s.Bd. II), mit der Verkleinerung der Mundspalte und den Umbildungen am schalleitenden Apparat. Säuger besitzen drei Gehörknöchelchen. Zu der bereits bei Nichtsäugern vorhandenen Columella (Stapes der Säuger) werden das Articulare als Hammer und das Quadratum als Amboß dem schalleitenden Apparat zugeschlagen (s.Bd. II). Die Neubildung eines sekundären Kiefergelenkes setzt eine Annäherung des Squamosums an das Dentale voraus. Eine solche wird wahrscheinlich durch die Verbreiterung des Gehirns, die zu einer Verlagerung des Squamosums führt, vorbereitet.

Intensivierung von Stoffwechsel und Atmung setzen parallelen Ausbau der Kreislauforgane voraus. Wie bei den gleichfalls homoithermen Vögeln ist das Herz vollständig durch ein Septum in rechte und linke Hälfte geteilt. Die großen Stämme des peripheren Arteriensystems bilden wenig verzweigte Zuleitungsbahnen zu den Organen. Diese selbst sind stark vascularisiert. Die physiologischen Steuerungsmechanismen des Blutgefäßsystems werden vervollkommnet (höherer Blutdruck, feinere Regulationsmechanismen). Präzise Regulation der Hautdurchblutung ist ein wichtiger Teilmechanismus im Rahmen der Wärmeregulation.

Im Rahmen der Stoffwechselfunktionen ist vor allem hervorzuheben, daß die Abbauprodukte des Eiweißstoffwechsels nicht, wie bei Sauropsiden, als Harnsäure, sondern als leicht löslicher Harnstoff ausgeschieden werden (dies gilt auch für Monotremata, GRIFFITHS). Die schwer lösliche Harnsäure wird bei Sauropsiden ohne nennenswerten Wasserverlust abgegeben. Erhöhung des Blutdruckes und Absonderung größerer Mengen dünnflüssigen Urins durch verbesserte Glomerulus-Ultrafiltration führt zu vermehrter Wasserabgabe. Diese wird kompensiert durch Ausbau der rückresorbierenden Abschnitte an den Nephronen der Niere.

Die Möglichkeit rascher Abscheidung der Endprodukte des N-Stoffwechsels eröffnet nunmehr aber auch die Möglichkeit zu einem Ausbau der feto-maternellen Austauschmöglichkeiten. Alle Eutheria besitzen eine Placenta. Ansätze zu Placentarbildungen kommen bereits bei vielen Lepidosauria vor, haben aber niemals jenen Vervollkommnungsgrad erreichen können wie bei Säugetieren. Die Ausscheidung von Harnstoff ist eine Voraussetzung zur Entwicklung hochleistungsfähiger Placentarorgane. Nur die Monotremata unter den rezenten Säugern sind ovipar.

Weitere Kennzeichen der Organisationsform „Säugetier" seien kurz erwähnt. Säugetiere haben dicht beieinanderliegende äußere Nasenöffnungen am Schädel. Freie Halsrippen und Lumbalrippen fehlen. Das Schulterblatt besitzt eine Spina. Die Zahl der Phalangen ist reduziert (23333). Die Schnecke im Innenohr wird in Windungen gelegt. Bei den meisten höheren Säugern wird der Hoden durch einen Descensus in ein Scrotum verlagert.

Viele der besprochenen Kennzeichen der Säugetiere sind bei Theriodontiern vorbereitet. Kennzeichnend für „das Säugetier" bleibt die gesamte Merkmalskombination.

Man wird bei rezenten Lebewesen nie im Zweifel sein, ob man ein Säugetier oder ein Reptil vor sich hat. Problematisch bleibt die Entscheidung bei Zwischenformen aus dem Übergangsfeld, zumal die zahlreichen Merkmale an den Weichteilen an Fossilformen nicht überprüft werden können. Da Übergangsformen vorkommen, schlagen einige Forscher vor, auf eine Definition der Reptil-Säuger-Grenze zu verzichten und den gesamten Synapsidenstamm bis zu den Pelycosauriern als Säugetiere zu bezeichnen (REED, 1960; VAN VALEN, 1960). Eine derartige Betrachtungsweise ist höchst unzweckmäßig, denn sie läßt außer acht, daß die Säugetiere durch eine Fülle von Merkmalen eine neue Adaptationszone erreicht haben. Man kann nicht eine scharfe Grenze künstlich festlegen, wo die Natur Übergänge zwischen den Klassen geschaffen hat. Die Zunahme unserer Kenntnisse der Fossilformen zeigt immer mehr, daß solche Übergänge bei allen Klassen vorkommen. Aus praktischen Gründen besteht nahezu Einmütigkeit darüber, eine fragliche Form als Säugetier einzustufen, wenn ein sekundäres Kiefergelenk und drei Gehörknöchelchen nachweisbar sind. Offen bleibt die Frage, ob dieser Zustand in allen Stammeslinien gleichzeitig erreicht wurde. Vieles spricht dafür, daß mehrere Theriodontierlinien unabhängig voneinander diese Reptil-Säugergrenze überschritten haben (SIMPSON). Die Diskussion darüber, ob die Säugetiere mono- oder polyphyletisch entstanden seien, ist aber ein Scheinproblem, denn die Abstammung der Säuger aus einer Wurzel (Monophylie) ist auch dann möglich, wenn die entscheidende Grenze der Adaptationszonen getrennt überschritten wurde.

Die merkwürdige Geschichte des Säugerstammes bedarf noch einiger Bemerkungen. Säugetiere sind Synapsiden, die von Theriodontiern abgeleitet werden müssen. Während des Perms waren synapside Reptilien die dominierenden Wirbeltiere. Der Rückgang der Therapsiden in der Trias führte nicht zu einer Entfaltung der Säugetiere, die jetzt bereits auftreten, sondern leitet zunächst das Zeitalter der Archosaurier ein. Offenbar hat während dieser Blüteperiode der großen Saurier ein kleiner Stamm von Synapsiden in Randzonen (Waldbewohner, Hochland) überdauert und konnte erst zur Blüte gelangen, als die hochspezialisierten Saurier infolge mangelnder Anpassungsfähigkeit ausstarben (Klimaveränderungen am Ende der oberen Kreide).Damit schließt sich der Kreis. Auch die Vergrößerung des Vorderhirnes ist nur ein Teilprozeß des ganzen Geschehens. Sie kann nicht nur in ihrer Beziehung zur Verbesserung der Steuerungsfunktionen und des Verhaltens gesehen werden, sondern muß gleichzeitig unter dem Aspekt der konstruktiven Umgestaltung des ganzen Kopfes beachtet werden.

In welcher Reihenfolge die genannten Teilprozesse in der Stammesgeschichte abliefen, läßt sich kaum mit Sicherheit feststellen. Jedenfalls werden in der Synapsidenreihe die Ausbildung des heterodonten Gebisses, des sekundären Gaumens und Reduktionen im hinteren Unterkieferbereich bereits während der Reptilphase erreicht. Auch die Ausbildung der Gesichtsweichteile (Vibrissen bei Theriodontiern?) dürften früh erworben sein. Da wir über die Stammesgeschichte und den Zeitpunkt der Differenzierung des Integuments, besonders der Drüsen nichts, über die entscheidende Phase der Hirnentfaltung sehr wenig wissen, läßt sich über die zeitliche Einordnung dieser wichtigen Teilprozesse nichts aussagen. In der definitiven Säugetierwerdung spielt offenbar die Ausbildung der tribosphenischen Molaren und die definitive Umbildung an Kiefergelenk und schalleitendem Apparat eine Schlüsselrolle.

Säugetiere können ihre Körpertemperatur konstant halten, sind also homoiotherm. Damit wird eine hohe Aktivität des Stoffwechsels (hoher Grundumsatz), weitgehende Unabhängigkeit von äußeren Einflüssen und eine feine Regulation der Prozesse des intermediären Stoffwechsels nötig. Als Schutz gegen Wärmeverlust wird das Haarkleid ausgebildet. Die Umkonstruktionen am Kauapparat (stomatognathes System) ermöglichen eine bessere Verarbeitung der Nahrung. Zweifellos spielen hierbei auch progressive Entwicklungen am ganzen Darmsystem, besonders an den Verdauungsdrüsen und damit letzten Endes biochemische Vorgänge eine entscheidende Rolle. Erhöhter Stoffumsatz und Intensivierung der Verbrennungsprozesse stellen größere Anforderungen an die Atmung. In diesem Zusammenhang sind als morphologische Umkonstruktionen der Feinbau der Lunge, die Kernlosigkeit der Erythrocyten bei Säugetieren (bessere O_2-Bindung) und die Vervollkommnung des thorakalen Atemmechanismus durch Ausbildung des Zwerchfells und seiner Hilfsmuskeln (Mm. serrati post.) und der komplexen Wirbel-Rippengelenke zu nennen.

Übersicht über das System der Säugetiere (Mammalia)

Classis: MAMMALIA
   Subclassis: PROTOTHERIA
     Ordo: Monotremata
       Fam.: Tachyglossidae
       Fam.: Ornithorynchidae
     Ordo: †Docodonta
   Subclassis: ALLOTHERIA
     Ordo: †Multituberculata
   Subclassis: THERIA
     Infraclassis: Triconotheria
       Ordo: †Triconodonta
       Ordo: †Symmetrotdonta
     Infraclassis: Pantotheria (Trituberculata)
       Ordo: †Pantotheria
     Infraclassis: Metatheria
       Ordo: Marsupialia
         Superfam.: Didelphoidea
         Superfam.: †Borhyaenoidea
         Superfam.: Dasyuroidea
         Superfam.: Perameloidea
         Superfam.: Caenolestoidea
         Superfam.: Phalangeroidea
     Infraclassis: Eutheria (Placentalia)
       Ordo: Insectivora
         Fam.: Solenodontidae
         Fam.: Tenrecidae
         Fam.: Potamogalidae
         Fam.: Chrysochloridae
         Fam.: †Leptictidae
         Fam.: †Zalambdalestidae
         Fam.: Erinaceidae
         Fam.: Soricidae
       Ordo: Macroscelididae
       Ordo: Dermoptera
       Ordo: Chiroptera
         Subordo: Megachiroptera
         Subordo: Microchiroptera
       Ordo: Scandentia
         Fam.: Tupaiidae

Ordo: Primates
  Subordo: †Plesiadapiformes
  Subordo: Strepsirhini
    Lemuriformes
    Lorisiformes
  Subordo: Haplorhini
    Tarsiiformes
    Platyrrhini
    Catarhini
      Cercopithecoidea
      Hominoidea
  (spez. System der Primaten s.S.191)
Ordo: †Tillodontia
Ordo: †Taeniodonta
Ordo: Lagomorpha
  Fam.: Ochotonidae
  Fam.: Leporidae
Ordo: Rodentia
  Superfam.: Aplodontoidea
  Superfam.: Sciuroidea
  Superfam.: Geomyoidea
  Superfam.: Castoroidea
  Superfam.: Anomaluroidea
    (incl. Pedetidae)
  Superfam.: Muroidea
  Superfam.: Gliroidea
  Superfam.: Dipodoidea
  Superfam.: Hystricoidea
  Superfam.: Caviamorpha
Ordo: Cetacea
  Subordo: †Archaeoceti
  Subordo: Odontoceti
  Subordo: Mysticeti
Ordo: Carnivora
  Subordo: †Creodonta
  Subordo: Fissipedia
  Subordo: Pinnipedia
Ordo: Pholidota
Ordo: †Condylarthra
Ordo: †Litopterna
Ordo: †Notoungulata
Ordo: †Astrapotheria
Ordo: Tubulidentata
Ordo: †Pantodonta
Ordo: †Dinocerata
Ordo: †Pyrotheria
Ordo: †Xenungulata
Ordo: †Desmostylia
Ordo: Proboscidea
Ordo: †Embrithopoda
Ordo: Hyracoidea
Ordo: Sirenia
Ordo: Perissodactyla (Mesaxonia)
  Subordo: Hippomorpha
  Subordo: Ceratomorpha
Ordo: Artiodactyla (Paraxonia)
  Subordo: Suiformes
  Subordo: Hippopotamiformes
  Subordo: Tylopoda
  Subordo: Ruminantia
    Fam.: Tragulina
    Fam.: Cervoidea
    Fam.: Giraffoidea
    Fam.: Bovoidea
Ordo: Xenarthra
  Subordo: Cingulata
  Subordo: Pilosa

Die Ursäuger konnten nun die zuvor von Reptilien besetzten Nischen erobern. Ihre explosive Entfaltung wurde durch das gleichzeitige Aufkommen der Blütenpflanzen und der damit verbundenen Vermannigfaltigung der Insekten begünstigt (Abb. 68). Die ursprünglichen Säuger waren Insektenfresser mit nächtlicher Aktivität. Sie waren von geringer Körpergröße und besaßen die größere Anpassungsbreite dank eines verbesserten Schutzes gegen Wärmeverlust (Haarkleid, Stoffwechselaktivität) und ihrer zunehmenden Aktivität. Der Differenzierung von Gebiß und Kauapparat kommt eine Schlüsselfunktion in diesem Geschehen zu. Die Geschichte der Säugetiere reicht über eine Zeit von 180–200 Millionen Jahren zurück. Die Formenaufspaltung (Radiation) des Stammes setzt aber erst vor etwa 65 Millionen Jahren (Kreide-Paleozän-Grenze) ein. Die Geschichte des Säugetierstammes vor Eintritt in die Radiationsphase ist also etwa

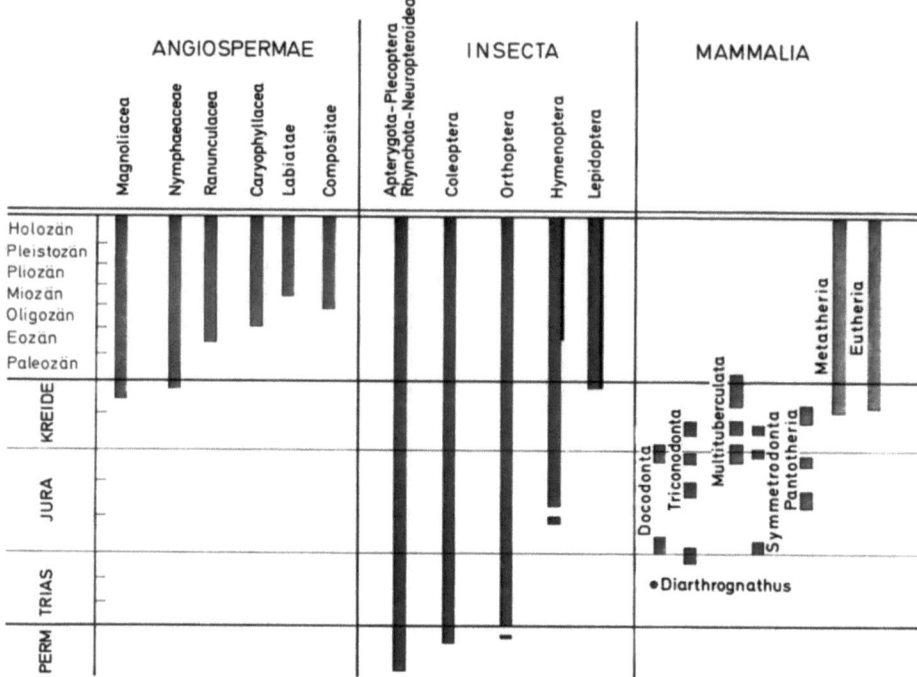

Abb. 68. Vergleich des ersten Auftretens einiger Blütenpflanzen, einiger Insektengruppen und der Säugetiere in geologischer Zeitfolge. Der schwarze Randstrich bei den Hymenoptera und Lepidoptera bezeichnet das Auftreten blütenbesuchender Formen

doppelt so lang, wie die Zeit, die seit der Entstehung der mannigfachen Säugerordnungen vergangen ist.

1. Prototheria

Ein früh abgespaltener Zweig der Säugetiere, die Prototheria zeigt eine mosaikartige Kombination von echten Säugermerkmalen, eigenen Spezialisationen und reptilartigen Charakteren. Diese Subklasse hat sich mit den Monotremata in zwei Familien (Tachyglossidae: Ameisenigel, Australien, Tasmanien, Neuguinea, und Ornithorhynchidae: Schnabeltiere, Australien) (Abb. 69) bis in die Jetztzeit erhalten. Fossilfunde wurden bisher nicht bekannt. Die †Docodonta, die vielleicht der Stammgruppe nahe stehen, werden hier provisorisch angeschlossen.

Die Monotremen unterscheiden sich von den Theria vor allem durch die Art der Fortpflanzung. Sie legen Eier, die nach Struktur und Entwicklung denen der Sauropsida gleichen. *Ornithorhynchus* legt die Eier in einem Nest ab, *Tachyglossus* besitzt einen Brutbeutel, ähnlich wie die Beuteltiere. Die eigenartige Kombination von Reptil- und Säugetier-Merkmalen bei Monotremen ließ daran denken, sie als überlebende Zwischenformen zu deuten. Da aber andererseits Viviparie und Placentation offenbar sehr früh bei den Theria erworben wurden,

Prototheria 167

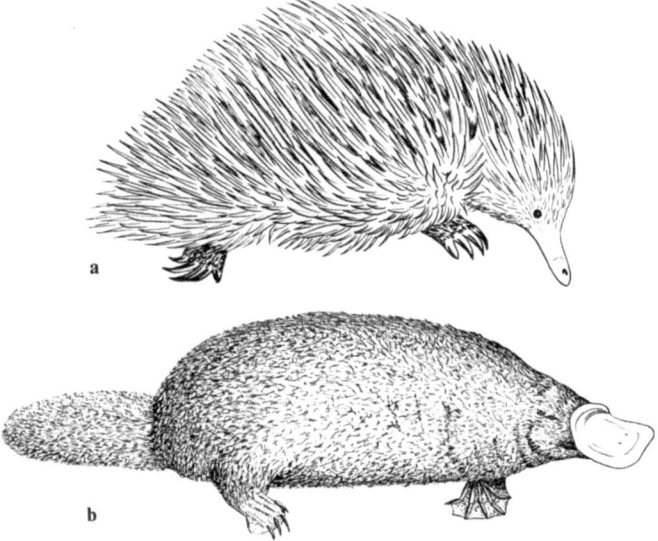

Abb. 69a, b. Monotremata, Australien (eierlegende Säugetiere oder Kloakentiere). **a** *Tachyglossus aculeatus*, Ameisenigel; **b** *Ornithorhynchus anatinus*, Schnabeltier

scheint gerade die Fortpflanzungsbiologie der Monotremen auf eine sehr frühe und weitgehend unabhängige Entwicklung dieser Stammeslinien hinzudeuten.

Monotremata sind Säugetiere, denn sie haben ein sekundäres Kiefergelenk, drei Gehörknöchelchen, Haare und Hautdrüsen, insbesondere Milchdrüsen von einfachem Bau, ein differenziertes Riechorgan und eine deutliche Vermehrung des Großhirns gegenüber Nichtsäugern. Sekundärer Gaumen, muskularisierte Zunge und Wangen sind ausgebildet. An Reptilverhältnisse erinnern außer der Oviparie und einigen Merkmalen des Urogenitalsystemes (Kloake) vor allem der Bau des Brustschultergürtels, das Vorkommen freier Halsrippen, das Vorkommen einiger alter Deckknochen (Prä- und Postfrontale) der Pterygoidregion und eines Temporalkanales (?) am Schädel und die Ausbildung eines Eizahnes beim Jungtier. Auch die Gestalt der Spermien und der Bau der Chromosomen ähnelt denen der Sauropsiden. Der Hoden behält seine primäre abdominale Lage. Die Homoiothermie ist noch unvollkommen. Die beiden Uteri bleiben, wie bei Nichtsäugern getrennt. Wie bei Vögeln ist nur das linke Ovar funktionsfähig.

Eigene Spezialisationen sind zweifellos der Zahnverlust (spezialisierte Zähne noch bei Jungtieren von *Ornithorhynchus*), der Hornschnabel (*Orn.* ist Weichtierfresser, *Tachyglossus* ist myrmekophag). Zahlreiche Besonderheiten des Schädels werden später ausführlich besprochen. Hier sei nur auf die geringe Ausdehnung des Alisphenoids und die eigenartige Art des Abschlusses der großen seitlichen Lücke in der Temporalregion verwiesen (s.Bd. II). Spezialisiert ist die Ausbildung eines Stachelkleides beim Ameisenigel, die spezielle Differenzierung des Großhirnes und das Vorkommen einer großen Schenkeldrüse bei beiden Familien. Die †Docodonta (ober. Jura) (Abb. 70, 74), die nur unvollkommen bekannt sind, werden an die Prototheria angeschlossen wegen Formbesonderheiten des Unterkiefers und vor allem wegen einer entsprechenden Struktur der Ohrregion (kleines Alisphenoid, Fortsatz des Perioticums, s.Bd. II).

168 Stammesgeschichte und System der Mammalia

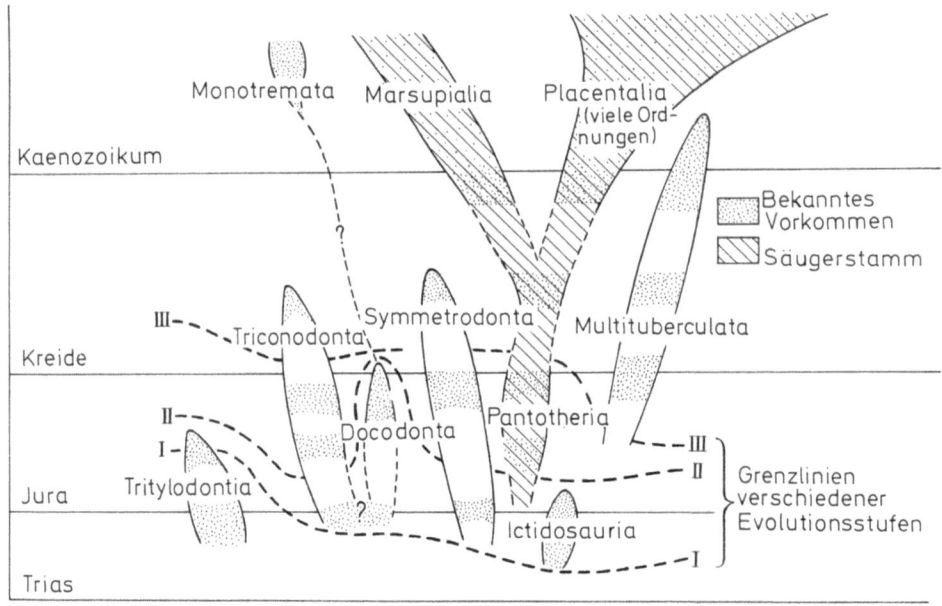

Abb. 70. Stammbaum und mesozoische, frühe Radiation der Säugetiere (Nach G.G. SIMPSON)

Die Sonderstellung der Prototheria gegenüber den Theria (Abb. 70) ist gerechtfertigt. Sie sind vermutlich bereits seit der jüngeren Trias isoliert. Die heutigen Monotremata sind offensichtlich das Relikt einer frühjurasischen Säugerfauna.

2. † Allotheria († Multituberculata)

Die † Multituberculata waren eine sehr erfolgreiche Gruppe mesozoischer Säugetiere, die vom späten Jura bis ins Eozän auf den nördlichen Kontinenten vorkamen. Durch relativ gut erhaltene Fossilfunde sind wir über diesen Seitenzweig der Säugetiere informiert. Sie sind über etwa 100 Millionen Jahre hindurch nachweisbar und erreichen noch eine Blütezeit im Paleozän. Im Eozän werden sie relativ schnell durch Eutheria verdrängt und sterben aus (Abb. 70). Sie haben keine näheren Beziehungen zu anderen Säugetieren.

Multituberculaten hatten ein heterodontes Gebiß. Milchzähne wurden nicht gefunden, so daß Monophyodontie vermutet wird. Das Vordergebiß war ähnlich dem der Nager differenziert (Abb. 71a) Eckzähne fehlen. Ein Incisivus im Unterkiefer ist zu einem großen Nagezahn umgebildet. Dieser zeigt allerdings, anders als bei Nagern, kein Dauerwachstum. Zwischen Nagezahn und Prämolaren bestand eine große Lücke (Diastema). Die Prämolaren waren durch eine kammartige, gezähnelte Schneidekante ausgezeichnet (plagiaulacoides Gebiß, wie auch bei einigen Beutlern, z.B. *Bettongia*) (Abb. 71a). Die Molaren zeigten zahlreiche Höcker, die in zwei oder drei regelmäßigen Reihen nebeneinander angeordnet

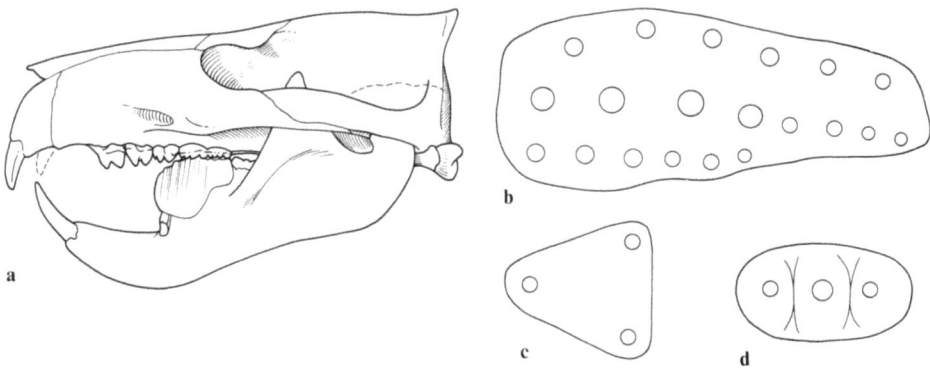

Abb. 71 a–d. a Schädel eines Multituberculaten, †*Ptilodus montanus*, Paleozän. **b–d** Schematische Kronenmuster primitiver Säugermolaren **b** multituberculat; **c** triconodont; **d** Symmetrodont. (a nach G.G. SIMPSON, 1937)

waren (Abb. 71 b). Bei den ältesten Formen (Plagiaulacidae) fanden sich drei obere Incisivi, 5 obere und 4 untere Prämolaren. Alle unteren Prämolaren waren plagiaulacoid. Bei den evolvierteren Ptilodontoidea war die Zahl der Incisivi reduziert, nur ein unterer Prämolar war plagiaulacoid. Die Spätformen (Kreide bis Eozän), Taeniolabididae, zeigten Rückbildung des Kammzahnes und Vermehrung der Höckerreihen auf den Molaren.

Multituberculaten waren maus- bis bibergroß und nahmen die ökologischen Nischen ein, die seit dem Eozän von Rodentia und Lagomorpha besetzt wurden. Kennzeichnend ist, daß mit dem Erlöschen des Stammes die Radiation der Nager und Hasenartigen einsetzt. Multituberculaten besaßen bereits ein mächtig entwickeltes Riechhirn. Die Schädelbasis war sehr kurz. Neue Funde aus der Kreide der Mongolei (KIELAN-JAWOROWSKA) ließen ganze Schädel zu Tage treten, die mannigfache Sonderbildungen zeigen (s.Bd. II). Die Schnecke des Innenohres war noch nicht spiralig aufgerollt. Die Coracoide waren mit der Scapula verschmolzen. Die Multituberculata besaßen echte Beutelknochen (KIELAN-JAWOROWSKA).

3. Theria

a) † Triconotheria

(1) † *Triconodonta*

Die ältesten bekannten Säugerreste stammen von Triconodonta. Es liegen bisher nur Kiefer und Zähne und sehr unvollständige Reste des Schädels vor. Sie stammen aus der oberen Trias (Rhät) und der unteren Kreide von England, Nordamerika und China. Das diphyodonte Gebiß zeigt deutliche Gliederung in Schneide-, Eck-, Backen- und Mahlzähne und wies kein Diastema auf. Kennzeichnend ist der Bau der Molaren, die drei, in mesio-distaler Richtung hintereinander angeordnete Höcker aufweisen (Abb. 71c). Das Gebiß war schneidend. Die Tiere erreichten maximal Katzengröße. Das Gehirn besaß große Riechlappen und ein noch wenig entwickeltes Pallium, steht also im Entwicklungsgrad zwischen dem der Theriodontier und der Theria. Ein sekundäres Kiefergelenk war bereits ausgebildet. Hirnschädel und Ohrregion waren offenbar noch sehr primitiv.

Die Unterkieferzahnformel für die älteren Triconodonta lautet 4J. 1C. 4P. 5M. Innerhalb der Gruppe beobachtet man eine Reduktion der Zahl der Backenzähne, eine Formdifferenzierung der Prämolaren gegenüber den Molaren und eine Vergrößerung des vorderen und hinteren Höckers der Molaren auf die Dimension des Haupthöckers.

Früher wurden die Triconodonta als Stammgruppe der höheren Säugetiere gedeutet. Auf Grund der neueren Befunde an der Ohrregion müssen sie als alter Seitenzweig aufgefaßt werden, der vielleicht Beziehungen zu den Prototheria und den Multituberculata hatte.

(2) † Symmetrodonta

Auch von den † Symmetrodonta (Rhät von England) sind nur Zähne und Kiefer bekannt. An den Molaren sind drei Höcker ausgebildet, die an den Ecken eines gleichseitigen Dreiecks stehen (Abb. 71 d) (Basis des Dreiecks am Unterkiefer innen, am Oberkiefer außen). Talon und Talonid fehlen. Das Gebiß war scherend und schneidend. Die stammesgeschichtliche Bedeutung ist umstritten. Nach einigen Autoren sind aus den Symmetrodonten im Jura die Pantotheria hervorgegangen (PATTERSON). Nach anderen (BUTLER, BOHLIN) sind sie ein Seitenzweig.

b) † Pantotheria (Trituberculata)

Die † Pantotheria sind durch zahlreiche Reste von Zähnen und Kiefern aus dem Mittel-Ober-Jura (Europa, Nordamerika) bekannt. Erstmals treten in dieser Gruppe tribosphenische Molaren auf. Morphologisch und chronologisch können wir in den Pantotheria die Ahnenformen der Meta- und der Eutheria sehen (Abb. 72).

Das Kiefergelenk ist ein echtes Squamosodentalgelenk. Der Unterkiefer wird vom Dentale gebildet. Rudimente eines Coronoids sind nachgewiesen (KREBS, Abb. 74). Processus angularis und Processus coronoideus sind ausgebildet. Die Zahl der Molaren ist bei den älteren Formen ungewöhnlich hoch (Zahnformel von † *Amphitherium* 4 1 4 7) (Abb. 73). Die Unterkiefermolaren besitzen ein Trigonid, ein Cingulum und ein Talonid. Die Amphitheriidae sind die Primitivgruppe. Aus ihnen dürften die spezialisierten Gattungen des oberen Jura hervorgegangen sein. Diese bilden mehrere Parallelstämme. Die Paurodonta sind durch Verkürzung des Kiefers und Reduktion der Zahnzahl († *Peramus*, 4 Molaren) gekennzeichnet. Die Dryolestidae, ein spezialisierter Seitenzweig, besaßen noch die hohe Molarenzahl der Primitivformen, doch war das Talonid stark reduziert. Hirnschädel und postcraniales Skelet der Pantotheria sind leider nicht bekannt. Die Pantotheria waren Insektenfresser. Unter ihnen stehen die Amphitheriiden dem gemeinsamen Stamm der höheren Theria am nächsten.

† Pantotheria (Triituberculata)

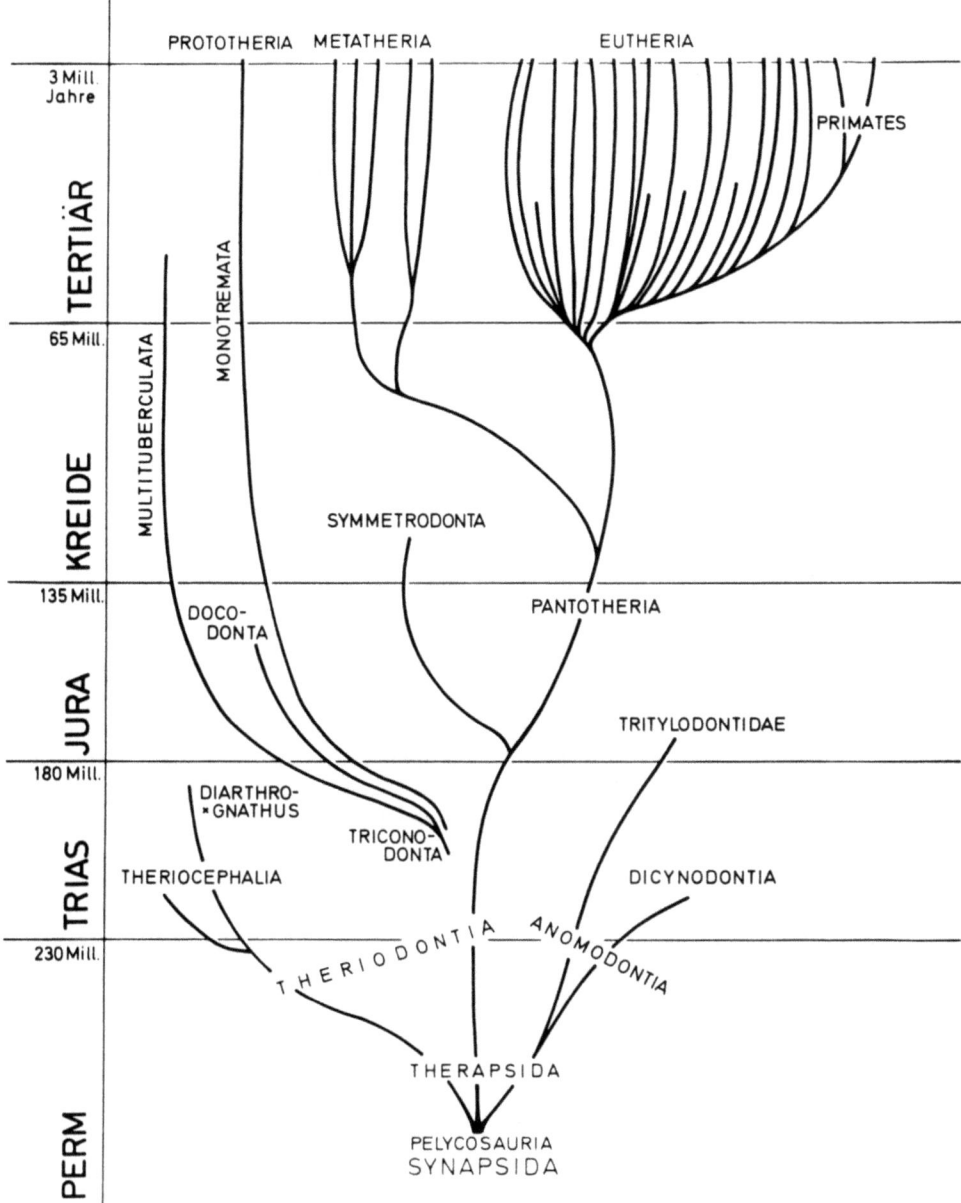

Abb. 72. Die stammesgeschichtlichen Radiationen der Säugetiere

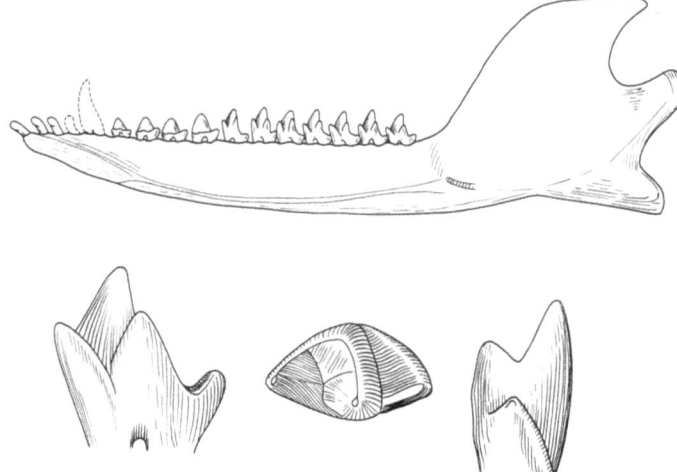

Abb. 73. Pantotheria, † *Amphitherium* (Mitteljura, England). Unterkiefer und 5. unterer Molar von innen, von occlusal und von hinten. (Nach G.G. SIMPSON)

c) Metatheria

Marsupialia (Beuteltiere)

Metatheria und Eutheria stehen einander zweifellos sehr nahe. Nach älteren Anschauungen sollen marsupialerartige Formen Ahnen der Eutheria sein. Diese Hypothese ist heute verlassen, da beide Stämme etwa gleichzeitig in der frühen Kreidezeit auftreten. Wir betrachten Meta- und Eutheria als Geschwistergruppen, die aus einer Aufspaltung hervorgegangen sind. Die Zwischenform selbst ist nicht bekannt, dürfte aber unter den † Pantotheria zu suchen sein. Marsupialia unterscheiden sich von den Eutheria in erster Linie durch Besonderheiten des Genitaltraktes, der Fortpflanzungsphysiologie und durch einige Besonderheiten der Hirnstruktur (LILLEGRAVEN, 1975). Alle weiteren Unterschiede sind geringfügig. Andererseits haben beide Gruppen eine außerordentlich große Zahl fundamentaler Charaktere gemeinsam (Kiefergelenk, physiologische, immunbiologische und karyologische Merkmale etc), so daß es unwahrscheinlich ist, daß alles dies zweimal unabhängig voneinander entstanden sein sollte.

Serologisch stehen die Marsupialia den Eutheria sehr viel näher, als den Monotremen (KIRSCH). Die Situation ist also eine andere als beim Vergleich der Prototheria mit den Theria. Den wenigen Gemeinsamkeiten dieser beiden Stämme (squamosodentales Kiefergelenk) steht eine derartige Fülle von Unterschieden gegenüber, daß wir einen getrennten Ursprung für beide Unterklassen annehmen müssen. Meta- und Eutheria bringen lebende Junge zur Welt (Viviparie).

Die oft vertretene Meinung, die Marsupialia seien generell den Eutheria evolutiv und verhaltensbiologisch unterlegen, kann in dieser Form nicht aufrecht erhalten werden (HEDIGER, MOELLER). Die Marsupialia sind wahrscheinlich in Amerika entstanden (HOFFSTETTER). Im Alttertiär finden wir in Südamerika eine parallele Radiation von Beuteltieren und primitiven Eutheria († Condylarthra, † Notungulata, Xenarthra). Es ist nun auffallend, daß die Beuteltiere allein die insectivor-carnivore

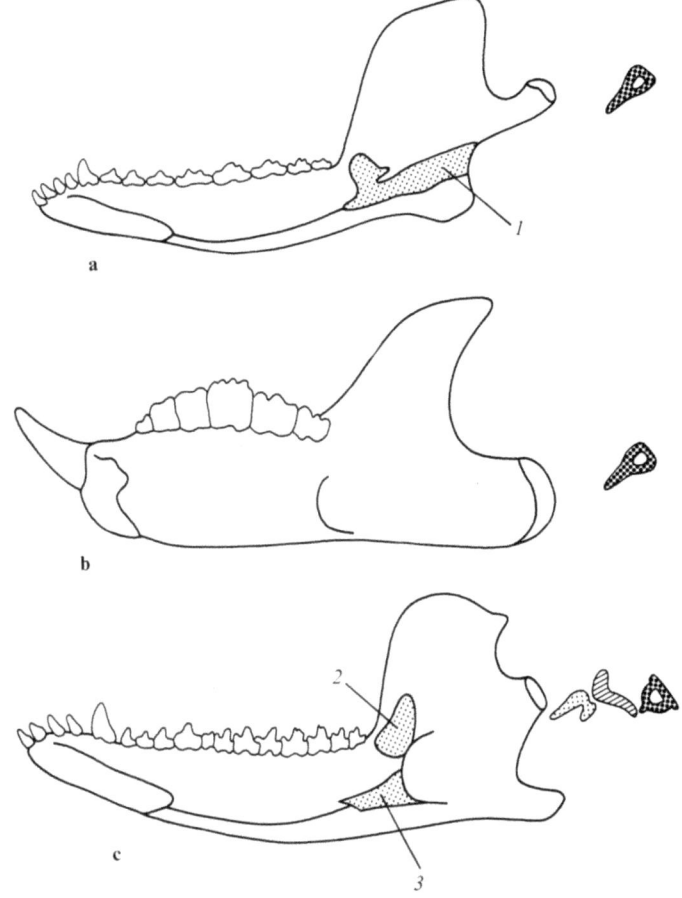

Abb. 74 a–c. Unterkiefer und Gehörknöchelchen **a** Docodonta; **b** Multituberculata; **c** Pantotheria (nach KREBS, 1975).

1 Alte Deckknochen an der Medialseite des Unterkiefers,
2 Coronoid, *3* Spleniale

Nische besetzt hatten, während die alte Schicht der Eutheria in die phytophage Nische vordrang. Nager und Affen sind in Südamerika erst seit dem Eozän, Procyniden seit dem Miozän nachweisbar (Immigration über Inselbrücken?). Marsupiale Großraubtiere († *Thylacosmilus*, konvergent zum Säbelzahntiger, Pliozän, Südamerika) sind vermutlich nach Einwanderung echter Großkatzen ausgestorben. Die insectivoren und die kleinen carnivoren Marsupialia (Didelphiden) haben sich bis heute erhalten und weisen eine erhebliche Formradiation auf. Sie haben keineswegs ein geringes evolutives Potential. *Didelphis* ist sogar im Vordringen in Nordamerika bis Kanada. Insectivora haben Südamerika erst spät erreicht und sind heute nur mit 1 Gattung (*Cryptotis*) in einem sehr beschränkten Verbreitungsareal im Nordwesten zu finden. Ebenso fehlen einige Gruppen der kleinen Cranivora (Schleichkatzen). Hingegen haben die Beuteltiere in Südamerika keine Pflanzenfresser entstehen lassen. Die australischen Beuteltiere sind wahrscheinlich aus dem neotropischen Gebiet über Antarctica (s.S. 180) nach Australien gelangt zu einer Zeit, als dieser Kontinent noch nicht von Eutheria besiedelt war. Sie haben hier eine erhebliche Formenfülle entwickelt und verschiedene Anpassungszonen besetzt (Abb. 75). So konnten neben kleinen carnivoren Formen (Dasyuridae, Beutelmarder) auch grabende (Beutelmaulwurf *Notoryctes*) (Abb. 75), gleitfliegende (Flugbeutler, *Petaurus* u.a.), mausartige (*Antechinus*), springmausartige (*Antechinomys*, Abb. 3), nektarsaugende (*Tarsipes*) und ameisenfressende (*Myrmecobius*) Formen entstehen. Die Anpassungsnische der großen Raubtiere wird durch den Beutelwolf (*Thylacinus*) (Abb. 75, 76), den Beutelteufel (*Sarcophilus*) und den ausgestorbenen riesigen † *Thylacoleo* repräsentiert. Pflanzenfresser sind vor allem die Kängu-

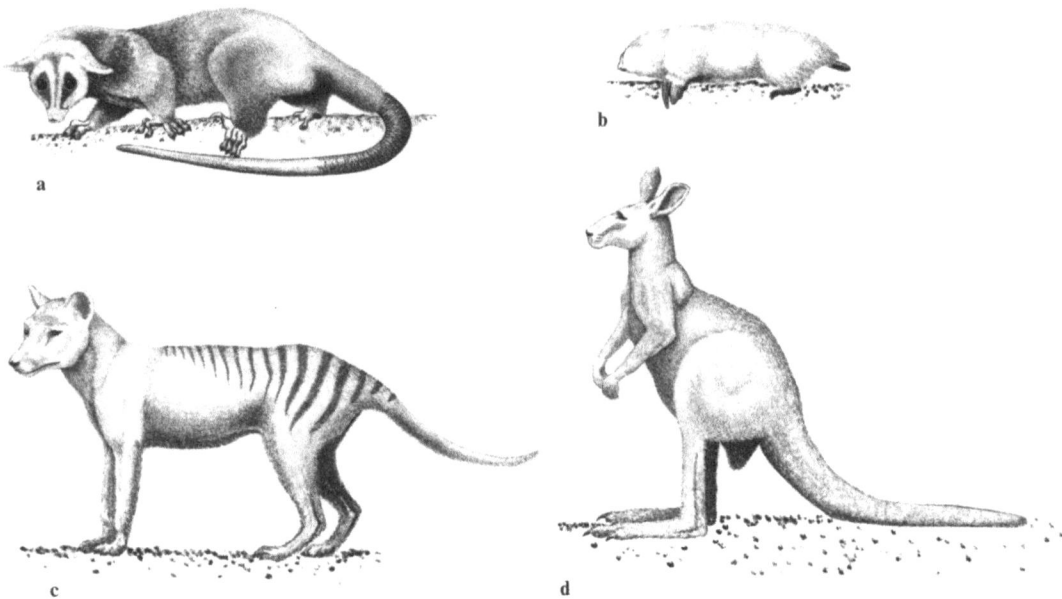

Abb. 75a–d. Rezente Beuteltiere, Marsupialia. Beispiele: **a** *Philander opossum* (Didelphidae); **b** *Notoryctes typhlops*, Beutelmull (Dasyuridae); **c** *Thylacinus cynocephalus*, Beutelwolf (Dasyuridae); **d** *Macropus*, Känguruh (Macropodidae). (Aus GRASSÉ)

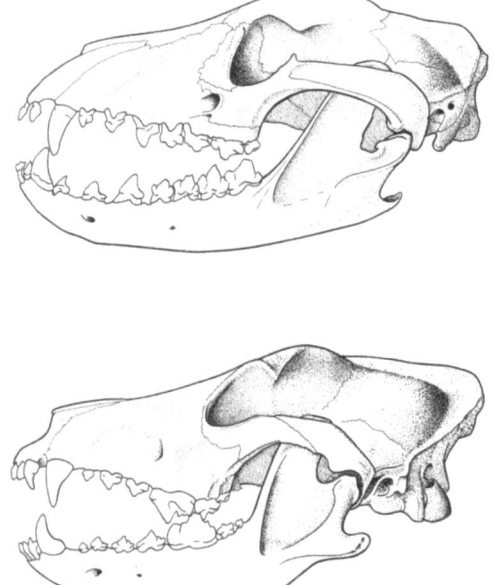

Abb. 76. Parallelentwicklung bei Marsupialia und Eutheria. Schädel vom Beutelwolf (*Thylacinus*) *oben* und vom deutschen Schäferhund (*Canis lupus fam.*) *unten*

ruhs (Marcopodidae) (Abb. 75). Allen diesen Gruppen entsprechen bestimmte Anpassungstypen unter den Eutheria. Allerdings ist die Formradiation der Eutheria, entsprechend dem größeren Verbreitungsareal, wesentlich umfangreicher, als die der Metatheria. Diese aber haben immerhin auch Anpassungsformen hervorgebracht, die bei Placentaliern fehlen (Lokomotionstyp der Känguruhs, Nahrungsspezialisation beim Koala, *Phascolarctos*).

Es ist nicht berechtigt, auf Grund des Entfaltungsgrades des Großhirns Rückschlüsse auf die evolutive Über- oder Unterlegenheit einer Tierform zu schließen. Formen mit geringer Cerebralisation können in ihrem Lebensraum enorm vital sein und sich gegen Konkurrenz durchsetzen (Soricidae unter den Eutheria, Didelphidae unter den Marsupialia). Sie sind trotz niedrigen Neencephalisationsgrades (s.Bd. III) durchaus überlebensfähig. Außerdem ist auch bei Metatheria die Spanne der Entwicklungshöhe des Gehirns beträchtlich und zeigt in einem großen Bereich eine Überschneidung mit den Verhältnissen bei Eutheria (MOELLER).

Die Beuteltiere haben eine sehr kurze Tragzeit (13 bis 38 Tage) und die Jungtiere werden in sehr unreifem Zustand geboren. Selbst bei Arten mit längerer Tragzeit (bis 38 d. Känguruh) ist der Reifegrad der Neugeborenen der gleiche, wie bei *Didelphis* mit einer Tragzeit von 12 Tagen. Der Entwicklungsgrad eines neugeborenen *Didelphis* entspricht dem eines Rattenembryos von 10 Tagen oder eines menschlichen Embryos aus dem 2. Monat. Beuteltiere bilden in der Embryonalphase eine Dottersackplacenta, haben aber, mit Ausnahme des Spezialfalles der Perameliden, nie eine funktionsfähige Allantochorionplacenta wie die Eutheria ausbilden können (Abb. 78).

In Ontogenesemodus und Ablauf bestehen fundamentale Unterschiede zwischen Metatheria und Eutheria (Abb. 77, 78). Die Eizellen der Beuteltiere sind etwas größer als die der Eutheria (etwa 250 gegen 120µm Durchmesser) und enthalten eine mäßige Menge Dotter. Dieser wird vor Beginn der ersten Furchungsteilung ausgestoßen (Dotterelimination) (Abb. 77 (1) (2)) und sekundär von den einzelnen Furchungszellen wieder resorbiert (Abb. 77 (3)). Aus der Furchung geht eine Keimblase hervor, deren Wand im animalen Bereich aus formativen Zellen, im vegetativen Bereich aus nichtformativem Ektoderm (Abb. 77 (3) (4)) besteht. Die formativen Zellen entsprechen dem Embryoblasten (innere Zellmasse) der Eutheria, sind aber von vorneherein in die Wand der Keimblase eingebaut. Aus ihnen entsteht das gesamte Entoderm und das embryonale Ektoderm. Die nichtformativen Ektodermzellen liefern das gesamte extraembryonale Ektoderm. Das Amnion entsteht durch Faltung.

Beim neugeborenen Beuteltier sind die Augenlider noch nicht ausgebildet. Statt dessen überzieht eine Schicht von Periderm das Auge (F. MÜLLER, LILLEGRAVEN, Abb. 79). Alle neugeborenen Marsupialia besitzen das Quadratoarticulargelenk als funktionelles Kiefergelenk. Sekundärer Gaumen, Zungenmuskulatur und Epiglottis sind differenziert. Die vorderen Gliedmaßen sind kräftig und übertreffen an Größe und Differenzierungsgrad des Skeletes die Hinterbeine. Lungen und Nachnieren sind noch unreif. Echte Lippen und Wangen fehlen noch. An deren Stelle hat sich, ausgehend von den Mundwinkeln, eine Füllmasse zwischen den Mundrändern aus Periderm gebildet (Abb. 79). Diese entsteht kurz vor der Geburt und engt die Mundöffnung zu einem runden Loch ein. Dieser transitorische Verschluß der Mundspalte sichert den luftdichten Abschluß der Zitze beim Saugen und sichert das Haften des unreifen Neugeborenen an der Zitze. Gleichzeitig werden aber für die erste postnatale Periode die Kiefer unbeweglich gehalten. Durch diese Ruhigstellung ist eine unbedingt nötige Vor-

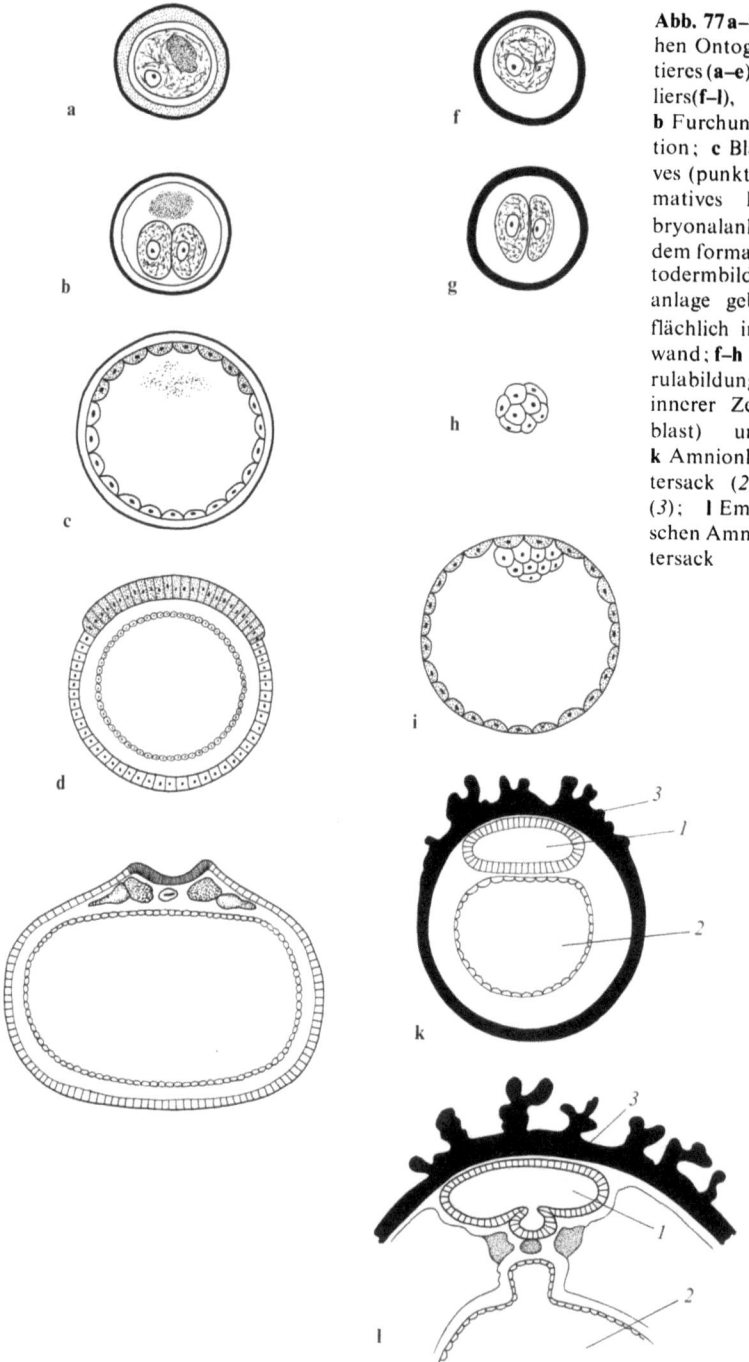

Abb. 77 a–l. Vergleich der frühen Ontogenese eines Beuteltieres (a–e) und eines Placentaliers (f–l), schematisch. a, b Furchung, Dotterelimination; c Blastocyste, formatives (punktiert) und nicht-formatives Ektoderm; d Embryonalanlage bildet sich aus dem formativen Material, Entodermbildung; e Embryonalanlage gebildet, liegt oberflächlich in der Keimblasenwand; f–h Furchung und Morulabildung; i Blastocyste mit innerer Zellmasse (Embryoblast) und Trophoblast; k Amnionhöhle (1) und Dottersack (2). Placentaranlage (3); l Embryobildung zwischen Amnionhöhle und Dottersack

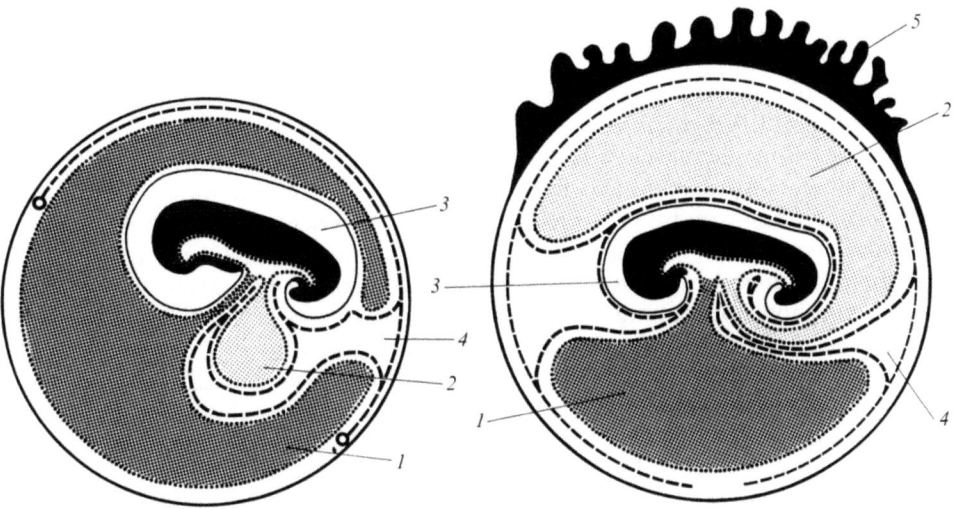

Abb. 78a, b. Fetalmembranen (sog. „Eihäute") bei Marsupialia (**a**) und Eutheria (**b**)
1 Dottersack, *2* Allantois, *3* Amnionhöhle, *4* Chorionhöhle, *5* Placenta

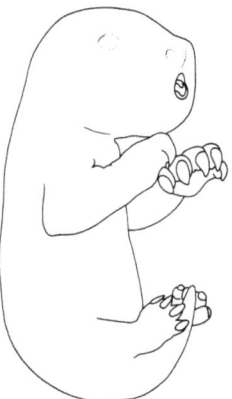

Abb. 79. Beuteljunges vom Fuchskusu (*Trichosurus vulpecula*, Marsupialia, Phalangeridae), wenige Tage alt, 20 mm Gesamtlänge. Transitorischer Verschluß von Auge, Nase und Lippen. Einengung der Mundöffnung. Die Vordergliedmaßen sind weiter entwickelt als die hinteren

aussetzung für die Ausbildung des sekundären Kiefergelenkes geschaffen. Der Saugmechanismus besteht in den ersten 2–3 Wochen nach der Geburt in reinem Pumpsaugen mit Hilfe der Zungenbewegungen innerhalb des stabilisierten Mundrohres ohne Beteiligung von Kieferbewegungen. Der Wangenverschluß löst sich erst dann, wenn der Malleus sich vom MECKELschen Knorpel gelöst hat und das sekundäre Kiefergelenk gebildet ist (F. MÜLLER). Neugeborene Marsupialier sind trotz ihrer Unreife in der Lage, sofort nach der Geburt die mütterliche Zitze durch aktive Kriechbewegungen, vor allem mit den Vorderarmen, aufzusuchen, verfügen also bereits über entsprechende zentralnervöse Koordinationsmechanismen.

Nicht alle Beuteltiere besitzen einen Brutbeutel an der Bauchhaut. Die Ausbildung eines Brutbeutels ist zweifellos eine Anpassung an die vorzeitige Geburt, die einen Schutz der unreifen Jungtiere während dieser extrakorporalen Entwicklungsphase nötig macht. Die feste Anheftung der Jungen durch Einpassung der Zitze in das Mundrohr — eine Verwachsung zwischen Mutter- und Jungtier kommt nicht vor — ist für jene Arten, die keinen Beutel besitzen (primär: *Marmosa, Philander, Monodelphis*; sekundär: *Myrmecobius, Dasycercus*) natürlich von größter Bedeutung. Ein ähnlicher Zitzentransport der Jungtiere kommt auch noch bei einigen Eutheria (*Otomys* u.a. Nager) vor.

Das entscheidende Schlüsselmerkmal der Eutheria ist der Erwerb eines Trophoblasten. Es handelt sich um ein Hüll- und Nährgewebe, das sich bereits an der jungen Keimblase (Abb. 77, 78) ausbildet und zur Versenkung der Embryonalanlage (innere Zellmasse = Embryoblast) ins Innere der Blastocyste führt und in den einzelnen Ordnungen der Eutheria mannigfache Spezialisationen im Ontogeneseablauf (Amnionbildung durch Spaltung) bewirkt. Der Trophoblast baut mit der Allantois gemeinsam eine echte Allantochorionplacenta auf. Dadurch wird eine immunbiologische Barriere zwischen Mutter und Fet geschaffen. Beide Partner sind immunologisch nicht identisch. Der Keim verhält sich zur Mutter wie ein „Fremdtransplantat" (LILLEGRAVEN). Prolongierter Aufenthalt des Feten im Mutterleib setzt den Aufbau eines wirksamen Schutzmechanismus voraus, um die Immunabwehr der Mutter gegen Antigene des Embryos auszuschalten.

Beuteltiere haben eine kurze Tragzeit und werden frühzeitig geboren, bevor die Immunabwehr voll einsetzt (LILLEGRAVEN). Die frühen Stadien sind durch die Zona pellucida und eine Eiweißschicht geschützt.

Der Trophoblast ist also eine biologisch höchst bedeutsame Erfindung der Eutheria, der eine Tragzeitverlängerung ermöglicht. Es handelt sich um ein komplexes Organ, das eine Vielzahl von Funktionen gewährleistet (aktiver und passiver Transport in beiden Richtungen, immunologische Schutzbarriere, Hormonproduktion).

Es bestehen keine Zweifel darüber, daß die Säugetiere von Formen mit polylecithalen, meroblastischen Eiern, wie sie die Monotremen noch zeigen, abstammen (Dotterelimination als Rudiment der meroblastischen Furchung, Keimscheibe, Herzentwicklung). Umstritten ist die Frage, welchen Ontogenesemodus die unmittelbaren Ahnenformen der Eutheria aufwiesen und ob Meta- und Eutheria die Viviparie unabhängig parallel erworben haben. Transitorische Verschlüsse von Augen, Ohren und Lippen-Wangen kommen auch bei Eutheria, selbst bei Nestflüchtern vor, allerdings bereits vorgeburtlich.

Die Verschlüsse sind offensichtlich als reine Rekapitulationsphänomene zu deuten und sind in diesen Fällen funktionslos. So besteht kein Anlaß, eine doppelte Entstehung der Viviparie anzunehmen. Die Marsupialia sind im Hinblick auf den Ontogeneseablauf offenbar konservativ geblieben und haben den aplacentalen Modus mit kurzer Tragzeit von den Ahnen übernommen. Die Ausbildung eines Trophoblasten mit innerer Zellmasse, Delamination und Spaltamnion ist eine progressive Neuerwerbung der Eutheria (LILLEGRAVEN).

System der Metatheria (Gattungen nur in Auswahl)

Infraclassis: METATHERIA

Ordo: MARSUPIALIA (Beuteltiere)

Superfam.: Didelphoidea		
	Fam.: Didelphidae	*Marmosa, Didelphis, Philander, Chironectes, Lutreolina, Metachirus,* u.a.
Superfam.: †Borhyaenoidea		
	Fam.: †Borhyaenidae	†Borhyaeninae; †Thylacosmilinae
Superfam.: Dasyuroidea		
	Fam.: Dasyuridae	*Phascogale, Antechinomys, Dasyurus, Sarcophilus, Thylacinus, Myrmecobius, Notoryctes*
Superfam.: Perameloidea		
	Fam.: Peramelidae	*Perameles, Chaeropus*
Superfam.: Caenolestoidea		
	Fam.: Caenolestidae	*Caenolestes, Orolestes, Rhyncholestes*
Superfam.: Phalangeroidea		
	Fam.: Phalangeridae	*Phalanger, Trichosurus, Petaurus, Tarsipes, Phascolarctos, Pseudocheiros*
	Fam.: †Thylacoleonidae	†*Thylacoleo*
	Fam.: Phascolomidae	*Phascolomis, Lasiorhinus*
	Fam.: Macropodidae	*Lagorchestes, Petrogale, Thylogale, Protemnodon, Macropus, Setonyx, Dendrolagus, Bettongia, Aepyprymnus Hypsiprymnodon*

Primitivmerkmale der Marsupialis sind die relativ hohe Zahnzahl (5–1–3–4), die Persistenz der Ductus Cuvieri des Venensystems und einige Charaktere am Gehirn. Der geschilderte Ontogeneseablauf wird gleichfalls als konservativ gewertet. Spezialanpassungen finden sich vor allem am Genitaltrakt (paarige Vaginae laterales und Sinus vaginalis, s. Bd. III, Epipubis = Beutelknochen, präpeniale Lage des Scrotums). Der Brutbeutel (Marsupium) entsteht als muskularisierte Hautfalte um das Milchdrüsenfeld und wird auch gelegentlich im männlichen Geschlecht angelegt. Er ist dem Brutbeutel (= Incubatorium) von *Tachyglossus*, einer transitorischen Bildung, wahrscheinlich nicht homolog. Beuteltiere sind nahezu monophyodont, d.h. es bricht nur eine Zahngeneration durch. Hierbei handelt es sich um das Milchgebiß. Die postlacteale Zahngeneration wird als Zahnleiste angelegt, doch kommt an dieser nur ein einziger Zahn, der letzte Prämolar zur Ausbildung, nur dieser wird gewechselt.

Am Schädel ist bemerkenswert die Beteiligung zahlreicher Knochen, unter diesen auch besonders des Alisphenoids an der Begrenzung der Paukenblase. Das Winkelgebiet des Unterkiefers ist zu einem Proc. angularis ausgezogen, der nach medial eingerollt ist, ein wichtiges diagnostisches Kennzeichen gegenüber den Eutheria.

Die Systematik der Großgruppen ist umstritten. Auf Grund der Gebißdifferenzierung unterscheidet man polyprotodonte Formen mit normaler Zahl der

Schneidezähne, die nicht vergrößert sind (Didelphoidea, †Borhaenoidea, Dasyuroidea, Perameloidea). Demgegenüber ist die Zahl der unteren Incisivi bei den Diprotodontia (Phalangeroidea) auf zwei reduziert. Diese sind vergrößert. Auch die Caenolestoidea besitzen vergrößerte untere Incisivi. Doch handelt es sich bei diesen um eine Pseudodiprotodontie, denn bei ihnen ist der vergrößerte Zahn der I_1, bei Phalangeroidea der I_3 (oder I_4). Ein weiteres Merkmal von weiter Verbreitung unter Beuteltieren ist die Verschmelzung der 2. und 3. Zehe zu einer Putzklaue. Diese Syndactylie kommt bei Phalangeoidea und Perameloidea vor. Zahn- und Fußmerkmale sind nicht zur Deckung zu bringen, da die Perameliden sich im Gebiß als Polyprotodontier, im Fußbau als syndactyl, wie die Diprotodontier erweisen. Morphologische Befunde sprechen allerdings dagegen, den Perameliden eine Zwischenstellung zuzuweisen. Serologisch verhalten sie sich ähnlich wie Polyprotodontier. Da die Perameliden im übrigen eine Kombination sehr primitiver (Hirnbau) und spezialisierter Merkmale aufweisen, ist ihre Zuordnung und die Frage nach der Entstehung der Syndactylie heute nicht zu entscheiden.

Es besteht kein Zweifel daran, daß die Didelphidae eine zentrale Stellung einnehmen und Abkömmlinge eines alten amerikanischen Stammes sind. Eine einzige Form, †*Peratherium* (Eozän–Miozän) hat Europa erreicht, aber den eurasiatischen Landblock nur vorübergehend im Westen besiedelt. Die Caenolestiden sind spezialisierte Abkömmlinge von Didelphiden. Die Besiedlung Australiens und Neuguineas erfolgte wahrscheinlich von Amerika aus über Antarctica zu einer Zeit (untere Kreide), als die Landmasse Amerika — Antarctica — Australien noch nicht durch die Kontinentalverschiebung aufgebrochen war und als der antarktische Kontinent in einer warmen Klimazone lag (Abb. 80). Günstige Klimabedingungen in der Antarctica sind durch die Funde von †*Glossopteris* (Zungenfarn) und †*Lystrosaurus* (Therapsida, Dicynodontidae) für das frühe Mesozoikum nachgewiesen. Funde fossiler Säugetiere aus der Antarktis fehlen allerdings bisher.

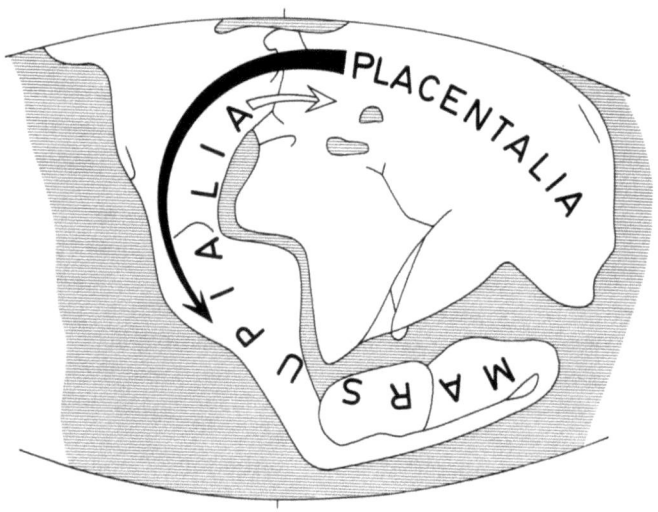

Abb. 80. Ausbreitung der frühen Marsupialia und Placentalia. Ursprungszentrum der Marsupialia: Nordamerika, der Placentalia: Eurasien. Die Kontinentalkette Nordamerika - Südamerika - Antarktika - Australien noch nicht unterbrochen. Der Atlantik beginnt im Mesozoikum aufzubrechen. Nach der Theorie von HOFFSTETTER

Aus der unteren Kreide der Mongolei sind primitive Säugetiere, † *Deltatheridium* und † *Deltatherioides* bekannt. Sie wurden meist als eigene Stammeslinie der Insectivora (Eutheria) gedeutet (GREGORY, SIMPSON). Neuerdings wird die Möglichkeit, daß es sich um Marsupialia handelt, auf Grund des Vorkommens von 4 Molaren diskutiert (VAN VALEN). Nach anderer Auffassung (BUTLER, KIELAN-JAWOROWSKA) stehen sie dem Übergangsfeld Meta–Eutheria nahe. Nach MCKENNA handelt es sich um eine sehr basale Abzweigung der Eutheria. Sollte sich die Zuordnung zu den Marsupialia bestätigen, so dürfte es sich um Einwanderer aus Nordamerika oder Westeuropa handeln, die keine nennenswerte Radiation erfahren haben. Eine Beziehung zu den australischen Beuteltieren ist ganz unwahrscheinlich (HOFFSTETTER).

d) Eutheria (Placentalia)

Eutheria und Metatheria sind Schwestergruppen, die etwa gleichzeitig (untere Kreide) entstanden sind. Die ältesten Funde († *Endotherium*, Mandschurei und † *Pappotherium*, Nordamerika) stammen aus der Kreidezeit. Nach der bestechenden Hypothese von HOFFSTETTER ist die Aufspaltung in die beiden Gruppen auf geographische Isolation zurückzuführen und steht mit der Entstehung des Atlantik und Indik im Zusammenhang. Die Metatheria sind danach amerikanischen Ursprungs und haben sich von hier über die antarktische Landbrücke bis Australien verbreitet und mit einem einzelnen Zweig († *Peratherium*) über die nordatlantische Landverbindung (Abb. 80) Westeuropa erreicht (s.S. 180). Die Eutheria entstanden in Eurasien und haben von hier aus Nordamerika und Afrika besiedelt. Südamerika wurde in mehreren Schüben, teils über Festlandverbindungen (Mesozoikum), teils über Inselbrücken (Tertiär) besiedelt (Abb. 80). Australien wurde von den Eutheria zunächst nicht erreicht. Fledermäuse und Nager gelangten durch Verschleppung erst spät nach Australien.

Eine Besiedlung Südamerikas durch die Stammformen der Caviamorpha und der Platyrrhini von Afrika aus (Abb. 85) zu Beginn des Tertiärs wird diskutiert. Ein solcher Transport über „schwimmende Inseln" ist nicht ausgeschlossen, da der Atlantik zu jener Zeit noch nicht die jetzige Breite hatte und da westwärts gerichtete Meeresströmungen für jene Zeit angenommen werden (HOFFSTETTER) können.

Die Eutheria haben mit den Metatheria viele fundamentale Merkmale gemeinsam (squamosodentales Kiefergelenk, postcraniales Skelet, Hirnstruktur, Zahnstruktur etc.). Ihr wesentliches Schlüsselmerkmal ist der Erwerb eines Trophoblasten (s. S. 178) und damit das regelmäßige Vorkommen einer höchst komplexen Allantochorion-Placenta. Diese Strukturen ermöglichen eine Verlängerung der Tragzeit und einen höheren Reifegrad der Neugeborenen. Brutbeutel und Beutelknochen fehlen stets. Die Scheide ist immer einfach (Monodelphia). Das Gebiß ist diphyodont (selten Rückbildung einer Zahngeneration) und läßt sich auf die für Eutheria anzestrale Formel $\frac{3\ 1\ 4\ 3}{3\ 1\ 4\ 3}$ zurückführen.

Der Hoden liegt meist in einem post- oder parapenialen Scrotum. Das Gehirn zeigt in den verschiedenen Ordnungen eine verschieden weit vorgeschrittene Tendenz zum Ausbau des Neopalliums (Neencephalisation) und besitzt eine neopalliale Commissur (Balken = Corpus callosum).

Bei einigen Gruppen der Eutheria kommen die Jungen nackt mit verschlossenen Lidspalten und Ohren als Nesthocker zur Welt (Insectivora, Tupaiidae, viele Rodentia, Raubtiere). Dieser Zustand ist wahrscheinlich primär. Die Zahl der Jungen in einem Wurf ist bei Nesthockern meist hoch (Maximum 32 bei *Tenrec*). Bei extremen Nestflüchtern (Huftiere, unter den Nagern *Cavia;* *Lepus* nicht aber Kaninchen) ist das Haarkleid bei der Geburt ausgebildet, die Augen sind offen, die Koordinationsmechanismen der Wärmeregulation und der Lokomotion sind ausgereift.

Die Frage, ob die Eutheria monophyletisch sind, ist umstritten. Einige Autoren (BUTLER, VANDEBROEK, THENIUS) nehmen für die Zalambdodonta[14] auf Grund des Höckerreliefs der Molaren einen getrennten Ursprung gegenüber den übrigen Placentalia an. Wir folgen hier der konventionellen Auffassung.

Die Formenaufspaltung der Eutheria ist beträchtlich. Wir können 28 Ordnungen (davon 17 noch rezent) unterscheiden (s. Tabelle S. 164). Es hat nicht an Versuchen gefehlt, Gruppen von Ordnungen zu größeren Einheiten zu bündeln. Da aber fast alle Ordnungen etwa gleichzeitig aus einer plötzlichen Radiation im Paleozän hervorgingen, haben derartige Versuche keinen hohen Wert.

In vieler Hinsicht nehmen die Xenarthra gegenüber allen anderen Eutheria eine Sonderstellung ein. MCKENNA (1976) hat sie diesen, den „Epitheria" gegenübergestellt und nimmt eine frühe Dichotomie der Placentalia im Paleozän an. Die Xenarthra sind wahrscheinlich aus mesozoischen Eutheria in Südamerika entstanden. Sie haben eine Reihe von plesiomorphen Merkmalen, die den Epitheria verloren gingen, bewahrt (Os-septomaxillare, ossifizierte Sternalrippen, unvollkommene Thermoregulation). Die Gruppe wurde sicher sehr früh isoliert und erfuhr in Südamerika eine eigene Radiation. Sonderbildungen sind die zusätzlichen Fortsätze der Lumbalwirbel, Gebiß, Polyembryonie und Panzerbildung bei Gürteltieren.

Versuche, auf Grund der Ausbildung des Großhirnes (glatte oder gefurchte Hirne) zu einer Großgliederung der Eutheria zu gelangen (OWEN), fassen nur Gruppen gleicher Evolutionshöhe zusammen, berücksichtigen aber nicht phylogenetische Beziehungen. Die Differenzierung des Großhirnes ist abhängig von der absoluten Körpergröße und dem Evolutionsgrad (s.Bd. III). Sie kann innerhalb ein und derselben Stammeslinie bei verschiedenen Gattungen ein sehr verschiedenes Endstadium erreichen (Primates, Carnivora, Artiodactyla). Innerhalb einer geschlossenen Stammesreihe (Equidae) ist der Entfaltungsgrad des Großhirnes je nach der geologischen Periode sehr verschieden (T. EDINGER).

Auf Grund der Zusammensetzung der knöchernen Schädelbasis unterscheidet BROOM Palaeotherida mit drei Basisknochen: Basioccipitale, Basisphenoid und „Sphenethmoid" (=Mesethmoid) und Neotherida mit vier Basiselementen (zusätzlich Orbitosphenoid). Zu den Palaeotherida gehören die Xenarthra, Chrysochloridea, Sirenia, Proboscidea, Artiodactyla, Perissodactyla, †Condylarthra. Da BROOM auch Therapsida, Monotremata und Metatheria den Palaeotherida zuordnet, Gruppen die nicht in der Stammeslinie der Eutheria stehen, schlägt HOFFSTETTER die Bezeichnung **Henotherida** für die Gesamtheit der Eutheria mit drei Basiselementen vor. Die **Neotherida** umfassen alle Insectivora, außer den Chrysochloridea, die Macroscelididae, Pholidota, Tubulidentata, Dermoptera, Chiroptera, Primates, Carnivora, Hyracoidea, Rodentia, Lagomorpha. Da die älteste Schicht von Eutheria in Südamerika nur Henotherida (Xenarthra, Condylarthra), in Eurasien aber Neotherida (Insectivora) enthält, wird dieser Gruppierung neuerdings wieder Aufmerksamkeit zugewandt (HOFFSTETTER). Zur Klärung des Problems bedarf es aber noch einer breiteren Befundbasis.

---

[14] Als Zalambdodonta GILL werden die im allgemeinen zu den Insectivora gerechneten Tenrecidae, Potamogalidae, Chrysochloridae und Solenodontidae zusammengefaßt. THENIUS vermutet eine selbständige Entstehung des Stammes vor der Dichotomie in Metatheria und Eutheria.

(1) Insectivora

Als Insektenfresser, Insectivora (Abb. 81), wurden ursprünglich eine Reihe basaler Gruppen von insectivoren-carnivoren Säugern zusammengefaßt. Bereits E. HAECKEL teilt die Ordnung in die beiden Unterordnungen **Menotyphla** (Macroscelididae und Tupaiidae) mit Blinddarm und die **Lipotyphla** (Soricida, Talpida Erinaceidea, Centetida) ohne Caecum auf. In der Folgezeit erwies es sich, daß zwar das Einzelmerkmal „Blinddarm" nicht entscheidend ist, daß aber die Trennung der Menotyphla von den übrigen Insectivoren berechtigt war. Auch die Menotyphla bilden in sich keine Einheit. Macroscelididae und Tupaiidae (Scandentia) müssen aus der Sammelgruppe Insectivora ausgeschieden und als eigene Ordnungen geführt werden. Andererseits gehören die Soricidae und Talpidae enger zusammen. Schließlich müssen die Solenodontidae, die Potamogalidae und die Chrysochloridae als selbständige Familien geführt werden. Nach dem Ausscheiden der Macroscelidoidea und der Scandentia als selbständige Ordnungen umfaßt die Ordnung Insectivora also nunmehr 6 Familien (Solenodontidae, Tenrecidae, Potamogalidae, Chrysochloridae, Erinaceidae, Soricidae incl. Talpidae). Die stammesgeschichtliche Einheit dieser Ordnung ist noch keineswegs gesichert. Die vier erstgenannten Familien werden auf Grund ihres V-förmigen Molarenmusters als Zalambdodonta zusammengefaßt.

Von einigen Forschern (THENIUS) wird ihnen ein selbständiger Ursprung vor Aufspaltung der Theria in Meta- und Eutheria zugeschrieben (s.S. 182). Die Erinaceidae und Soricida werden ihnen als Dilambdodonta (W-Muster der Molaren) gegenübergestellt. Auf Grund neuer Fossilfunde, insbesondere auf Grund von Skeletmerkmalen, erweist sich jedoch die Gliederung allein nach den Gebißmerkmalen als überaus problematisch. MCDOWELL und MCKENNA nehmen für die Insectivora (= Lipotyphla, s. HAECKEL) eine Dichotomie in Erinaceomorpha und Soricomorpha an. Es handelt sich also um Geschwistergruppen. Die Erinaceomorpha zeigen eine Reihe von plesiomorphen Merkmalen. Demgegenüber sind die Soricomorpha, denen die Tenrecidae, Potamogalidae, Solenodontidae und Chrysochloridae zugerechnet werden, stärker spezialisiert.

Sicher bilden Tenrecidae mit Potamogalidae, vielleicht auch mit den Solenodontidae eine phyletische Einheit (Tenrecoidea). Trotz der zalambdodonten Molarenstruktur weisen die Chrysochloridae so viele Sondermerkmale im Schädelbau auf, daß wir ihnen zumindest den Rang einer eigenen Familie zusprechen müssen. Andererseits zeigen diese derart spezialisierte Anpassungen an die subterrane Lebensweise im Körperbau bei allen Generationen, daß eine Beurteilung ihrer stammesgeschichtlichen Stellung heute noch problematisch ist, zumal Fossilfunde recht spärlich sind. Eine Form, † *Prochrysochloris miocaenicus* (BUTLER, 1969) ist aus dem Miozän bekannt, zeigt aber bereits Spezialisationen des Schädels wie die rezenten Formen.

Wir fassen also als Insectivora (synonym mit HAECKELs Lipotyphla) sechs Familien zusammen. Diese lassen sich in vier Superfamilien gliedern:

Superfam.1: Tenrecoidea (mit Tenrecidae, Potamogalidae, Solenodontidae)
Superfam.2: Chrysochloroidea
Superfam.3: Erinaceoidea
Superfam.4: Soricoidea

Die Tenrecidae kommen nur auf Madagaskar vor und haben in der Isolation viele ökologische Nischen besetzt und eine beträchtliche Artenaufspaltung erfah-

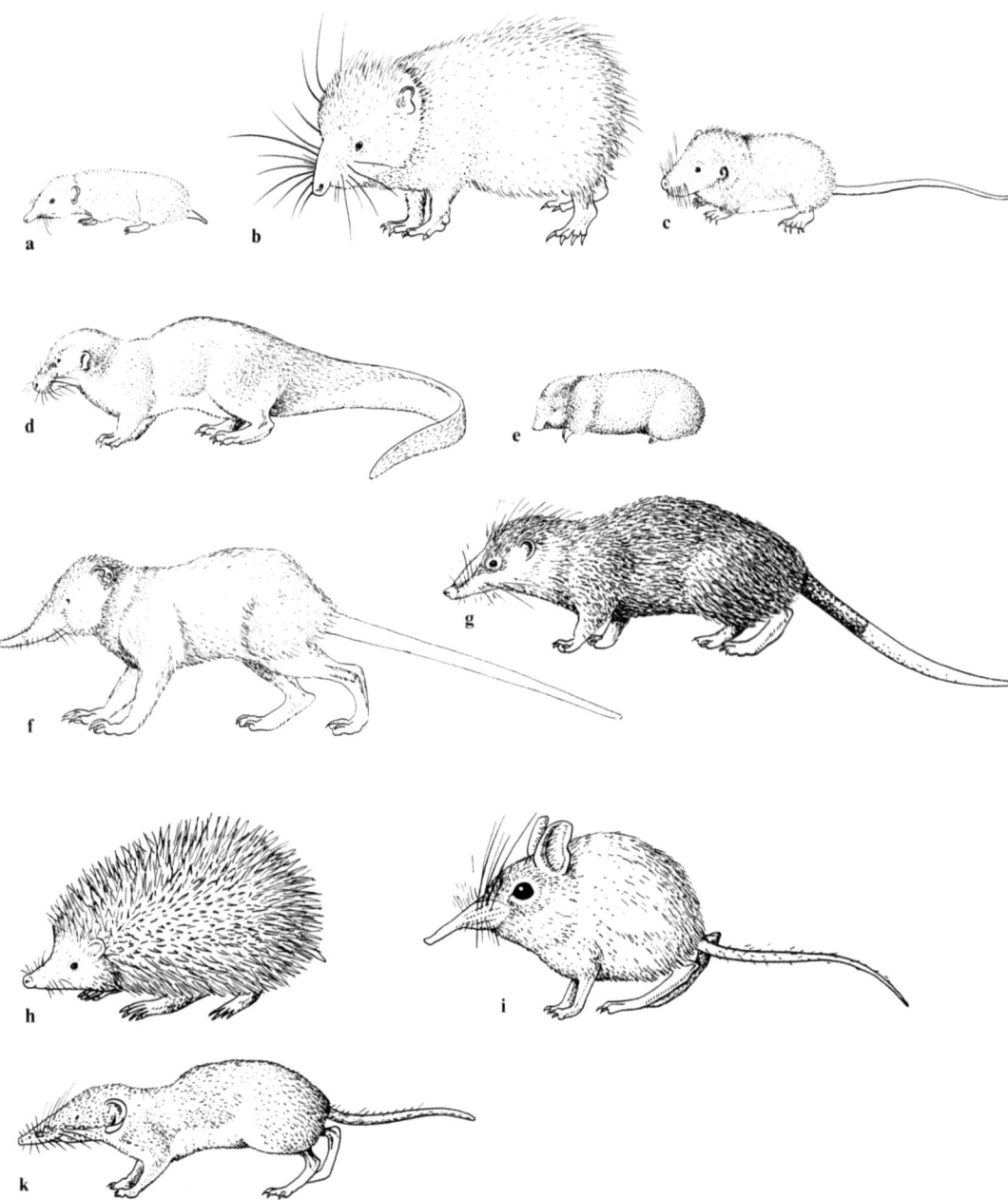

Abb 81 a–k. Habitusbilder, Anpassungstypen Insectivora und Macroscelididae. **a** *Oryzoryctes talpoides* (Tenrecidae), Madagaskar; **b** *Tenrec ecaudatus* (Tenrecidae), Madagaskar: **c** *Limnogale mergulus* (Tenrecidae), Madagaskar; **d** *Potamogale velox* (Potamogalidae), Afrika; **e** *Amblysomus leucorhinus* (Chrysochloridae), Goldmull, Afrika; **f** *Solenodon paradoxus* (Solenodontidae), Haiti, Schlitzrüßler; **g** *Echinosorex gymnurus* (Erinaceidae), Haarigel, Südostasien; **h** *Erinaceus europaeus* (Erinaceidae), Igel, Europa; **i** *Elephantulus* (Macroscelididae), Afrika; **k** *Crocidura russula* Spitzmaus (Soricidae). (**d, e, f, k** nach GRASSÉ)

ren (10 Gattungen, 28 Arten). Jochbogen reduziert, Jugale fehlt stets, zalambdodont, letzter Prämolar molarisiert. Hämochoriale Placentation. *Tenrec* (= *Centetes*) etwa kaninchengroß, mit Haarkleid, hohe Jungenzahl (bis 32) in einem Wurf. Die madagassischen Igeltanreks (*Setifer, Echinops, Dasogale*) ähneln durch den Besitz eines Stachelkleides äußerlich den echten Stacheligeln, sind aber viel kleiner. Deutliche Unterschiede diesen gegenüber im Skelet und Gebiß. Igeltanreks können klettern. Streifentanreks (*Hemicentetes*) sind etwa 10–15 cm lang und besitzen ein Stachelfeld auf dem Rücken. Durch Schütteln der Stacheln kann ein Rasselgeräusch erzeugt werden, das als Mittel der innerartlichen Kommunikation dient (EISENBERG). Im Habitus und im Anpassungstyp ähneln die weichhaarigen und meist langschwänzigen Kleintanreks (*Microgale*, 16 Arten) den echten Spitzmäusen (Soricidae). *Oryzoryctes*, der Reistanrek (3 Arten) lebt unterirdisch und ähnelt einem Maulwurf ohne allerdings dessen Spezialisationen der Hand aufzuweisen. Der Ottertanrek (*Limnogale*), eine wenig bekannte, aquatile Form, zeigt Konvergenzen zu den Potamogaliden. Die monotypische Art *Geogale* ähnelt äußerlich den Kleintanreks, weicht aber in anatomischen Merkmalen ab, so daß ihr der Rang einer Unterfamilie zukommt. Die Gattung ist stammesgeschichtlich interessant, weil ein Vertreter der Gattung, †*G.alertis* BUTLER und HOPWOOD aus dem Miozän Kenias bekannt wurde und die afrikanische Herkunft der Tenrecidae und die frühe Abspaltung der Geogalidae belegt.

Die Otterspitzmäuse, Potamogalidae West- und Zentralafrikas (3 Arten) sind aquatile Formen, die sich von Krebsen und Insekten ernähren. Sie vertreten die Restgruppe der Tenrecoidea auf dem afrikanischen Kontinent.

Die Schlitzrüßler, Solenodontidae (2 Arten von Hispaniola und Cuba), nehmen unter den Tenrecoidea in mancher Hinsicht eine Sonderstellung ein. Sie sind die größten rezenten Insektenfresser (Kopf-Rumpflänge 30 cm, Gewicht 1 kg). Schnauze sehr lang mit Rüsselknochen, Jochbogen rückgebildet, Schwanz lang und beschuppt. Unterrücken nackt. Zweiter unterer Schneidezahn mit tiefer Furche. Die disjunkte Verbreitung der Tenrecoidea spricht für ein sehr hohes Alter der Gruppe (Kreidezeit?). Danach würden die Solenodontiden bereits vor der Trennung Südamerikas von Afrika die Neue Welt erreicht haben. Fossilfunde aus dem Pleistozän zeigen, daß die Gruppe auf den Antillen einst artenreich war. Fossilfunde aus Südamerika fehlen allerdings bisher. †*Nesophontes* von den Antillen aus dem Holozän steht osteologisch *Solenodon* nahe, ist aber dilambdodont. Von einigen Forschern (MCDOWELL) werden die Solenodontiden daher von dilambdodonten Formen abgeleitet und in Beziehung zu den Soricoidea gebracht.

Die Goldmulle, Chrysochloridea, aus Süd- und Zentralafrika sind eine hochspezialisierte, sehr einheitliche Gruppe unterirdisch lebender, zalambdodonter Insektenfresser (6 Gattungen, 18 Arten). Sie besitzen ein sehr weiches, oft metallisch grünlich irisierendes Fell, ein horniges Nasenschild und eine vergrößerte Grabklaue am dritten Finger. Schwanz reduziert. Augen rückgebildet. Im Gegensatz zu den Tenrecidae ist der Jochbogen sehr kräftig und bei einigen Arten (*Chrysospalax*) an seiner hinteren Wurzel zu einer Platte verbreitert. Jugale und Mesethmoid fehlen. Die speziellen Anpassungen der Chrysochloridae waren bereits im Miozän ausgebildet. Die Gruppe ist zweifellos sehr alt und dürfte auf die Stammgruppe der afrikanischen Tenrecoidea zurückgehen. Die subterrane Nische wird in Afrika von Goldmullen (Wurmfresser) und Nagern (Knollen- und Wurzelnahrung) besetzt. Echte Maulwürfe fehlen. Chrysochloridae und *Tachyoryctes* (Nager) vikariieren im Habitat.

Die echten Igel, Erinaceidae, werden heute durch die Haarigel (= Rattenigel), Echinosoricinae, in Südostasien und die Stacheligel, Erinaceinae in Europa, Asien und Afrika vertreten. Die Echinosoricinae (4 Gattungen, 4 Arten) sind äußerlich rattenähnlich, erweisen sich aber nach Gebiß und Skeletmorphologie als echte Igel. Die Großform *Echinosorex* (= *Gymnura*) ist langschwänzig mit rauhem Haarkleid und stark variierendem schwarz-weißen Färbungsmuster (Kopf-Rumpflänge bis 40 cm, Gewicht 1 kg). Die Gattung *Hylomys* (bis 15 cm) ist kurzschwänzig. Alle übrigen Igel, Erinaceinae, besitzen ein Stachelkleid (5 Gattungen, etwa 40 Arten). Schwanz rückgebildet. Zahl der Antemolaren reduziert. Haarigel waren im Jungtertiär auch in Europa, Afrika und Nordamerika weit verbreitet. Stacheligel kamen im Oligozän und Miozän auch in Nordamerika vor. Die Ursachen für das Verschwinden der Echinosoricinae aus Afrika und Europa und der Erinaceinae aus Nordamerika sind nicht bekannt.

Die Soricoidea sind heute die formenreichste und am weitesten verbreitete Gruppe der Insectivora (280 Arten). Sie besiedeln alle Regionen mit Ausnahme Australiens, des größten Teiles Südamerikas und der polaren Gebiete. Sie haben terrestrische, grabende, kletternde und aquatile Anpassungstypen entwickelt. Die Spitzmäuse, Soricidae, haben vergrößerte Incisiven im Ober- und Unterkiefer, reduzierte Caninen und Prämolaren. Jochbogen rückgebildet, Jugale gelegentlich rudimentär vorhanden. Schnauze spitz vorspringend. Die Maulwürfe, Talpidae, zeigen gegenüber den Spitzmäusen ein weniger spezialisiertes Gebiß und besitzen einen zarten Jochbogen. Der Brustschultergürtel und die vorderen Gliedmaße sind als Grabapparat ausgebildet. Aquatile Talpiden (*Desmana, Galemys*) haben einen langen Ruderschwanz und Schwimmhäute an den Hinterfüßen. Die Schnauze bildet einen beweglichen Rüssel.

Als Stammformen für Erinaceidae und Soricidae kommen die †Leptictidae (Nordamerika) und die †Adapisoricidae (Europa) aus dem Paleozän und Eozän in Frage. Auf die Beziehungen der holozänen †Nesophontidae zu den Soricidae und vielleicht zu den Solenodontidae war zuvor verwiesen worden (s.S. 185).

(2) *Macroscelididae*

Die Rüsselspringer, Macroscelididae (Abb. 81 (9)), früher mit den Tupaiidae als Menotyphla zusammengefaßt, sind eine hochspezialisierte Gruppe, die seit dem Alttertiär in Afrika nachgewiesen wurde und rein afrikanisch geblieben ist. Im Gegensatz zu den Insectivoren sind die Macroscelididae großäugig und haben einen relativ hohen Cerebralisationsgrad erreicht. Frühentwicklung und Placentation weisen ihnen, ebenso wie serologische Merkmale, eine Sonderstellung zu. Die Hinterbeine sind verlängert (meist hüpfende Lokomotion, *Rhynchocyon* ist ein terrestrischer Läufer). Ähnlichkeiten in Schädelbau und Gehirn mit Tupaiidae erklären sich als Konvergenzen, da beide Ordnungen großäugig sind und einige parallele Entwicklungen im Bau des Gehirns aufweisen. Rüsselspringer haben meist zwei Junge in einem Wurf. Diese kommen behaart als Nestflüchter zur Welt. Die Macroscelididae haben etwa gleich hohes Evolutionsniveau wie die Tupaiidae erreicht. Im Gebiß ist die Molarisierung der Prämolaren und die Hypsodontie hervorzuheben. Dadurch ergibt sich ein gewisser Parallelismus zu Entwicklungstendenzen bei Huftieren.

Macroscelididae sind eine sehr alte Gruppe, die vielleicht auf mesozoische Insectivora zurückgeht. McKenna bringt sie mit den alttertiären Anagalidae in Zusammenhang. Über diese würde auch eine entfernte Verwandtschaft zu den Hasenartigen (Lagomorpha) anzunehmen sein. Stammesgeschichtliche Verwandtschaft zu den Tupaiidae oder zu den Ungulata s.l., die oft vermutet wurden, bestehen nicht.

(3) *Dermoptera*

Die Pelzflatterer oder Gleitflieger, Dermoptera, sind eine kleine, südostasiatische Ordnung (2 Arten), die neben einseitigen Spezialisationen eine Reihe von basalen Merkmalen aufweist. Die Gruppe ist alt (Paleozän, Nordamerika) und wurde wahrscheinlich sehr früh von Insectivoren oder deren Ahnen abgespalten. Die oft vermuteten Beziehungen zu Chiroptera oder zu Primaten haben sich nicht bestätigt. Die einzige Gattung *Cynocephalus* (= *Galeopithecus*) besitzt eine Flughaut, die vom Kopf ausgeht, die langen Extremitäten bis auf die Krallen einhüllt und bis zum Schwanz reicht (s.Bd. II). Gleitflüge bis zu 70 m Weite sind möglich (Gleitwinkel etwa 60 °). Zu aktivem Flatterflug sind die Gleitflieger nicht befähigt. Die Finger sind nicht nennenswert verlängert. Es liegt eine ganz andere Anpassung als bei Chiropteren vor. Schädel und Molarengebiß sind insectivorenähnlich. Untere Schneidezähne bilden Putzkamm. Großäugig, nachtaktiv. Hämochoriale Labyrinth Placenta. Nahrung: Blüten, Blätter, Früchte.

(4) *Chiroptera*

Die Fledertiere, Chiroptera (Fledermäuse und Flughunde), besitzen eine Flughaut (Chiropatagium), die sich zwischen den verlängerten Fingern ausspannt (Abb. 1) und zum aktiven Flatterflug befähigt. Körpergestalt und Lokomotionstyp sind innerhalb dieser großen Ordnung (etwa 1 000 Arten) sehr einheitlich. Rückbildung des Flugvermögens, wie es bei Vögeln vorkommt, findet man bei Chiropteren nie. Die Mannigfaltigkeit der Ordnung beruht auf Verschiedenheiten der Ernährungsweise. Dementsprechend zeigen Gebiß, Zunge, Kiefer und Darmsystem eine große Formenmannigfaltigkeit.

Man unterscheidet rezent zwei relativ scharf gekennzeichnete Gruppen, Megachiroptera (Flughunde) und Microchiroptera (Fledermäuse).

Die Megachiroptera (150 Arten) bewohnen die altweltlichen Tropen (Afrika, Südasien, Australien und Südseeinseln), fehlen aber vollständig in Amerika. Die Großflughunde (Fam. Pteropinae) sind Früchtefresser. Macroglossidae und Harpionycteridae ernähren sich von Pollen und Nektar. Der zweite Finger trägt meist noch eine Kralle (primitiv). Der Gesichtsschädel ist verlängert, das Gebiß vereinfacht. Megachiroptera sind großäugig. Das äußere Ohr zeigt den unveränderten Säugertyp (Ohrdeckel fehlen). Schwanz- und Schwanzflughaut sind rückgebildet (Ausnahme *Notopteris*). Der Schädel ist weniger stark spezialisiert als der der Mikrochiroptera. Das Gehirn ist primitiv und ähnelt dem der Insectivora.

Die Microchiroptera, Fledermäuse, sind sehr viel formenreicher als die Flughunde (16 Familien, 150 Gattungen, 850 Arten). Zahlreiche parallele Stämme lassen sich seit dem Alttertiär nachweisen.

Verbreitung weltweit mit Ausnahme der Polargebiete. Kleinäugig. Gesichtsschädel verkürzt, Ohren groß mit Ohrdeckel. Komplizierte Nasenaufsätze bei Rhinolophidae und Phyllostomatidae. Gehirn spezialisiert und formenreich. Großhirn gering entfaltet. Hypertrophie der akustischen Systeme. Zweiter Finger nur 2gliedrig, ohne Kralle. Sehr verschiedene Anpassungstypen in der Ernährungsweise: primär insectivor, diese Ernährungsweise ist bei vielen rezenten Formen beibehalten. Fisch- und Krebfresser (*Noctilio, Pizonyx*). *Desmodus* ernährt sich von Wirbeltierblut, das aus Schnittwunden aufgeleckt wird (nicht Blutsauger!). Die Zahnzahl ist bei *Desmodus* reduziert. Die Vorderzähne incl. C besitzen Schneidekanten, mit denen die Haut des Opfers angeschnitten wird. In Südamerika haben sich Fledermäuse als Fruchtfresser (*Carollia, Artibeus, Stenoderma*) spezialisiert und die Nische der fehlenden Flughunde besetzt. Einige Arten sind omnivor (*Vampirus*). Speziell an Blüten (chiropterophile Blüten) sind die Glossophagidae angepaßt.

Die Chiroptera sind ein sehr alter Stamm, der sich von Protoinsectivora herleitet. Zwischenformen sind allerdings nicht bekannt. Die ältesten Chiroptera gehören zu den Microchiroptera und stammen aus dem mittleren Eozän. Sie zeigen bereits alle typischen Merkmale der Ordnung. Megachiroptera sind aus dem Oligozän bekannt geworden. Der Flugapparat der Chiroptera muß also sehr früh und sehr vollständig entstanden sein. Fledertiere sind die einzigen Säugetiere, die zu einem aktiven und sehr effektiven Flatterflug befähigt sind.

Viel diskutiert wurde die Frage, ob Mega- und Microchiroptera mono- oder diphyletisch entstanden sind. Beide Unterordnungen sind gut charakterisierbar und scharf gegeneinander getrennt. Für die monophyletische Abstammung können folgende Gesichtspunkte angeführt werden. Viele Merkmale des Craniums sind beiden Gruppen gemeinsam (Chondrocranium, Gehörknöchelchen). Die alteozäne †*Icaronycteris* zeigt eine Kombination von megachiropteroiden (2. Finger, lange Schnauze, verbundene Praemaxillaria) mit mikrochiropteroiden Merkmalen (Relief der oberen Molaren, Schultergelenk). Für einheitliche Herkunft sprechen auch die Befunde der Frühentwicklung und der Placentation. Im gleichen Sinne kann das Vorkommen bestimmter Ektoparasiten (Nycteribien = Fledermausfliegen) bei beiden Gruppen angeführt werden. Übergangsformen in der Molarenstruktur kommen bei Phyllostomatiden vor (Vereinfachung des primären Höckermusters bei Übergang zu frugivorer Ernährung). Das Fehlen der Megachiroptera in Südamerika spricht für deren späten Ursprung und damit für gemeinsame Herkunft. Geologisch sind die Microchiroptera älter als die Megachiroptera.

Die Echoortung durch Ultraschallaute (DIJKGRAF, GRIFFIN, MÖHRES, KULZER) ist offenbar phylogenetisch spät, nach der Dichotomie in Micro- und Megachiroptera erworben worden. Zwar kommt auch bei einigen Flughunden (*Rousettus*) Echopeilung vor, doch sind die Mechanismen der Erzeugung und Aussendung der Ultraschallaute bei Megachiroptera, aber auch bei verschiedenen Familien der Microchiroptera (Rhinolophidae, Vespertilionidae) ganz verschieden. *Rousettus* erzeugt Ultraschallaute durch Zungenschnalzen.

Fledermäuse erzeugen die Ultraschallaute im Kehlkopf. Rhinolophiden senden den Laut aber durch den Nasentrichter, Vespertilioniden durch die Mundöffnung. Frequenz und Tondauer sind bei beiden Familien verschieden. Die Ultraschallorientierung spielt bei den kleinäugigen Fledermäusen eine viel größere Rolle als bei den großäugigen Flughunden. Das ganze System, einschließlich der zentralnervösen Strukturen (Colliculus caudalis tecti) ist daher bei Microchiroptera viel höher spezialisiert als bei Megachiroptera.

(5) Scandentia (Tupaiidae)

Die Spitzhörnchen, Tupaiidae (5 Gattungen, 18 Arten), sind eine Gruppe indomalayischer, basaler Eutheria, die eine Reihe plesiomorpher Merkmale mit apomorphen Erwerbungen vereinen. Früher zu den „menotyphlen Insectivoren" gestellt, wurden sie später mit den Primaten vereinigt. Die Fossilgeschichte ist nahezu unbekannt. Es handelt sich um Insectivorenabkömmlinge, die einen langen phyletischen Eigenweg durchlaufen haben. Der Ursprung dürfte aber dem der Primaten relativ nahe gewesen sein.

Tupaiidae (Abb. 82) sind im Habitus den Eichhörnchen ähnlich, haben aber eine lange, spitze Schnauze. Von den Insektenfressern unterscheiden sie sich durch große Augen und höhere Cerebralisation. Trotz beginnender Dominanz des optischen Systems ist das Riechorgan noch gut entwickelt. Die Augen sind seitlich gestellt (kein binokulares Sehen). Hand- und Fußbau primitiv, Daumen abduzierbar, nicht opponierbar. Geschlossener Postorbitalbogen. Bulla tympanica vom Entotympanicum gebildet (fehlt den Primaten). Ektotympanicum ähnlich wie bei Lemuren, innerhalb der Bulla (s. Bd. II).

Ohrmuschel gleicht dem Befund bei Primaten. Lebensweise arborikol–terrestrisch. Incisiven im Unterkiefer bilden Putzkamm. Scrotum parapenial (primitiv). Serologische Daten, Frühentwicklung und Fortpflanzungsverhalten sind stark spezialisiert. Aus diesem Grunde werden sie als eigene Ordnung geführt. Das vermag nicht darüber hinwegzutäuschen, daß es keine rezente Säugetiergruppe gibt, die den Primatenahnen ähnlicher wäre, als die Tupaiidae. Die Gattung *Ptilocercus* ist primitiver (Gehirn) als die übrigen.

(6) Primates

In der Ordnung Primates, Herrentiere, werden Halbaffen, Affen, Menschenaffen und Mensch zusammengefaßt. Primaten sind nicht durch einseitige Spezialisatio-

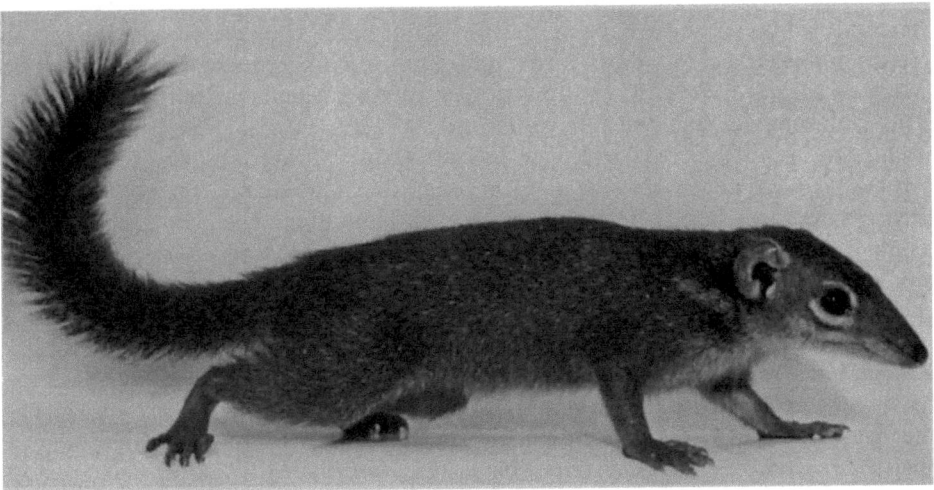

Abb. 82. *Tupaia belangeri* (Scandentia, Tupaiidae), Südostasien

nen, wenn man von der hohen Neencephalisation (Hirnentfaltung) bei den progressiven Primaten absieht, zu charakterisieren. Kennzeichnend ist hingegen ihre vielseitige Anpassungsfähigkeit. Die verschiedenen Gruppen haben in ihren rezenten Vertretern ein sehr verschieden hohes Evolutionsniveau erreicht. Daher ist die Evolutionsspanne die von den rezenten Primaten veranschaulicht wird, außergewöhnlich breit. Primaten zeigen ein buntes Mosaik plesio- und apomorpher Merkmale. Daher ist nach unten hin der Anschluß an Insectivoren und Scandentia möglich.

Für die Einordnung in die Ordo Primates ist kein Einzelmerkmal ausreichend. Entscheidend ist stets die gesamte Merkmalskombination. Es gibt kein Merkmal, das nicht in der einen oder anderen Gruppe fehlen könnte. So haben Primaten meist Plattnägel, die Callitrichidae bilden eine Ausnahme. Der Daumen ist in der Regel opponierbar, aber die Opponierbarkeit kann sehr verschiedene Grade erreichen. Der Daumen kann reduziert sein (*Ateles*, Colobidae).

In der Regel ist die Orbita rings von Knochen umschlossen. Die Claviculae sind stets kräftig ausgebildet. Das Gebiß zeigt die typischen vier Zahnformen und der Molarentyp ist gegenüber dem tribosphenischen Zahn nicht allzu abweichend gestaltet.

Primaten sind Augentiere. Der Geruchssinn ist bei Affen, Menschenaffen und Mensch stark reduziert, die Nase und damit die Schnauzenpartie verkürzt.

Die lange Schnauze der Paviane ist eine Sockelbildung für die verlängerten Eckzähne, das Geruchsorgan bleibt auch in diesem Falle reduziert.

Bei vielen Halbaffen, besonders bei Lemuridae, hat die Reduktion der Nase kaum begonnen. Das JACOBSONsche Organ ist bei Halbaffen und Neuweltaffen noch funktionsfähig, wird aber bei den übrigen Gruppen rückgebildet.

Primaten sind Säugetiere mit wohl stets primär arborikoler Lebensweise, mit Greifhänden und -füßen und Plattnägeln. Es besteht innerhalb der Ordnung eine Tendenz zu progressiver Entfaltung des Gehirnes, besonders des Großhirnes (Neencephalisation) und zur Dominanz des optischen Sinnes und seiner Zentren und einer zunehmenden Fähigkeit zu stereoskopischem Sehen (Raumorientierung bei arborikoler Lebensweise). Die primäre Fünfstrahligkeit der Extremitäten und die freie Beweglichkeit der Fingerstrahlen ebenso wie die gelenkige Verbindung der beiden Vorderarm- und Unterschenkelknochen sind ancestrale Merkmale, die für die Lokomotion im Geäst nutzbar gemacht werden. Terrestrische Lokomotion (Paviane, *Erythrocebus*) ist stets sekundär erworben. Oft besteht eine Tendenz zu fakultativer Bipedie (Aufrichtung auf die Hinterbeine).

Die Hoden liegen in einem para- oder meist postpenialen Scrotum, der Penis hängt frei herab. Der Uterus ist bei Halbaffen zweihörnig, bei Affen einfach. Die Placenta ist bei Halbaffen (außer *Tarsius* und *Galago demidovii*) epitheliochorial (adeciduat), bei allen übrigen hämochorial (deciduat). Es zeigt sich eine Tendenz zum Übergang von einer hämochorialen Labyrinthplacenta zur hämochorialen Zottenplacenta. Primaten werfen in der Regel ein Junges (Ausnahme regelmäßig Zwillinge bei Callitrichidae, 2–3 Junge bei Cheirogaleinae), nach relativ langer Tragzeit. Das Neugeborene wird gewöhnlich zunächst an der Brust, später auf dem Rücken getragen (Maultransport der Jungen bei *Galago* und *Tarsius syrichta*, Ablage der Jungen bei *Lemur variegatus* und *Microcebus*). Die Verlängerung der postnatalen Reifungsperiode als Lernperiode ist von besonderer selektiver Bedeutung.

Die Ernährung ist meist omnivor mit Bevorzugung vegetabiler Nahrung. Insectivor sind zum großen Teil die Cheirogaleinae und *Daubentonia*. *Tarsius* jagt kleine Vertebraten und Insekten. Auf Blattnahrung spezialisiert sind die Colobidae und die Brüllaffen. Fakultative Carnivorie ist bei Schimpansen nachgewiesen worden.

Übersicht über das System der Primaten

Ordo: PRIMATES
   Subordo: †PLESIADAPIFORMES (Simons & Tattersal, 1972)
      Fam.: †Plesiadapidae (†*Plesiadapis*, †*Chiromyoides*)
      Fam.: †Carpolestidae (†*Carpolestes*)
      Fam.: †Paramomyidae (†*Paromomys*, †*Plesiolestes*, †*Phenacolemur*)
      Fam.: †Picrodontidae (†*Picrodus*)

   Subordo: STREPSIRHINI
     Infraordo: Lemuriformes
      Fam.: †Adapidae (†*Adapis*, †*Pronycticebus*, †*Notharctus*, †*Smilodectes*)
      Fam.: Lemuridae
        Subfam.: Lemurinae (*Lemur, Lepilemur, Hapalemur*)
               Cheirogaleinae (*Microcebus, Cheirogaleus, Phaner*)
      Fam.: Indriidae
        Subfam.: Indriinae (†*Palaeopropithecus*, †*Mesopropithecus*, *Propithecus*, †*Archaeoindris*, *Indri, Avahi*)
        Subfam.: †Hadropithecinae (†*Hadropithecus*)
        Subfam.: †Archaeolemurinae (†*Archaeolemur*)
      Fam.: Daubentoniidae (*Daubentonia*)
      Fam.: †Megaladapidae (†*Megaladapis*)
     Infraordo: Lorisiformes
      Fam.: Lorisidae
        Subfam.: Lorisinae (†*Indraloris, Loris, Nycticebus, Arctocebus, Perodicticus*)
        Subfam.: Galaginae (*Galago*)
        inc. sedis: †*Progalago*, †*Komba*

   Subordo: HAPLORHINI
     Infraordo: Tarsiiformes
      Fam.: Tarsiidae (*Tarsius*, †*Nannopithex*, †*Necrolemur*, *Microchoerus*, †*Pseudoloris*)
      inc. sedis: †Anaptomorphinae (†*Absarokius*, †*Tetonius*, †*Anaptomorphus* u.a.)
                †Omomyinae (†*Omommys*, †*Hemiacodon*, †*Washakius*, †*Macrotarsius*, †*Teilhardina*, †*Rooneya* u.a.)
     Infraordo: Platyrrhini
      Fam.: †Xenothricidae (†*Xenothrix*)
      Fam.: Callitrichidae (*Callithrix, Saguinus, Leontideus, Callimico*)
      Fam.: Cebidae
        Subfam.: Aotinae (†*Homunculus*, †*Dolichocebus*, *Aotus, Callicebus*)
        Subfam.: Pithecinae (*Pithecia, Chiropotes, Cacajao*)
        Subfam.: Alouattinae (*Alouatta*)
        Subfam.: Cebinae (*Cebus, Saimiri*, †*Neosaimiri*, †*Stirtonia*)
        Subfam.: †Cebupithecinae (†*Cebupithecia*)
        Subfam.: Atelinae (*Ateles, Brachyteles, Lagothrix*)
        inc. sedis: †*Branisella*
     Infraordo: Catarrhini

Superfam.: Cercopithecoidea
   Fam.: Cercopithecidae
      Subfam.: Cercopithecinae (*Macaca, Cercocebus, Papio, Theropithecus, Cercopithecus, Allenopithecus, Erythrocebus,* †*Libypithecus,* †*Dinopithecus,* †*Gorgopithecus*)
      Subfam.: Colobinae (*Presbytis, Pygathrix, Rhinopithecus, Simias, Nasalis, Colobus, Procolubus,* †*Mesopithecus,* †*Dolichopithecus*)
   Inc. sedis: †*Cercopithecoides,* †*Paracolubus,* †*Prohylobates,* †*Victoriapithecus*
Superfam.: †Oreopithecoidea
   Fam.: Oreopithecidae (†*Oreopithecus,* †*Mabokopithecus*)
Superfam.: Hominoidea
   Fam.: Hylobatidae (†*Pliopithecus,* †*Limnopithecus,* †*Aelopithecus, Hylobates, Symphalangus*)
   Fam.: Pongidae
      Subfam.: Dryopithecinae (†*Dryopithecus,* †*Aegyptipithecus,* †*Propliopithecus*)
      Subfam.: Ponginae (*Pongo, Pan, Gorilla*)
      Subfam.: †Giganthopithecinae (†*Gigantopithecus*)
   Fam.: Hominidae (†*Ramapithecus,* †*Australopithecus, Homo*)

Unter den rezenten Primaten lassen sich sechs Gruppen als stammesgeschichtliche und systematische Einheiten abgrenzen: Lemuriformes, Lorisiformes, Tarsiiformes, Platyrrhini, Cercopithecoidea und Hominoidea. Die beiden letztgenannten Altweltgruppen gehen auf eine gemeinsame Wurzel zurück und werden als Catarrhini zusammengefaßt. Die übliche Gliederung der Primaten in Halbaffen, Prosimiae (Lemuriformes, -Lorisiformes, -Tarsiiformes) und Affen, Simiae (Plathyrrhini, Catarrhini), kennzeichnet zwei Stufen verschieden hohen Evolutionsniveaus aber keine phyletischen Einheiten.

Lemuriformes und Lorisiformes gehören enger zusammen und werden heute den übrigen Gruppen als Strespirhini gegenübergestellt. Sie sind durch den Besitz eines Schleimhautstreifens zwischen Nasenspiegel und Mundspalte, durch Merkmale der frühen Embryonalentwicklung und der Placentation (epitheliochoriale Pl.), durch weit offene Verbindung zwischen Orbita und Temporalgrube unter einer postorbitalen Spange und durch zahlreiche andere Merkmale gegenüber den Haplorhini (Tarsiiformes und Simiae) abgrenzbar.

Die Primaten entstanden während der Oberkreide aus Insectivoren, vermutlich aus den erinaceomorphen †Leptictidae. Im Zusammenhang mit dem Übergang zur Arborikolie kam es zur Rückbildung der Nase, zur Dominanz der Augen und zur zunehmenden Umgestaltung von Hand und Fuß zu Greiforganen. Aus der ältesten Radiation der Primaten (Paleozän) dürften die †Paromomyiden, von denen allerdings nur Gebiß- und Kieferreste vorliegen, den Stammformen nahestehen. Die erste paleozäne Radiation der Primaten, die †Plesiadapiformes, führte zu einer weiten und vielgestaltigen Formenaufspaltung in Europa (†*Adapis*) und Nordamerika (†*Notharctus*). Vertreter dieser Formenfülle lassen sich bereits den Lemuriformes (†*Notharctus,* †*Adapis*) und den Tarsiiformes (†*Necrolemur,* †*Pseudoloris*) zuordnen. Mit dem Ausgang des Eozäns erlischt diese erste Radiation nahezu völlig. Auf diese eozäne Aufspaltung gehen die verschiedenen Gruppen der rezenten Primaten zurück. Bereits im Oligozän verschwinden zahlreiche Gruppen der Halbaffen. Sie haben sich nur in Reliktarealen (Madagaskar) oder als extrem angepaßte nocturne Spezialisten (Lorisiformes, *Tarsius*) erhalten.

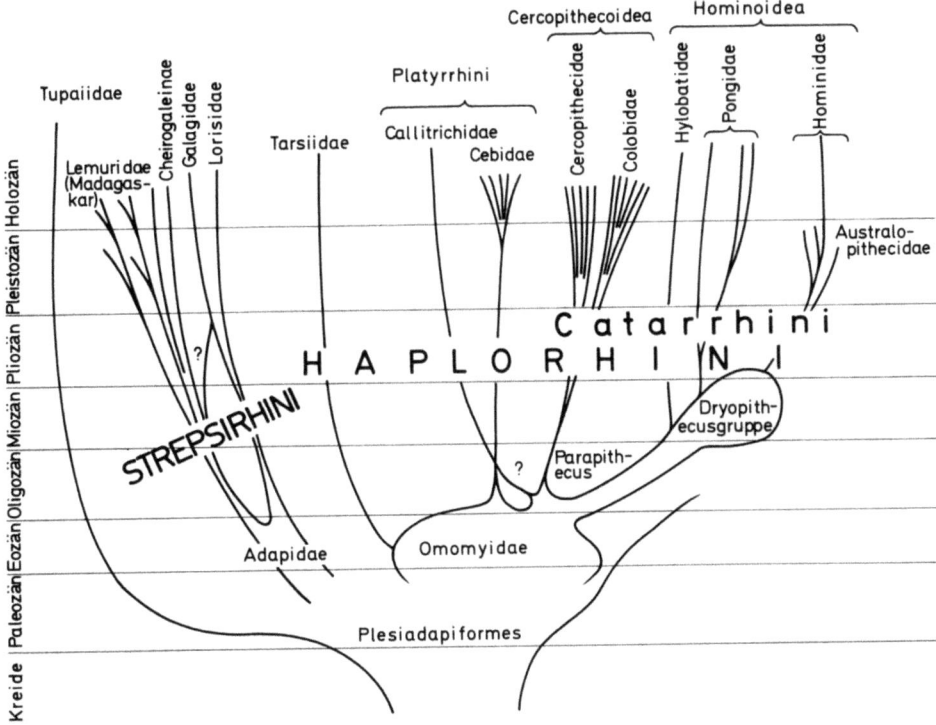

Abb. 83. Stammesgeschichtliche Beziehungen der Tupaiidae und der Primaten

Die **Lemuriformes** waren im Eozän weit verbreitet (Europa, Nordamerika), haben sich aber nur auf Madagaskar als Reliktgruppe erhalten. Da größere Raubtiere fehlten und Affen auf Madagaskar als Konkurrenten nicht vorkamen, haben sie in der Isolation eine beträchtliche Formenfülle (sekundäre Radiation) (Abb. 83) entwickelt und verschiedenartige Lebensräume besetzt (rezent 3 [4] Familien, 21 Arten, 45 Formen). Eine reiche Fauna spezialisierter Großformen ist erst vor etwa 1000–3000 Jahren durch menschliche Einwirkung auf das Biotop ausgestorben. Es ist kennzeichnend, daß die tagaktiven, langsamen Großformen aussterben, während sich fast ausschließlich generalisierte, rasch bewegliche, kleine und meist nocturene Formen erhalten haben.

Bei den Lemuriformes liegt das Tympanicum mit dem Trommelfell innerhalb einer vom Petrosum gebildeten Bulla. Die Situation ist ähnlich wie bei *Tupaia*, doch ist bei dieser Form ein Entotympanicum an der Bildung der Bullawand beteiligt. Der Uterus ist zweihörnig. Das Riechorgan und das Riechhirn ist noch recht vollständig ausgebildet. Das Gehirn zeigt eine verschiedene Evolutionshöhe (gering bei den Cheirogaleinae) und erreicht bei den rezenten Arten kaum den Entfaltungsgrad wie bei Affen. Die höchste Cerebralisationsstufe erreichen *Lemur* und *Daubentonia*, die bereits in den Entfaltungsbereich einiger Platyrrhini hineinreichen. Bei †*Archaeolemur* und †*Hadropithecus* dürfte bereits die Cerebralisationsstufe der Altweltaffen (Cercopithecidae) erreicht gewesen sein.

Unter den Lemuriformes bilden die Cheirogaleinae (*Microcebus, Cheirogaleus, Phaner*) eine Primitivgruppe, die einige Übergänge zu den Lorisiformes zeigt (Tympanalregion). Die Lemuridae vertreten den generalisierten Typ. Die Indriidae (*Indri, Avahi, Propithecus*) sind hochspezialisiert (Lokomotion, Ernährung). *Daubentonia*, das Fingertier, ist ein aberranter Abkömmling der Lemuriformes mit Umbildung der Schneidezähne zu Nagezähnen mit Dauerwachstum, Reduktion von Eckzähnen und vorderen Prämolaren, abgerundete Kopfform in Anpassung an Gebiß und Kaumechanismus, verlängertem dritten Finger zum Hervorholen von Insektenlarven aus angenagten Baumstämmen.

Die *Lorisiformes* sind kleine, nächtlich lebende Halbaffen. Das Tympanicum liegt außerhalb der vom Petrosum gebildeten Bulla und beteiligt sich an der Bildung des kurzen äußeren Gehörganges. Die Lorisidae (*Perodicticus* und *Arctocebus* in Afrika, *Loris* und *Nycticebus* in Südasien) sind langsame Greif-Kletterer mit reduziertem Schwanz. Die rein afrikanischen Galagidae sind langschwänzige Spring-Kletterer mit Verlängerung der hinteren Gliedmaßen (besonders Naviculare und Calcaneus) und großen, faltbaren Ohren. Sie zeigen eine Reihe von Analogien zu *Tarsius*.

Die im Eozän weit verbreiteten **Tarsiiformes** werden heute durch eine Gattung (3 Arten) auf Borneo, Sumatra, Celebes und den Philippinen vertreten (Abb. 83, 84). Kopf-Rumpflänge 15 cm, Schwanzlänge 20 cm. Hinterbeine, insbesondere Fußwurzel verlängert. Tibia und Fibula unten knöchern verwachsen. Molarenmuster primitiv. Bulla vom Petrosum, äußerer Gehörgang vom Tympanicum gebildet. Lokalisierte, invasive, hämochoriale Placenta. Haplorhine Oberlippe mit Drüsen. Augen sehr groß. Ein Augapfel übertrifft an Volumen das Hirnvolumen. Die riesigen Augen sind kaum beweglich, der Kopf kann aber um nahezu 180° gedreht werden. Gehirn primitiv mit einseitiger Hypertrophie der optischen Systeme. Nase im hinteren, oberen Bereich stark eingeengt und reduziert. Ausbildung eines langen Tubus olfactorius unter Beteiligung der Ossa frontalia. Lamina cribrosa sehr klein, weit nach rostral verlagert. JACOBSONsches Organ funktionsfähig. Trennung von Orbita und Temporalgrube vollständiger als bei Lemuren.

Die Affen (Abb. 83, 84) der neuen Welt, **Platyrrhini** (Süd- und Mittelamerika) und die Altweltaffen, **Catarhini** (Afrika, außer Madagaskar, Südasien bis China und Japan) vertreten den gleichen Anpassungstyp. Dennoch existieren in zahlreichen Details tiefgreifende Unterschiede (Tympanalregion, Gebiß, Placenta). Die Formenradiation der Platyrrhinen umfaßt eine breitere Evolutionsspanne. Vertreter eines primitiven Evolutionsniveaus, beurteilt nach der Hirnentfaltung, haben sich erhalten (Callitrichidae, *Aotus*) während vergleichbare Vertreter in der alten Welt nur fossil nachgewiesen wurden. Da Halbaffen in Südamerika fehlen, wurde auch die nocturene Nische besetzt (*Aotus*). Die Altweltaffen sind durchweg tagaktiv. Übergang zu terrestrischer Lebensweise kommt nur bei einigen Catarrhinen vor. Die Frage nach der Aufspaltung der Simiae (Abb. 83) in Platyrrhini und Catarrhini kann noch nicht definitiv beantwortet werden. Lemuriformes und Lorisiformes scheiden wegen zahlreicher Eigendifferenzierungen (Ohrregion, Placenta etc.) als Ahnen sicher aus. Am ehesten kommen die mitteleozänen †Omomyidae als gemeinsame Stammgruppe in Frage. Auch die Tarsiiformes, die eine beträchtliche frühe Radiation in Nordamerika – Europa – Nordasien erfuhren, stehen den Omomyiden nahe. Geographische Isolation

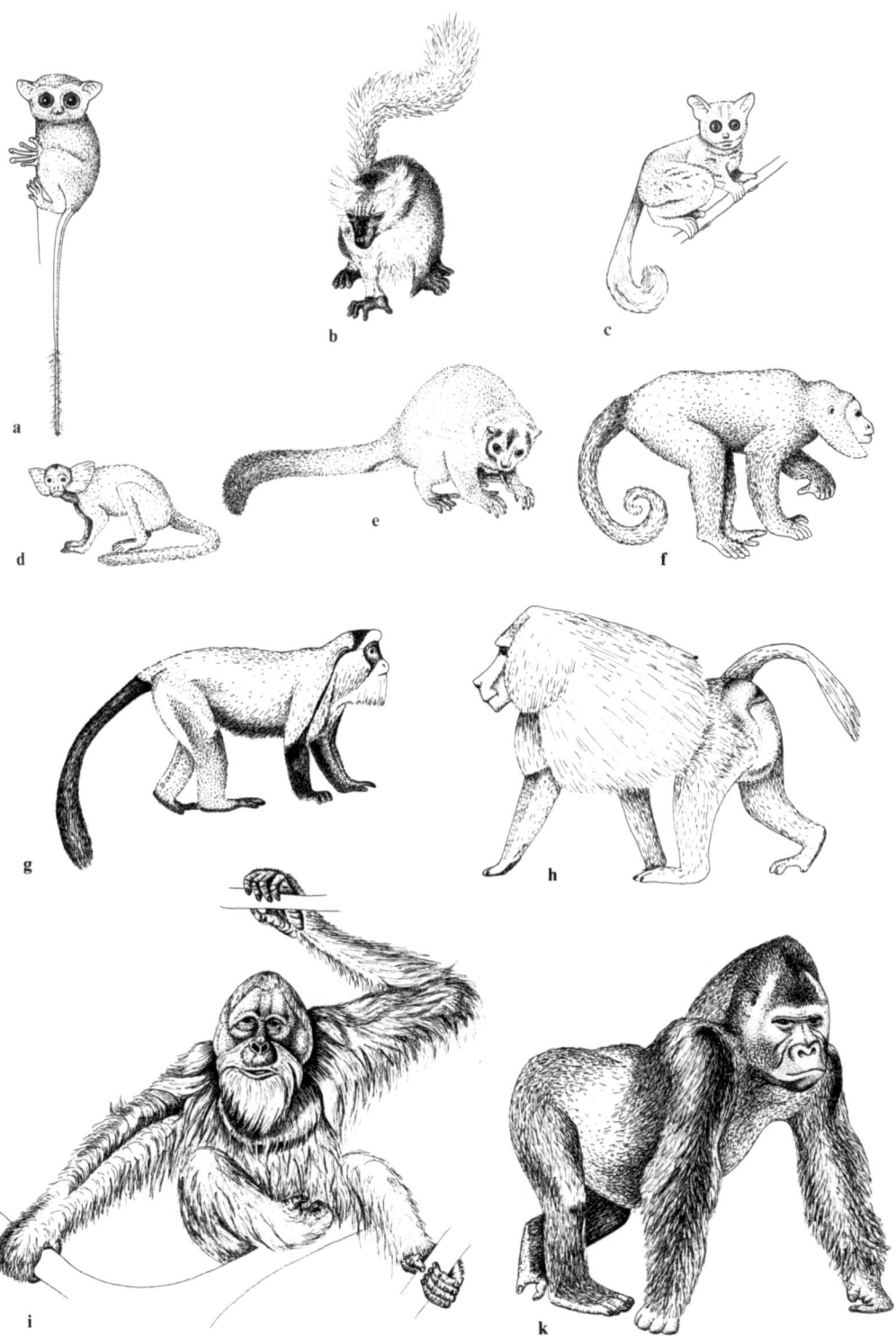

Abb. 84a–k. Primaten, Habitusbilder. **a** *Tarsius syrichta* (Tarsiidae). **b, c** Strepsirhini: **b** *Lemur macaco;* **c** *Galago demidovii.* **d–f** Platyrrhini: **d** *Callithrix jacchus;* **e** *Aotus trivirgatus,* Nachtaffe; **f** *Alouatta* spec., Brüllaffe. **g, h** Cercopithecoidea: **g** *Cercopithecus diana;* **h** *Papio hamadryas,* Mantelpavian. **i, k** Pongidae: **i** *Pongo pygmaeus,* Orang; **k** *Gorilla gorilla*

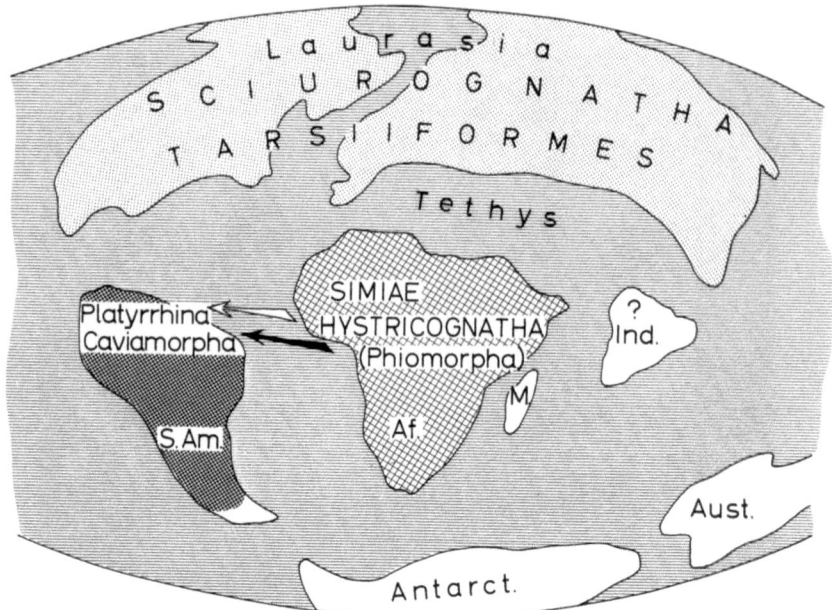

Abb. 85. Im Mesozoikum-Alttertiär ist Eurasien durch die Tethys (mesozoisches Mittelmeer) von den Südkontinenten getrennt. Der Nordkontinent ist der Entstehungsort der Tarsiiformes und der sciurognathen Nagetiere. Affen und hystricomorphe Nagetiere entstanden sehr wahrscheinlich in Afrika. Ausbreitungsweise nach der Theorie von HOFFSTETTER

spielt bei der Aufspaltung eine entscheidende Rolle. Südamerika war während des Tertiärs für lange Zeit gegen andere Kontinente völlig isoliert und wurde das Entfaltungszentrum für die Platyrrhini. Die Radiation der Catarrhini dürfte in Afrika ihr Zentrum besessen haben, während die große Radiation der Tarsiiformes auf der nördlichen Hemisphäre erfolgte (Abb. 85). Da zu jener Zeit, als Südamerika isoliert wurde, das Simier-Niveau noch nicht erreicht war, besteht eine gewisse Wahrscheinlichkeit dafür, daß diese sich unabhängig von den Catarrhini aus nordamerikanischen Omomyiden entwickelt haben. Dies würde bedeuten, daß die beiden großen Hauptgruppen der Affen unabhängig voneinander, also diphyletisch aus Prosimiern entstanden sind (Abb. 89). Allerdings ist eine Stammform der Platyrrhini noch nicht bekannt. Der älteste Fund eines Platyrrhinen († *Branisella*) stammt aus dem unteren Oligozän, ist also etwa gleichaltrig mit den Catarrhinen aus dem Fayum (s.u.). Die Catarrhini sind afrikanischen Ursprungs und haben von hier aus im Miozän Eurasien erreicht. Ein gemeinsamer Ursprung der West- und der Ostaffen aus einem afrikanischen Wurzelstock erscheint nicht ganz unwahrscheinlich. Nach einer neuen Hypothese (HOFFSTETTER, 1974) würden die Ahnen der Platyrrhinen als Immigranten spätestens im frühen Oligozän Südamerika erreicht haben, zu einer Zeit, als der Atlantik noch nicht seine heutige Breite erreicht hatte und Westwärtsströmungen einen transmarinen Transport mittels „schwimmender Inseln" möglich machten. Die Verbreitungsgeschichte hystricomorpher Nager (s.S. 204f.) legt eine derartige Deutung gleichfalls nahe (Abb. 85).

Die Neuweltaffen, Platyrrhini (Breitnasen) zeigen einige Primitivmerkmale. Stets sind 3 Prämolaren vorhanden. Das Tympanicum bildet einen sehr kurzen äußeren Gehörgang. Das JACOBSONsche Organ ist funktionsfähig. Placentarstruktur zeigt Übergang von Labyrinth- zu Zottenbau. Daumen nicht opponierbar. Griff oft zwischen 2. und 3. Finger.

Der weite Abstand der beiden Nasenlöcher, der der Gruppe den Namen gab, beruht nicht auf einer Verbreiterung des Septum nasi, sondern auf einer progressiven, breit zur Seite ausladenden Ausgestaltung der vorderen Kuppeln des knorpligen Nasenskeletes, die die Bildung eines internarialen Hautfeldes mit sich bringt.

Auf eine frühe Radiation der Platyrrhini gehen die Krallenäffchen, Callitrichidae, zurück. Es sind eichhörnchengroße, krallenkletternde Formen. Finger und Zehen mit Ausnahme der Großzehe tragen sekundäre Krallen (umgewandelte Plattnägel). Im Gebiß ist der dritte Molar verschwunden (Ausnahme *Callimico*), Zahnformel also $\frac{2\ 1\ 3\ 2}{2\ 1\ 3\ 2}$. Das Gehirn zeigt nur erste Anfänge von Furchung. Häufig kommen bunte Fellmuster vor. Etwa 35 Arten.

Die Cebidae (6 Unterfamilien, 30 Arten) sind sehr vielgestaltig. Zahnformel $\frac{2\ 1\ 3\ 3}{2\ 1\ 3\ 3}$. Gehirn meist gyrencephal (Ausnahme *Aotus*, Nachtaffe, großäugig). Höchste Stufe der Endhirnentfaltung bei *Cebus* und Atelinae. Greifschwanz mit Leistenhaut an der Unterseite bei *Alouatta* und Atelinae. Die Atelinae, Klammeraffen sind Brachiatoren (Hangeler) mit verlängerten Gliedmaßen und Hakenhand (Daumen rückgebildet). Vorwärtsneigung der unteren Schneidezähne (Proodontie) bei den Pitheciidae.

Die Cercopithecoidea, Hundsaffen der alten Welt (72 Arten), haben 2 Prämolaren und 3 Molaren, Zahnformel $\frac{2\ 1\ 2\ 3}{2\ 1\ 2\ 3}$. Molaren bilophodont (2 Querjoche). Eckzähne, besonders bei Männchen, vergrößert. Röhrenförmiger, vom Tympanicum begrenzter äußerer Gehörgang. Endhirn stets mit Furchen, besonders hohe Cerebralisation bei Pavianen. Hämochoriale Zottenplacenta, meist in Form von 2 Scheiben (Pl. bidiscoidalis, bei Pavianen nur 1 Placentarscheibe). Stets tagaktiv. Sekundär terrestrisch sind *Erythrocebus* (Husarenaffe) und Paviane (*Papio, Mandrillus, Theropithecus*). Frühe Dichotomie in zwei Stämme, Colobidae und Cercopithecidae.

Die Colobidae, Schlankaffen, sind spezialisierte Blatt- und Früchtefresser. Magen gekammert. Backentaschen fehlen. Lokomotion semibrachiatorisch. Daumen rückgebildet. Sonderbildung der äußeren Nase bei *Rhinopithecus* und *Nasalis*. Südostasien: (*Presbytis, Nasalis, Rhinopithecus, Pygathrix*) und Afrika (*Colobus*). Gesäßschwielen vorhanden, aber mäßig entwickelt.

Die Cercopithecidae (Meerkatzen, Makaken, Mangaben und Paviane) besitzen Backentaschen und Gesäßschwielen von artlich wechselnder Ausbildung. Bei den Cercopithecinae fehlt das Hypoconulid am unteren M_3 (vierhöckrig). Meist langschwänzig, arborikol. Schwanzreduktion bei *Macaca sylvana*. *Erythrocebus* und Paviane sekundäre terrestrisch. Hoher Cerebralisationsgrad, besonders bei Pavianen. Bei Makaken und *Cercopithecus talapoin* periodisch

Schwellungen der weiblichen Genitalhaut. *Cercopithecus, Cercocebus, Mandrillus, Theropithecus* und *Papio* in Afrika (*P. hamadryas* auch in Südarabien), *Macaca* im Atlasgebirge und auf Gibraltar, Indien bis Japan, Celebes, Südostasien.

Im Oligozän lebte in Afrika (Fayum, Ägypten) eine reiche Primatenfauna. Die ältesten bekannten Formen (†*Apidium*, †*Parapithecus*, Zahnformel: $\frac{2\ 1\ 3\ 3}{2\ 1\ 3\ 3}$) gehören zu den ältesten bekannten Catarrhinen und stehen dem Ursprungsstock der Cercopithecidae nahe (SIMONS, 1972). Die gleichfalls oligozänen, aber etwas jüngeren †*Propliopithecus* und †*Aegyptipithecus* leiten bereits eindeutig zu den Hominoidea über. Die Dichotomie der altweltlichen Affen in Cercopithecoidea und Hominoidea erfolgte bereits sehr früh. Die Annahme eines gemeinsamen Wurzelstockes (Catarrhini) ist gut begründet. Die Radiation der Cercopitheciden erfolgte in breitem Umfang erst seit dem Miozän.

Wesentlich für die Unterscheidung der Cercopithecoidea und Hominoidea ist das Kronenmuster der Molaren. Im Gegensatz zu den Cercopithecoidea (Bilophodontie, s.Bd.III) tritt bei den Hominoidea das „Dryopithecusmuster" auf, das durch alternierende Stellung der Haupthöcker gekennzeichnet ist. Dadurch kommt an den 5höckrigen unteren Molaren (Abb. 86) ein Y-förmiges, an den 4höckrigen oberen Molaren ein H-förmiges Furchenmuster zustande. Dieses erweist sich stammesgeschichtlich als außerordentlich konstant, da ihm offenbar ein komplexes genetisches Informationssystem zugrundeliegt, und ist daher ein wichtiges Argument in der Verwandtschaftsforschung. Bei eozänen Primaten oder bei Cercopitheciden kommt ein ähnliches Furchenmuster nie vor.

Aus einer frühen Radiation der Hominoidea, die vor allem aus dem Miozän gut bekannt ist (Dryopithecusgruppe), sind die Pongidae und die Hominidae

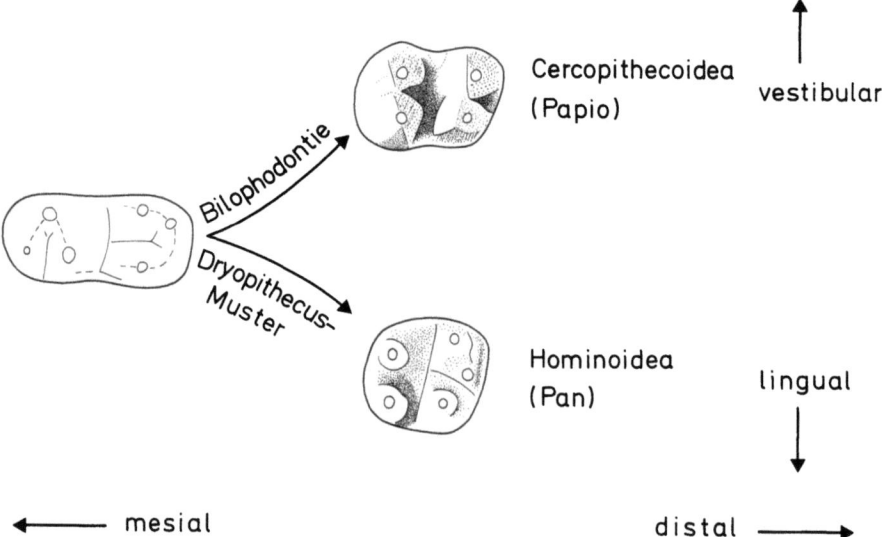

Abb. 86. Divergenz der bilophodonten Molaren der Cercopithecoidea und des Dryopithecus-Musters der Hominoidea (Unterkiefer-Molaren)

hervorgegangen. Die Abzweigung der Hylobatidae ist im Miozän belegt. Ihrem Ursprung stehen † *Pliopithecus* und † *Limnopithecus* nahe.

Rezent sind Hylobatidae, Gibbons, in Südostasien verbreitet. In vielen Merkmalen stehen sie auf einem Evolutionsniveau zwischen Cercopithecidae und Pongidae. Primitiv ist der Besitz rudimentärer Gesäßschwielen. Spezialisiert ist der Bewegungsapparat (verlängerte Arme, Thoraxform), Gibbons sind die spezialisiertesten Hangler unter den Affen. Der Schwanz ist rückgebildet. Schnauze verkürzt. Eckzähne in beiden Geschlechtern dolchartig. Kehlsack beim Siamang. Placenta wie bei Menschenaffen. Cerebralisationsgrad liegt unter dem der Pongidae.

Die Dichotomie in Pongidae (Menschenaffen) und Hominidae (Menschen) aus einer gemeinsamen Stammgruppe, den †Dryopithecinae erfolgte spätestens im Miozän. Zwischen Mensch und rezenten Menschenaffen besteht also eine weit zurückliegende Ahnenverwandtschaft. Pongidae kommen heute auf Borneo und Sumatra (*Pongo pygmaeus*, Orang Utan, Abb. 84) und in Afrika (*Gorilla gorilla*, 3 Unterarten, *Pan troglodytes*, Schimpanse, 4 Unterarten und *Pan paniscus*, Zwergschimpanse) vor. Im Gebiß sind hervorzuheben der ∩-förmige Zahnbogen, Zahnlücke (Diastem) für den unteren Eckzahn im Oberkiefer, sektorialer P 1 im Unterkiefer und Vergrößerung der Canini (Geschlechtsdimorphismus; am geringsten bei *Pan*). Schwanz und Gesäßschwielen fehlen. Cerebralisationsgrad hoch, doch erheblich geringer als bei *Homo* (Hirngewicht Orang 300 g, *Pan* 400 g, *Gorilla* 500 g im Einzelfall bis 700 g). Lokomotionstyp beim Orang: Brachiator mit langen Armen und Hakenhand, bei *Gorilla* und *Pan*: spezialisierter Knöchelgang (s. Bd. II). Frühentwicklung und Placentation wie bei *Homo* (interstitielle Implantation, primäres Chorion frondosum, 1 Placentardiscus, hämochoriale Zottenplacenta). Beim Schimpansen periodische Schwellungen der Genitalregion beim Weibchen. Tragzeit verlängert. In der Regel nur 1 Junges. Hohe Lernfähigkeit und beachtliche Anfänge kognitiver Leistungen besonders beim Schimpansen. Werkzeuggebrauch bei *Pan* mehrfach nachgewiesen.

Die Stammeslinie der Hominiden läßt sich mit großer Wahrscheinlichkeit aus dem Formenkreis des † *Dryopithecus*, die durch das beschriebene Molarenmuster gut gekennzeichnet ist und im Miozän und Pliozän weit verbreitet war, ableiten. Wann die Verzweigung in die beiden Stammeslinien, die zu den Pongiden und zu den Hominiden führte, erfolgt ist, läßt sich noch nicht mit Sicherheit angeben. Als ältester Hominide wird oft † *Ramapithecus* (Nordindien, Ostafrika) angesehen. Doch liegen von dieser Form nur Kieferbruchstücke vor, die eine definitive Stellungnahme nicht gestatten. Kennzeichnende Merkmale am Gebiß der Hominiden sind die Verkürzung der Schnauze, der relativ kleine Eckzahn und die kleine Affenlücke (Diastema im Oberkiefer zwischen I^2 und C) und vor allem der parabolische, abgerundete, hinten verbreiterte Zahnbogen. Die Reihen der postcaninen Zähne beider Seiten verlaufen bei Pongiden parallel, divergieren aber bei Hominiden.

Mit Sicherheit gehören die ost- und südafrikanischen Australopithecinen (oberes Pliozän und unteres Pleistozän; 0,7–5,5 Millionen Jahre vor heute) der Hominidenlinie an. Von ihnen liegen neben vollständigen Schädeln auch reichlich postcraniale Skeletteile vor. Die Gestalt des Beckens (s. Bd. II) zeigt, daß die Aufrichtung des Körpers und der bipede Gang erreicht waren. Nach der

Ausbildung des Gehirnes befanden sich die Australopithecinen noch auf einem Niveau, das dem der Menschenaffen etwa entspricht (Hirnvolumen etwa 450 ccm bei etwas geringerer Körpergröße als Schimpansen [400 ccm]). Die progressive Hirnentfaltung setzt in der menschlichen Stammesreihe vor 0,5–1 Millionen Jahren ein und führt über die *Homo erectus*-Stufe (Java- und Peking-Mensch, „Pithecanthropus") (900–1000 ccm Hirnvolumen) über Präsapiens-Formen zum *Homo sapiens* (1450 g Hirngewicht). Der Neandertaler, *Homo sapiens neanderthalensis*) war ein Seitenzweig (Subspecies des *H. sapiens*), der in der Eiszeit (vor 100000 Jahren bis 40000 Jahren vor heute) in Europa und Vorderasien gelebt hat. Er starb am Ende des Würm-Glaziales aus.

Die Anfänge der Kulturfähigkeit liegen im Dunkel. Werkzeuggebrauch wird für † *Australopithecus* angenommen. † *Homo erectus* besaß eine primitive Kultur (Acheul). Die Stammeslinie des Menschen durchläuft eine lange subhumane Phase und tritt erst während des Pleistozäns in die Endphase der Hominisation ein.

(7) † *Tillodontia*

Die Tillodontia sind eine ausgestorbene Ordnung mit 1 Familie (6 Gattungen, † *Esthonyx*, † *Tillotherium*,) aus dem Paleozän bis oberen Eozän Nordamerikas, Europas und Ostasiens. Es handelt sich also um eine sehr alte und früh erloschene Gruppe. Ausbildung der Incisiven zu Nagezähnen, doch bestehen auf Grund der Schädelmorphologie und der postcranialen Morphologie keine Beziehungen zu Rodentia. Das Molarengebiß erinnert an primitive Arctocyoniden und ist teils brachy-, teils hypsodont. Neuralschädel klein und verkürzt. Kiefergelenk liegt weit occipitalwärts. Dimensionen bis Braunbären-Größe. Die Tillodontia sind wahrscheinlich von Insectivora, zumindest von einer sehr basalen Eutheriagruppe abzuleiten und stehen recht isoliert.

(8) † *Taeniodonta*

Die Taeniodonta sind gleichfalls eine kurzlebige, isoliert stehende Ordnung der Eutheria (Paleozän bis Eozän, Nordamerika, Pakistan), die wahrscheinlich an Insectivoren anzuschließen ist. 9 Gattungen mit Hauptvorkommen im Paleozän. Kennzeichnend sind die hypsodonten Schneidezähne mit Ausbildung einer bandartigen Schmelzstruktur. Molaren bei den älteren Formen tribosphenisch, bei evolvierten Arten († *Stylinodon*) wurzellos, mit vereinfachter Kronenform. Der Schädel zeigt in den recht lückenlos gefundenen Formenreihen zunehmend Höhenzunahme des Hirnteiles bei Verkürzung des Gesichtsschädels und Verstärkung des Jochbogens. Die Taeniodonta stellen wahrscheinlich einen der frühesten Versuche der Eutheria dar, von der insectivoren zur vegetabilen Ernährung überzugehen.

(9) *Lagomorpha*

Die Hasenartigen, Lagomorpha, wurden ursprünglich wegen ihres Nagegebisses mit den Rodentia vereinigt und ihnen als Duplicidentata eine Sonderstellung in dieser Ordnung eingeräumt (ILLIGER, 1811). Vermehrung der Kenntnisse der Gesamtorganisation erbrachte bald die Einsicht (BRANDT, 1855; TULLBERG, 1899), daß die Ähnlichkeiten der Lagomorphen mit Nagetieren (Simplicidentata) nur recht oberflächlich sind und daß der Nagertyp unabhängig und parallel in beiden Gruppen ausgebildet wurde. Seit GIDLEY (1912) ist die Sonderstellung der Lagomorpha als eigene Ordnung anerkannt.

Fossile Funde von Lagomorpha und Rodentia aus dem Eozän sind bereits sehr verschieden. Die Unterschiede zwischen beiden Ordnungen betreffen Gebiß, Kaumuskulatur und Kaumechanismus, Muskulatur, Hirnbau, Embryonalentwicklung, Serologie und Parasitologie. Vor allem kommen auch tiefgreifende Unterschiede in Verhaltensweisen vor (Rumpfstrecken bei Hasenartigen wie bei Raubtieren, Putzverhalten).

Das Backenzahngebiß der Lagomorpha ist fundamental von den der Rodentia verschieden und nicht direkt von dem der Insectivora ableitbar. Die Condylarthra könnten als Zwischenformen angesehen werden. Im Prämaxillare sind neben den wohl ausgebildeten Schneidezähnen (I^1) seitliche Incisiven (I^3) als Stiftzähnchen erhalten und hinter die funktionellen Schneidezähne gerückt. Die Schneidezähne sind im Gegensatz zu den Rodentia, auf Vorder- und Rückseite mit Schmelz bedeckt. Die Zahl der Postcaninen ($\underline{3}, \overline{2}$ P 3 M) ist höher als bei Nagetieren. Backenzähne hypsodont und wurzellos. Diastem zwischen I und P vorhanden. Die beiden Unterkieferhälften können in der Symphyse gegeneinander bewegt werden (auch bei Macropodiden, Soriciden und Rodentia).

Die Kaumuskulatur zeigt nie den hohen Komplikationsgrad wie bei Nagetieren. Der M. temporalis ist sehr schwach. Im Kauakt spielen, im Gegensatz zu den Rodentia, Seitwärtsbewegungen der Kiefer eine wesentliche Rolle (Gelenkköpfchen quer gestellt). Der Facialteil des Os maxillare zeigt eigenartige, netzartige Durchbrechungen. Hasenartige besitzen große Gaumenfenster, die mit den Foramina incisiva verschmelzen können. Blinddarm sehr ausgedehnt mit Spiralfalten. Es werden zwei Arten von Kot ausgeschieden; der Caecalkot wird gesondert abgesetzt und wieder gefressen (Caecotrophie, dient der Aufrechterhaltung der Darmflora). Serologisch bestehen erhebliche Unterschiede zwischen Lagomorpha und Rodentia. Einzelne Übereinstimmungen zwischen Hasenartigen und Artiodactyla reichen kaum aus, um nähere Verwandtschaft zu begründen. Die stammesgeschichtliche Herkunft der Hasenartigen ist nicht geklärt. Sie sind zweifellos Abkömmlinge einer sehr alten und früh isolierten Gruppe, die wahrscheinlich über Condylarthra direkt auf basale Protoinsectivora zurückgeht.

Rezent zwei Familien, Pfeifhasen, Ochotonidae und echte Hasen, Leporidae. Ochotinae (Nord- und Zentralasien, westliches Nordamerika, fossil auch Europa und Afrika) erscheinen durch eine Reihe von Merkmalen primitiv (kurze Ohren, gleichlange Gliedmaßen), treten aber fossil spät (Oligozän) auf. Hauptblütezeit im Tertiär, heute nur eine Gattung (*Ochotona*). Die Leporiden sind durch zwei Unterfamilien repräsentiert. Die Palaeolaginae (*Pentalagus, Romerolagus, Pronolagus*) zeigen eine Reihe von Primitivmerkmalen (Gebiß) und sind heute nur als Reliktformen vertreten. Die Leporinae sind weltweit verbreitet (nur in Australien vom Menschen importiert). Aufspaltung und Blüteperiode seit dem Tertiär. Sechs Gattungen, dazu *Lepus* (Hase, Schneehase u.a.) und *Oryctolagus* (Kaninchen).

(10) Rodentia (Simplicidentata)

Die Ordnung der Nagetiere, Rodentia, ist die umfangreichste Säugetierordnung der rezenten Fauna. Sie umfaßt nahezu die Hälfte der heutigen Säugerarten (440 Genera, 6400 beschriebene Formen, 1700 Arten). Mehr als die Hälfte gehört zu der heute in Entfaltung begriffenen Familie Muridae. Die kaum übersehbare Formenfülle bringt Schwierigkeiten für Klassifikation und stammesgeschichtliche Analyse mit sich, zumal in vielen Gruppen (Muridae), die bei großer Artenzahl das Grundmuster des Organisationstyps kaum überschritten wird und der Formwandel vorwiegend subtile Merkmale betrifft. Durch das Auftreten zahlloser Konvergenzen und Parallelentwicklungen wird die Übersicht weiterhin erschwert.

Die ältere Systematik unterschied drei Großgruppen auf Grund von Struktur und Anordnung des Musculus masseter: Sciuromorpha — Myomorpha — Hystricomorpha (BRANDT, 1855). TULLBERG (1899) gliedert die Nagetiere auf Grund der Gestaltung des Unterkiefers in Sciurognatha und Hystricognatha (Abb. 87). Die Schwäche dieser Klassifikationen liegt darin, daß sie auf einem einzigen Merkmal beruhen. Vermehrung der Kenntnisse weiterer Merkmalskomplexe (Zähne: STEHLIN, SCHAUB, LAVOCAT, LANDRY, WOOD; Darm: GORGAS) zeigte, daß die drei angenommenen Unterordnungen heterogen und nicht einheitlich sind und daß eine Reihe von Formen sich nicht ohne weiteres einordnen lassen.

Umstritten ist vor allem die Stellung und Herkunft der südamerikanischen Caviamorpha, der afrikanischen Bathyergidae, Ctenodactylidae, Pedetidae und Anomaluridae und der eurasiatischen Spalacidae und der Rhizomyidae.

Nagetiere zeigen ein eigenartiges Gemisch plesiomorpher (Pentadactylie, Plantigradie, Hirnbau, Uterus duplex) und apomorpher Merkmale. Spezialisationen betreffen Schädelbau, Kauapparat und Gebiß. Die ältesten Fossilfunde (Eozän, Nordamerika) stammen von †Ischyromyidae. Unter ihnen nehmen die †Paramyidae eine zentrale Stellung ein. Es handelt sich bereits um echte Rodentia

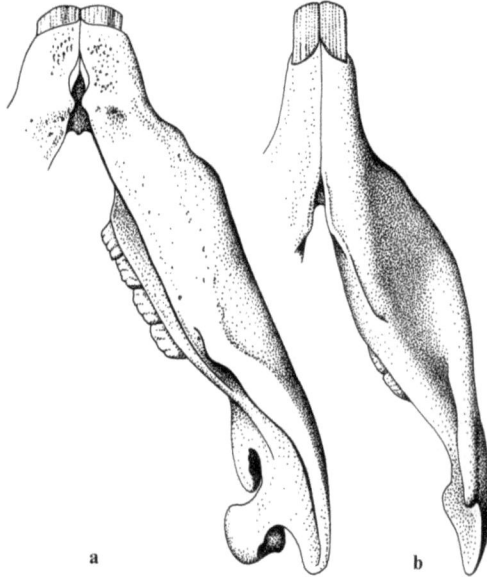

Abb. 87a, b. Gestaltung des Unterkieferrandes und des Angulusgebietes bei sciurognathen (a *Castor*) und hystricognathen (b *Dasyprocta*) Nagetieren. Linke Unterkieferhälfte von unten

mit zwei Nagezähnen in jeder Kieferhälfte, Canini fehlen, langes Diastem, bunodonte Mahlzähne (Zahnformel: $\frac{1\ 0\ 2\ 3}{1\ 0\ 1\ 3}$). Der M. masseter ist einfach gebaut, der Unterkiefer sciurognath. Die †Paramyidae gehen wahrscheinlich direkt auf Insectivora zurück (Übergangsformen nicht bekannt). Ein rezente monotypische Restgruppe, Aplodontidae (*Aplodontia:* Bergbiber, pazifische Region N.Amerikas) schließt unmittelbar an diese Stammgruppe an (Ischyromyidae + Aplodontidae = Protrogomorpha).

Die formenreiche Gruppe der Hörnchenartigen, Sciuroidea, läßt sich bis auf † Ischyromyidae zurückverfolgen (Eozän, *Sciurus* seit Oligozän). Allgemeiner Körperbautyp, Kaumuskeln und Gebiß sind für Nager primitiv. Verbreitung: alle Kontinente außer Australien, Spezialisationszentren in Südostasien und Afrika.

Verschiedenartige Anpassungstypen; Arborikol — *Sciurus, Ratufa.* Terrestrisch — Erdhörnchen, *Xerus.* Murmeltiere — *Marmota,* Ziesel — *Citellus.* Fluganpassung mehrfach als Parallelbildung (s. Bd. II): *Petaurista, Glaucomys, Sciuropterus.* Insektenfressend, terrestrisch (langschnäuzig): *Rhinosciurus.*

In naher Beziehung zu den Sciuridae stehen die echten Biber, Castoridae. In die weitere Verwandtschaftsgruppe der Sciuromorpha sind drei aberrante Familien zu stellen. Die eigenartigen nordafrikanischen Kammfinger, Ctenodactylidae, sind hoch spezialisiert, sind aber durch tertiäre Zwischenformen und auf Grund von Befunden an den Weichteilen (TULLBERG, GORGAS) an Sciuromorpha anzuschließen (Abb. 88).

Die nordamerikanischen Taschenmäuse, Heteromyidae (Abb. 88), gehören nach der Struktur der Kaumuskulatur zu den sciuromorphen Nagern. Sie vertreten die echten Mäuse (Muridae fehlen primär in Nordamerika) in Anpassungstyp

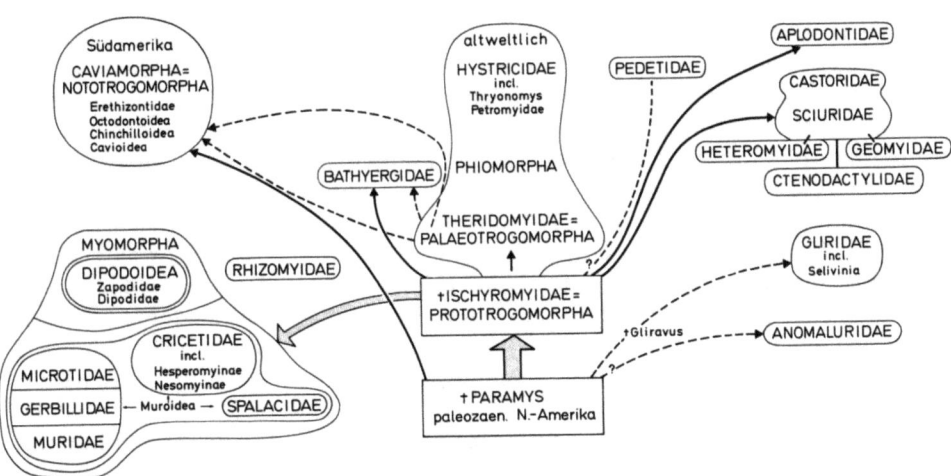

Abb. 88. System der Rodentia (Nagetiere) und wahrscheinliche stammesgeschichtliche Beziehungen

und Erscheinungsbild (*Perognathus*: mausartig; *Dipodomys*: springmausartig; *Microdipodops*: rattenähnlich). Der Typ der grabenden und wurzelfressenden Erdwühler wird in Nordamerika durch die Geomyidae (Taschenratten, pocket gophers) vertreten. Sie sind durch den Besitz stark vergrößerter Schneidezähne, durch Graballen und äußere, behaarte Backentaschen ausgezeichnet. Befunde der frühen Embryonalentwicklung und der Placentation weisen gleichfalls auf die Zugehörigkeit der drei genannten Familien zu den Sciuromorpha (Abb. 88).

Eine Sonderstellung nehmen die afrikanischen Dornschwanzhörnchen, Anomaluridae, ein. Sie besetzen in Afrika die Nische der Flughörnchen Eurasiens und Nordamerikas. Spezialisationen sind die dornartigen Schuppen an der Schwanzunterseite, die dem Abstützen an Baumstämmen dienen, und die durch einen vom Ellenbogen ausgehenden Knorpelstab gestützte Flughaut bei *Anomalurus* und *Idiurus* (Bd. II. Abb. 548). Die Gattung *Zenkerella* besitzt keine Flughaut. Von WOOD mit den †Theridomyidae und dadurch mit altweltlichen Hystricomorphen in Beziehung gebracht, spricht sehr vieles doch für eine frühe Isolation.

Die Schläfer oder Bilche (Gliridae) bilden einen recht einheitlichen Formenkreis, der meist zu den Muridae gestellt wurde. Es handelt sich um arborikole, langschwänzige Formen (*Dryomys, Glis, Muscardinus, Eliomys, Graphiurus* aus Eurasien und Afrika). Neuere Fossilfunde († *Gliravus*, Jungeozän, Europa) erbrachten den Nachweis, daß es sich um einen sehr alten Stamm handelt, der früh isoliert war und direkt an †Paramyidae anzuschließen ist. Die echten Mäuseartigen sind eine geologisch relativ junge Gruppe.

Altweltliche Erdstachelschweine (Abb. 88), Hystricidae, neuweltliche Baumstachelschweine, Erethizontidae und die große Gruppe der Meerschweinchenartigen aus Südamerika wurden in der älteren Systematik als Hystricomorpha zusammengefaßt. Maßgebend hierfür war die Konstruktion des Kiefer-Kauapparates. Nun bestehen in der Tat mannigfache Merkmalsübereinstimmungen zwischen den drei Gruppen. Andererseits sind Konvergenzen gerade bei Rodentia erstaunlich häufig (WOOD). Als gemeinsame Stammgruppe der alt- und neuweltlichen Formen galten die altweltlichen †Theridomyidae. Die systematische Gliederung der Hystricomorpha im weiteren Sinne bereitet erhebliche Schwierigkeiten, zumal aus tiergeographischen Gründen eine nahe Verwandtschaft der alt- und neuweltlichen Gruppen unwahrscheinlich ist. Auf Grund von Fossilfunden leiten WOOD und PATTERSON die amerikanischen Hystricomorpha (Caviamorpha = Nototrogomorpha) von nordamerikanischen †Paramyidae ab, während andere Autoren (SCHAUB, LANDRY) an der Herkunft von Theridomyidae festhalten. LAVOCAT (1974) nimmt einen gemeinsamen Ursprung von eozänen afrikanischen Formen an. Die altweltlichen Hystricomorpha (= Phiomorpha LAVOCAT) sollen durch transozeanische Drift nach Südamerika gelangt sein und erfuhren hier rasch eine erhebliche Formenaufspaltung. Beide Hypothesen sind letzten Endes mit der Annahme einer gemeinsamen Stammgruppe (Abb. 88) vereinbar, doch besaß diese sehr wahrscheinlich noch keine hystricomorphen und hystricognathen Merkmale.

Diese müssen unabhängig in zwei verschiedenen Stammeslinien — Phiomorpha und Caviamorpha — entstanden sein. Offen ist die Frage, ob die Caviamorpha Südamerika von Norden her besiedelt haben, also auf Paramyiden zurückgehen (WOOD, PATTERSON) oder ob die Besiedlung auf der südlichen, transatlantischen Route von Afrika her (LAVOCAT) (Abb. 85) erfolgt ist. Im folgenden werden wir die Caviamorpha (Nototrogomorpha) und die altweltlichen Hystricomorpha (Phiomorpha) getrennt behandeln.

Die ältesten Nager in Südamerika, †*Platypittamys*, †*Protosteiromys*, stammen aus dem Altoligozän. Diese Ahnen der Caviamorpha drangen, auf welchem Weg auch immer, in einen Kontinent ein, der frei von Rodentia war. Eine dem Nagertyp konvergente Beuteltierform (†*Groeberia*) wurde rasch durch die überlegenen Nagetiere verdrängt. Diese konnten eine Fülle von ökologischen Nischen besetzen und erfuhren eine gewaltige Formenaufspaltung. Maus- und rattenartige Formen (Octodontidae), semiaquatile Arten (*Myocaster, Hydrochoerus*), Stachelschweinähnliche Formen (Erethizontidae), grabende (*Ctenomys*), huftierartige Savannenbewohner (*Dolichotis*) und andere Anpassungstypen sind unter den Caviamorpha zu finden.

Gliederung der Caviamorpha in vier Superfamilien: Octodontoidea, Cavioidea, Chinchilloidea und Erethizontoidea.

Die Baumstachelschweine, Erethizontoidea, sind mit den altweltlichen Stachelschweinen nicht näher verwandt (sie besitzen einen Greifschwanz, bewurzelte, brachyodonte Backenzähne, vollständige Clavicula und sind serologisch isoliert). Auffallende Konvergenzen zu den altweltlichen Formen betreffen die Bildung von Stacheln, extreme Schädel-Pneumatisation bei einigen Formen und die Struktur des Colons. Mehrere Gattungen in Südamerika (*Coendu, Chaetomys, Echinoprocta*). Der Stamm hat mit einer Gattung (*Erethizon*) sekundär Nordamerika besiedelt (Abb. 89).

Die Octodontoidea, Trugratten, sind unter den rezenten Caviamorpha die primitivste Gruppe. Unter ihnen finden sich mannigfache Anpassungstypen (Ctenomyidae – Kammratten, Echimyidae – Stachel – oder Lanzenratten, Myocastoridae – Nutria, semiaquatil, Capromyidae – Ferkelratten von den Antillen, unter ihnen *Plagiodontia* mit echtem Greifschwanz.

Die Cavioidea, Meerschweinchenartige, sind eine relativ einheitliche Gruppe mit hypsodonten, wurzellosen Backenzähnen: *Cavia*, Meerschweinchen (Stammform der domestizierten Form: *C. cutleri* von Peru), sekundär kurzbeinig. Hochbeinige, schnell laufende Steppentiere sind die Maras, *Dolichotis*

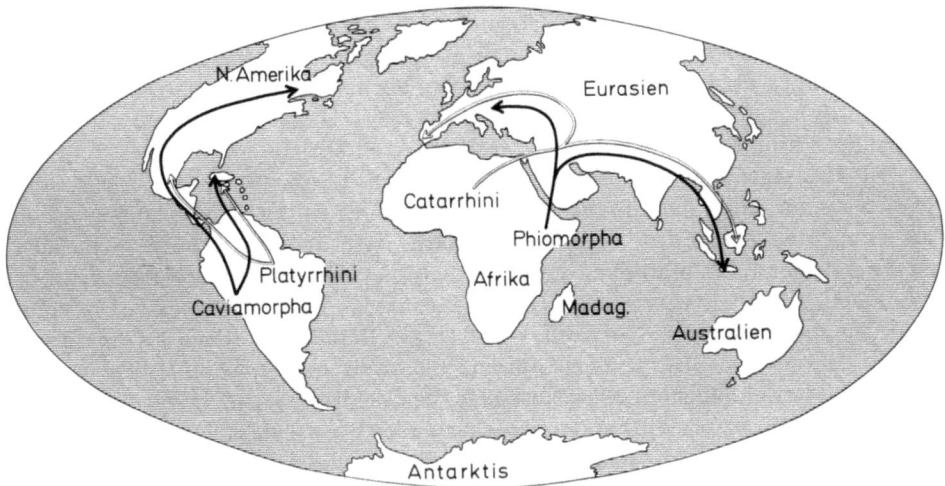

Abb. 89. Ausbreitungswege der caviamorphen und phiomorphen Nager und der platyrrhinen und catarrhinen Affen. (Nach HOFFSTETTER)

(Konvergenz zu Hasenartigen oder zu Artiodactyla). *Dinomys* (Pakarana), eine Reliktgattung, vermittelt zwischen Octodontoidea und Cavioidea. *Cuniculus* (Paka) und *Dasyprocta* (Agouti) sind vorwiegend Waldbewohner.

Die Chinchilloidea mit *Chinchilla, Lagidium, Lagostomus,* sind eine erst im Jungtertiär differenzierte Gruppe, über deren Herkunft noch Unklarheiten bestehen. *Lagostomus* (Viscacha) bewohnt Steppen und Savannen Argentiniens. *Chinchilla* und *Lagidium* sind Hochgebirgstiere.

Altweltliche Stachelschweine, Hystricidae (Palaeotrogomorpha) sind auf die alttertiären †Theridomyidae zurückzuführen. Stachelschweine (*Hystrix:* Südeuropa, Vorder-, Südasien, Afrika. *Trichys:* Südostasien. *Atherura,* Quastenstachler: Afrika) sind hochspezialisiert. Backenzähne brachyodont, bei *Hystrix* hypsodont. Die afrikanischen Rohrratten, Thryonomyidae, und Felsenratten, Petromyidae, gehören in den näheren Verwandtschaftskreis (Abb. 88) der Hystricidae, sind aber zweifellos früh isoliert.

Ungeklärt ist die Stellung der Springhasen (Pedetidae) aus Südafrika.

Springhasen sind etwa von der Größe eines Hasen, langschwänzig mit sehr kräftigen, verlängerten Hinterbeinen und kurzen Vorderextremitäten. Sie kommen als Savannen- und Steppenbewohner in Ost- und Südafrika vor. Anpassungstyp wie bei Dipodidae, mit denen sie nicht verwandt sind. Fossil seit Miozän. Die rezente Form hat wurzellose, hypsodonte Zähne und reduzierten Hallux. Systematisch wurden sie mit Hystricomorpha (THOMAS) und mit Anomaluridae (TULLBERG) in Beziehung gebracht. Für die zweitgenannte Auffassung sprechen Ähnlichkeiten im Schädelbau und im Bau des Darmkanales.

Die Sandgräber, Bathyergidae (Abb. 88), Afrikas sind hoch spezialisierte subterrane Wurzel- und Knollenfresser mit winzigen Augen und verkümmerten Ohrmuscheln. Die Nagezähne stehen weit vor der verschließbaren Mundöffnung. Weitgehend reduziertes Haarkleid beim Nacktmull, *Heterocephalus glaber* (Äthiopien bis Kenia). *Heliophobius* in Ostafrika, *Cryptomys, Georhychus* und die Großform *Bathyergus* in Südafrika. Die extreme Spezialisierung dieser, in sich relativ einheitlichen Gruppe, läßt es ratsam erscheinen, sie als eigene Unterordnung, Bathyergoidea, zu führen. Auf Grund osteologischer Merkmale sind Beziehungen zu den altweltlichen Hystricomorphen wahrscheinlich.

Konvergent zu den Bathyergidae sind die Wurzelratten, Rhizomyidae (Süd- und Ostasien), doch ist die Anpassung an die grabende Lebensweise weniger extrem (Augen noch sehtüchtig, Ohrmuschel vorhanden, Grabklauen schwach). Beziehungen zu den Bathyergidae sind unsicher. Heute werden sie meist als aberrante Familie zu den Muroidea gestellt (Abb. 88).

Die Mäuseartigen, Myomorpha (= Myodonta) (Abb. 88), sind mit weit über 1 000 rezenten Arten die umfangreichste Gruppe der Rodentia, die offensichtlich heute noch in Speziation begriffen ist. Trotz der überaus großen Artenfülle ist die Formenmannigfaltigkeit gering. Auch die Variationen der Körpergröße sind nicht erheblich (durchschnittlich: Hausmaus- bis Rattengröße, Extreme: *Mus minutoides* 5–10 g, *Cricetomys* 1–1,5 kg). Bereits seit dem Eozän lassen sich in der großen Gruppe zwei Stämme nachweisen. Die Dipodoidea werden auf Grund des einfacheren Masseterbaues, der ursprünglichen Natur des Gebisses (ein Prämolar noch vorhanden, Höckermuster) und der Struktur des Magen-Darmkanales gegen die spezialisierteren Muroidea abgegrenzt. Unter den Dipodoidea sind die Zapodidae (Hüpfmäuse, dazu *Sicista,* Birkenmaus) weniger spezialisiert als die Springmäuse, Dipodidae (mit Verlängerung der Hinterbeine und Verschmelzung der Metapodien).

Die Systematik und Stammesgeschichte der Muroidea beruht nahezu ausschließlich auf einer Analyse des Gebisses. Die älteste Gruppe, Cricetinae, Hamsterartige (Abb. 88), haben Wurzelzähne mit Höckern, die in zwei Längsreihen angeordnet sind. Sie lassen sich bis zum Eozän zurückverfolgen († *Cricetodon*) und sind rezent in Eurasien und Afrika weit verbreitet. In Amerika haben sie als Hesperomyinae eine bedeutende Formenradiation erfahren. Die Neuweltmäuse, Hesperomyinae, besetzen alle Nischen, die in der alten Welt von den stammesgeschichtlich jüngeren Muridae eingenommen werden. Echte Mäuse (Muridae) sind erst durch den Menschen als Kommensalen nach Amerika eingeschleppt worden. Die Madagaskarmäuse (Nesomyinae) sind gleichfalls eine Radiation primitiver Cricetinae.

Die verbleibenden Familien der Muroidea (Abb. 88) sind aus Cricetidae hervorgegangen. Die echten Altweltmäuse (Muridae mit *Mus, Rattus, Apodemus*) und die Wühlmäuse (Microtinae mit *Microtus, Arvicola, Lemmus, Ondatra*, Eurasien und Nordamerika) entfalten sich erst seit dem jüngeren Tertiär.

Australien und Neuguinea sind von Südostasien aus durch Muriden besiedelt worden. Hydromyinae (von den Philippinen bis Australien) sind aquatil, besitzen vergrößerte Schwimmfüße und zeigen Reduktion der Molaren (1 0 0 2). Sie ernähren sich von Insekten und Fischen.

Die Spalacidae (*Spalax*) sind unterirdisch lebende Nager mit extremer Grabanpassung, daher vielfach konvergent zu den Bathyergidae. Vorkommen: Südrußland, Balkan, Vorderasien, Ägypten. Augen reduziert von Haut bedeckt, Grabkrallen an Finger II–IV. Verhorntes Nasenfeld. Die Weichteilmorphologie zeigt, daß die Spalaciden sicher den Myomorpha zuzuordnen sind (Colon, Caecum, verhorntes Plattenepithel in einem Magenabschnitt). Die Rhizomyidae (s. S. 206) sind vielleicht hier anzuschließen.

Die außerordentliche Häufigkeit von parallelen Anpassungen und Konvergenzen in verschiedenen Gruppen der Nagetiere erschwert die Klärung der Stammesgeschichte und Systematik, ist aber zugleich eine bedeutende Herausforderung für den funktionellen Morphologen und Evolutionsbiologen. Im folgenden sind einige extreme Anpassungen bei Vertretern verschiedener Nagergruppen zusammengestellt:

Gleitfliegen: Flughörnchen	*Petaurista* *Hylopetes* *Sciuropterus* *Glaucomys*	Sciuridae
	Anomalurus *Idiurus*	Anomaluridae
Semiaquatile und aquatile Anpassung:	*Castor*	Castoroidea
	Myocastor	Octodontoidea
	Hydrochoerus	Cavioidea
	Hydromys	Muridae
	Ondatra (Fiber)	Microtinae
	Ichthyomys	Hesperomyinae
Springmaustyp, springende Fortbewegung, Verlängerung der Hinterbeine:	*Alactaga, Jaculus, Dipus*	Dipodidae
	Meriones, Gerbillus, Tatera	Gerbillidae
	Pedetes	Pedetidae

	Dipodomys	Heteromyidae
	Hypogeomys	Nesomyidae
Grabanpassung:	*Bathyergus, Georhychus* ⎫	
	Cryptomys, Heliophobius ⎬	Bathyergoidea
	Heterocephalus ⎭	
	Tachyoryctes ⎫	Muridae?
	Spalax ⎭	Spalacidae
	Rhizomys ⎫	Rhizomyidae
	Cannomys ⎭	
	Myospalax	Cricetidae
	Geomys, Thomomys	Geomyidae
	Ellobius	Microtinae
	Ctenomys	Octodontidae
Greifschwanz:	*Plagiodontia*	Capromyidae
	Coendu	Erethizontidae
Carnivore — Ichthyophage Ernährung:	*Deomys*	Muridae
	Ichthyomys	Hesperomyinae
	Hydromys	Hydromyinae

(11) Cetacea (Wale)

Die Cetacea, Wale (38 Gattungen, 84 Arten), sind die am stärksten an das Wasserleben angepaßten Säugetiere. Allen gemeinsam ist die spindelförmige Körperform, ohne äußerlich deutlich abgrenzbaren Hals, die Umbildung der Vorderextremitäten zu Flossen (Abb. 1), die völlige Rückbildung äußerlich sichtbarer Hinterbeine (bei Embryonen noch angelegt), die fast vollständige Rückbildung des Haarkleides und die Ausbildung einer horizontal gestellten Schwanzflosse[15]. Die Geburt erfolgt im Wasser.

Die extreme Spezialisation der meisten Organsysteme erschwert die Zuordnung zu irgend einer anderen Säugergruppe erheblich. Auch zu anderen aquatilen Säugern (Pinnipedia, Sirenia) bestehen keine Verwandtschaftsbeziehungen. Die rezenten Cetacea werden nach dem Vorkommen oder Fehlen von Zähnen in zwei Unterordnungen, Odontoceti (Zahnwale) und Mysticeti (Bartenwale), gegliedert. Weitgehende Differenzen im Bau vieler Organsysteme zeigen, daß diese Gliederung nicht auf einem Einzelmerkmal beruht, sondern eine stammesgeschichtliche Divergenz erfaßt. Von vielen Autoren wird sogar eine diphyletische Abstammung der Cetacea vertreten. Zu den genannten Unterordnungen kommt als dritte die der † Archaeoceti, Urwale, die zwar viele Primitivmerkmale bewahrt haben, aber auch bereits zahlreiche Spezialisationen aufweisen, so daß sie kaum als Ahnenformen der beiden rezenten Gruppen in Frage kommen.

Die † Archaeoceti (mittleres Eozän bis frühes Miozän) (Abb. 90) waren Bewohner flacher Küstengewässer. Sie besaßen noch ein typisches Säugergebiß mit caniniformen Schneide- und Eckzähnen. Die Molaren sind noch nahezu tribosphenisch (Zahnformel: 3 1 4 3). Jochbogen kräftig, Schädel symmetrisch, eine Ilio-Sacralgelenkung war noch vorhanden. Die Hintergliedmaßen sind nicht

---

[15] Wegen dieser äußeren Merkmale wurden die Wale lange Zeit zu den Fischen gezählt. Ihre systematische Einordnung bei den Säugetieren erfolgte endgültig erst durch LINNÉ (1758).

Übersicht über das System der Cetacea

Ordo: CETACEA
  Subordo: †ARCHAEOCETI
    Fam.: †Protoceti
    Fam.: †Dorudontidae
    Fam.: †Basilosauridae
  Subordo: MYSTICETI — Bartenwale
    Fam.: Rachianetctidae — Grauwale
    Fam.: Balaenopteridae — Furchenwale
    Fam.: Balaenidae — Glattwale
  Subordo: ODONTOCETI — Zahnwale
    Fam.: Platanistidae — Flußdelphine
    Fam.: Physeteridae — Pottwale
    Fam.: Ziphiidae — Schnabelwale
    Fam.: Delphinidae — Delphine
    Fam.: Monodontidae — Gründelwale
    Fam.: Phocaenidae — Braunfische

bekannt. Spezialisationen betreffen die Ohrregion. Das Kleinhirn war, trotz geringer Entfaltung des Palliums, sehr groß. Die Wirbel waren denen der Carnivora ähnlich. Urwale sind bereits im Alttertiär ausgestorben.

Den Mysticeti, Bartenwalen, fehlen die Zähne im erwachsenen Zustand. An ihrer Stelle sind in zwei Reihen gestellte Hornplatten (Barten, s. Bd. III) am Gaumen ausgebildet, mit deren Hilfe die aus planktonischen Krebsen bestehende Nahrung („Krill") abgeseiht wird. Bartenwale können auf bezahnte Ahnenformen zurückgeführt werden, denn Zahnanlagen treten embryonal auf und

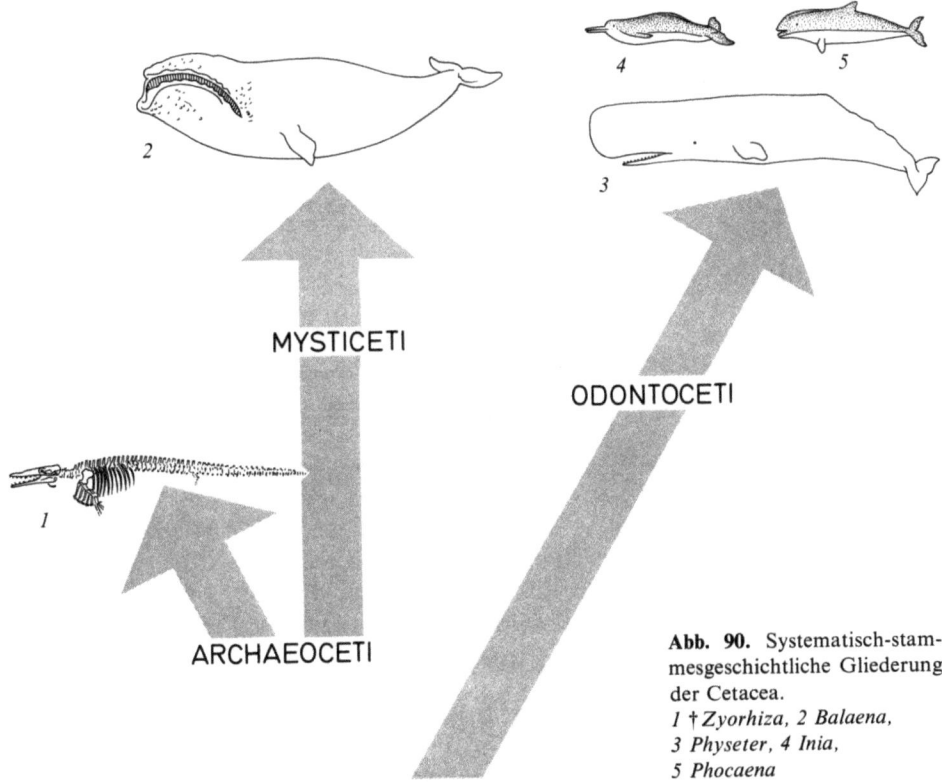

Abb. 90. Systematisch-stammesgeschichtliche Gliederung der Cetacea.
1 †Zyorhiza, 2 Balaena, 3 Physeter, 4 Inia, 5 Phocaena

werden nach beginnender Verkalkung resorbiert. Primitivmerkmale sind die meist noch freien Halswirbel, deutliche Rudimente von Hinterextremitäten und der Besitz von stark reduzierten Riechlappen am Gehirn.

Der Kopf ist sehr groß (bis $1/3$ der Gesamtlänge), der Unterkiefer länger als der Oberkiefer, leicht gebogen. Spezialisationen sind durch Anpassung an die Ernährung und an die Fähigkeit zum Tauchen in großen Tiefen zu erklären.

Die zu den Zahnwalen gehörenden Pottwale (*Balaena*) sollen bis 1000 m tief tauchen können. Sie fressen die großen Tintenfische. Die normale Tauchtiefe der Wale liegt bei 10–50 m. Tauchdauer beim Tieftauchen bis maximal 90 min. *Balaenoptera musculus*, der Blauwal, ist das größte rezente Säugetier (Länge bis 30 m, Gewicht bis maximal 135 Tonnen).

Die Odontoceti, Zahnwale, zeigen eine frühe Formenaufspaltung. Der Besitz funktionierender Zähne wird als primitiv angesehen, doch sind Zahnwale in vielen anderen Merkmalen extrem spezialisiert. Bemerkenswert ist die progressive Entfaltung von Groß- und Kleinhirn. Während die Kleinhirnentwicklung mit der Lokomotionsweise korreliert ist, ist die Entfaltung des Großhirns, die der der Primaten nahe kommt, mit dem differenzierten Sozialverhalten und der Lernfähigkeit in Zusammenhang zu bringen. Bulbi olfactorii werden embryonal angelegt, aber bei rezenten Zahnwalen vor der Geburt vollständig zurückgebildet. Bei miozänen Formen waren sie noch vorhanden. Schädelasymmetrie (s. Bd. II) und Sonderbildungen der Ohrregion (s. Bd. III) werden an anderer Stelle besprochen. Da der Geruchssinn fehlt und die Mimik wegen der starren Körperform und der glatten Haut unmöglich wird, ist eine Signalgebung nur auf akustischem Wege möglich (Echoorientierung, Ultraschallperception).

Verwandtschaftsbeziehungen zu anderen Säugeordnungen sind nur sehr schwer nachweisbar, da viele ursprüngliche Merkmale durch zahlreiche Spezialisationen überdeckt werden. Wale sind eine sehr alte Gruppe, die spätestens im Alttertiär entstanden ist. Die Urwale zeigen am ehesten Affinität zu altertümlichen Huftieren (Condylarthra, Mesonychoidea). Serologisch bestehen gleichfalls Hinweise auf Verwandtschaft mit Huftieren.

(12) Carnivora (Raubtiere)

Schlüsselmerkmal der Raubtiere ist die Ausbildung des Gebisses mit dolchartigen Eckzähnen und Differenzierung eines Brechscherengebisses im Molarenbereich $\frac{P4}{M1}$ (Abb. 91). Als Stammgruppe wurde lange ein Formenkreis frühtertiärer Säugetiere, die Creodonta („Urraubtiere") angesehen. Insbesondere wurden die †Arctocyonidae (Paleozän–Eozän, Europa, Nordamerika), eine Gruppe primitiver Eutheria mit omnivorem Gebiß als Ahnen der Raubtiere betrachtet. Auf †Arctocyonidae lassen sich die †Mesonychoidea noch ohne Brechschere (daher „Acreodi") zurückführen. Eine große Formenfülle haben die †Oxyaenoidea erreicht. Hier treten Raubtiere, im Sinne des Anpassungstyps auf, doch wird das Brechscherengebiß in einer Stammeslinie, den †Oxyaenidae von $\frac{M1}{M2}$, in einer weiteren, den †Hyaenodontidae von $\frac{M2}{M3}$ gebildet. Die Oxyaenoidea (= „Pseudocreodi") sind offenbar frühe, parallele Stammesreihen, die eigene Formenaufspal-

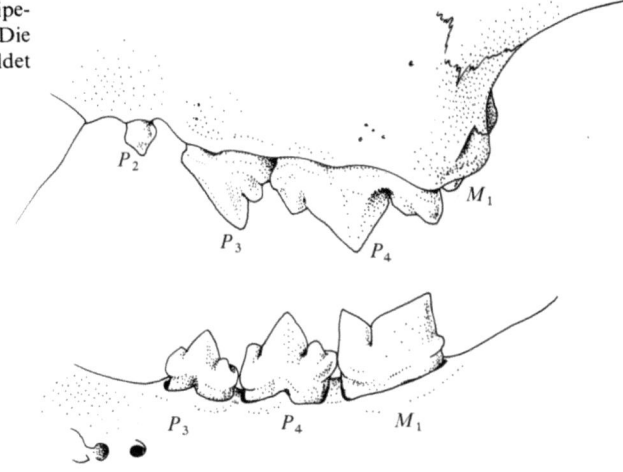

Abb. 91. Molarengebiß eines fissipeden Raubtiers, *Panthera leo*. Die Brechschere wird von P_4–M_1 gebildet

---

Übersicht über das System der Raubtiere

Ordo: CARNIVORA

    Subordo: †CREODONTA

        Superfam.: † Arctocyonoidea (Procreodi)
        Superfam.: † Mesonychoidea (Acreodi)
        Superfam.: † Oxyaenoidea (Pseudocreodi)
            Fam.: †Oxyaenidae
            Fam.: †Hyaenodontidae

    Subordo: FISSIPEDIA (Eucreodi)

        Superfam.: † Miacoidea
            Fam.: † Miacidae
        Superfam.: Cynofeloidea
            Fam.: Canidae
            Fam.: Felidae
        Superfam.: Herpestoidea
            Fam.: Viverridae
            Fam.: Hyaenidae
            Fam.: Cryptoproctidae
        Superfam.: † Machairodontoidea
            Fam.: †Machairodintidae
        Superfam.: Arctoidea
            Fam.: Ursidae
            Fam.: Ailuridae
            Fam.: Procyonidae
            Fam.: Mustelidae

    Subordo: PINNIPEDIA
            Fam.: Otariidae
            Fam.: Odobenidae
            Fam.: Phocidae

---

tung erreicht hatten, aber nicht mehr als Ahnen der heutigen Landraubtiere angesehen werden dürfen. Die Creodonta sind eine Sammelgruppe altertümlicher placentaler Säugetiere, die Beziehungen zu den Condylarthra (s. S. 218) und den Artiodactyla hat.

In dieser Stammgruppe ist der Ursprung der ersten echten Carnivora fissipedia, der †Miacidae zu suchen. Es handelt sich um primitive Raubtiere (Paleozän–Eozän, Nordamerika, Europa) die nach Schädel- und Gebißmerkmalen zwischen Creodonta und Fissipedia vermitteln. Da wie bei diesen ein Brechscherengebiß von $\frac{P4}{M1}$ gebildet war, werden sie heute mit den rezenten Fissipedia als Eucreodi zusammengefaßt. Die Stammesgeschichte der Raubtiere ist also durch Auftreten von mehreren konvergenten Stammeslinien gekennzeichnet, von denen eine über die Miacidae zu den heutigen Raubtieren führt. Sie wurzelt wahrscheinlich in den Arctocyonidae. Die Wasserraubtiere, Robben und Verwandte, Pinnipedia, sind relativ spät aus Fissipedia hervorgegangen (s. S. 217).

Fissipedia (Landraubtiere) sind von Wiesel- bis Bärengröße (96 Genera rezent, über 250 Arten). Meist terrestrisch, haben sich in mehreren Gruppen einzelne Unterfamilien (Lutrinae, Ottern) oder Arten (Ursidae: *Ursus maritimus*, Eisbär. Viverridae, Schleichkatzen: *Osbornictis, Cynogale, Atilax*) mehr oder weniger vollkommen an aquatile Lebensweise angepaßt.

Das Gebiß besitzt 3 Paar Incisivi. Die Canini sind meist konisch bis dolchartig, die Prämolaren mit Schneidekante. Brechschere von $\frac{P4}{M1}$ gebildet. Zahnformel Ursidae, Canidae: $\frac{3\ 1\ 4\ 2}{3\ 1\ 4\ 3}$. Mustelidae $\frac{3\ 1\ 3(2)\ 1}{3\ 1\ 3(2)\ 2(1)}$ Viverridae $\frac{3\ 1\ 3(4)\ 2}{3\ 1\ 3(4)\ 2}$ Felidae $\frac{3\ 1\ 3\ 1}{3\ 1\ 2\ 1}$. Sekundäre Vermehrung der Zahnzahl beim Löffelhund (*Otocyon*) $\frac{3\ 1\ 4\ 3(4)}{3\ 1\ 4\ 4(5)}$. Bei den omnivoren Bären und besonders beim großen Panda ist keine Brechschere ausgebildet. Deutliche Tendenz zur Vergrößerung der Molaren bei Reduktion von P4. Höcker auf den Molaren nur flach. Myrmecophagie bei *Proteles* (Erdwolf, Hyaenidae) und *Eupleres* (Viverridae) ist mit Reduktion der Postcaninen verbunden.

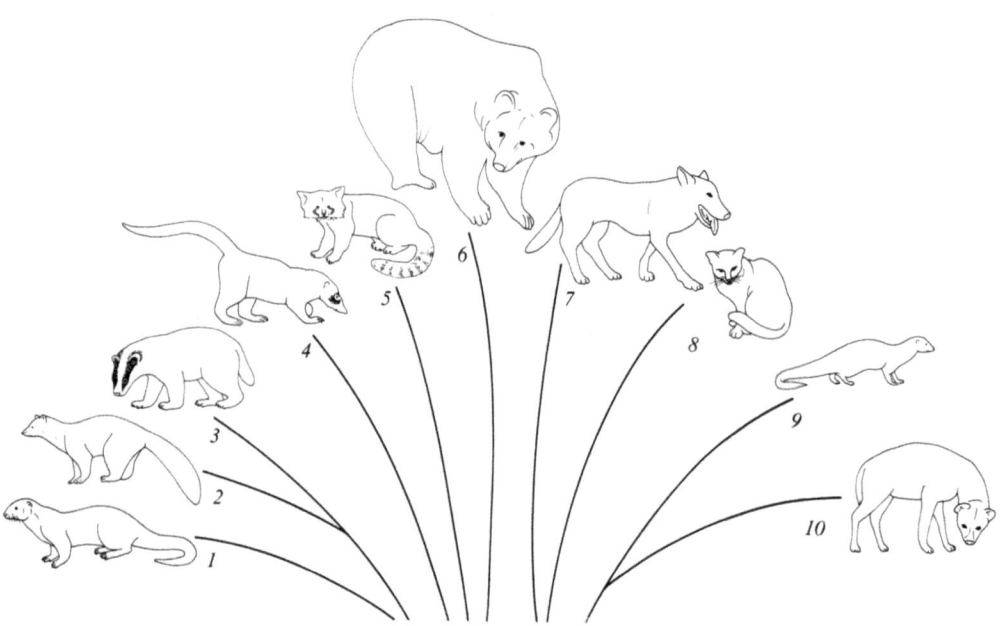

Abb. 92. Systematische Übersicht der rezenten Carnivora fissipedia (Landraubtiere)
1–3 Mustelidae
1 Lutra, Fischotter
2 Martes, Marder
3 Meles, Dachs
4 Nasua, Nasenbär (Procynidae)
5 Ailurus, kleiner Panda (Ailuridae)
6 Ursus, Bär (Ursidae)
7 Canis, Wolf (Canidae)
8 Felis, Katze (Felidae)
9 Herpestes, Ichneumon (Viverridae)
10 Crocuta, Tüpfelhyäne (Hyaenidae)

Extremitäten plantigrad (Bären) bis digitigrad (Katzen, Hunde). Primär fünfstrahlige Gliedmaßen. Rückbildung des ersten Strahles am Hinterfuß bei Canidae, Felidae, Hyaenidae, außer *Proteles*. Bei *Lycaon* der Daumen verschwunden. Meist scharfe Krallen. Placenta endotheliochorial, meist gürtelförmig (Placenta zonaria). Gelegentlich ist der Gürtel unvollständig (Iltis, Waschbär) oder bis auf zwei (*Zorilla*) oder einen (Ursidae) scheibenförmigen Bezirk reduziert.

Die Zusammenfassung der Familien zu Großgruppen ist sehr umstritten (HOUGH, KRETZOI, MATTHEW, SIMPSON, WEBER). Die übliche Klassifikation in Arctoidea (=„Hundestamm" mit Hunden, Marder, Bären, Kleinbären) und Aeluroidea (=Herpestoidea, „Katzenstamm" mit Schleichkatzen, Hyänen, Katzen, Frettkatzen) ist stammesgeschichtlich nicht haltbar und muß heute aufgegeben werden. Einbeziehung der oligozänen Formen zeigt, daß auf Grund der Schädelbasis-Struktur und der Ohrregion Canidae und Felidae enger zusammen gehören. Die ältesten Procyniden stehen den Musteliden nahe. Procynidae und Ursidae sind mit den Caniden nicht näher verwandt. Die Ailuridae (kleiner Panda) müssen von den Procynidae abgetrennt werden. Umstritten ist die Stellung des großen Panda (*Ailuropoda*), der wahrscheinlich zu den Ursidae gehört (serologische und viele morphologische Befunde, DAVIS). Die Mustelidae sind möglicherweise polyphyletisch entstanden (Sonderstellung der Melinae und der Lutrinae). Umstritten ist auch die Stellung der †Machairodontinae (Säbelzahnkatzen), die eine eigene, früh isolierte, zu den Felidae konvergente Stammeslinie repräsentieren. Eine nur auf Zahnformen basierende Klassifikation reicht nicht aus, um die stammesgeschichtlichen Beziehungen der Raubtiere zu klären.

Canidae (Hundeartige) lassen sich auf einen alttertiären Stamm († *Cynodictis*, Cynodictidae, Alttertiär, Nordamerika, Europa) zurückführen. Mehrere Seitenlinien sind im Tertiär ausgestorben. Die rezenten Formen sind zum größten Teil erst im ausgehenden Tertiär oder im Pleistozän entstanden. Ihr Organisations- und Anpassungstyp ist sehr einheitlich (Wolf, Schakal, Coyote, Marderhund, Fuchs), vielseitig anpassungsfähig, digitigrade laufende und jagende Räuber. Rotwölfe (*Cuon*) und Hyänenhunde (*Lycaon*) sind spezialisierte, in Rudeln jagende Räuber mit sehr kräftigem Gebiß. Sie sind von primitiven *Canis*-Formen abzuleiten. Eine gewisse Sonderstellung nehmen die stärker differenzierten Caniden Südamerikas ein. Unter ihnen finden sich auch die beiden Extreme des Anpassungstyps, der Mähnenwolf (*Chrysocyon*), ein hochbeiniger Savannenbewohner, und der Waldhund (*Speothos*), ein kurzbeiniger Buschschlüpfer. Caniden haben Südamerika offenbar erst im Quartär in mehreren Invasionsquellen erreicht (LANGGUTH).

Der afrikanische Löffelhund, *Otocyon megalotis*, eine großohrige, fuchsähnliche Art fällt durch seine hohe Zahnzahl (48), Zahnformel $\frac{3\ 1\ 4\ 3\text{-}4}{3\ 1\ 4\ 4\text{-}5}$ ganz aus dem Rahmen der Fissipedia und wurde lange als Primitivform betrachtet. Heute ist die Ableitung als Seitenstamm von jungtertiären Caniden († *Sivacyon* Indien) über † *Prototocyon* (Pleistozän, Afrika) belegt. Die hohe Molarenzahl ist sicher sekundär (insectivore Nahrung).

Felidae (Katzenartige). Katzen sind rein carnivor, mit kurzschnauzigem Schädel und Reduktion des Gebisses, mit Ausnahme der Brechschere und der Fangzähne. Sie sind digitigrad mit rückziehbaren Krallen (unvollkommen bei *Acinonyx*). Die Beute wird mit den Pranken geschlagen (Hunde reißen nur mit dem Fang). Die Abgrenzung dieser Merkmalskombination gegen andere Fissipedia ist leicht, die systematische Gliederung innerhalb der Familie aber schwierig. Früher angenommene grundsätzliche Unterschiede im Aufbau der Ohrbulla zu Caniden haben sich nicht bestätigt.

Eine Sonderstellung nimmt der Gepard, *Acinonyx* (Afrika, Indien), ein. Der Schädel weist die Kurzschnauzigkeit der Feliden in extremer Form auf. Der Gepard ist ein Steppen- und Savannenbewohner, auf kurze Strecken der schnellste Läufer unter den rezenten Säugern (s. Bd. II). Der Rumpf ist schlank und sehr lang, die Extremitäten sind länger als bei anderen Katzen. Die Krallen sind nur in beschränktem Umfang zurückziehbar. Der Anpassungstyp des Bewegungsapparates ähnelt dem vieler Caniden, zu denen aber keine Verwandtschaft besteht.

Bei den übrigen Feliden unterscheidet man gewöhnlich Brüll-Katzen (Pantherinae mit Löwe, Tiger, Leopard, Jaguar und Irbis) und Schnurrkatzen (Felinae: alle sog. Kleinkatzen, Nebelparder, Puma, Luchse).

Die ältesten Katzen stammen aus dem Alttertiär († *Proailurus*, Europa) und stehen morphologisch noch den Schleichkatzen nahe. Die Speziation der rezenten Großkatzen erfolgte sehr rasch im ausgehenden Tertiär. *Felis* ist seit dem Altpliozän bekannt.

Ein früher Seitenzweig der Felidae, die † Nimravinae (Oligozän bis Pliozän, Nordamerika, Europa) besitzen, wie die Säbelzahnkatzen, mächtig verlängerte Oberkiefer-Eckzähne, ein eigenartiger Anpassungstyp, der bei Säugetieren mindestens viermal entstanden ist († *Thylacosmilus* — Marsupialia. *Neofelis* — Felinae. † Nimravinae — Felidae. † Machairodontidae).

Die echten Säbelzahn-Katzen, † Machairodontidae, sind mit den Katzen, auch mit den † Nimravinae, nicht näher verwandt, wie Struktur der Schädelbais und Ohrregion zeigt. Beide Gruppen waren bereits im Alttertiär getrennt. Machairodontidae zeigen im Tertiär eine bedeutende Radiation († *Machairodus*, † *Hoplophoneus*, † *Smilodon* u.a.). Sie erlöschen im Pleistozän. † *Smilodon* (Nordamerika) starb im frühen Holozän aus. Es ist nicht gesichert, ob die † Machairodontidae überhaupt eine stammesgeschichtliche Einheit sind.

Viverridae (Schleichkatzen) und *Crypotproctidae (Frettkatzen)*. Die Schleichkatzen, Viverridae, sind eine alte, formenreiche Gruppe (36 Genera, 75 Arten), die sich direkt von Miacidae ableiten läßt. Ihr Vorkommen ist auf die alte Welt (Afrika, Südasien, Südwesteuropa) beschränkt. Die älteste Form († *Stenoplesictis*) stammt aus dem Alttertiär Europas. Aus der alttertiären Stammgruppe sind offenbar unabhängig voneinander mehrere Stammeslinien hervorgegangen. Von jungtertiären Viverridae Europas dürften die Hyaenidae (s. S. 215) abstammen. Auf Grund von Schädel- und Gebißmerkmalen werden heute zwei Unterfamilien, die Viverrinae und die Herpestinae unterschieden. Unter den Viverrinae mit langer Schnauze und Miaciden-ähnlichem Gebiß kommt den Zibethkatzen (*Civettictis, Viverra*) und den Genetten (*Genetta, Prionodon*) eine zentrale Stellung zu. Stärker spezialisiert sind die südasiatischen Bänder- und Otterzivetten, Hemigalinae (*Hemigalus, Chrotogale, Cynogale*). *Cynogale* ist semiaquatisch und zeigt Anpassungen an piscivore Nahrung im Gebiß. Die Madagaskargenetten, Galidinae, sind früh vom gemeinsamen Stamm abgespalten und haben eine beachtliche Formenmannigfaltigkeit in einem Lebensraum, der frei von anderen Carnivoren war, erreicht (*Galidia*: marder-ähnlich, *Galidictis*: ichneumonähnlich, *Fossa fossa* ähnelt im Anpassungstyp einem kleinen Caniden). *Eupleres*, die Ameisen-Schleichkatze, wird häufig zu den Hemigalinae gerechnet, wird hier aber als Extremform (Gebißreduktion bei Myrmekophagie) zu den Madagaskargenetten gestellt. Die Paradoxurinae, Palmenroller (*Paradoxurus, Paguma, Arctictis, Nandinia*), sind meist arborikol und omnivor. Der Binturong (*Arctictis*) ähnelt äußerlich eher einem Kleinbären als einer Schleichkatze (Ausbildung eines Wickelschwanzes).

Bei den Herpestinae (*Mungos, Crossarchus, Ichneumia, Atilax, Suricata*) kommt es zu einer progressiven Vergrößerung der Kaufläche von P4 und zu insectivorenähnlichen Gebißformen.

Die stammesgeschichtliche Stellung der monotypischen *Cryptoprocta ferox* von Madagaskar („Fossa" der Madagassen, nicht zu verwechseln mit *Fossa fossa*, dem Fanaluk) ist umstritten. Ihre Einordnung in eine eigene Familie, Cryptoproctidae, für diese sehr altertümliche Form, die Merkmale der Schleichkatzen und Feliden mit plesiomorphen Charakteren vereinigt, ist berechtigt. Sie läßt sich auf die oligozäne Gattung † *Proailurus* zurückführen.

Hyaenidae. Die Hyänen sind eine geologisch junge Gruppe, die sich im Miozän aus der Stammgruppe der Schleichkatzen entwickelt hat. Rezent kommen 3 Gattungen (4 Arten) in Afrika, Vorder- und Südasien vor. Kennzeichnend ist die Verstärkung der Brechschere (Vergrößerung der P, Reduktion des Talonids von $\overline{M}_1$ und Rückbildung des hinteren Molaren). Hyänen sind auf das Aufbrechen von Markknochen spezialisiert und zeigen entsprechende Anpassungen am ganzen Kauapparat (sehr kräftige Kaumuskeln, Sagittalkamm). Vielfach wird auch lebende Beute gejagt. Sie sind, entgegen einer weit verbreiteten Ansicht, keineswegs nur Aasfresser.

Eine aberrante Form, *Proteles,* der „Erdwolf", hat als Termitenfresser eine völlig abweichende Spezialisationsrichtung eingeschlagen. Die Eckzähne sind noch relativ kräftig, doch ist das postcanine Gebiß weitgehend rückgebildet, die Kaumuskulatur ist schwach. Die Zunge kann sehr weit vorgestreckt werden. Im Habitus gleicht das Tier einer kleinen Hyäne.

Mustelidae (Marderartige). Die Mustelidae (25 Genera, 70 Arten) sind mit Ausnahme Australiens, Madagaskars und der arktischen Gebiete weltweit verbreitet. Im Gegensatz zu Bären und Hyänen handelt es sich um eine sehr alte Gruppe der Fissipedia († *Plesictis,* Europa und Nordamerika, Oligozän), deren rezente Vertreter wenig gegenüber den Tertiärformen verändert sind. Körperform meist lang gestreckt, kurzbeinig, planti-digitigrad, häufig arborikol. Körpergröße: Wiesel 50 g, Vielfraß (*Gulo*) 10–15 kg, Seeotter 35 kg.

Marderartige sind eine vielgestaltige Gruppe mit mindestens vier Stammeslinien, die verschiedene Spezialisationstendenzen zeigen. Zu den Mustelinae gehören neben *Martes* (Marder), *Mustela* (Wiesel), *Putorius* (Iltis) auch die Mellivorinae (Honigdachs), die nicht mit den echten Dachsen verwandt sind. Die südamerikanischen Marder (*Galera, Galictis*) schließen sich an.

Die Dachse (Melinae) haben seit dem Miozän eine Entfaltung in mehreren Stammeslinien erfahren. Es handelt sich um plantigrade und omnivore, terrestrische Formen, die Erdhöhlen graben. Das Gebiß ist altertümlich (vollständige Prämolarenzahl). *Meles:* Eurasien, *Taxidea:* Nordamerika, *Arctonyx, Mydaus, Helictis:* Süd- und Südostasien. Melinae können Analdrüsensekret zur Abwehr verspritzen, eine Verhaltensweise, die mehrfach bei Musteliden parallel entstanden ist (*Mydaus:* Stinkdachs. *Zorilla*, afrikanischer Streifeniltis. *Mephitis*, nordamerikanisches Stinktier).

Mephitinae (Stinktiere, Skunks) sind seit dem Alt-Miozän Eurasiens nachweisbar. Rezent nur in Nord- und Südamerika (*Mephitis, Spilogale, Conepatus*). Häufig Warnfärbung, weiße Streifen oder Flecken auf schwarzem Grund. Konvergent zeigen die Streifeniltisse (*Zorilla = Ictonyx, Poecilictis*) und die Tigeriltisse (*Vormela*) ein analoges Pigmentmuster.

Die Fischottern, Lutrinae, sind ein seit dem Jung-Oligozän isolierter, hochspezialisierter Stamm († *Potamotherium*). Mehrere Stammlinien können seit dem Miozän nachgewiesen werden. Am stärksten spezialisiert ist der Seeotter, *Enhydra* (nord-pazifisch) als Verzehrer von Seeigeln und Mollusken (Gebiß, Schnauzenverkürzung). Seeottern benutzen Steine, um Seeigel aufzuklopfen, einer der wenigen Fälle von echtem Werkzeuggebrauch. Anpassungen im Bau von Becken und Bein. *Pteronura*, Riesenfischotter, Südamerika. *Lutra* und *Lutrogale*, Fischotter, Eurasien, Afrika, Amerika. *Aonyx* (*Amblyonyx*), Afrika, Südasien.

Procynidae (Kleinbären) sind im Miozän in Nordamerika entstanden und haben sich früh von caniden- oder mustelidenartigen Raubtieren abgespalten. Sie haben Südamerika noch im mittleren Tertiär, also vor Eindringen der modernen Fauna erreicht. Neben einigen Primitivmerkmalen (5-Zehigkeit) kommen mannigfache Spezialisationen vor (Greifschwanz beim Wickelbären, Handgebrauch beim Waschbären). Rezent nur in Amerika 6 Gattungen, 17 Arten (*Procyon*, Waschbär; *Nasua*, Nasenbär; *Nasuella*, Zwergnasenbär; *Bassariscus*, Katzenfrett; *Bassaricyon*; *Potos*, Wickelbär mit Greifschwanz)

Ailuridae (altweltliche Kleinbären, Panda). Ailurus fulgens, der kleine Panda aus dem Himalaya, wurde früher zu den Procyniden gestellt. Aus paläontologischen und tiergeographischen Gründen ist die Abgrenzung als monotypische Familie nötig. Terrestrisch-arborikol. Nahrung zum großen Teil vegetabilisch, entsprechende Anpassungen im Gebiß (Reduktion von M 3, Mahlzähne stumpfhöckrig, Canini relativ kurz). *Ailuropoda*, der große Panda, zeigt einige Konvergenzen zu *Ailurus*, dürfte aber nach neuen Untersuchungen zu den Ursiden zu stellen sein.

Ursidae (Bären) (rezent 9 Arten) sind große Fissipedier von plumpem Habitus mit Anpassungen an omnivore Ernährungsweise. Lokomotion vorwiegend terrestrisch, aber zum Klettern befähigt. Hand und Fuß mit 5 Zehen, plantigrad, mit kräftigen vorwärts gerichteten Krallen. Eine Brechschere ist nicht mehr ausgebildet. Die Molaren sind vergrößert und besitzen flache höckrige Kauflächen. Alle rezenten Formen sind nahe miteinander verwandt. Eine gewisse Sonderstellung nimmt nur der südamerikanische Brillenbär (*Tremarctos ornatus*) ein, dessen Stammslinie auf pleistozäne Kurzschnauzenbären zurückgeht und sich bereits im Miozän von den Ursinae getrennt hat.

Die Geschichte der rezenten Ursus-Formen ist sehr gut belegt. Insbesondere läßt sich die Umbildung der postcaninen Zähne eindeutig verfolgen. Ausgangspunkt sind etwa fuchsgroße, relativ kurzschnauzige † *Ursavus*-Arten aus dem Miozän. Der Formenkreis der Schwarzbären (*Ursus tibetanus*, Kragenbär. *Ursus americanus*, Baribal) hat sich seit dem Quartär kaum verändert. Die Braunbären († *U. etruscus,* † *U. deningeri,* † *U. spelaeus,* Höhlenbär, *U. arctos,* Braunbär) zeigen seit dem Pleistozän eine erhebliche Formenradiation. Der Eisbär (*U. maritimus*) steht den Braunbären sehr nahe (Kreuzbarkeit) und hat sich erst im Pleistozän aus einer Küstenpopulation des Braunbären, die sich auf Robbenfang spezialisierte, abgespalten (durch Fossilfund belegt). Die Bären sind, wie die Hyänen, eine außerordentlich junge Familie. Als selbständiger Stamm setzt die Entwicklung nicht vor dem Miozän ein. Das Schlüsselmerkmal ist die Anpassung an omnivore Ernährung mit Vergrößerung der Molaren.

Viel umstritten ist die stammesgeschichtliche Stellung des Bambusbären (großer Panda, *Ailuropoda melanoleuca*) aus Westchina. Körpergestalt und Körpergröße sind bärenähnlich. *Ailuropoda* ist das Raubtier, das sich am weitesten an rein vegetabile Nahrung (Bambussprossen) angepaßt hat. Auf Grund der Gebißstruktur (Molarisierung der P, Reduktion von M3, keine Verlängerung der Molaren) wurde der Bambusbär zu den altweltlichen Kleinbären (Ailuridae) gestellt. Eine gründliche Bearbeitung der Weichteilanatomie (DAVIS) hat aber derart viele Gemeinsamkeiten mit den Ursiden aufgedeckt (Hirnstruktur, Eingeweide, Muskulatur), daß die Ähnlichkeiten im Kauapparat zwischen *Ailurus* und *Ailuropoda* als sekundäre Anpassungen an die vegetabile Ernährung, also als Konvergenzen gedeutet werden dürfen, und *Ailuropoda* zu den echten Bären gerechnet werden darf.

Pinnipedia, Robbenartige, Flossenfüsser. Robben sind in besonderem Maße ans Wasserleben angepaßte Raubtiere. Gemeinsam ist ihnen die Umbildung der Extremitäten zu flossenartigen Gebilden, weitgehende Reduktion des Schwanzes, der nicht als Ruderorgan dient, Tendenz der Umbildung der Molaren zu gleichförmigen, spitzen Zähnen (Fischnahrung), Rückbildung der Ohrmuscheln. Die Haut und der Pelz zeigen zahlreiche Anpassungen an den Aufenthalt im Wasser. Das Gehirn ist progressiv entfaltet. Die Augen sind groß und besitzen ein Tapetum lucidum cellulare. Echte Robben sind seit dem Miozän († *Allodesmus*) nachgewiesen. Das einzige Junge kommt in reifem Zustand zur Welt und wird, im Gegensatz zu Walen und Seekühen, auf dem Lande geworfen.

Robben sind sekundär zum Wasserleben übergegangen. Der Stamm ist sehr alt und hat sich bereits im Alttertiär abgezweigt. Serologische Befunde deuten auf Beziehung zu Ursiden hin, doch sind die Bären keinesfalls die Ahnen der Pinnipedia, denn sie sind eine viel jüngere Gruppe. Als gemeinsame Stammgruppe für Pinnipedia und Ursidae können die †Amphicyonidae angesehen werden. Diskutiert wird auch die Ableitung von Fissipedia, die der Stammgruppe der Mustelidae nahestehen. Nähere Beziehungen zu den gleichfalls aquatilen Lutrinae bestehen jedenfalls nicht.

Die drei rezenten Familien unterscheiden sich durch verschiedenen Anpassungs- und Spezialisationsgrad.

Otariidae (Ohrenrobben) gelten in vielen Merkmalen als weniger spezialisiert. Kleine äußere Ohrmuscheln vorhanden, Extremitäten können noch unter den Rumpf nach vorn gedreht werden. Hoden im Scrotum. (Pelzrobben, Seelöwen: *Eumetopias, Zalophus, Callorhinus, Arctocephalus*).

Odobenidae (Walrosse) (1 Art, 2 Subspecies) (Bd. II. Abb. 543) sind extrem angepaßte Muschelfresser. Eckzähne bei beiden Geschlechtern stark verlängert. Prämolaren und Molaren stummelförmig. Äußeres Ohr rückgebildet. Beine können noch unter den Rumpf geschlagen werden. Schwanz reduziert, in Hautfalte.

Phocidae (Seehunde). Die Phocidae sind eine formenreiche Familie spezialisierter Pinnipdier (*Phoca, Monachus, Lobodon, Pagophilus, Halichoerus, Mirounga*, Seeelefant und *Cystophora*, Klappmütze mit aufblähbarer, verlängerter Nase). Beine nach hinten gestreckt, können nicht mehr unter den Rumpf gebracht werden. Ohrmuschel rückgebildet. Im Pleistozän sind Seehunde in einige, heute nicht mit dem Meer in Verbindung stehende Binnenseen eingewandert (Ladoga-, Aral-, Baikal-See, Kaspisches Meer). Diese Eiszeitrelikte sind heute von ihren marinen Verwandten nur unterartlich unterschieden.

(13) Pholidota (Schuppentiere)

Pholidota, Schuppentiere (1 Gattung, 6 Arten), bilden eine kleine, hochspezialisierte Gruppe altweltlicher Säuger (Afrika südl. der Sahara, Süd- und Südostasien bis China), deren Körper mit großen Hornschuppen („Tannenzapfentiere") bedeckt ist. Haare an der ventralen Körperseite. Spezielle Anpassungen stehen mit der myrmekophagen Ernährung in Beziehung (Zahnlosigkeit, lange Zunge, große Speicheldrüsen, Grabkrallen, große Magendrüse, horniges Triturationsorgan am Pylorus). Zahnanlagen embryonal angelegt. Ähnlichkeiten zu südamerikanischen Xenarthra beruhen auf Konvergenz (Zahnlosigkeit, lange schmale Schnauze) bei gleicher Ernährungsweise. Der Schädelbau ist ganz verschieden. Schuppentiere sind makrosmatisch mit großen Riechbulbi. Das Gehirn ist im übrigen recht primitiv. Placentation epitheliochorial. Ein weitentwickeltes Junges in einem Wurf.

Manis tricuspis und *M. tetradactyla* sind arborikol, die übrigen Arten terrestrisch. Schuppentiere sind Sohlengänger. Der lange, kräftige Schwanz stützt sich beim Laufen nicht auf den Boden. Fossilfunde geben keine Auskunft über die Stammesgeschichte. Einige Formen aus dem jüngeren Tertiär Europas sind bereits echte Manidae. Das morphologische Gesamtbild läßt auf frühe Abspaltung des Stammes von Protoinsectivoren schließen.

(14) † Condylarthra

Die „Huftiere", Ungulata, der älteren Systematik bilden keine systematische Einheit. Drei rezente Ordnungen (Tubulidentata, Perissodactyla und Artiodactyla) und mindestens vier fossile Gruppen († Notungulata, † Litopterna, † Astrapotheria und † Desmostylia?) lassen sich auf archaische Säuger, die in der Kreidezeit entstanden und sich im Alttertiär entfalteten, zurückführen. In diesem Zusammenhang kommt den † Condylarthra, die die Insectivoren mit Carnivora und Ungulata verbinden, eine zentrale Stellung zu.

Die Condylarthra (Abb. 93) haben im Paleozän und Eozän eine beträchtliche Formenradiation aufzuweisen (über 40 Gattungen). Funde liegen vor aus Nord- und Südamerika, Europa und spärlicher aus Asien. Während die meisten Formen im mittleren oder späten Eozän erlöschen, hat sich der Stamm in Südamerika bis ins Miozän erhalten. Es handelt sich um archaische Säuger, die in Habitus

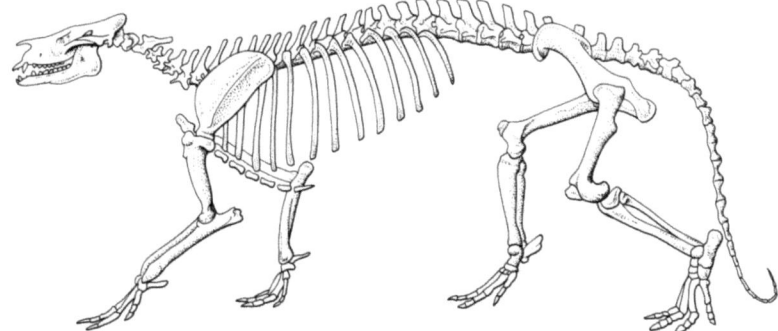

Abb. 93. † *Phenacodus primaevus* (Condylarthra, Phenocodontoidea), Alteozän, Nordamerika. (Nach OSBORN)

(Abb. 93) und Körperproportionen eher Raubtieren als rezenten Huftieren ähneln, zumal sie relativ kurzbeinig waren und einen langen Schwanz besaßen. Körpergröße von den Ausmaßen eines Igels bis zu Tapir-Größe. Fibula und Ulna waren nicht reduziert. Die Metapodien sind kaum verlängert. Alle fünf Finger- und Zehenstrahlen ausgebildet. Die Endglieder bei primitiven Formen mit Klauen, bei jüngeren Arten mit Hufen; Füße plantigrad bis semiplantigrad. Bei evolvierten Formen leichte Verstärkung des 3. Strahles (Mesaxonie). Schädel langgestreckt mit offenem Übergang der Augenhöhle in die Schläfengrube. Gehirn klein und sehr primitiv, mit großen Riechlappen. Am Endhirn ist die Fissura rhinalis deutlich zu erkennen. Eine Verbreiterung der hinteren Partien des Endhirns betrifft ausschließlich die basalen Anteile (Palaeopallium). Das Neopallium ist sehr klein. Mittelhirndach und Kleinhirn liegen nach dorsal frei.

Das Gebiß ist vollständig $\left(\frac{3\ 1\ 4\ 3}{3\ 1\ 4\ 3}\right)$, Canini vergrößert. Ein kurzes Diastem ausgebildet (†*Phenacodus*). †*Hyopsodus* eine relativ kleine Form aus dem Eozän N.Amerikas mit kleinen Eckzähnen, ohne Diastem, vermittelt zwischen Condylarthra und Insectivoren. Das Molarengebiß ist bei den alten Formen bunodont (omnivore-herbivore Ernährung). Bei evolvierten Formen finden sich Übergänge zu bunoselenodonten und schließlich selenodonten (s. Bd. III) Formen. Die Molarenstruktur ermöglicht die Ableitung aller „Ungulata" von Condylarthra.

(15) †*Litopterna*

Litopterna (45 Gattungen) sind ausschließlich südamerikanische Huftiere, die wahrscheinlich direkt auf Condylarthra zurückgehen (Eozän bis Pleistozän). Der Stamm hat im Tertiär in Südamerika eine isolierte Entwicklung durchgemacht. Fortschreitende Reduktion der seitlichen Strahlen des mesaxonischen Fußes führt schließlich zur Monodactylie, eine bemerkenswerte Konvergenz zu den Equiden. Einzehigkeit wurde bei Huftieren nur in diesen beiden Gruppen erreicht. Allerdings ist hervorzuheben, daß die Prototheriidae (Litopterna) die Einzehigkeit bereits im Miozän erreicht hatten, also zu einer Zeit, da die Equidae noch dreizehig waren. Das Gebiß war vollständig, das Molarenmuster bunolophodont. Eine dreizehige Gattung, †*Macrauchenia* von Kamelgröße hat bis zum Pleistozän überlebt. Ihr Schädel ist bemerkenswert wegen der Rückwärtsverlagerung der Nasenöffnungen (Rüsselbildung?).

(16) †*Notungulata*

Sehr formenreiche Gruppe (über 100 Gattungen) ausschließlich südamerikanischer Huftiere (Eozän bis Pleistozän). Während der Isolierung im Tertiär wurden sehr verschiedene Anpassungstypen entwickelt. Als echte Huftiere und Raubtiere im Pleistozän aus Nordamerika eindrangen, starben die Notungulata aus. Gebiß vollständig, Molaren stets lophodont. Einzelne Incisivi als Stoß- oder Nagezähne ausgebildet. Extremitäten 5- bis 3strahlig. Das Gehirn ist noch sehr primitiv und gleicht bei †*Notostylops* dem der Condylarthra im Entfaltungsgrad. Innerhalb des Stammes setzt aber bereits eine progressive Hirnentwicklung ein. Evolvierte Formen zeigen bereits ein Furchenmuster am Neopallium. †*Toxodon* erreichte die Körpergröße eines Nashorns.

(17) †*Astrapotheria*

Kleine, sehr spezialisierte Ordnung (10 Gattungen) südamerikanischer Huftiere, die vielleicht nähere Beziehungen zu den Notungulata besaß (Paleozän bis Miozän). Auffallend ist die erhebliche Differenz in der Stärke der Vorder- und Hinterextremitäten. Die Vordergliedmaßen waren sehr plump und bildeten, ähnlich wie bei Elefanten, Säulenbeine mit Sohlenkissen. Hand und Fuß 5strahlig. Rückbildung der oberen Incisivi, Ausbildung der unteren und besonders der oberen Eckzähne zu mächtigen Hauern. Weites Diastema vorhanden. Die hinteren beiden Molaren waren sehr vergrößert. Nasenöffnung teilweise rückverlagert und sehr weit. Pneumatisation der Stirngegend. Spätformen (†*Astrapotherium*) zeigen Riesenwuchs.

(18) *Tubulidentata (Erdferkel)*

Die Tubulidentata (1 rezente Gattung, 1 Art, Afrika südlich der Sahara) sind ein Relikt eines archaischen Huftierstammes, das wahrscheinlich direkt von Condylarthra abzuleiten ist und einen stammesgeschichtlichen Eigenweg verfolgt hat. Fossilfunde sind spärlich (†*Myoorycteropus*, Miozän, Afrika; *Orycteropus*, Pliozän, Samos, Pleistozän, Madagaskar) und geben keinen Aufschluß über die Abstammung. Zahlreiche morphologische Merkmale der rezenten Form (Extremitäten, Muskulatur, Placenta) deuten auf Verwandtschaft mit archaischen Huftieren.

Orycteropus ist etwa von der Größe eines Schweines. Das Haarkleid ist sehr spärlich ausgebildet. Die Gliedmaßen sind als kräftige Grabwerkzeuge ausgebildet und tragen Nagelhufe, eine eigenartige Zwischenform zwischen Nägeln und Hufen. Einzigartig ist die Struktur der Zähne. Schneide- und Eckzähne fehlen. Die 4 bis 5 Backenzähne sind wurzellos und bestehen aus jeweils etwa 1000 Dentinröhrchen, die durch Zement verkittet werden. Zahnschmelz fehlt (s.Bd. II). Das Gehirn ist sehr primitiv. Außerordentlich mächtige Riechbulbi und Riechhirnanteile des Endhirns finden sich neben einem relativ kleinen Neopallium, das aber infolge der erheblichen absoluten Körpergröße bereits ein einfaches Furchenmuster aufweist (s.Bd. III).

Erdferkel sind makrosmatisch und besitzen die größte Anzahl von Nasenmuscheln (10) unter allen Eutheria. Zahlreiche Anpassungen an myrmekophage Ernährung (Gebiß, wurmförmige Zunge, Grabfüße, röhrenförmige Schnauze). Gelegentlich werden auch Früchte als Nahrung aufgenommen. Beziehungen zu den Xenarthra beruhen auf Konvergenz entsprechend der myrmekophagen Ernährung. Auch zu den Pholidota, mit denen sie früher als „altweltliche Edentata" vereinigt wurden, besteht sicher keine Verwandtschaft. Lebensweise nächtlich. Erdferkel verbringen den Tag in tiefen, selbstgegrabenen Erdröhren. Das einzige Junge kommt in relativ reifem Zustand zur Welt. Neben einer syndesmochorialen Allantochorionplacenta kommt es zur Ausbildung einer großen, fetal vascularisierten Dottersackplacenta.

Aus archaischen Huftieren (Creodonta–Condylarthra) sind mehrere Ordnungen (19.–23.) hervorgegangen, die sich im Tertiär zu einer frühen, formenreichen Radiation des Stammes entfalteten, aber im wesentlichen bereits im Tertiär ausstarben. Die Ordnungen werden im folgenden kurz charakterisiert.

(19) †*Pantodonta*

9 Gattungen vom Paleozän bis Oligozän, Nordamerika, Europa, Asien. Sie vereinigen viele primitive Merkmale mit Spezialisationen. Eckzähne meist vergrößert, Gebiß vollständig; Molaren bei den älteren Formen tribosphenisch, später Tendenz zur Ausbildung selenodonter und lophodonter Kronenform. Pantodonta bilden als erste unter der Huftierverwandtschaft Großformen aus. Alte Formen († *Pantolambda,* Paleozän) etwa von der Größe eines Schafes, spätere Formen († *Hypercoryphodon,* Mittel-Oligozän) erheblich größer (Schädellänge 80 cm). Extremitäten kurz und sehr plump, fünfstrahlig. Gehirn sehr klein und primitiv, gestreckt, mit riesigen Riechlappen und kleinem, ungefurchtem Neopallium. Mittel- und Kleinhirn nicht bedeckt. Schädel sehr massig mit breiter Schnauze.

(20) †*Dinocerata*

Dinocerata stehen den Pantodonta nahe, mit denen sie früher als „Amblypoda" vereinigt wurde. Es liegen reichlich Fossilfunde (Paleozän bis Jung-Eozän) aus Nordamerika und Asien vor. Sehr groß, plumpe Körperform. Obere Canini säbelartig vergrößert. Ausbildung bizarrer Knochenzapfen am Schädel, besonders der Spätformen († *Uintatherium,* † *Eobasileus*). Gehirn sehr primitiv.

(21) †*Pyrotheria*

Große, nur in Südamerika (Eozän bis unteres Oligozän) vorkommende Abkömmlinge der Condylarthra mit bilophodonten Backenzähnen. Zwei Paar der oberen und ein Paar der unteren Incisivi stoßzahnartig vergrößert. Extremitäten bilden Säulenbein mit relativ kurzen Unterarmen und Unterschenkeln. Bemerkenswerte Parallelbildungen zu Elefanten. Wahrscheinlich bildete die Nase einen Rüssel.

(22) †*Xenungulata*

Kleine, nur aus dem jüngeren Paleozän Südamerikas bekannte Ordnung, die früher wegen der bilophodonten Molaren zu den Pyrotheria gestellt wurden. Unterschiede im Gebiß und im Extremitätenskelet zeigen aber, daß die Ordnung selbständig in Südamerika entstanden sein dürfte.

(23) †*Desmostylia*

Desmostylia sind eine eigenartig spezialisierte Ordnung aquatiler Säugetiere aus dem Oligozän bis Miozän der nördlichen Randgebiete des Pazifik, deren systematische Stellung lange problematisch war. Schädelfunde, die zunächst ausschließlich bekannt wurden, ließen an Verwandtschaft mit den Sirenia denken. Als das postcraniale Skelet gefunden war, zeigte es sich, daß es sich um quadrupede Säuger handelt, die in Habitus, Gliedmaßen und Kopfform Konvergenzen zu den Flußpferden aufweisen. Nähere Beziehungen zu den Sirenia können heute ausgeschlossen werden. Wahrscheinlich handelt es sich um einen eigenen, formenarmen Stamm, der sich von Condylarthra ableiten dürfte und früh erloschen ist.

(24) *Proboscidea (Elefanten)*

Die Proboscidea oder Rüsseltiere werden in der rezenten Fauna nur durch zwei monotypische Gattungen, *Elephas* und *Loxodonta*, vertreten. Die Ordnung wies im Tertiär und Pleistozän eine bedeutende Artenfülle auf und hatte weltweite Verbreitung. Das reiche Fossilmaterial belegt die Stammesgeschichte bis in viele Einzelheiten. Der Ursprung im Paleozän aus archaischen Protoungulata steht dem der Sirenia sehr nahe.

Die älteste bekannte Gattung †*Moeritherium* (Eozän, W.Afrika, Ägypten), etwa von der Größe eines Tapirs, weicht im Aussehen noch erheblich von den Elefanten ab. Der Schädel war niedrig und flach, die Nasenöffnungen lagen endständig und waren nicht vergrößert. †*Moeritherium* besaß wahrscheinlich noch keinen Rüssel. Die seitlichen Schneidezähne im Ober- und Unterkiefer waren mäßig vergrößert, die unteren vorwärts geneigt. Zahnformel $\frac{3\ 1\ 3\ 3}{2\ 0\ 3\ 3}$. Diastem vor den Prämolaren. Molaren bunodont.

Die Entfaltung der Proboscidea aus der Stammgruppe der Moeritherioidea erfolgte in mehreren Stammeslinien während des Tertiärs. Es handelt sich durchweg um große bis sehr große, hochbeinige, semidigitigrade Pflanzenfresser. Die Extremitäten bilden „Säulenbein" (s.S.29) mit dickem Fett-Bindegewebspolster an der Sohle. Starke Umbildungen am Schädel stehen im Zusammenhang mit der Ausbildung eines Rüssels mit starker Muskularisierung und mit Besonderheiten des Kauapparates. Die Nasenöffnung wird rückwärts verlagert. Das Schädelbild wird durch die Ausbildung einiger Incisivi zu großen Stoßzähnen modifiziert. Deren Verankerung und die erheblichen mechanischen Beanspruchungen bedingen, daß die äußere Schädelgestalt durch Anbauten und durch Pneumatisation so abgeändert wird, daß das Neurocranium gleichsam überbaut wird. Die großen Formunterschiede zwischen Endocranium und äußerem Schädelbild werden durch pneumatische Räume ausgeglichen.

Im stammesgeschichtlichen Ablauf ist eine Reduktion aller vor den Molaren gelegenen Zähne zu beobachten, wenn wir von der Ausbildung einzelner Incisivi zu Stoßzähnen absehen. Eckzähne sind nur noch bei Moeritherioidea vorhanden. Bei den progressiven Elefanten werden auch die Prämolaren rückgebildet.

Im unteren Oligozän erscheinen die Mastodontidae. Die Ursprungsheimat der Proboscidea war Afrika. Mastodonten (17 Gattungen) haben sich rasch über Afrika und Eurasien verbreitet und im Miozän über die Bering-Brücke Nordamerika erreicht. Sie sind im Pleistozän noch nach Südamerika eingedrungen. Hier haben sie bis ins frühe Holozän überlebt und sind wahrscheinlich noch Zeitgenossen des Menschen gewesen (Darstellung auf Maya-Reliefs). Altweltliche Mastodonten starben im untersten Pleistozän aus. In Nordamerika haben sie sich bis ins obere Pleistozän erhalten. Mastodonten (Abb. 94) sind bereits sehr Elefanten-ähnlich. Sie sind gekennzeichnet durch flachen, langgestreckten Kopf, längeren Rumpf, vor allem aber durch das Gebiß. Die Incisivi können im Ober- und im Unterkiefer Stoßzähne bilden.

Bei progressiven Formen kommt es zu einer Verkürzung der Unterkiefer und Rückbildung der unteren Incisivi (Abb. 94). Prämolaren noch vorhanden, Zahnformel $\frac{1\ 0\ 0-3\ 3}{1\ 0\ 0-2\ 3}$. Kennzeichnend ist vor allem, daß die Molaren niedrige Kronen behalten (Brachyodontie). Das ursprünglich bunodonte Molarenmuster wird derart umgebaut, daß die Höcker sich in zunächst 3 Querreihen anordnen (Abb. 95) und Joche bilden, auf denen die Höcker noch erkennbar bleiben (bunolophodonter, schließlich lophodonter Zahn).

Die Elephantidae (echte Elefanten) erscheinen im Pliozän der alten Welt und erfahren im Quartär eine erhebliche Formenradiation in Afrika und Eurasien. Im Pleistozän erreichen sie auch Nordamerika. Aus Südamerika sind keine sicheren Funde bekannt. Die beiden rezenten Gattungen sind letzte Relikte dieses, einst formenreichen Stammes. Hauptkennzeichen dieser evolvierten Proboscidier ist die Ausgestaltung des Molarengebisses. Die Zähne werden nun in zunehmendem Maße hypsodont und bilden den typischen Lamellenzahn, an dem keine Höcker mehr erkennbar sind. Die queren Schmelzjoche flachen sich ab und bilden Lamellen. Zwischen den einzelnen Lamellen füllen sich die Rinnen mit Zement (s. Bd. III). Die Zahl der Lamellen vermehren sich (bis zu 27 beim Mammut), so daß schließlich eine einheitliche Kaufläche entsteht. Praemolaren werden unterdrückt. Es treten drei Milchmolaren (Pd) und drei Molaren auf, die nacheinander in Funktionsstellung rücken. Ein echter Zahnwechsel findet also nicht statt, denn die Zähne, die nacheinander zur Funktion gelangen, gehören der gleichen Zahngeneration an. Stets ist nur ein Mahlzahn in jedem Kiefer in Funktion. Wird dieser abgenutzt, so rückt der distal folgende Zahn von hinten her nach („horizontaler Zahnwechsel").

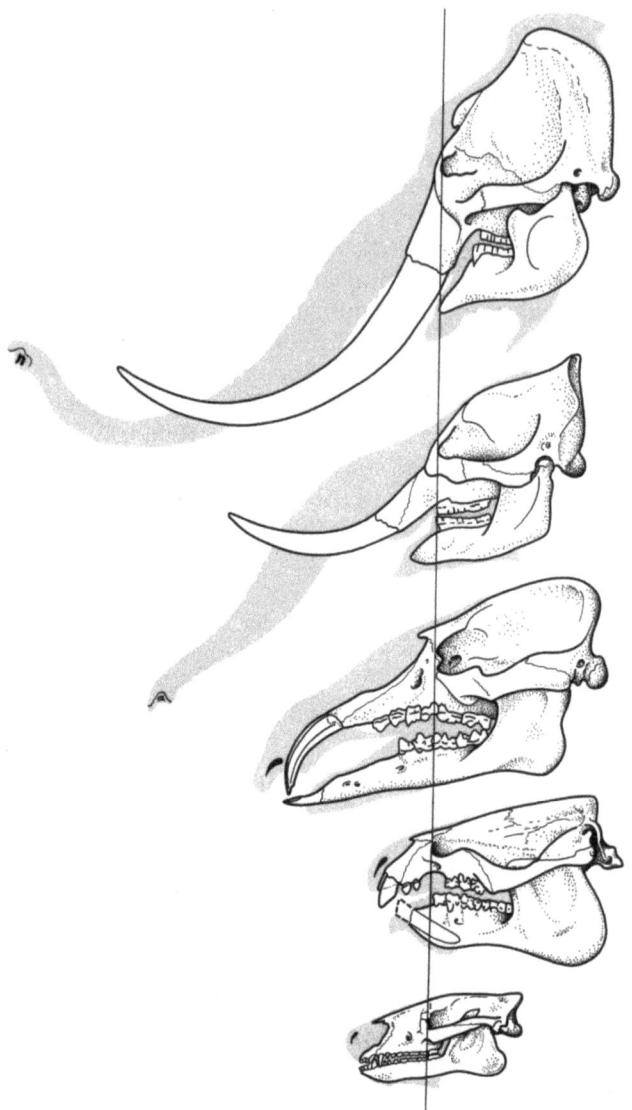

Abb. 94. Stammesgeschichte der Proboscidea. Fortschreitende Reduktion der Nasalia, Vorwachsen der Oberlippe und Rüsselbildung, Umformung von Schädel und Gebiß. Von unten nach oben: † *Phenacodus* (Paleozän); † *Moeritherium* (Eozän-Oligozän); † *Palaeomastodon* (= *Phiomia*) (Oligozän); † *Stegomastodon* (Pleistozän); *Mammonteus* (Pleistozän). (Nach OSBORN, GREGORY, THENIUS)

Neben den beiden aufeinanderfolgenden Hauptradiationen der Elephantoidea (Mastodontidae und Elephantidae) tritt in Südasien und Nordafrika im Pliozän — Pleistozän noch ein blind endender Seitenzweig, die Stegodontidae, auf, der im Zahnbau eine Mittelstellung zwischen Mastodonten und Elefanten einnimmt. Sie weichen in einigen Schädel- und Zahnmerkmalen von den Elefanten ab, können also nicht als deren Stammformen in Betracht kommen, zumal diese bereits vor den Stegodonten erscheinen.

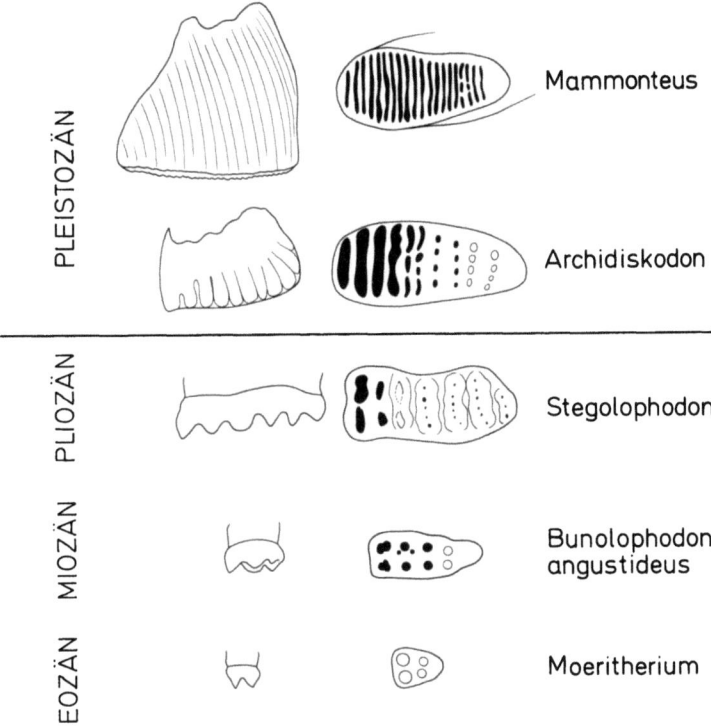

Abb. 95. Molarenentwicklung bei Proboscidea. (Nach THENIUS, vereinfacht)

Ein weiterer Seitenzweig der Proboscidea, die Dinotheriidae († *Dinotherium*) aus dem Miozän bis Pliozän Eurasiens, hat in Afrika bis ins Pleistozän überlebt. Im Körperbau den Elefanten ähnlich, weichen sie in Zahnstruktur und Schädelbau von diesen erheblich ab. Stoßzähne im Oberkiefer fehlen. Ein Rüssel war vorhanden. Das vordere Ende des Unterkiefers ist abwärts gebogen und trägt zwei rückwärts gerichtete Stoßzähne. Die Molaren sind di-trilophodont. Dinotherien vertreten einen früh selbständigen Seitenzweig der Proboscidea, dessen Herkunft nicht bekannt ist.

(25) † *Embrithopoda*

Die Embrithopoda mit nur 1 Gattung († *Arsinoitherium*) aus dem Oligozän Ägyptens (Fayum) sind hochspezialisierte altertümliche Huftiere, deren stammesgeschichtliche Verwandtschaft ungeklärt ist. Es handelt sich um nashornähnliche Pflanzenfresser. Am Schädel finden sich ein Paar riesiger Knochenzapfen in der Nasenregion und ein Paar kleiner Zapfen im Stirnbereich. Gebiß vollständig $\frac{3\ 1\ 4\ 3}{3\ 1\ 4\ 3}$ mit hypsodonten Molaren, Kronenmuster bilophodont. Gliedmaßen 5zehig. Großhirn sehr schmal, mit großen Riechlappen.

(26) Hyracoidea (Schliefer)

Die kleine Gruppe der Hyracoidea (rezent 3 Gattungen, 11 Arten in Afrika, Palästina, Syrien, Arabien) ist Relikt einer formenreichen Ordnung, die im Miozän ihre Blütezeit erfuhr. Die etwa hasengroßen Tiere ähneln im Habitus großen Nagetieren, sind aber Verwandte der Proboscidea und der Sirenia, mit denen sie als „Subungulata" zusammengefaßt werden können (große obere Incisivi mit Dauerwachstum, Tendenz zur Hypsodontie der Molaren, Hoden dauernd in der Bauchhöhle, serologische Verwandtschaft mit Elefanten, halbmondförmige Nagelhufen). Die Gliedmaßen sind plantigrad, mit Sohlenpolstern. Die Ausbildung einer Haftsohle ermöglicht das Klettern auf steilen Klippen. An der Hand sind die Finger II–V ausgebildet. Am Fuß fehlen Finger I und V. Putzkralle an der zweiten Zehe. Schnauze der rezenten Formen verkürzt. Hohe Lage des Kiefergelenkes über dem Niveau der Kauflächen, Winkelgebiet des Unterkiefers hoch und kräftig. Auffallend hoch ist die Zahl der postcervicalen Wirbel (20–21 Brustwirbel, 7–9 Lendenwirbel). Das Zungenbein besitzt einen langen horizontalen Fortsatz, der sich bis in die Zunge erstreckt. Zahnformel $\frac{1\ 0\ 4\ 3}{2\ 0\ 4\ 3}$.
Im Milchgebiß noch obere C und 3 Incisivi vorhanden. Die vergrößerten unteren Incisivi sind schräg vorwärts geneigt, ohne Schneidekante und bilden einen Putzkamm. Gehirn mit primitivem Furchungsmuster am Großhirn, entspricht dem primitiven Ungulatentyp, makrosmatisch. Ernährung pflanzlich. Schliefer haben selbständig die Fähigkeit des Wiederkauens erworben. Spezialisiert ist der Darmkanal. Im Bereich des Colonanfanges mächtiger Blindsack (Fermentationskammer, Celluloseverdauung). Blinddarm mit zwei Zipfeln. Die Placenta ist hochspezialisiert, sekundär gürtelförmig. Die drei Gattungen zeigen Adaptationen an den Lebensraum: *Procavia* = Klippschliefer, *Heterohyrax* = Steppenschliefer, *Dendrohyrax* = Baumschliefer.

Die Hyracoidea stammen wahrscheinlich von Condylarthra ab und sind in Afrika entstanden (Oligozän – Miozän). Im Pliozän werden Europa und Asien erreicht. Neben den konservativen, kurzschnauzigen Procaviidae kam ein zweiter Stamm, langschnauziger Formen (†Geniohyidae) mit mesaxonischen Extremitäten vor. Nashorngroße Riesenformen (†Pliohyrax) aus dem Pliozän Afrikas und Eurasiens.

(27) Sirenia (Seekühe)

Seekühe sind hochgradig ans Wasserleben angepaßte Huftiere. Als Pflanzenfresser (Algen, Wasserpflanzen) sind sie an Küstengewässer oder Süßwasser gebunden. Adaptationen an aquatile Lebensweise (walzenförmiger Körper, Reduktion der Hinterbeine, Flossenform der Vordergliedmaßen, Rückbildung des äußeren Ohres und des Haarkleides, Hautstruktur, Topographie der Lungen und schräg gestelltes Zwerchfell) lassen an Beziehung zu den Cetacea denken, wenn auch die Anpassungen nicht so extrem weit gehen, wie bei diesen. Als die Anatomie der Sirenen bekannt wurde (frühes 19. Jh., BLUMENBACH, DE BLAINVILLE, OWEN), wurde klar, daß nahezu alle Organsysteme erheblich von denen der Walartigen abweichen und daß es sich bei den Sirenen um eigenartig spezialisierte Huftiere handelt, die in die Verwandtschaft der Proboscidea und Hyracoidea gehören. Reiche Fossilfunde vom Eozän bis Pleistozän bestätigen diese Zuordnung.

Rezent existieren 2 Gattungen (4 Arten). Die drei *Manatus*-Arten (Bd. II. Abb. 541, 542) leben in der Karibik, im Amazonas- und Orinokogebiet und in Westafrika (Niger, Tschadsee). *Halicore* kommt im Roten Meer und an den Küsten des Indik bis Australien vor. Hinzu kommt eine erst 1768 ausgerottete Riesenform von den Komodorski-Inseln, † *Rhytina gigas stelleri*, deren Lebensraum in Kaltwassergebieten lag.

Die Hintergliedmaßen sind bis auf stabförmige Beckenrudimente und gelegentlich vorkommende winzige Rudimente des Femur verschwunden. Die Vordergliedmaßen sind zu Flossen umgewandelt, doch unterscheidet sich deren Skelet von dem der Wale, deren Extremitätenknochen nicht mehr gegeneinander beweglich sind. Sirenen können im Ellenbogengelenk beugen und auch Bewegungen in Hand und Fingergelenken durchführen. Eine Vermehrung der Phalangenzahl kommt bei Sirenen nicht vor.

Das Körperende läuft in eine horizontale Schwanzflosse aus, die bei *Manatus* abgerundet, bei *Halicore* und † *Rhytina* zweizipflig ist. Die Zwischenkiefer sind in eigenartiger Weise abwärts gebogen und tragen bei *Halicore* kurze Stoßzähne.

Für die Zuordnung der Sirenen zu den Subungulata spricht die Struktur der Nase, des Larynx, der Geschlechtsorgane des Gehirns, des Gebisses und der Haut. Rudimente halbmondförmiger Hufnägel kommen vor. Die Milchdrüsen sind, wie bei Elefanten, brustständig.

Das Gehirn ist höchst eigenartig spezialisiert und weicht sowohl von dem der Cetacea wie dem der Elefanten ab. Es läßt sich am ehesten von dem primitiver Ungulata ableiten. Trotz der erheblichen Körpergröße ist das Pallium kaum gefurcht. Das Ventrikelsystem ist in einzigartiger Weise erweitert. Sirenen sind relativ mikrosmatisch.

Bemerkenswert ist die Pachyostose (Knochenverdichtung), die wir auch bei anderen Wasserbewohnern finden.

Am Gaumen und am Vorderende des Unterkiefers sind verhornte Reibeplatten, die bei der zahnlosen † *Rhytina* ein mächtiges Triturationsorgan bilden, vorhanden. Die Mundspalte wird von stark muskularisierten wulstigen Lippen umgeben, die dem Ergreifen der Wasserpflanzen dienen.

Das Gebiß der eozänen Sirenen († *Eotherium*) zeigt mehrwurzlige Molaren, die sechs Höcker aufweisen, welche in zwei Querjochen angeordnet sind und sich am ehesten an die Molarenform primitiver Ungulaten anschließen. Bei den rezenten Sirenen liegen höchst spezialisierte Zustände vor. *Manatus* hat nur Backenzähne und zwar funktionieren gleichzeitig 5–6 (–8) in einer Kieferhälfte bei Erwachsenen. Der jeweils vorderste Zahn wird abgenutzt und durch den distal folgenden ersetzt. Dies ist möglich, weil dauernd am hinteren Ende der Zahnreihe eine Bildung neuer Molaren erfolgt. Es handelt sich also um einen horizontalen Zahnwechsel, der sich von dem der Elefanten dadurch unterscheidet, daß die Zahl der Molaren bei diesen festliegt, während sie bei *Manatus* unbegrenzt ist (mindestens bis zu 20). Es liegt also Reduktion aller Antemolaren bei gleichzeitig sekundärer Vermehrung der Molaren vor. *Halicore* hat einen Incisivus im Zwischenkiefer, der beim Männchen als Stoßzahn ausgebildet ist.

Das Backenzahn-Gebiß besteht aus 5–6 Zähnen, von denen die beiden vorderen gewechselt werden. † *Rhytina* ist völlig zahnlos. *Manatus* besitzt bunodonte Molaren mit Anordnung der Höcker in zwei Querreihen. Die Molaren von *Halicore* haben zwei Querjoche und offene Wurzeln. Sie sind schmelzlos und werden von Zement bedeckt. Die Kronen werden unter der Funktion rasch abgeschliffen und erscheinen dann als einfache Zahnzapfen oder Stifte. Die Wurzeln werden resorbiert.

Die ältesten bekannten Sirenen waren bereits Wasserbewohner hatten aber noch nicht den hohen Anpassungsgrad der jüngeren Formen erreicht. † *Protosiren* aus dem mittleren Eozän Ägyptens besaß noch ein typisches Säuger-Becken mit Foramen obturatum und Reste der Hinterextremitäten. Stoßzähne waren noch nicht ausgebildet, das Gebiß vollständig. Zahnformel $\frac{3\ 1\ 4\ 3}{3\ 1\ 4\ 3}$. An der nahen Verwandtschaft der Sirenia zu den Proboscidea bestehen keine Zweifel. Die Stammeslinien der Dugongidae, zu denen neben *Halicore* auch † *Rhytina* gehört, und der Manatidae sind bereits seit dem Alttertiär getrennt. Die Fossilfunde belegen recht gut die stammesgeschichtliche Entfaltung der Dugongidae, während die Herkunft der Manatis noch problematisch ist. Der Ursprung der Sirenia war offenbar marin. Manatis sind sekundäre Süßwasserbewohner. Seekühe haben im Jungtertiär eine beträchtliche Formenaufspaltung erfahren und mehrere Seitenlinien entwickelt.

Einige allgemeine Bemerkungen über „Huftiere"

Die vorausgehenden Ausführungen haben gezeigt, daß parallel zu den Fleischfressern im Säugetierstamm mehrfach große Gruppen von Pflanzenfressern entstanden sind. Diese, früher als Huftiere, Ungulata zusammengefaßt, weisen keine näheren Verwandtschaftsbeziehungen auf, gehen aber zweifellos letzten Endes doch auf archaische Basisformen schon in der Kreide zurück und erfahren mehrere Radiationen im Tertiär. Drei große Radiationen sind aus derartigen Protungulaten (Condylarthra) hervorgegangen. Die erste umfaßt die hier als Subungulata zusammengefaßten Formen (Hyracoidea, Proboscidea, Sirenia). Zwei weitere Radiationen, die Unpaarhufer (Perissodactyla, Mesaxonia) und die Paarhufer (Artiodactyla, Paraxonia) haben sich parallel entfaltet und auf verschiedenen Wegen mit verschiedenen Mitteln ähnliche Adaptationszonen besetzt. Gemeinsam ist beiden Radiationen die Tendenz, Raubfeinden auszuweichen und Extremitätenstrukturen zu entwickeln, die eine rasche Flucht ermöglichen.

Die Spezialisationen der Extremitäten (Abb. 96) bei Huftieren, im Zusammenhang mit der Ausbildung eines Laufbeines, sind gekennzeichnet durch Verkürzung der proximalen bei gleichzeitiger Verlängerung der distalen Skeletteile. Schlüsselbeine fehlen. Die Gliedmaßen bewegen sich ausschließlich in einer sagittalen Ebene. Ulna und Fibula werden weitgehend reduziert. Das distale Extremitätensegment ist so weit aufgerichtet, daß nur noch die Endglieder der Fingerstrahlen den Boden berühren (unguligrad). Die Umbildung von Hand und Fuß

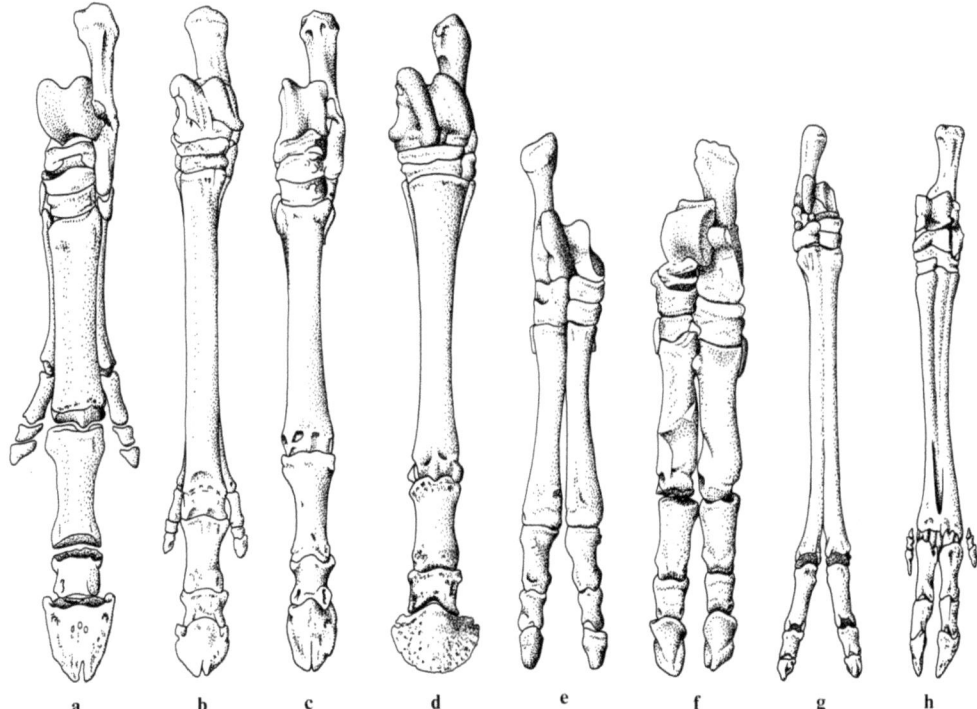

Abb. 96a–h. Konvergenz- und Parallelentwicklung im Extremitätenskelet von „Huftieren": a–d Tri- bis Monodactylie (Perissodactylie).
a † *Diadiaphorus* (Litopterna) Miozän; b † *Merychippus* (Perissodactyla) Miozän; c † *Thoatherium* (Litopterna) Miozän; d *Equus* (Perissodactyla) Quartär.
e–h Paraxonie bei verschiedenen Stämmen der Artiodactyla und bei Notungulata.
e † *Entelodon* (Artiodactyla, Suiformes) Oligozän; f † *Miocochilius* (Notungulata) Miozän; g † *Procamelus* (Artiodactyla, Tylopoda) Miozän; h *Hippocamelus* (Artiodactyla, Cervidae) rezent. (Nach OSBORN, SCOTT, SIMPSON, STIRTON, aus THENIUS)

hat in den beiden großen Radiationen verschiedene Wege eingeschlagen. Bei den Perissodactyla (Mesaxonia) ist der mittlere (3.) Strahl verstärkt; durch ihn läuft die Fußachse. Die seitlichen Strahlen bilden sich zurück. Bei Nashörnern sind noch 3 Strahlen ausgebildet. Pferde haben das monodactyle Stadium (nur Strahl 3 ist erhalten) erreicht. Bei Paraxonia (Artiodactyla) läuft die Achse zwischen 3. und 4. Strahl. Die gleich starken Zehen liegen zu beiden Seiten der Achse (paraxon). Der Talus der Unpaarhufer trägt an seiner Unterseite eine große Gelenkfläche für das Naviculare und eine kleine für das Cuboid. Bei Artiodactyla ist die Unterseite tief eingeschnitten und trägt zwei Rollen für die genannten Tarsalia.

Zum anderen spielt die Fähigkeit zur Zellulose-Verdauung in der Stammesgeschichte der Huftiere eine entscheidende Rolle (EISENBERG u. LOCKHARDT, 1972; JANIS, 1976).

Werden nur Eiweiß, Stärke und Zucker genutzt, so finden sich auch bei Pflanzenfressern keine spezialisierten Strukturen am Darmkanal. Kein Säugetier besitzt aber ein Enzym, das in der Lage wäre, die β-Bindung zwischen den Glukosemolekülen in der Zellulose aufzubrechen.

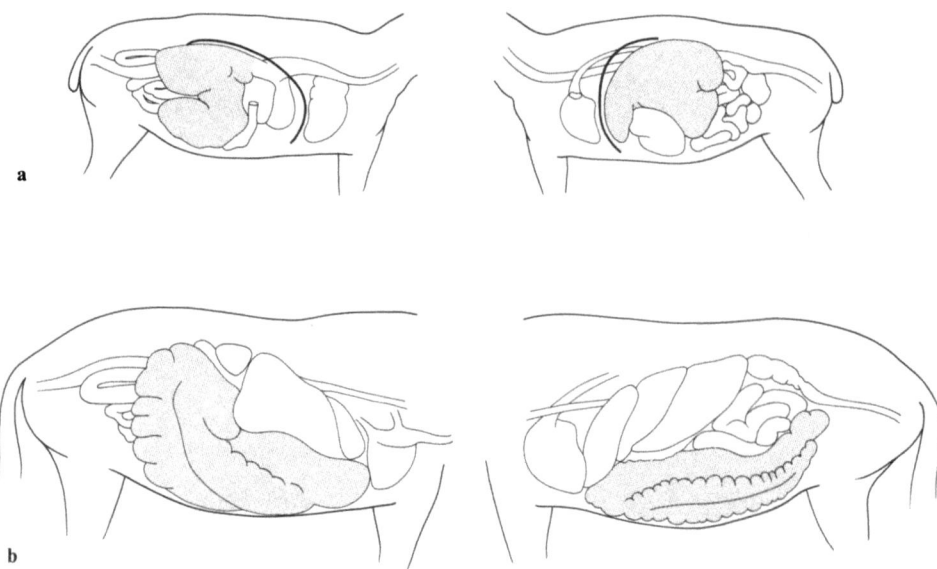

Abb. 97a, b. Die Fermentationskammer wird bei Paarhufern vom Magen, bei Unpaarhufern vom Blinddarm gebildet. Beispiel: a Schaf, b Pferd. Erläuterung im Text.

Hingegen kommt ein solches Enzym aber bei bestimmten Bakterien vor. Celluloseverdauer unter den Säugern sind daher auf eine Symbiose mit Bakterien angewiesen. Gleichzeitig werden die abgestorbenen Bakterienmassen als Proteinquelle genutzt. Als Kammern für die Symbionten und damit als Spezialisationen für die Zelluloseverdauung wurde bei Subungulaten und Equiden das Caecum, bei Artiodactyla der gekammerte Magen (Abb. 97) in höchst komplizierter Weise umgebaut (s. Bd. III).

Im Zusammenhang mit der Zellulosenahrung werden die Zähne wurzellos und zeigen Dauerwachstum (Hypsodontie). Die Möglichkeit, rein pflanzliche Nahrung und schließlich auch Grasnahrung auszunutzen, hat den Übergang vom Waldbiotop zur Savanne eröffnet (EISENBERG u. LOCKHARDT, 1972). Grasland und Huftiere haben sich parallel zueinander entwickelt.

Als Folge der Erschließung dieses neuen Lebensraumes können Geschwindigkeitszunahme, Zunahme der absoluten Körpergröße und Ausbildung komplexer Sozialstrukturen angeführt werden.

(28) Perissodactyla, Mesaxonia (Unpaarhufer)

Die Unpparhufer bilden eine phylogenetisch einheitliche Ordnung in der wir zwei Unterstämme, die Ceratomorpha (Nashörner im weiteren Sinne) und die Hippomorpha (Pferdeartige, † Titanotherien und † Chalicotherien) unterscheiden können.

Sie erscheinen im Eozän in Nordamerika und sind im frühen Tertiär die dominierenden Vertreter der Huftiere, die sehr bald auch nach Eurasien und Afrika vordrangen. Die Formenradiation der Paraxonia seit dem mittleren Oligozän drängt die Mesaxonia mehr und mehr zurück. Die rezenten Nashörner (Rhinocerotidae) sind letzte Relikte einer im Tertiär formenreichen Gruppe (heute 2 Arten in Afrika, 3 Arten in Asien) ebenso wie die Tapire (Tapiroidea, rezent 1 Art in Südostasien, 3 Arten in Mittel- und Südamerika). Unter den Hippomorpha haben nur die Equidae (Pferde) bis in die Jetztzeit überlebt und dank einiger Spezialanpassungen im Bereich der Ernährungsbiologie (s.S. 230) dem Konkurrenzdruck der Artiodactyla einigermaßen standhalten können.

Nashörner nehmen ihren Ausgang von kleinen, hornlosen Formen mit schlanken Extremitäten († *Caenopus*, † *Subhyracodon*) und vollständigem Gebiß. Kennzeichnend ist die beginnende Molarisierung der Prämolaren und vor allem das Kronenmuster der Molaren (zwei Querjoche und 1 Außenjoch). Bereits im frühen Tertiär setzt eine beträchtliche Vermannigfaltigung in zahlreichen Stammeslinien ein. Gemeinsam ist diesen fast stets eine Tendenz zur Ausbildung hypsodonter Mahlzähne und zur Reduktion des Vordergebisses. Aus dieser tertiären Radiation sollen hier nur die riesigen Paraceratherien († *Baluchitherium*, † *Indricotherium*), zu denen die größten Landsäugetiere gehören (5 m Schulterhöhe) genannt sein, die wie die meisten Stammeslinien im mittleren oder späten Tertiär aussterben. Es waren langhalsige Formen mit langen, schlanken Säulenbeinen.

Unter den rezenten Formen ist *Dicerorhinus sumatrensis* das Sumatranashorn, ein Relikt eines tertiären Stammes, das Primitivmerkmale bewahrt hat (Vordergebiß nicht rückgebildet, brachyodonte Backenzähne). Das Wollnashorn, † *Coelodonta antiquitatis*, war eine stärker spezialisierte Kälteform aus gleichem Verwandtschaftskreis, die bis zum Pleistozän überlebt hat (Vordergebiß reduziert).

Die rezenten asiatischen Panzernashörner (*Rhinoceros unicornis* und *Rh. sondaicus*) lassen sich bis auf miozäne Stammformen zurückverfolgen, die ihrerseits an die † *Caenopus*-Linie angeschlossen werden können.

Die beiden rezenten afrikanischen Gattungen der Dicerinae (*Diceros bicornis*, Spitznashorn, und *Ceratotherium simum*, Breitmaulnashorn) sind Vertreter einer eigenen Stammeslinie seit Oligozän − Miozän. Das Vordergebiß und der Zwischenkiefer sind völlig rückgebildet. Das Nasenseptum ist nicht verknöchert. Ähnlichkeiten zwischen *Ceratotherium* und † *Coelodonta* beruhen auf Konvergenz. *Ceratotherium* ist ein spezialisierter Grasfresser, während das Spitzmaulnashorn Äste und Laub äst.

Unter den rezenten Perissodactyla haben die Tapire, Tapiroidea, die meisten Primitivmerkmale bewahrt (Hand 4 Zehen, Fuß 3 Zehen, brachyodonte, bilophodonte Molaren, Gebiß vollständig, Zahnformel $\frac{3\ 1\ 4\ 3}{3\ 1\ 4(3)\ 3}$)· Spezialisiert ist der Rüssel und die Nasenregion am Schädel. Während die frühtertiären Tapire (N.Amerika, S.Asien) noch sehr den Stammformen der ceratomorphen Mesaxonia ähneln, treten seit dem Oligozän echte Tapiriden auf. Die Lophiodontidae aus dem Alttertiär Europas haben früh (Eozän) Riesenformen hervorgebracht. Im Pleistozän waren Tapire noch in O.Asien verbreitet. Die malayische Form ist ein letztes Relikt dieses Stammes. Nach S.Amerika drangen Tapire erst im frühen Pleistozän vor.

Die beiden Hauptstämme der hippomorphen Mesaxonia, Equoidea und Brontotherioidea, gehen auf eine gemeinsame paleozäne Stammform zurück, die † *Hyracotherium* sehr nahe stand. † *Hyracotherium* (= † *Eohippus*), das Urpferdchen aus Nordamerika und Europa, läßt sich wahrscheinlich auf phenacodontide Condylarthra zurückführen. Die Fossilgeschichte der Hippomorpha gilt als die am besten durch Befunde belegte Stammesreihe unter den Säugetieren

("Paradepferd" der Paläontologie). Diese Fundreihe erstreckt sich vom Paleozän bis heute, also über einen Zeitraum von 60 Millionen Jahren. Die Stammesgeschichte ist nicht, wie ursprünglich vermutet (MARSH, 1870), geradlinig, orthogenetisch abgelaufen, sondern hat im Tertiär zahlreiche Nebenlinien entstehen lassen, von denen nur eine zu den heutigen Equiden führt (SIMPSON, 1951).

Die Urheimat des Pferdestammes ist Nordamerika. Mehrfache Radiationen im Tertiär haben zur Ausbildung mannigfacher Spezialisationen in mehreren Stammeslinien geführt. Abkömmlinge mehrerer Stammeslinien haben über die Beringbrücke wiederholt Eurasien und Afrika erreicht und sind schließlich im Pleistozän auch nach Südamerika gelangt. Während die Equiden in beiden Amerikas spätestens in der frühen Neuzeit aussterben, hat sich der altweltliche Stamm der Equidae erhalten (1 Gattung, 6 Arten).

Das mongolische Wildpferd und die afrikanischen Wildesel (2 Subspecies) stehen unmittelbar vor dem Aussterben. Die asiatischen Halbesel, noch im Pleistozän auch in Europa weit verbreitet, sind heute in vier Unterarten auf Reliktareale beschränkt. Nur die afrikanischen Zebras (3 Artkreise: Bergzebra, Steppenzebra, Grevy-Zebra) haben dank bemerkenswerter Anpassungen (Ernährung, Sozialverhalten) sich in nennenswerten Beständen erhalten können. Ausgerottet wurden Quagga- und Burchell-Zebra, die Südformen der Steppenzebras. Das echte Kap-Bergzebra ist stark gefährdet.

Die Stammesgeschichte der Pferde ist in den verschiedenen Linien durch ähnliche Evolutionstrends an verschiedenen Merkmalskomplexen gekennzeichnet. Neben der Zunahme der Körpergröße ist hier vor allem die Reduktion der Zehenstrahlen, die schließlich zur Monodactylie führt († *Pliohippus, Equus*) und mit einer Umkonstruktion der ganzen Extremitäten einschließlich der Gelenke (s. Bd. II) verbunden ist, zu nennen. Am Gebiß ist der Übergang vom niedrigkronigen Höckerzahn († *Hyracotherium*) über bunoselenodonte und lophoselenodonte Zwischenformen zum hochkronigen Säulenzahn mit Schmelzfältelung (s. Bd. III) in nahezu lückenlosen Reihen belegt. Diese Umbildungsprozesse stehen in Beziehung zum Übergang vom primitiven Laubfresser zum spezialisierten Grasfresser (Abb. 98). Auch die progressive Entfaltung des Gehirnes in der Stammesgeschichte der Pferde ist durch Befunde dokumentiert (T. EDINGER). Während das Gehirn von † *Hyracotherium* im Entfaltungsgrad dem primitiver Insectivoren (*Tenrec*) entspricht, wird erst im Oligozän († *Mesohippus*, † *Miohippus*) ein Huftierstadium erreicht. Equiden-Merkmale am Hirn sind erst im Miozän († *Merychippus*) nachweisbar.

Die Entwicklung der verschiedenen genannten Merkmalskomplexe erfolgte also keineswegs synchron und auch in verschiedenen Stammeslinien keineswegs im gleichen Tempo (Abb. 98). Die Entwicklungsgeschwindigkeit wechselt in verschiedenen Gruppen und zu verschiedenen Zeitphasen erheblich. Die Phylogenese der Pferde ist daher ein überzeugendes Beispiel für den mosaikartigen Ablauf der Stammesgeschichte. Sie verläuft nicht gerichtet im Sinne einer Orthogenese.

Bereits die eozänen Hyracotherien (brachydonte Höckerzähne, vorne 4 hinten 3 Zehen, sehr primitives Gehirn, Unterarmknochen noch getrennt, Fibula in ganzer Länge vorhanden) haben eine frühe Radiation aufzuweisen und sind nach Europa gelangt. Die ursprünglichen Formen sind etwa fuchsgroß und ähneln als Buschschlüpfer den heutigen Duckerantilopen. Mit einigen Großformen erlischt diese frühe Radiation im Jungeozän. Von dieser Stammgruppe

Perissodactyla, Mesaxonia (Unpaarhufer) 233

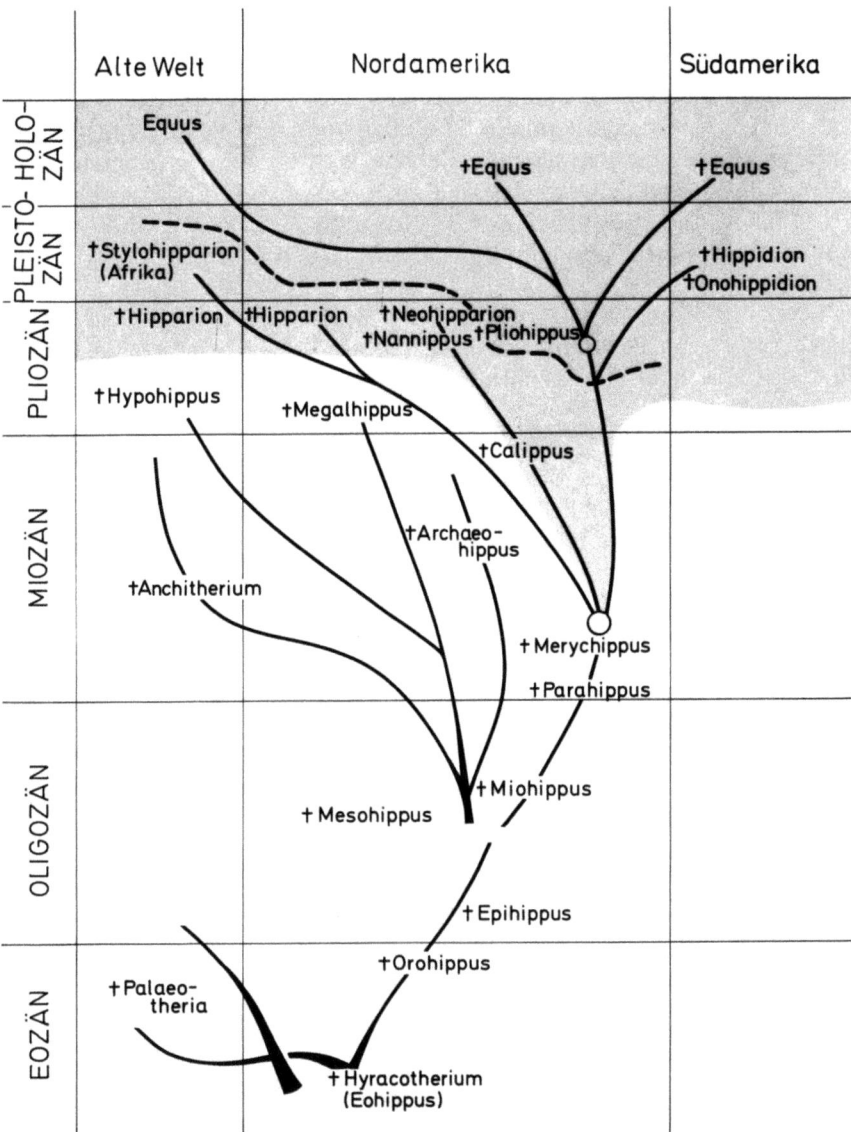

Abb. 98. Stammbaum der Pferde (Equidae). Die gestrichelte Linie trennt die dreizehigen (*unten*) von den einzehigen (*oben*) Formen. *Schraffiert:* Grasfresser. *Nich schraffiert:* Laubfresser. (Nach Abbildungen von SIMPSON und THENIUS verändert)

(Abb. 98) nimmt eine progressive Stammeslinie mit † *Orohippus* und † *Epihippus* (Jungeozän) (vorn 4 hinten 3 Zehen) ihren Ausgang und führt über † *Mesohippus* und † *Miohippus* (Oligozän, 3zehig) im Jungtertiär zur † *Anchitherium*gruppe, die im Pliozän mit *Hypohippus* endet. In dieser Linie kommt es zur Größenzunahme und zu mäßiger Höhenzunahme der Zahnkronen, ohne daß der Status des hypsodonten Grasfressers bereits erreicht würde. Von † *Miohippus* nimmt eine

Seitenlinie ihren Ausgang, die über †*Merychippus* (Miozän) einerseits zu †*Pliohippus* (Pliozän) und *Equus* (Pleistozän und rezent) führt, andererseits zu der †*Hipparion*gruppe (Pliozän) überleitet (Abb. 98). Während dieser Entfaltungsperiode haben nordamerikanische Equiden mindestens dreimal unabhängig voneinander über die Beringstraße die Alte Welt erreicht (†*Anchitherium*, †*Hipparion*, *Equus*), und Seitenzweige sind auch mehrfach in Südamerika eingedrungen (†*Pliohippus*, *Hippidion*, *Equus*, Abb. 98). Die Zehenreduktion, die zur Monodactylie führt, wird mit *Pliohippus-Equus* erreicht (Abb. 98). *Hipparion* bleibt 3zehig.

Bereits in Alteozän entsprang aus der Hyracotheriengruppe ein Stamm, die Palaeotheria (Abb. 98), der durch eigenständige Spezialisationen von den übrigen Equoidea abweicht. Das Gebiß der bis zu tapirgroßen Formen war vollständig $\frac{3\ 1\ 3(4)\ 3}{3\ 1\ 3(4)\ 3}$, zeigt aber bei beginnender Hypsodontie ein eigenes Molarenmuster. Die Linie starb bereits im Oligozän aus.

An die Equoidea schließt als weitere Superfamilie der Hippomorpha eine Gruppe perissodactyler Huftiere an, die †Brontotheriidae (= †Titanotheriidae), die im Tertiär Nordamerikas und Eurasiens eine Radiation in mehrere Stammeslinien erfuhr. Ihre Stammesgeschichte beginnt mit kleinen, Paläotherien-ähnlichen Formen und führt schließlich zu elefantengroßen Endformen, die plötzlich im Altoligozän erlöschen. Die Titanotherien bleiben konservativ in Hinblick auf Gebiß (brachyodont, bunoselenodont) und Extremitäten (keine Reduktion der Seitenstrahlen). Das Gehirn bleibt in der ganzen Reihe auffallend primitiv und macht keine erhebliche Entfaltung des Großhirns durch. Spezialisiert ist die progressive Zunahme der Körpergröße und parallel zu dieser, die Ausbildung massiver, in der Stammesreihe immer größer werdender Schädelaufsätze.

Eine weitere Gruppe mesaxoner Huftiere, die Chalicotherioidea, sei hier als Superfamilie angeschlossen. Es handelt sich um eine relativ formenreiche Gruppe, deren Herkunft nicht geklärt ist. Man wird kaum fehlgehen, wenn man sie als Schwestergruppe der Perissodactyla von Condylarthra ableitet. Die Chalicotherien werden oft auch als eigene Ordnung (oder Subordo) „Ancylopoda" geführt. Es handelt sich um große, langbeinige Formen, die im Jungeozän in Nordamerika und Ostasien auftreten und im Tertiär auch in Europa und Afrika gefunden werden. Sie sterben im Pleistozän aus. Schädel und Gebiß ähneln denen der Titanotherien. Nach dem Eozän spaltet sich der Stamm in eine brachyodonte und eine hypsodonte Reihe. Die jüngeren Formen besitzen sehr kräftige und verlängerte Vordergliedmaßen mit außerordentlich großen, seitlich komprimierten Hufkrallen, deren Funktion nicht bekannt ist. Wichtige Gattungen: †*Schizotherium* (altweltlich, hypsodont), †*Moropus* (neuweltlich), †*Chalicotherium* (altweltlich, brachyodont).

(29) Artiodactyla, Paraxonia (Paarhufer)

Die Artiodactyla sind Huftiere, die sich durch ihren Fußbau grundsätzlich von den Perissodactyla (Abb. 96) unterscheiden und eine in sich einheitliche Gruppe bilden. Die Körperlast wird von der 3. und 4. Zehe getragen. Zehe 2 und 5 sind bei primitiver Fußstruktur (Hippopotamidae, Suidae) noch funktionell,

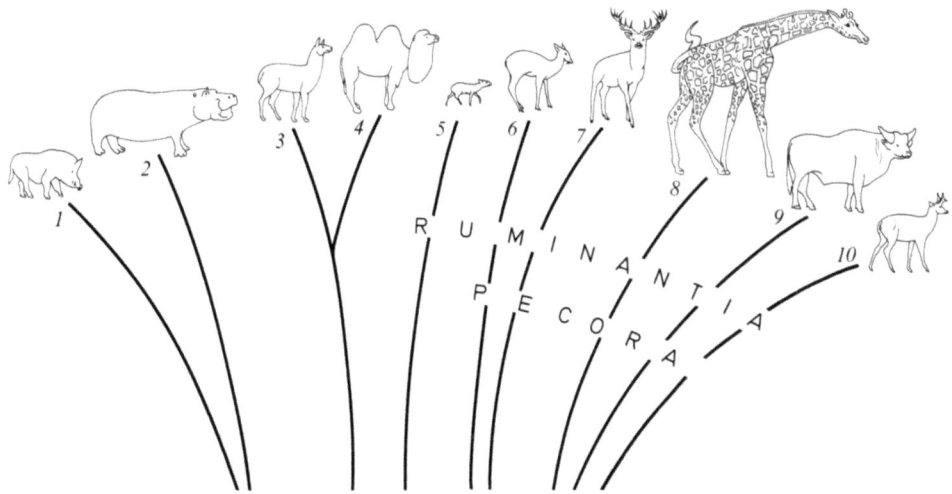

Abb. 99. Übersicht über die Systematik der rezenten Artiodactyla (Paarhufer)

1 Sus (Suiformes)	*5* Tragulus (Tragulidae)	*8* Giraffa (Giraffidae)
2 Hippopotamus	*6* Moschus (Cervidae)	*9* Bos (Bovidae)
3 Lama (Tylopoda)	*7* Cervus (Cervidae)	*10* Antilocapra (Antilocapridae)
4 Camelus (Tylopoda)		

zeigen aber bei den evolvierten Gruppen eine mehr oder weniger weitgehende Rückbildung. Sie fehlen bei Giraffidae und Tylopoda vollständig. Die untere Gelenkfläche am Astragalus (Talus) ist zweiteilig (s. Bd. II).

Die Herkunft der Artiodactyla ist nicht völlig geklärt. Die ältesten bekannten Formen lassen sich nach dem Gebiß an Condylarthra anschließen, weichen von diesen aber im Bau des Fußskeletes ab.

Dennoch ist die Abstammung von paleozänen Condylarthra wahrscheinlich. Das Molarengebiß der ursprünglichen Paarhufer ist bunodont (Höckermuster). Im Jungtertiär treten mehr und mehr selenodonte Formen in den Vordergrund (4 halbmondförmige Leisten). Die Bunodontie der rezenten Schweineartigen ist sekundär über ein protoselenodontes Zwischenstadium entstanden (Neobunodontie).

Die rezenten Paarhufer (75 Gattungen, 171 Arten) sind weltweit verbreitet (mit Ausnahme der australischen Region). Die ältere Systematik unterscheidet Nonruminantia (Nichtwiederkäuer, Bunodontia) und Ruminantia (Wiederkäuer) (Abb. 99). Da der Mechanismus des Wiederkauens und die Ausbildung des mehrteiligen Magens als Fermentationskessel (s. S. 230) in zwei Stammeslinien unabhängig entstanden ist, erweist sich heute eine Gliederung in drei Subordines als zweckmäßig.

Die Suiformes (Schweineartige, Bunodontia, Nonruminantia) gehen auf eine frühtertiäre Radiation zurück († Palaeodonta), aus der bereits im Tertiär eine erhebliche Formenfülle entstanden ist. Unter diesen umfaßt die Linie der † Dichobunidae die ältesten und zugleich primitivsten Artiodactyla (Nordamerika, Eurasien), mit generalisiertem Schädelbau, vollständigem Gebiß mit bunodonten Mahlzähnen (5–6höckrig). Sie werden heute als Stammgruppe aller Artiodactyla

System der rezenten Artiodactyla

Subordo 1.: Suiformes	*Subordo 3.:* Ruminantia s. str.
Suoidea Schweine	Tragulina — Zwerghirsche
Hippopotamidae — Flußpferde	Pecora — Stirnwaffenträger
Subordo 2.: Tylopoda — Kamelartige	Cervidae — Hirsche u. Moschustiere
	Giraffidae — Giraffen
	Bovidae — Hornträger
	(Antilopen, Rinder, Ziegen, Schafe, Moschusochsen)
	Antilocapridae — Gabelböcke

angesehen. Ein spezialisierter Seitenzweig, die † Entelodontidae, mit großen Fortsätzen am Jochbogen, starb im Miozän aus.

Die Suiformes sind primitive Paarhufer mit meist 4 Zehen, nach hinten offener Orbita (Ausnahme Hippopotamidae), gekammertem Magen, neobunodonten Molaren und vergrößerten Eckzähnen. Der Gesichtsschädel ist bei den späteren Formen verlängert. Ernährungsweise: vegetabilisch-omnivor.

Die echten Schweine, Suoidea, haben sich bereits seit dem Oligozän in zwei Familiengruppen getrennt, die altweltlichen Suidae und die rezent nur vom südlichen Nordamerika bis Argentinien vorkommenden Tayassuidae (=Dicotylidae, Nabelschweine). Tayassuidae und Suidae weisen mannigfache Konvergenzen und Parallelentwicklungen auf, sind aber nur entfernt miteinander verwandt. Die Prämolaren sind bei Suidae molarisiert, die Zahl der Höcker auf den Molaren ist vermehrt. Die Canini sind wurzellos und als Hauer (Ausdrucksorgan) ausgebildet; an der Schnauze befindet sich eine Rundscheibe. Die Suidae sind in Eurasien entstanden. Mehrere Stämme sind ausgestorben. *Sus*, mit *S. scrofa* (Wildschwein), *S. verrucosus*, *S. barbatus*, ist eine weit verbreitete, sehr anpassungsfähige Gattung. Die afrikanischen Busch- und Waldschweine, *Potamochoerus* und *Hylochoerus*, sind wahrscheinlich Abkömmlinge einer eigenen afrikanischen Stammeslinie, die vielleicht mit den Warzenschweinen (*Phacochoerus*, Afrika südlich der Sahara, im Altquartär auch in Indien), hoch spezialisierten Steppenformen, gemeinsamen Ursprung haben. Der Hirscheber (*Babyrussa*) von Celebes mit extremen Spezialisationen der Eckzähne und des Schädels bei relativ primitiver Form der Postcaninen gehört einer bereits seit dem Miozän selbständigen Seitenlinie an.

Die Tayassuidae, Nabelschweine, sind durch eine Fülle von Merkmalen von den Suidae abzugrenzen (Einzelheiten des Schädelbaues und des Kiefergelenkes, gerade und senkrecht stehende Eckzähne, kurze Schnauze, große Rückendrüse, Extremitäten funktionell dreistrahlig, Metatarsale 3 und 4 oft verschmolzen, einfacher bunodonter Bau der Molaren). Die Gruppe ist seit dem Oligozän in Nordamerika nachweisbar und drang im Pleistozän nach Südamerika vor. Im Tertiär kamen Nabelschweine auch in der Alten Welt vor. Ursprüngliche Heimat vielleicht Asien.

Große, plumpe Nachkommen der † Dichobunidae, die † Anthracotheria (Eozän bis Pleistozän, altweltlich, besonders Afrika, großwüchsige Spätformen auch in Nordamerika), sind vermutlich die Ahnen der Hippopotamidae (Flußpferde). Flußpferde aus dem Pliozän Südeuropas und dem Quartär Südasiens sind weitgehend an das Leben im Wasser (Lage der Nasenöffnungen und Augen) angepaßt.

Vordergebiß spezialisiert (*Hippopotamus* tetraprotodont, *Choeropsis* diprotodont). Das westafrikanische Zwergflußpferd, *Choeropsis* ist weniger stark an das Wasserleben angepaßt als *Hippopotamus*. Die beiden Stammeslinien sind seit dem Miozän getrennt.

Die Tylopoda, Schwielensohler (Kamele, Nordafrika und Asien; Lamas, Südamerika), sind durch derart viele Merkmale von den Pecora (= Ruminantia) getrennt, daß sie heute als eigene Subordo geführt werden müssen. Zu den, dieser Gruppe eigenen Merkmalen gehören die terminale Spaltung der Metapodien (Abb. 96), ovale Form der roten Blutkörperchen, Magenkammerung, Zwerchfellknochen, Fehlen eines Nervus recurrens (Kehlkopfinnervation). In einigen Merkmalen (Art des Ursprunges der Arterienstämme vom Aortenbogen) stehen die Tylopoden zwischen den Suiformes und den Pecora. Die Sonderform des Magens (s. Bd. III) gegenüber den Pecora zeigt, daß das Wiederkauen in beiden Gruppen unabhängig voneinander entstanden sein muß. In ihrer Ursprungsheimat Nordamerika († *Protylopus*, † *Poebrodon*, Jungeozän) sind Cameliden mit Ausgang der Eiszeit erloschen. Nach Eurasien gelangten Tylopoden († *Paracamelus*) im späten Tertiär, nach Südamerika erst im Pleistozän. Die Evolutions-Trends sind durch zunehmende Körpergröße, † *Protylopus* war hasengroß, Rückbildung der seitlichen Zehenstrahlen, Reduktion von Fibula und Verschmelzung von Radius und Ulna, Verlängerung des Halses, Ausbildung einer postorbitalen Knochenspange und Hypsodontie, also durch mannigfache Paralleltendenzen zu den Pecora gekennzeichnet.

Neuweltliche Camelidae, Lamas (2 Arten, 2 domestizierte Formen), sind an das Leben in den Anden und in den Pampas angepaßt. Altweltliche Kamele (2 Arten) sind Wüstentiere, die Trockenheit und extreme Temperaturen vertragen. Beide Arten sind domestiziert. Nur vom zweihöckrigen Kamel (*Camelus bactrianus*) existiert eine kleine Restpopulation der Wildform in der Mongolei. Die Wildform des Dromedars (*Camelus dromedarius*) ist nicht sicher bekannt.

Die Physiologie der Hitzeanpassung der Kamele ist heute gut bekannt (SCHMIDT-NIELSEN, 1964). Die alte Annahme, daß Kamele in den eigenartigen Nebenkammern des Pansens Wasser speichern könnten, hat sich nicht bestätigt, denn diese enthalten kein Wasser, sondern sind mit Futter gefüllt und besitzen reichlich Drüsen, die dem Speichel ähnliches Sekret produzieren. Auch die Annahme, daß Wasser aus der Fettverbrennung gewonnen würde und der Fettbuckel als Reservoir diene, trifft nicht zu. Zwar ergibt die Oxydation von 1 g Fett 1,07 g H_2O. Fettverbrennung steigert aber den O_2-Verbrauch und geht mit Steigerung der Atmung einher. Die ausgeatmete Luft ist mit Wasserdampf gesättigt und dieser Verlust entspricht quantitativ dem Wassergewinn aus der Fettverbrennung. Kamele besitzen keine echten Wasserspeicher. Sie haben aber eine stark schwankende Körpertemperatur (bis zu 6° pro Tag) und sparen Wasser, da sie dies nicht zur Wärmeregulation benötigen. Erhöhte Körpertemperatur vermindert außerdem den Wärmezufluß von der Umgebung zum Körper. Die spezielle Struktur des Pelzes (s. Bd. III) ist zudem eine hervorragende Schranke gegen Hitzezufuhr bei warmer Umgebung (geschorene Kamele haben einen höheren Wasserverbrauch als ungeschorene). Entscheidend ist aber die Widerstandsfähigkeit gegen Dehydratation der Gewebe.

Kamele können einen Gewichtsverlust von 27% des Körpergewichtes in warmem Milieu ertragen, das ist doppelt soviel als bei anderen Säugern. Sie können allerdings auch in einem Trinkakt bis zu 30% des Körpergewichtes an Wasser aufnehmen.

Die Stammesgeschichte der Ruminantia ist relativ gut belegt. Eine kleine Reliktgruppe, die im Tertiär in ganz Eurasien und Afrika verbreitet war, die Tragulina (Abb. 99), Zwerghirsche, hat sich mit 1 Art in Westafrika (*Hyemoschus) und 3 Arten in Südasien (*Tragulus*) erhalten. Charakteristischerweise handelt es sich um kleine, buschschlüpfende Waldbewohner. Die Gruppe geht bis ins Jungeozän zurück, ist also wesentlich älter als Hirsche oder Boviden. †*Dorcatherium* aus dem Miozän — Pliozän Eurasiens und Afrikas steht dem rezenten *Hyemoschus* sehr nahe.

Die Tragulina zeigen gegenüber den Pecora eine Menge von Primitivmerkmalen: 4 vollständige Metatarsalia (Bd. II, Abb. 529), Metapodien nur teilweise verwachsen, Ulna meist frei, Bau der Bulla tympanica mit spongiösem Knochengewebe, Fehlen der Antorbitalgruben, kein Geweih, sehr primitives Gehirn, lange, wenig spezialisierte Oberkiefer-Canini, brachyodonte, noch nicht typisch selenodonte Molaren. Spezialisiert sind Magen-Darmtrakt und Carpus.

Die Gruppe zeigte im Tertiär eine breite Radiation und hat mit den †Leptomerycidae und †Hypertragulidae, die eine mögliche Ahnengruppe für die Pecora abgeben, auch die Neue Welt erreicht.

Die ältesten Cervidae, Hirsche, sind den Tragulina noch sehr ähnlich († *Eumeryx*, Oligozän, Asien). Systematik und Phylogenie der rezenten Hirsche sind unbefriedigend, da sie fast ausschließlich auf der Struktur des Fußes basieren. Die Geweihbildungen sind für stammesgeschichtliche Ableitungen nicht brauchbar, da der enorme Formenreichtum und die Variabilität sichere Schlüsse nicht zulassen.

Das Merkmal der plesiometacarpalen Handstruktur ist gekennzeichnet durch die Persistenz der proximalen Anteile der Metacarpalia II. und V. als Griffelbeine. Bei den Telemetacarpalia sind der II. und V. Strahl der Vordergliedmaßen, bis auf Reste der distalen Anteile der Metacarpalia und Phalangenreste rückgebildet. Rudimente der Metatarsalia fehlen in beiden Fällen. Dieses Merkmal reicht nicht zu einer Klärung der Phylogenese und Klassifikation aus. Die Moschinae sind zwar telemetacarpal, unterscheiden sich aber von den übrigen Unterfamilien durch so viele Primitivmerkmale, daß ihnen viele Forscher den Rang einer eigenen Familie zuerkennen und sie den Cervidae gegenüberstellen.

Moschustiere (1 Art, Zentral- bis Ostasien) sind tertiärzeitliche Relikte von der Größe eines Rehes, ohne Geweih. Obere Eckzähne bilden beim Männchen lange Hauer mit Dauerwachstum. Nur ein Tränenkanal. Antorbitalgruben fehlen. Gehirn sehr primitiv. Spezialisierte Hautdrüsen in der Schwanzgegend und vor der Präputialöffnung.

Auch die Muntjacinae (Gattungen *Muntjacus*, *Elaphodus*) zeigen Primitivmerkmale (geringe Körpergröße, langer flachliegender Rosenstock, dolchförmige Eckzähne). Spezialisiert ist das Gebiß. Handstruktur plesiometacarpal. Muntjaks sind die primitivsten, rezenten Geweihträger (Geweih: Spießer bis Gabler).

Die übrigen plesiometacarpalen Hirsche, Cervinae, bilden eine hochspezialisierte, in sich einheitliche Gruppe eurasischer Formen (Wapitis erst im Pleistozän nach Nordamerika eingewandert), die seit dem Pliozän eine bedeutende Formenaufspaltung erfahren. Zahlreiche Seitenlinien sind im Pleistozän ausgestorben. Der eiszeitliche Riesenhirsch Europas († *Megaloceros giganteus*) besaß eine Spannweite des Geweihs von 3,50 m und war eine Steppenform.

Die telemetacarpalen Hirsche (Trughirsche) sind offensichtlich keine stammesgeschichtlich einheitliche Gruppe. Einen geschlossenen Formenkreis bilden die amerikanischen Odocoileinae, deren nordamerikanische Vertreter im Pliozän aus Asien eingewandert sein sollen. Die Südamerika-Hirsche (*Odocoileus*, *Mazama*, *Hippocamelus*, *Pudu*) sind erst im Pleistozän in den Subkontinent gelangt und haben hier eine Formenradiation erfahren. Die Zwerghirsche (*Pudu*) sind sekundär verzwergt, das Geweih der südamerikanischen Spießhirsche ist sekundär vereinfacht.

Einen eigenen Formenkreis unter den Telemetacarpalia bilden die Rehe, die mit den Odocoileinae nur entfernt verwandt sein dürften. Rehe treten erstmals im Altquartär der Alten Welt auf. Ihre Herkunft (Einwanderung von Nordamerika?) ist nicht geklärt. Ungeklärt ist auch die Herkunft und Phylogenie der Elche (*Alces*) und der circumpolaren Rentiere (*Rangifer*). Beide Gruppen sollten wegen mannigfacher Besonderheiten (Geweih, Hufe) als eigene Unterfamilien geführt werden.

System der rezenten Hirsche

Fam. 1: Moschidae, Moschustiere
  Subfam. 1.: Moschinae *t*

Fam. 2: Cervidae, Hirsche

Subfam. 2: Muntjacinae	*Muntjacus, Elaphodus p*
Subfam. 3: Cervinae — echte Hirsche	*Cervus, Rucervus, Axis, Sika, Dama, Elaphurus p*
Subfam. 4: Odocoileinae, Trughirsche	Odocoileini: *Odocoileus, Hippocamelus, Mazama, Pudu t* Capreolini: *Capreolus t*
Subfam. 5: Hydropotinae — Wasserrehe *t*	*Hydropotes*
Subfam. 6: Alcinae, Elche	*Alces t*
Subfam. 7: Rangiferinae — Rentiere	*Rangifer t*

t telemetacarpal
p plesiometacarpal

Hydropotes, das ostchinesische Wasserreh, nimmt eine Sonderstellung ein. Beim Männchen verlängerte Eckzähne, tiefe Antorbitalgrube, große Bulla, geweihlos, große Zahl von Jungen, bis zu 6 in einem Wurf.

Aus primitiven, geweihlosen Hirschen (†Palaeomerycidae, Miozän Europas), entspringt eine Stammeslinie, die zu den Giraffoidea (giraffenartige Paarhufer) führt. Im Tertiär mit kurzhalsigen Formen relativ formenreich, haben sich von dieser jungen Gruppe nur zwei Gattungen (je 1 Art *Giraffa* und *Okapia*) bis zur Jetztzeit erhalten. Die ältesten und primitivsten Giraffen († *Palaeotragus*, Eurasien) stammen aus dem Miozän. Im Pliozän waren Steppenformen von Europa bis Asien verbreitet († *Honanotherium*). Eine riesige, kurzhalsige Form, † *Sivatherium* aus Asien und Afrika besaß eigenartige gegabelte Schädelaufsätze und ist erst im Pleistozän ausgestorben.

Die rezente Urwaldgiraffe, *Okapia* (Kongowald), besitzt noch winzige Rudimente der Metapodien und ist relativ kurzhalsig. Spezialisiert ist die Greifzunge. Das Okapi ist höher zerebralisiert als die Giraffe und muß wohl als sekundärer Waldbewohner angesehen werden (AMAT).

Die rezenten Steppengiraffen (1 Art mit 9 Unterarten), heute nur in Afrika, südlich der Sahara, kam in historischer Zeit auch in Nordafrika vor. Stark verlängerter Hals und sehr lange Extremitäten. Seitliche Metapodien verschwunden. Schädel spezialisiert und stark pneumatisiert. Schnauze sehr schlank und grazil. Die unteren Eckzähne sind doppelkronig und inzisiviform. Giraffen sind spezialisierte „Blattpflücker". Die Kopfwaffen bestehen aus mit Fell überzogenen Knochenzapfen.

Die formenreichste Gruppe unter den rezenten Artiodaotyla wird von den Bovidae (Hornträger) (Rinder, Antilopen, Ziegen, Schafe, Gemsen, Moschusochsen) gebildet. Alle Bovidae sind durch den Besitz von Knochenzapfen, die mit einer Hornscheide überzogen sind, ausgezeichnet. Seitliche Metapodien sind meist rückgebildet (Reste bei *Oreotragus*). Die Molaren sind hypsodont und selenodont. Das Vordergebiß (I, C) im Oberkiefer ist völlig rückgebildet. Unterer Eckzahn schneidezahnähnlich. Rezent etwa 100 Arten in Eurasien und Nordamerika.

Die Bovidae sind gleichfalls eine junge Gruppe der Paarhufer, deren Ursprung in Eurasien zu suchen ist († *Eotragus*, Miozän). Als Stammgruppe kommen eozäne Tragulina († *Archaeomeryx*) oder nahestehende Formen in Frage. Boviden sind hochspezialisierte Paarhufer, die in der Jetztzeit ihre Blüteperiode erfahren. Abkömmlinge der † *Eotragus*-Formen, die † Tragocerinae, waren im Jungtertiär in Eurasien weit verbreitet und formenreich. Aus diesen sind die Boselaphinae (Nilgauantilope) und im Pliozän die Bovinae (echte Rinder) hervorgegangen. Erst im Pleistozän sind die Gattungen *Bos*, *Bison*, *Bibos* und *Bubalus* nachweisbar. Die Gattung *Bos* hat nur als Hausrind überlebt. Die wilde Stammform † *Bos primigenius*, der Ur, wurde im 17. Jahrhundert ausgerottet. Die beiden rezenten Arten der Gattung *Bison* stehen einander sehr nahe und wurden erst im Pleistozän voneinander getrennt. Die Einwanderung nach Nordamerika erfolgte erst im mittleren Pleistozän. Die Linie der afrikanischen Büffel *(Syncerus)* bilden eine eigene Stammeslinie seit dem Pliozän, die wahrscheinlich in Afrika entstanden ist.

Gleichfalls im Jungtertiär Eurasiens und Afrikas erscheinen die Waldböcke, Strepsicerotini (= Tragelephinae). Sie haben nähere Beziehungen zu den Tragocerinae und den Bovinae. Hierher gehören Buschböcke, Kudus, Bongos, Sumpfantilopen und Elenantilopen. Einige Formen erreichen erhebliche Körperdimensionen (Elen, *Taurotragus*) und sind auch im Habitus rinderähnlich.

„Antilopen" im allgemeinen Sprachgebrauch bezeichnen keine systematische Einheit. Unter dieser Trivialbenennung wird eine große Anzahl von Hornträgern subsumiert, die verschiedenen Subfamilien zuzuordnen sind.

Die Cephalophinae (Duckerantilopen) sind kleine, primitive Bovidae, die seit dem Miozän eine eigene Stammeslinie bilden und in Afrika eine erhebliche Formenradiation aufweisen. Die meisten Arten sind kleine Urwaldbewohner (Schlüpfer), die Gattung *Sylvicapra* ist eine Steppenform. Das Furchungsmuster des Großhirns ist relativ einfach (Einfluß der geringen Körpergröße, s. Bd. III). Die Molaren sind brachyodont, die Krone ist deutlich gegen die Wurzel abgesetzt. Kurze, spießförmige Hörner. Antorbital- und Interdigitaldrüsen vorhanden.

Eine große Gruppe, die Hippotraginae, umfaßt eine Reihe von Stammeslinien, die untereinander einen engeren Verwandtschaftskreis bilden (Alcelaphini, Kuhantilopen; Hippotragini, Pferdeantilopen; Reduncini, Riedböcke und Wasserböcke). Säbelantilopen (*Oryx*) und Gnus (*Gorgon, Connochaetes*) stehen diesem Kreis sehr nahe.

System der rezenten Bovidae und Antilocapridae

Fam.: Bovidae

Subfam.: Tragocerinae	*Boselaphus, Tetraceros*
Subfam.: Bovinae	*Bos, Bibos, Bubalus, Bison*
Subfam.: Strepsicerotinae (Tragelaphinae)	*Strepsiceros, Tragelaphus, Taurotragus, Euryceros, Limnotragus*
Subfam.: Cephalophinae	*Cephalophus, Sylvicapra*
Subfam.: Hippotraginae	*Hippotragus, Oryx, Addax, Kobus, Adenota, Redunca, Pelea, Alcelaphus, Connochaetes, Gorgon, Damaliscus*
Subfam.: Antilopinae (Gazellinae)	*Ourebia, Neotragus, Nesotragus, Madoqua, Rhynchotragus, Antilope, Aepyceros, Gazella, Litocranius, Ammodorcas*
Subfam.: Caprinae	Saigini: *Saiga, Pantholops* Rupicaprini: *Rupicapra, Capricornis, Nemorhaedus,* Ovibovini: *Ovibos, Budorcas,* Caprini: *Hemitragus, Capra, Ammotragus, Ovis, Pseudois.*
Fam.: Antilocapridae	*Antilocapra*

Eine biologisch und morphologisch sehr einheitliche, aber formenreiche Unterfamilie, die Antilopinae (Gazellinae) ist eurasischen Ursprungs (älteste Funde Miozän Europa) und von dort nach Afrika eingedrungen. Primitive Gazellen haben in beiden Geschlechtern Hörner. Spezialisiert sind *Ammodorcas* und *Litocranius* (Giraffengazelle, langhalsige Laubäser).

Die Zwergböckchen, Neotraginae (*Neotragus, Nesotragus, Madoqua, Rhynchotragus, Oreotragus*), gehen vermutlich auf eine gemeinsame Stammform mit den Gazellen zurück. Sie werden oft als eigene Unterfamilie geführt.

Die Caprinae bilden eine sehr formenreiche Unterfamilie, zu der neben Gemsen, Moschusochsen, Ziegen und Schafen meist auch die mongolische Tschiruantilope (*Pantholops*) und die Saigaantilope gezählt werden, die in einigen Merkmalen auch Beziehungen zu den Gazellen aufweisen. Zu den Gemsen (Rupicaprinae) gehören neben der bekannten europäischen Art die asiatischen Waldformen (*Nemorhaedus, Capricornis*) und die Schneeziege (*Oreamnos*) des pazifischen Nordamerika. Die Gruppe läßt sich bis ins Miozän (Asien) zurückverfolgen. Die Moschusochsen (*Ovibovinae*) stehen den Gemsen und Ziegen nahe und sind mit den Rindern nicht näher verwandt. Sie gehen auf tertiäre Steppenformen zurück. *Budorcas* (Takin, Zentralasien) steht über quartäre Zwischenformen aus China mit *Ovibos* in Verbindung. Ziegen (*Capra*) und Schafe (*Ovis*) haben sich erst im Quartär getrennt. *Hemitragus* (Thar) und *Ammotragus* (Mähnenschaf) stehen der Stammeslinie der Ziegen nahe.

Die Gabelböcke, Antilocapridae (1 Art, Nordamerika), bilden eine eigene Familie, die wahrscheinlich mit den Bovidae nicht verwandt ist, sondern auf miozäne Cervidae zurückgeht. *Antilocapra* läßt sich lückenlos an eine quartärtertiäre Formengruppe in Nordamerika zurückführen. Beide Geschlechter tragen nicht pneumatisierte Knochenzapfen, die mit einer jährlich gewechselten Hornscheide bedeckt sind. Die neue Hornscheide wächst unter der alten vor. Kleiner Seitenzweig an der Vorderseite des Hornes (Gabelbock). Antorbitaldrüsen fehlen. Interdigitaldrüsen und Drüsen in der Schwanzregion, hinter dem Unterkiefer und am Unterrücken vorhanden. Große Ethmoidallücke wie bei Hirschen. Plesiometacarpal.

(30) Xenarthra (Zahnarme)

In der älteren Säugetier-Systematik wurden die südamerikanischen Gürteltiere, Faultiere und Ameisenfresser mit den altweltlichen Schuppentieren (Pholidota, s. S. 218) und Erdferkeln (Tubulidentata, s. S. 220) als Edentata zusammengefaßt. Die altweltlichen Formen wurden als Normarthra den neuweltlichen Xenarthra aufgrund der Struktur der Lendenwirbel gegenübergestellt. Nachdem sich erwies (M. WEBER, 1891, 1904), daß die Pholidota und Tubulidentata keinerlei stammesgeschichtliche Beziehungen zu den Xenarthra haben und auch untereinander nicht näher verwandt sind, mußte die Gruppe „Normarthra" eliminiert werden. Ähnlichkeiten beruhten auf ähnlicher Anpassung (Myrmekophagie, Grabanpassung). Die Xenarthra bilden eine in sich einheitliche aber vielgestaltige Ordnung. Die Bezeichnung „Edentata" wird heute häufig synonym mit Xenarthra gebraucht (SIMPSON, 1945).

Die Xenarthra sind zweifellos eine sehr alte Gruppe der Eutheria, die bereits vor dem Paleozän selbständig war und sich unmittelbar nach der Dichotomie in Marsupialia und Eutheria von kretazischen Protoinsectivoren abgespalten haben dürfte. Daraus erklärt sich ihre Sonderstellung gegenüber allen anderen Eutheria, die ihnen von MCKENNA (1974) auch als Epitheria gegenübergestellt werden. Gelegentlich wurde, sicher zu Unrecht, sogar die Zugehörigkeit zu den Eutheria angezweifelt. Wegen ihrer stammesgeschichtlich frühen Isolierung stellen wir die Gruppe an den Schluß unserer Besprechung der Säugetiere.

Xenarthra sind seit dem Paleozän nachgewiesen. Die Gruppe ist ausschließlich neuweltlich. Meist werden die † Palaeanodonta aus dem Paleozän Nordamerikas als Ahnen angesehen. Die Beziehungen zu dieser Gruppe sind jedoch nach neueren Untersuchungen (EMRY, 1970) keineswegs gesichert. Andererseits besteht auch die Möglichkeit, daß Abkömmlinge südamerikanischer Altformen aus einer frühen Radiation bereits im Alttertiär nach Nordamerika gelangt sind. Jedenfalls ist die Herkunft der Xenarthra aus Südamerika sehr wahrscheinlich, und hier hat im Tertiär eine enorme Radiation stattgefunden (165 fossile Gattungen), die im Pliozän das Maximum ihrer Entfaltung erreicht hat und seither regressiv ist. Zahnarme gelangten im Pliozän auch nach Nordamerika. † Mylodontidae und † Gravigrada haben in Nord- und Südamerika bis ins Alt-Holozän überlebt.

Die Sonderstellung der Xenarthra gegenüber den übrigen Eutheria ergibt sich aus der Persistenz einer Reihe von Primitivmerkmalen und gruppentypischer Spezialisationen. Unter den plesiomorphen (primitiven) Merkmalen sind zu nennen das Vorkommen von Ossa septomaxillaria (s. Bd. II) und von ossifizierten Sternalrippen (Bd. II, Abb. 76). Das Gehirn ist sehr primitiv. Die Körpertemperatur ist niedrig und die Wärmeregulation unvollkommen.

Das Vorkommen von Hautossifikationen und Knochenpanzern nicht nur bei Gürteltieren, sondern auch bei einigen fossilen Riesenfaultieren, neben dem Besitz der säugertypischen Integumentalderivaten (Haare, Drüsen), dürfte eine Spezialisation sein, die auf ein altes Schuppenkleid zurückgeht. Apomorph (spezialisiert) sind die zusätzlichen Wirbelgelenke (s. Bd. II, Abb. 49), die der Gruppe den Namen gegeben haben und die Ausbildung eines komplexen Synsacrums (das Os ischium (Bd. II, Abb. 391) verwächst knöchern durch Bandossifikation mit den vorderen Caudalwirbeln). Sekundär ist auch die Vereinfachung des Gebisses, die zum völligen Zahnverlust (Ameisenfresser) oder zur Monophyodontie führt. Bei einigen Gürteltieren kommen jedoch noch Milchzähne vor. Schmelz fehlt an den Zähnen, wenn auch embryonal noch eine Schmelzglocke gebildet wird. Die Wurzelkanäle sind offen (Dauerwachstum). Die Kronenform ist stets stark vereinfacht. Als einzige Säugetiere außer den Primaten besitzen Xenarthra einen Uterus simplex (sekundär). Einzigartig ist das Phänomen der Polyembryonie (Entwicklung von 4 bis 12 Jungen aus einer einzigen Eizelle) bei mehreren Gürteltierarten der Gattung *Dasypus*.

Die Ordnung Xenarthra wird in zwei Unterordnungen, Pilosa und Cingulata (Loricata) gegliedert.

Ordo: XENARTHRA

   Subordo: PILOSA

      Fam.: † Megalonychidae

Fam.: † Megatheriidae	Riesenfaultiere
Fam.: † Mylodontidae	
Fam.: Myrmecophagidae	Ameisenfresser
Fam.: Bradypodidae	Faultiere

   Subordo: CINGULATA (Loricata)

Fam.: Dasypodidae	Gürteltiere
Fam.: † Glyptodontidae	Riesengürteltiere

Die beiden Stammeslinien der Cingulata (Abb. 100) sind bereits seit dem Alttertiär getrennt. Glyptodontidae sind seit dem Eozän bekannt. Sie besaßen einen ungegliederten, starren Knochenpanzer und eine knöcherne Schwanzröhre. Schädel kurz, mit abwärts gerichteten Muskelfortsätzen am Jochbogen. Halswirbel 2.–5. verschmolzen. Glyptodonten gelangten ebenso wie Dasypodidae im Pleistozän nach Nordamerika. Die Riesengürteltiere starben bereits im Pleistozän aus.

Gürteltiere, Dasypodidae (rezent 9 Gattungen, 21 Arten), sind terrestrische, grabende Allesfresser. Der Hautpanzer besteht aus Knochenplatten im Corium, die von Hornplatten überlagert werden. Die Platten können zu Schildern oder gürtelartigen Streifen zusammengfaßt sein und lassen Bewegungen im Panzer zu. Beim Gürtelmull, *Chlamyphorus*, treten im mittleren Rumpfabschnitt die Knochenplatten des Panzers zurück. Dieser liegt in einer von der dorsalen Mittellinie ausgehenden Hautduplikatur, die sich am Rande des Panzers einwärts

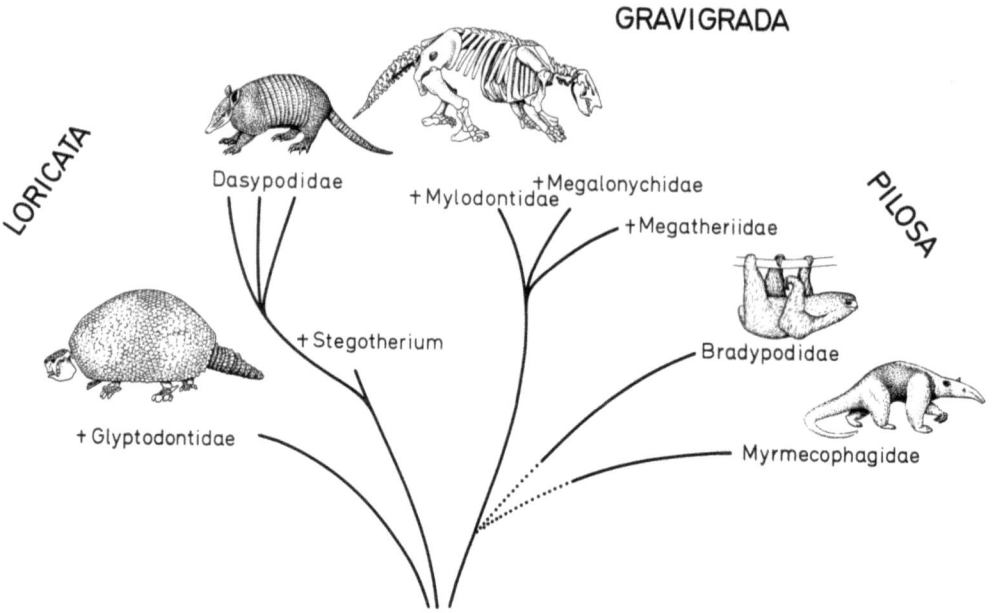

Abb. 100. System und stammesgeschichtliche Beziehungen der Xenarthra

umschlägt. Die Zähne der Gürteltiere sind sehr vereinfacht nach Form und Struktur (Schmelzlosigkeit), an Zahl aber vermehrt. Das Riesengürteltier (*Priodontes*), eine Waldform mit mächtigen Grabklauen, erreicht eine Körperlänge von $1^1/_2$ m und besitzt bis zu 100 Zähne. Laufende Gürteltiere (*Priodontes, Tolypeutes*) setzen nicht die Hand- oder Fußfläche auf, sondern laufen auf den Spitzen der Krallen.

Zu den felltragenden Zahnarmen (Pilosa) (Abb. 100), gehören die Faultiere (Bradypodidae), die Ameisenfresser (Myrmecophagidae) und die ausgestorbenen Riesenfaultiere, die bereits im Alttertiär drei Stammeslinien bilden († Megatheriidae, † Megalonychidae, † Mylodontidae). Diese werden oft als „Gravigrada" zusammengefaßt. Sie sind nicht die Ahnen der rezenten Bradypodidae, doch scheint ein basisnaher Zusammenhang beider Gruppen zu bestehen. Die Gravigrada sind große, bodenlebende Pflanzenfresser. Die Hand zeigt ursprünglich Pentadactylie mit starken Krallen an den drei Mittelfingern. Riesenfaultiere erreichten bis zu Elefantengröße († *Megatherium* 6 m lang). † *Megatherium* und † *Mylodon* haben noch gleichzeitig mit dem Menschen gelebt und sind erst nach der Eiszeit (vor 15 000 Jahren) ausgestorben.

Die rezenten Faultiere (2 Gattungen, 6 Arten) und Ameisenfresser (3 Gattungen, 4 Arten) sind Reliktformen mit extremer Spezialisation. Faultiere (Bradypodidae) sind Blattfresser mit gekammertem Magen. Die ausschließlich arborikole Lebensweise mit hangelnder Lokomotion bei abwärtshängendem Rücken hat mannigfache Sonderbildungen verursacht (Extremitätenproportionen, Situsverhältnisse, umgekehrter Haarstrich). Die Fortbewegung ist außerordentlich langsam, die Stoffwechselaktivität und die Schilddrüsentätigkeit gering. Faultiere sind die einzigen Säugetiere, die nicht 7 Halswirbel haben (*Bradypus* 9, *Choloepus* 6 Halswirbel). Der Bewegungsumfang des Halses ist unabhängig von der Wirbelzahl beträchtlich. Der Schwanz ist rückgebildet. Die Zahnformel lautet $\frac{5}{4}$. Bei *Choloepus* ist der erste Zahn caniniform, bei *Bradypus* ist der zweite, obere Zahn vergrößert. Schmelzorgane werden angelegt, haben aber im Gegensatz zu Dasypodidae keine Schmelzpulpa mehr. Fossilformen sind nicht bekannt.

Ameisenfresser (Myrmecophagidae) sind fossil seit dem frühen Miozän bekannt. Sie sind extrem myrmekophag (völlige Reduktion des Gebisses, auch Zahnanlagen nicht nachgewiesen, wurmförmige Zunge, Speicheldrüsen, röhrenförmiger Schädel). Handskelet spezialisiert, Fuß primitiv, isodactyl. Der Stamm ist offenbar früh gegenüber der Hauptstammeslinie selbständig geworden. Eine Ableitung von Gravigraden ist nicht möglich, da der Weg von der Phyto- zur Myrmekophagie ausgeschlossen ist. Auch der primitive Bau des Fußes schließt diese Herkunft aus. Die Großform (*Myrmecophaga*) ist terrestrisch, *Tamandua* ist teilweise arborikol, die Zwergform (*Cyclopes*) ist vollständig zum Leben im Geäst übergegangen.

Literatur (C. Vertebrata)

Agnatha und Fische

ALDINGER, H.: Permische Ganoidfische aus Ostgrönland. Medd. om Grønland **102**, 1–392 (1937).
ALLIS, E.P. JR.: The cranial muscles and cranial and first spinal nerves in Amia calva. L. Morphol. **12**, 487–808 (1897).
ALLIS, E.P. JR.: The skull and cranial and first spinal muscles and nerves in Scomber scomber. J. Morphol. **18**, 45–328 (1903).
ALLIS, E.P. JR.: The cranial anatomy of the mail-cheeked fishes. Zoologica **22**, 1–219 (1909).
ALLIS, E.P. JR.: Cranial anatomy of Polypterus. J. Anat. **56**, 189–294 (1922).
ALLIS, E.P. JR.: The cranial anatomy of Chlamydoselachus anguineus. Acta Zoologica **4**, 123–221 (1923).
BAHR, K.: Beiträge zur Biologie des Flußneunauges Petromyzon fluviatilis L. (Lebensraum und Ernährung). Zool. Jb., Abt. System., Ökol. u. Geogr. **81**, 408–436 (1952).
BERG, L.S.: System der rezenten und fossilen Fischartigen und Fische. Berlin: Deutscher Verlag d. Wiss. 1958.
BERTELSEN, E.: The Ceratoid fishes. Dana Report 7, No. 39 (1951–1953).
BREDER, C.M.: The locomotion of fishes. New York Zoologica **4**, 159–297 (1926).
BRIDGE, T.W.: Fishes. Cambridge Nat. History **7** (1904).
BRODAL, A., FÄNGE, R.: The Biology of Myxine. Oslo: Universitetsforlaget 1963.
BROWN, M.E.: The Physiology of fishes. Vol. I. II. New York: Acad. Press 1957.
COLE, F.J.: A monograph on the general morphology of the myxinoid fishes, based on a study of Myxine. Trans. Roy. Soc. Edinburgh **49**, 293–344 (1913).
DAGET, J.: Révision des affinités phylogénétiques des Polyptéridés. No. 11. Mém. de L'Institut Français d'Afrique Noire **1950**, 9–171.
DANIEL, J.F.: The elasmobranch fishes. 3rd. ed. Berkeley: Univ. Californ. Press 1934.
DEAN, B.: Fishes living and fossil. New York: Mac Millan 1895.
DEAN, B.: Chomaeroid Fishes. Carnegie Inst. of Washington Publ. 32 (1906).
DEAN, B.: A bibliography of fishes. Vol. 3. New York: Am. Mus. Nat. Hist. 1916–1923.
DOLLO, L.: Sur la phylogénie des Dipneustes. Bull. Soc. Belge Géol. **9**, 79–128 (1896).
GANS, C., PARSONS, T.S.: A photographic atlas of shark anatomy. New York: Acad. Press 1964.
GIBERT, P.W., MATHEWSON, R.F., RALL, D.P.: Sharks, skates and rays. Baltimore: Johns Hopkins Press 1967.
GOODRICH, E.S.: Cyclostomes and Fishes. In: Treatise on Zoology (R. LANKESTER, ed.). London 1909.
GOODRICH, E.S.: Polypterus a palaeoniscid? Paleobiol. **1**, 87–91 (1928).
GOODRICH, E.S.: Studies on the structure and development of vertebrates. London: Macmillan 1930.
GRASSÉ, P.P.: Traité de Zoologie. Tome XIII: Agnathes et poissons: Anatomie, Ethologie, Systématique. Paris: Masson 1958.
GREENWOOD, P.H., ROSEN, D.E., WEITZMANN, S.H., MYERS, G.S.: Phyletic studies of Teleostean fishes with a provisional classification of living formes. Bull. Am. Mus. Nat. Hist. **131** (4), 340–455 (1966).
GREGORY, W.K.: Fish skulls, a study of evolution of natural mechanisms. Trans. Am. Phil. Soc. **23** (2), 75–481 (1933).
GROSS, W.: Die Arthrodira Wildungens. Geol. Pal. Abh., N.F. **19**, 5–61 (1932).

GROSS, W.: Die Wirbeltiere des rheinischen Devons. Abh. Preuß. Geol. Landesanst., N.F. **154**, 1–83 (1933a).
GROSS, W.: Die Fische des baltischen Devons. Palaeontogr. Abt. A, **79**, 1–74 (1933b).
GROSS, W.: Die Wirbeltiere des rheinischen Devons. Teil II. Abh. Preuß. Geol. Landesanst., N.F. **176**, 1–83 (1937a).
GÜNTHER, K., DECKERT, K.: Wunderwelt der Tiefsee. Berlin-Grunewald: Herbig 1950.
HARDER, W.: Anatomie der Fische. Bd. I, II. Stuttgart: Schweizerbart 1964.
HARDISTY, M.W., POTTER, I.C. (eds.): The Biology of Lampreys, vol. I, II. London-New York: Acad. Press 1971–1972.
HEINTZ, A.: Die dowtonischen und devonlischen Vertebraten von Spitzbergen. Skrift. Svalbard og Ishavet **22**, 1–81 (1929).
HEINTZ, A.: Untersuchungen über den Bau der Arthrodira. Acta Zool. **12**, 225–239 (1931b).
HEINTZ, A.: The structure of Dinichthys, a contribution to our knowledge of the Arthrodira. Bashford Dean Mem. Vol. Art. **4**, 115–224 (1932).
HEINTZ, A.: How the fishes learned to swim. Smithson Rept. 1934, **1935**, 223–245.
HEINTZ, A.: Discussion of locomotor adaptions in the older fish groups. Repr. from Naturen. **58** (7, 8), (1934).
HEINTZ, A.: Über die ältesten bekannten Wirbeltiere. Naturwissensch. **26**, 49–58 (1938b).
HEINTZ, A.: Cephalaspida from Downtonian of Norway. Skr. Norske Videnskaps-Akad. Oslo, Naturwiss. Kl. 1939, **1939**, 1–119.
HUXLEY, T.H.: On Ceratodus Forsteri. Proc. Zool. Soc. London 1876.
JARVIK, E.: On the species of Eusthenopteron found in Russia and the Baltic states. Bull. Geol. Inst. Univ. Upsala **27**, 63–127 (1937).
JARVIK, E.: Specializations in early vetebrates. Extr. des Ann. de la Soc. Roy. Zool. de Belgique, T. 94, fasc. 1, 11–95 (1965).
KLAUSEWITZ, W.: Der Stammbaum der Fischartigen und Fische. In: Handbuch der Biologie, Bd. VI, S. 495–498. Konstanz 1962.
KLAUSEWITZ, W.: Echte Fische. In: Handbuch der Biologie, Bd. VI, S. 515. Konstanz 1962.
LEHMAN, J.P.: L'évolution des vetébrés inférieurs. Paris: Dunod 1959.
MARINELLI, W., STRENGER, A.: Vergleichende Anatomie und Morphologie der Wirbeltiere. Wien: Deuticke 1954–1973.
MILLOT, J.: Le troisième Coelacanthe; ohne Ort (Natur. Malgache) (1954).
MILLOT, J.: First observations on a living Coelacanth. Nature **175**, 362 (1955).
MILLOT, J., ANTHONY, J.: Anatomie de Latimeria chalumnae. Vol. I, II. Paris: CNRS 1958, 1965.
MOY-THOMAS, J.A.: The coelacanth fishes from Madagascar. Geol. Mag. **72**, 213–227 (1935b).
MOY-THOMAS, J.A.: The early evolution and relationships of the elasmobranchs. Biol. Rev. **14**, 1–25 (1939a).
MOY-THOMAS, J.A.: The Devonian fish Palaeospondylus gunni Traquair. Philos. Trans. Roy. Soc. Lond. **230B**, 391–413 (1940).
MOY-THOMAS, J.A., MILES, R.S.: Palaeozoic fishes. London: Chapman & Hall 1971.
NIKOLSKI, G.W.: Spezielle Fischkunde. Berlin: Deutscher Verlag d. Wissenschaften 1957.
NORMAN, J.R.: A history of fishes. London: Benn 1963.
NORMAN, J.R.: Die Fische. Hamburg-Berlin: Parey 1966.
PIVETEAU, J. (ed.): Traité de Paléontologie. Vol. IV, p. 1–3. Paris: Masson 1964–1969.
RAUTHER, M.: Echte Fische, T.I.: Anatomie, Physiologie und Entwicklungsgeschichte. Bronns Klassen u. Ordnungen des Tierreiches 6, 1. Abt. 2. Buch T. 1, 1050 Seiten, Leipzig 1940.
ROMER, A.S.: Eurypterid influence on vertebrate history. Science **78**, 114–117 (1933a).
ROMER, A.S.: Vertebrate Paleontology. 3d ed. Chicago: Univ. Chic. Press 1966.
ROMER, A.S.: Cartilage an embryonic adaption. Amer. Nat. **76**, 394–404 (1942).
ROMER, A.S.: The early evolution of fishes. Quart. Rev. Biol. **21**, 33–69 (1946).
ROMER, A.S.: The History of Fishes. Current Problems of Lower Vertebrate Phylogeny. Science **164**, 1510–1511 (1969).
ROMER, A.S., GROVE, B.H.: Environment of the early vetebrates. Amer. Mid. Nat. **16**, 805–856 (1935).
SÄVE-SÖDERBERGH, G.: Some points of view concerning the evolution of the vertebrates and the classification of this group. Ark. Zool. **26A**, 1–20 (1934).
SCHAEFFER, B.: Evolution in the subholostean fishes. Evolution **10**, 201–212 (1956).

Smith, H.W.: Water regulation and its evolution in the fishes. Quart. Rev. Biol. **7**, 1–26 (1932).
Smith, H.W.: The retention and physiological role of urea in the elasmobranchs. Biol. Rev. **11**, 49–52 (1936).
Smith, J.L.B.: Vergangenheit steigt aus dem Meer. Stuttgart: Günther 1957.
Stensiö, E.A.: Trissic fishes from Spitzbergen, Part. I, II. Wien: Holzhausen 1921, 1925.
Stensiö, E.A.: Notes on certain Crossopterygians. Proc. Zool. soc. London 1922.
Stensiö, E.A.: Triassic fishes from Spitzbergen, Part. II. K. Svenska Vetenskasakad. Handl. **2** (3), 1–261 (1925a).
Stensiö, E.A.: The Downtonian and Devonian vertebrates of Spitzbergen. Part. I.: Family Cephalaspidae. Skrift. Svalbard og Nordiskavet. **12**, 1–391 (1927).
Stensiö, E.A.: Upper Devonian vertebrates from East Greenland, collected by the Danish Greenland expedition in 1929 and 1930. Medd. om Grønland **86**, 1–212 (1931).
Stensiö, E.A.: Triassic fishes from East Greenland, collected by the Danish expedition in 1929–1931. Medd. om Grønland **83**, 1–305 (1932a).
Stensiö, E.A.: On the Placodermi of the Upper Devonian of East Greenland. I. Phyllolepida and Arthrodira. Medd. om Grønland **97**, 1–58 (1934b).
Stensiö, E.W.: On the snout of arthrodires. K. Svenska Vetenskapsakad. Handl. **20** (3), 1-32 (1942).
Stensiö, E.W.: On the Placodermi of the Upper Devonian of East Greenland. II. Antiarchi: Subfamily Bothriolepinae, with an attempt at a revision of the previously described species of that subfamily. Palaeozool. Groenlandica **2** (1945).
Sterba, G.: Süßwasserfische aus aller Welt. Leipzig-Jena: Urania 1959.
Stetson, H.C.: A restoration of the anaspid Birkenia elegans Traquair. J. Geol. **36**, 458–470 (1928).
Wahlert, G. von: Die Entstehung der Plattfische durch ökologischen Funktionswechsel. Zool. Jb. Syst. **89**, 1–42 (1961).
Wahlert, G. von: Die Schlüsselmerkmale der Rochen. Zool. Anz. **167**, 394–399 (1961).
Wahlert, G. von: Biologie und Evolution der Atemwege bei Haien und Rochen. Veröff. Inst. f. Meeresforschg. Bremerhav. **2**, 337–356 (1966).
Wahlert, G. von: Latimeria und die Geschichte der Wirbeltiere: Eine evolutionsbiologische Untersuchung. Fortschr. Evolutionsforsch. **IV**, 1–122 (1968).
Wahlert, G. von: Die Entstehung des Kieferapparates der Gnathostomen; On the origin of the gnathostome jaw-apparatus. Verh. dtsch. Zool. Ges. **1970**, 344–358.
Watson, D.M.S.: On some points in the structure of palaeoniscid and allied fish. Proc. Zool. Soc. London **1928**, 49–70.
Watson, D.M.S.: The interpretation of arthrodires. Proc. Zool. Soc. London **1934**, 437–464.
Watson, D.M.S.: The acanthodian fishes. Phil. Trans. Roy. Soc. Lond. **228**B, 49–146 (1937).
Westoll, T.S.: Ancestry of the tetrapods. Nature (Lond.) **141**, 127–128 (1938).
Woodward, A.S.: Modern progress in vertebrate palaeontology. In: Huxley Memoirial Lectures 1925–1932, p. 1–21. London: Macmillan 1931.

Amphibien

Bemmelen, J.F. van: The origin of the amphibians. Proc. K. nederl. Akad. Wet. **53**, 9 (1950).
Bishop, S.C.: Handbook of Salamanders. The Salamanders of the United States, of Canada and of lower California. New York: Hafner 1962.
Brame, A.H. jr.: A list of the world's recent Caudata. Vervielfältigtes Manuskript (1957).
Brame, A.H. jr.: A list of the world's fossil Caudata. Vervielfältigtes Manuskript (1958).
Brame, A.H. jr., Wake, D.: The salamanders of South-America. Los Angeles County Mus. Contribut. Sci. **69**, 1–72 (1963).
Brattstrom, B.H.: The phylogeny of the Salientia based on skeletal morphology. System. Zool. **6** (1957).
Cochran, D.M.: Amphibien. In: Knaurs Tierreich in Farben. München-Zürich: Knaur 1961.
Dunn, E.R.: The salamanders of the family Plethodontidae. Smith College, Northampton Mass. Vol. VIII (1926).
Dunn, E.R.: The Salamanders of the family Hynobiidae. Proc. Americ. Acad. Arts Sci. **58**, 445–523 (1923).

ECKER, A., WIEDERSHEIM, R., GAUPP, E.: Anatomie des Frosches. 3. Aufl. Braunschweig. I. (1896), II. (1899), III. (1904).
ESTES, R.: Fossil Salamanders and Salamander Origins. Amer. Zoologist **5**, 319–334 (1965).
ESTES, R.: Origin of the recent North American lower Vertebrate Fauna: An inquiry into the fossil record. Forma et Functio **3**, 139–163 (1970).
ESTES, R., REIG, O.A.: 1. The Early Fossil Record of Frogs: A Review of the Evidence. (Vial, J.L.: Evolutionary Biol. of the Anurans), p. 11–63. Columbia Missouri: Univ. of Missouri Press 1973.
FEJERVÁRY, G.J. DE: Kritische Bemerkungen zur Osteologie, Phylogenie und Systematik der Anuren. Arch. f. Naturgesch. Abt. A (1921 A).
FRANCIS, E.T.B.: The anatomy of the Salamander. Oxford: Clarendon Press 1934.
GANS, G., PARSONS, TH. S.: On the origin of the jumping mechanism in frogs. Evolution **20**, 92–99 (1966).
GOETTE, A.: Die Entwicklungsgeschichte der Unke. Leipzig 1875.
GRIFFITH, I.: The phylogeny of the Salientia. Biol. Rev. **38**, 241–292 (1963).
HECHT, M.K.: A reevaluation of the early history of the frogs. part. 1. Syst. Zool. **11**, 39–44 (1962).
HUENE, F. VON: Palaeontologie und Phylogenie der niederen Tetrapoden. Jena: Fischer 1956. Nachträge und Ergänzungen 1959.
INGER, R.F.: On the terrestrial origin of frogs. Copeia **1962**, 835–836.
INGER, R.F.: Ecological aspects of the origin of the tetrapods. Evolution **11**, 373–376 (1957).
JARVIK, E.: On the fish-like tail in the Ichthyostegid Stegocephalians. Medd. om Grönland **114**, 1–90 (1952).
JARVIK, E.: The oldest Tetrapods and their forerunners. The scient. Monthly **80**, 141–154 (1955).
JARVIK, E.: Devonian Vertebrates. In: Geology of the Arctic, p. 197–204. Toronto 1961.
KLINGELHÖFFER, W.: Terrarienkunde, 2. Aufl. (C. Scherpner, Hrsg.). Stuttgart: Kernen 1955–1959.
MERTENS, R., WERMUTH, H.: Die Amphibien und Reptilien Europas. Frankfurt a.M. 1960.
NOBLE, G.K.: The phylogeny of the Salientia. 1. Osteology and tigh musculature. Bull. Amer. Mus. Nat. Hist. **46** (1922).
NOBLE, G.K.: The biology of the Amphibia. New York-London: McGraw Hill 1931.
PARSONS, TH. S., WILLIAMS, E.E.: The realtionships of the modern Amphibia. The Quart. Rev. Biol. **38**, 26–53 (1963).
PIVETEAU, J.: Traité de Paléontologie, Amphibiens, Reptiles, Oiseaux. Paris: Masson 1955.
ROMER, A.S.: Vertebrate Paleontology 3d ed. Chicago: Univ. Press 1966.
ROMER, A.S.: Problems in early Amphibian History. Animal Morph. Physiol. **11** (1), 1–20 (1964).
ROMER, A.S.: A temnospondylous Labyrinthodont from the lower Carboniferous. Kirtlandia. The Cleveland Mus. of Nat. Hist. **6**, 1–20 (1969).
ROMER, A.S.: A New Anthracosaurian Labyrinthodont, Proterogyrinus Scheelei, From The Lower Carboniferous. Kirtlandia. The Cleveland Mus. of Nat. Hist. **10**, 1–16 (1970).
ROMER, A.S.: The Cranial Anatomy of the Permian Amphibian Pantylus. Breviora. Mus. of Comp. Zool. **314**, 1–37 (1969).
SCHMALHAUSEN, I.I.: Die Entstehung der Amphibien im Verlauf der Erdgeschichte. Sowjetwissenschaft, Naturw. Beiträge **9**, 941–961 (1958).
SCHMALHAUSEN, I.I.: The origin of terrestrial Vertebrates. New York-London: Academic Press 1968.
SCHMIDT, K.P.: A Check List of North American Amphibians and Reptiles. Chicago: Chicago Univ. Press 1953.
STEBBINS, R.C.: Amphibians and Reptiles of Western North America. New York-Toronto-London: McGraw Hill 1954.
SZARSKI, H.: The origin of the Amphibia. The Quart. Rev. Biol. **37**, 189–241 (1962).
TAYLOR, E.H.: The Caecilians of the world a taxonomic review. Lawrence: Univ. of Kansas Press 1968.
THORN, R.: Les Salamandres d'Europe, d'Asie et d'Afrique du Nord. Paris: Lechevalier 1968.
VERSLUYS, J.: Die Salamander und die ursprünglichsten vierbeinigen Landwirbeltiere. Naturwiss. Wochenschr. N.F. A **8** (1909).
VERSLUYS, J.: Amphibia. Handwörterbuch d. Naturwiss. A **1** (1912).
WAHLERT, G. VON: Biogeographische und ökologische Tatsachen zur Phylogenie amerikanischer Schwanzlurche. Zool. Jb. Syst. **85**, 253–282 (1957).

WAKE, D.B.: Comparative Osteology of the Plethodontid Salamander Genus Aneides. J. Morphol. **113**, 59–76 (1963).
WERNER, F.: Amphibien und Reptilien (naturwissenschaftliche Wegweiser), Bd. I, II. Stuttgart: Strecker u. Schröder 1909–1910.
WERNER, F.: Die Lurche und Kriechtiere. In: Brehms Tierleben, 4. Aufl. Leipzig-Wien 1912.
WESTOLL, T.S.: The origin of the tetrapods. Biol. Rev. **18**, 78–98 (1943).
WRIGHT, A.H., WRIGHT, A.A.: Handbook of frogs and toads of the Unites States and Canada. 3rd ed. (1949).

Reptilien

ANTHONY, J.: Anatomie de l'appareil venimeux des Reptiles. In: GRASSÉ, P.P. Traité de Zoologie, vol. XIV II, p. 549–598. Paris: Masson 1970.
BELLAIRS, A.: The Life of Reptiles, vol. I, II. London: Weidenfeld and Nicolson 1969.
BELLAIRS, A.D'A., UNDERWOOD, G.: The origin of snakes. Biol. Rev. **26**, 193–237 (1951).
BROOM, R.: The Mammal-like Reptiles of South Africa and the Origin of Mammals. London: Witherby 1932.
CAMP, CH.L.: Classification of the Lizards. Bull. Am. Mus. Nat. Hist. **48**, 289–481 (1923).
COLBERT, E.H.: The Dinosaur Book. New York: McGraw Hill 1951.
COLBERT, E.H.: Dinosaur. New York: Am. Mus. Nat. Hist. 1960.
GAFFNEY, E.S.: A phylogeny and classification of the higher categoris of Turtles. Bull. Am. Mus. Nat. Hist. **155** (5), 389–436 (1975).
GANS, C.: Studies on Amphisbaenids (Amphisbaenia, Reptilia). I. A taxonomic revision of the Trogonophinae and a functional interpretation of the Amphisbaenid adaptive pattern. Bull. Am. Mus. Nat. Hist. **119** (3), 134–204 (1960).
GANS, C.: Studies on Amphisbaenids (Amphisbaenia, Reptilia) III. The small species from Southern South America commonly identified as Amphisbaena darwini. Bull. Am. Mus. Nat. Hist. **134** (3), 186–260 (1966).
GANS, C.: A check list of recent Amphisbaenians (Amphisbaenia, Reptilia). Bull. Am. Mus. Nat. Hist. **135** (2) 62–105 (1967).
GANS, C.: Studies on Amphisbaenians (Amphisbaenia, Reptilia) IV. A review of the Amphisbaenid Genus Leposternon. Bull. Am. Mus. Nat. Hist. **144** (6), 382–464 (1971).
GANS, C., BELLAIRS, A.D'A., PARSONS, T.S. (eds.): Biology of the Reptilia. London-New York: Acad. Press bisher 4 Bd., 1969, 1970, 1973.
GANS, C., PARSONS, T.S.: Taxonomic literature on Reptiles. In: Biology of the Reptiles (C. GANS, T.S. PARSONS, eds.), vol. II, p. 315–333. London-New York 1970.
GRASSÉ, P.P. (ed.): Reptiles. In: Traité de Zoologie, vol. XIV. Paris: Masson 1970.
GRZIMEK, B., HEDIGER, H., KLEMMER, K., KUHN, O., WERMUTH, H. (eds.): Kriechtiere. In: Grzimeks Tierleben, Bd. VI. Zürich: Kindler 1971.
HALSTEAD, L.B.: The evolution and ecology of the Dinosaurs. Eurobook Ltd. 1975.
HUENE, F. VON: Palaeontologie und Phylogenie der niederen Tetrapoden. Jena: Fischer 1956, Nachträge und Ergänzungen 1959.
KLAUBER, L.M.: Rattlesnakes. Their habits, life histories and influence on mankind. Berkeley & Los Angeles 1956.
KLEMMER, K.: Liste der rezenten Giftschlangen. Behring-Mitt. Sonderbd.: Die Giftschlangen der Erde. Marburg/L. **1963**, 255–449.
KLINGELHÖFFER, W.: Terrarienkunde, 2. Aufl. (C. SCHERPNER, Hrsg.). Stuttgart: Kernen 1955–1959.
KLUGE, A.G.: Higher taxonomic categories of gekkonid lizards and their evolution. Bull. Am. Mus. Nat. Hist. **135**, 1–59 (1967).
KLUGE, A.G.: A taxonomic revision of the Lizard family Pygopodidae. Misc. Publ. Mus. Zool. Michigan **147**, 1–221 (1974).
KUHN-SCHNYDER, E.: Sind die Reptilien stammesgeschichtlich eine Einheit? Umschau **1965**, 149–155.
KUHN-SCHNYDER, E.: Palaeontologie als stammesgeschichtliche Urkundenforschung. In: Die Evolution der Organismen (G. HEBERER, Hrsg.), 3. Aufl., Bd. I, S. 238–419. Stuttgart: Fischer 1967.
LÜDICKE, M.: 5. Ordnung der Klasse Reptilia, Serpentes. In: Handbuch d. Zoologie. Berlin 1962–64.
MERTENS, R.: Die Inselreptilien, ihre Ausbreitung, Variation und Artbildung. Zoologica (Stuttgart) **1934**, 1–209.

MERTENS, R.: Die Familie der Warane (Varanidae), Bd. I, II, III. Abh. Senckenberg. Natf. Ges. 462 (1942), 465 (1942), 466 (1942).
MERTENS, R., WERMUTH, H.: Die Amphibien und Reptilien Europas. Frankfurt a.M. 1960.
MÜLLER, A.H.: Lehrbuch der Palaeozoologie. Bd. III/2: Reptilien und Vögel. Jena: Fischer 1968.
NEILL, W.T.: The last of the ruling Reptiles, Alligators, Crocodiles and their kin. New York-London: Columbia Univ. Press 1971.
PIVETEAU, J.: Traité de Paléontologie, Amphibiens, Reptiles, Oiseaux. Paris: Masson 1955.
ROMER, A.S.: Vertebrate Paleontology 3d ed. Chicago: Univ. Press 1966.
ROMER, A.S.: Osteology of the Reptiles. Chicago Univ. Press 1956.
ROMER, A.S.: Notes and comments on Vertebrate paleontology. Chicago-London: Univ. Chicago-Press 1968.
ROMER, A.S.: Cynodont Reptile with incipient mammalian jaw articulation. Science **166**, 881–882 (1969).
ROMER, A.S., PRICE, L.W.: Review of the Pelycosauria. Baltimore: Waverly Press 1940.
SCHMIDT, K.P.: A Check List of North American Amphibians and Reptiles. Chicago: Chicago Univ. Press 1953.
SENN, D.G.: Über die Bedeutung der Hirnmorphologie für die Systematik. Verh. Natf. Ges. (Basel) **80**, 49–55 (1969).
SENN, D.G.: Die Zusammenhänge von Großhirnstriatum, dorsalem Thalamus und Tectum opticum bei Echsen. Verh. Natf. Ges. (Basel) **80**, 209–225 (1970).
SENN, D.G.: Beständigkeit und Abwandlungen bei Reptilien. Verh. Natf. Ges. (Basel) **81**, 207–222 (1971).
SWINTON, W.E.: The Dinosaurs. London: Th. Murby 1934.
UNDERWOOD, G.: A contribution to the classification of snakes. London: Brit. Mus. Nat. Hist. 1967.
WELLNHOFER, P.: Die Pterosaurier. Naturwissenschaften **64**, 23–29 (1977).
WERMUTH, H., MERTENS, R.: Schildkröten, Krokodile, Brückenechsen. Jena: Fischer 1961.
WERNER, F.: Amphibien und Reptilien (naturwissenschaftliche Wegweiser), Bd. I, II. Stuttgart: Strecker u. Schröder 1909–1910.
WERNER, F.: Die Lurche und Kriechtiere. In: Brehms Tierleben, 4. Aufl. Leipzig-Wien 1912.
WETTSTEIN, O. VON: 1. Ordnung der Klasse Reptilia, Rhynchocephalia. 2. Ordnung der Klasse Reptilia, Crocodilia. In: Handbuch d. Zoologie Berlin 1931–1954.

Vögel

ARCHEY, G.: The Moa, a study of the Dinornithiformes. Bull. Auckland Inst. and Mus. **1**, 1–119 (1941).
BAUER, K.M. GLUTZ VON BLOTZHEIM, U.N.: Handbuch der Vögel Mitteleuropas. Frankfurt M.-Wiesbaden: Akad. Verlagsges. 1966–1975.
BEER, G. SIR DE: Archaeopteryx lithographica. London: Brit. Mus. Nat. Hist. 1954.
BEER, G. SIR DE: The evolution of Ratites. Bull. Brit. Mus. Nat. Hist. Zool. **4**, 59–70 (1956).
BERNDT, R., MEISE, W.: Naturgeschichte der Vögel. Ein Handbuch der allgemeinen und speziellen Vogelkunde. Stuttgart: Franckh 1959–1966.
BOCK, W.J.: The cranial evidence for Ratite affinities. Proc. XIII. Intern. Orn. Congr. **1963**, 39–54.
DELACOUR, J.: The Waterfowl of the world, vol. I–IV. London: Country Life Ltd. 1954–1964.
DELACOUR, J.: The pheasants of the world. Salt Lake City-London: Country Wild Life Limited Allen Publ. Comp. 1957.
DEMENTIEW, G.P., GLADKOW, N.A.: Die Vögel der Sowjetunion. Bd. I–VI. Moskau Staatsverlag. Engl.: Birds of the Soviet Union. Jerusalem-London 1966–1968.
FARNER, D.S., KING, J.R. (eds.): Avian Biology. Vol. I–V. New York-London: Acad. Press 1971–1975.
FRANZ, V.: Geschichte der Organismen. Jena: Fischer 1924.
FÜRBRINGER, M.: Untersuchungen zur Morphologie und Systematik der Vögel. Amsterdam-Jena 1888.
GADOW, H.: Vögel II. Systematischer Teil in Bronn's Klassen und Ordnungen des Tierreichs. Leipzig: 1893.

GLUTZ VON BLOTZHEIM, U.N.: Zur Morphologie und Ontogenese von Schultergürtel, Sternum und Becken von Struthio, Rhea und Dromiceius. Rev. Suisse Zool. **65**, 609–772 (1958).
GRASSÉ, P.P. (ed.): Traité de Zoologie, Oiseaux. Vol. XV. Paris: Masson 1950.
GROEBBELS, F.: Der Vogel, Bd. 1.2. Berlin: Bornträger 1932–1937.
HARTERT, E.: Die Vögel der paläarktischen Fauna. Berlin: Friedländer 1910–1938.
HEILMANN, G.: The origin of birds. London: Witherby 1926.
HEINROTH, O., HEINROTH, M.: Die Vögel Mitteleuropas. Bd. I–IV. Berlin-Lichterfelde: Behrmüller 1926–1931.
HELLER, F.: Ein dritter Archaeopteryx-Fund aus den Solnhofener Plattenkalken von Langenaltheim Mfr. Erlanger Geologische Abh., Bd. 31. Erlangen: Junge & Sohn 1959.
HELLER, F.: Der dritte Archaeopteryx-Fund aus den Solnhofener Plattenkalken des oberen Malm Frankens. J. Ornithol. **101**, 7–28 (1960).
HELLMAYR, C.E., CONOVER, B.: Catalogue of birds of the Americas and the adjacent Islands. Zool. ser. Field Mus. Nat. Hist. **13** (1948).
HOFER, H.: Neuere Untersuchungen zur Kopfmorphologie der Vögel. Acta Congr. Internat. Ornith. **11**, 104–137 (1954).
HUDSON, G.E.: The heterogeneous order Falconiformes. Amer. Midland Nat. **39**, 102–127 (1948).
JOLLIE, M.: Are the Falconiformes a monophyletic group? Ibis **95**, 369–371 (1953).
LAMBRECHT, K.: Handbuch der Palaeoornithologie. Berlin: Borntraeger 1933.
MACKWORTH-PRAED, C.W., GRANT, C.H.B.: African Handbook of Birds, ser. 1. Birds of Eastern and North Eastern Africa I/II, ser. 2. Birds of South Africa I/II, ser. 3. Birds of West Central and Western Africa I/II. London: Longmans, Green & Co. 1952–1973.
MARSHALL, A.J. (ed.): Biology and comparative physiology of birds. New York-London: Academic Press, Bd. I, 1960, Bd. II 1961.
MAYR, E.: Comments on some recent studies of Song-Bird phylogeny. The Wilson Bull. **67**, 33–44 (1955).
MAYR, E., AMADON, D.: A classification of recent birds. Am. Mus. Novit. **1496**, 1–42 (1951).
MATHEWS, G.M.: The birds of Australia. London: 1913–1914.
MEYER DE SCHAUENSEE, R.: The species of birds of South America and their distribution. Narberth Penns.: Livingston 1966.
NIETHAMMER, G.: Handbuch der deutschen Vogelkunde, Bd. 1.–3. Leipzig: Akad. Verlagsges. 1937–1942.
OLIVER, W.R.B.: The moas of New Zealand and Australia. Dom. Mus. Bull. **15** (1949).
OLIVER, W.R.B.: New Zealand birds, 2. ed. Wellington 1955.
OSTROM, J.H.: Archaeopteryx and the origin of flight. Quart. Rev. Biol. **49**, 27–47 (1974).
PETERS, J.L.: Check-list of birds of the world. Cambridge/Mass.: Harvard Univ. Press seit 1931 noch nicht abgeschlossen.
PYCRAFT, W.P.: On the morphology and phylogeny of the Palaeognathae (Ratitae and Crypturi) and Neognathae (Carinatae). Transact. Zool. Soc. London **6**, 149–290 (1900).
PYCRAFT, W.P.: Contributions to the osteology of birds 5. Falconiformes. Proc. Zool. Soc. London **1902**, 277–320.
REICHENOW, A.: Die Vögel.: Handbuch der systematischen Ornithologie. Stuttgart: Enke 1913–1914.
STARCK, D.: Die endokraniale Morphologie der Ratiten, besonders der Apterygidae und der Dinornithidae. Morph. Jb. **96**, 14–72 (1955).
STARCK, D.: Neuere Ergebnisse der vergleichenden Anatomie und ihre Bedeutung für die Taxonomie, erläutert an der Trigeminusmuskulatur der Vögel. J. Ornithol. **100**, 47–59 (1959).
STEINER, H.: Zur Frage der ehemaligen Flugfähigkeit der Ratiten. Rev. Suisse Zool. **56** (1949).
STEINER, H.: Befunde am dritten Exemplar des Urvogels Archaeopteryx. Vjschft. Natf. Ges. Zürich **107**, 197–210 (1962).
STEPHAN, B.: Eutaxie, Diastataxie und andere Probleme der Befiederung des Vogelflügels. Mitt. Zool. Museum Berlin **46**, 339–437 (1970).
STEPHAN, B.: Urvögel. Wittenberg: Neue Brehmbücherei 1972.
STRASSEN, O. ZUR: Vögel. In: Brehms Tierleben, 4. Aufl. Leipzig u. Wien 1911.
STRESEMANN, E.: Aves. In: Handbuch der Zoologie, Bd. 7. Berlin 1927–1934.
STRESEMANN, E.: The status of avian systematics and its unsolved problems. Auk **76**, 269–280 (1959).
TYNE, J. VAN, BERGER, A.J.: Fundamentals of Ornithology. New York: Wiley 1959.

VAURIE, CH.: The Birds of the Paleartic Fauna. Vol. I., II. London: Witherby 1959, 1965.
VOIPIO, P.: Muuttuva lintujen järjestelmaä. (Das veränderliche System der Vögel). Ornis Fennica **32**, 108–129 (1955).
WELLNHOFER, P.: Das fünfte Skelettexemplar von Archaeiopteryx. Palaeontographica A **147**, 169–216 (1974).
WITHERBY, H.F., JOURDAIN, F.C.R., TICEHURST, N.F., TUCKER, B.W.: The Handbook of British Birds, vol. 1–5. London: Witherby 1952.
WOLTERS, H.E.: Die Vogelarten der Erde. Eine systematische Liste mit Verbreitungsangaben sowie deutschen und englischen Namen. Hamburg: Parey (erscheint seit 1975).

Säugetiere

ALLEN, G.M.: A checklist of African Mammals. Bull. Mus. Comp. Zool. **83**, 1–763 (1939).
ALLIN, E.F.: Evolution of the mammalian middle ear. J. Morph. **147**, 403–438 (1975).
ANDERSEN, H.T. (ed.): The Biology of marine Mammals. New York-London: Acad. Press 1969.
ANKEL, F.: Einführung in die Primatenkunde. Stuttgart: Fischer 1970.
ANTONIUS, O.: Grundzüge einer Stammesgeschichte der Haustiere. Jena: Fischer 1922.
BENSLEY, B.A., CRAIGIE, E.H.: Practical anatomy of the rabbit. Philadelphia: Blakiston 1948.
BOURLIÈRE, F.: The natural history of Mammals. New York 1954.
BOURNE, G.H. (ed.): The Chimpanzee, I–VI. Basel-New York: Karger 1969–1973.
BRADLEY, O.C., GRAHAME, T.: Topographical anatomy of the dog. New York: McMillan 1943.
BRINK, A.S.: Speculations on some advanced mammalian characteristics in the higher mammal-like Reptiles. Palaeontologia Africana **4**, 77–96 (1956).
BROILI, F.: Haare bei Reptilien. Anat. Anz. **92**, 62–68 (1942).
BURRELL, H.: The Platypus. Sydney: Angus u. Robertson 1927.
CABRERA, A.: Catalogo de los Mamiferos de America del Sur. I. II. Rev. del Museo Argentino de Ciencias Nat. „Bernardino Rivadavia" Ciencias Zool. **4**, 1/2 (1957–1961).
CROMPTON, A.W.: The cranial morphology of a new genus and species of Ictidosauran. Proc. Zool. Soc. (Lond.) **1930**, 183–216.
DAVIS, D.D.: The giant Panda. A morphological study of evolutionary mechanisms. Fieldiana: Zool. Memoirs 3. Chicago (1964).
DOBSON, G.E.: A Monograph of the Insectivora, systematic and anatomical. Vol. I/II. London: Van Voorst 1882, 1883.
EISENBERG, J.F., GOULD, E.: The Tenrecs: A study in mammalian behavior and evolution. Smithsonian Contrib. Zool. **27**, 1–138 (1970).
EISENBERG, J., Lockhardt, M.: An ecological reconnaissance of Wilpattu National Park, Ceylon. Smithsonian Contrib. Zool. **101**, 1–118 (1972).
ELLERMANN, J.R.: The families and genera of living Rodents. Vol. I/II. London: Brit. Mus. Nat. Hist. 1940. (Reprint 1966).
ELLERMANN, J.R., MORRISON-SCOTT, T.C.S.: Checklist of palaearctic and Indian mammals 1758–1946. London: Brit. Mus. Nat. Hist. 1951.
ELLERMANN, J.R., MORRISON-SCOTT, T.C.S., HAYMAN, R.W.: Southern african mammals 1758–1951 a reclassification. London: Brit. Mus. Nat. Hist. 1953.
EPSTEIN, H.: The origin of the domestic animals of Africa. Vol. I/II. New York-London-München: Africana Publ. Corp. 1971.
EWER, R.F.: The Carnivores. Ithaca-New York: Cornell Univ. Press 1973.
FIEDLER, W.: Übersicht über das System der Primates. Primatologia I. Basel-New York: Karger 1956.
FINDLAY, G.H.: The role of the skin in the origin of mammals. S. Afr. J. Sci. **1970**, 277–283.
FLEROV, K.K.: Musk deer and deer (Fauna of U.S.S.R.). Moskau-Leningrad: Acad. of Sci. 1952.
FRICK, H., STARCK, D.: Vom Reptil – zum Säugerschädel. Z. f. Säugetierkunde **28**, 321–341 (1963).
GAUPP, E.: Die Reichert'sche Theorie (Hammer-, Amboss-, Kiefergelenkfrage). Arch. Anat. Entwg. Suppl. (1912).
GRASSÉ, P.P. (ed.): Traité de Zoologie. Mammifères. Erschienen: Bd. XVI (1–6), Bd. XVII (1, 2). Paris: Masson 1955–1973.
GRAY, A.P.: Mammalian hybrids, a check list with bibliography. Commonwealth agricultural Bureaux Farnham Royal, Bucks, England (1954).
GREENE, E.C.: Anatomy of the rat. Trans. Amer. Phil. Soc. N.S. **27**, 1–370 (1937).

Gregory, W.K.: The orders of Mammals. Vol. I/II. Bull. Amer. Mus. Nat. Hist. 27 (1910).
Gregory, W.K.: Evolution emerging. Vol. 1.2. New York: McMillan 1951.
Griffiths, M.: Echidnas. Oxford-London-New York: Pergamon Press 1968.
Hall, E.R., Kelson, K.R.: The mammalas of North America. Vol. I/II. New York: Ronald Press 1959.
Harper, F.: Extinct and vanishing Mammals of the old world. New York 1945.
Harrison, D.L.: The Mammals of Arabia. Vol. I–III. London: Benn 1964–1972.
Harrison, R.J. (ed.): Functional anatomy of marine Mammals. Vol. I/II. London-New York: Acad. Press 1972.
Hartman, C.G., Straus, W.L.: The anatomy of the Rhesus monkey. Baltimore: Williams & Wilkins 1933.
Hediger, H.: Verhalten der Beuteltiere (Marsupialia). In: Handbuch der Zoologie. Berlin: de Gruyter (1958).
Heptner, V.G., Naumov, N.P. (ed.): Die Säugetiere der Sowjetunion. Bd. I, II (noch unvollständig). Jena: Fischer 1966, 1974.
Herre, W., Röhrs, M.: Haustiere, zoologisch gesehen. Stuttgart: Fischer 1973.
Hershkovitz, Ph.: A geographical classification of neotropical mammals. Fieldiana Zool. 36, 6 (1958).
Hill, C.O.: Primates. Comparative anatomy and taxonomy. Vol. I–VIII. Edinburgh: Univ. Press 1953–1974.
Hofer, H.: Über das gegenwärtige Bild der Evolution der Beuteltiere. Zool. Jb. Abt. Anat. u. Ontogenie d. Tiere 72, 289–437 (1952).
Hofer, H., Schultz, A.H., Starck, D.: Primatologia, Handbuch der Primatenkunde. Basel-New York: Karger (im Erscheinen).
Hoffstetter, R.: Radiation initiale des Mammifères placentaires et Biogéographie. Cpt. rend. Acad. Sci. Paris D 270, 3027–3030 (1970).
Hoffstetter, R.: L'histoire biogéographique des Marsupiaux et la dichotomie Marsupiaux-Placentaires. Cpt. rend. Acad. Sci. Paris D 271, 388–391 (1970).
Hoffstetter, R.: Données et hypothèses concernant l'origine et l'histoire biogéographiques des Marsupiaux. Cpt. rend. Acad. Sci. Paris D 274, 2635–2638 (1972).
Hoffstetter, R.: Relationsships, origines and history of the Ceboid monkeys and Caviamorph rodents: A modern reinterpretation. Evol. Biol. 6, 323–346 (1972).
Hoffstetter, R.: Origine, compréhension et signification de taxons de rang supérieur: Quelques enseignements tirés de l'histoire des Mammifères. Ann. de Paléontol. (vertébrés) 59, 1–35 (1973).
Hoffstetter, R.: Les Marsupiaux et l'histoire des Mammifères: Aspects phylogéniques et chorologiques. Colloq. internat. CNRS 218. Problèmes actuels de Paléont. Évolution des Vertébrés (Paris) 1975, 591–610.
Hoffstetter, R.: Phylogeny and geographical deployment of the Primates. J. Human Evol. 3, 327–350 (1974).
Hoffstetter, R.: Histoire des Mammifères et dérive des continents. La Recherche 7, No. 64, 124–138 (1976).
Howell, A.B.: Aquatic Mammals. Springfield-Baltimore: Thomas 1930.
Janis, Chr.: The evolutionary strategy of the Equidae and the origins of Rumen and cecal digestion. Evolution 30, 757–785 (1976).
Keast, A., Erk, F.C., Glass, B.: Evolution, mammals and southern continents. Albany: State Univ. of New York Press 1972.
Kermack, D.M., Kermack, K.A. (ed.): Early Mammals. London-New York: Acad. Press 1971.
Kermack, K.A., Mussett, F.: The jaw articulation of the Docodonta and the classification of mesozoic mammals. Proc. Roy. Soc. Lond. 149, 204–215 (1958).
Kielan-Jaworowska, Z., Sochava, A.V.: The first Multituberculate from the uppermost Cretaceous of the Gobi desert (Mongolia). Acta Palaeontol. Polon. XIV, 355–371 (1969).
Kielan-Jaworowska, Z.: Skull structure and affinities of the Multituberculata. Palaeontol. Polon. 25 (1971).
Kielan-Jaworowska, Z.: Multituberculate succession in the late Cretaceous of the Gobi desert (Mongolia) Palaeontol. Polon. 30 (1974).
Kielan-Jaworowska, Z.: Evolution of the Therian Mammals in the late Cretaceous of Asia. I. Deltatheriidae. Palaeontol. Polon. 33 (1975).

KIELAN-JAWOROWSKA, Z.: Evolution and migrations of the late Cretaceous Asian Mammals. Probl. actuels de Paléontologie. Evolution des Vertébrés CNRS, Paris **218**, 573–584. (1975).
KINGDON, J.: East African mammals. An atlas of evolution in Africa. London-New York: Acad. Press I. 1971. II. 1974. III. 1977.
KIRSCH, J.A.W.: Prodromus of the comparative serology of Marsupialia. Nature (Lond.) **217**, 418–420 (1968).
KUHN, H.-J.: Zur Systematik der Cercopithecidae. Neue Ergeb. d. Primatol. (1. Congr. of Internat. Primatol. Soc. Frankfurt/M.) Stuttgart: Fischer 1966.
KÜHNE, W.G.: The Liassic Therapsid Oligokyphus. London: Brit. Mus. Nat. Hist. 1956.
KÜHNE, W.G.: Rhaetische Triconodonten aus Glamorgan, ihre Stellung zwischen den Klassen Reptilia und Mammalia und ihre Bedeutung für die Reichert'sche Theorie. Palaeont. Z. **32**, 197–235 (1958).
KURTÉN, B.: Pleistocene mammals of Europe. London: Weidenfeld u. Nicolson 1968.
LANGGUTH, A.: Die südamerikanischen Canidae unter besonderer Berücksichtigung des Mähnenwolfes, Chrysocyon brachyurus ILLIGER. Z. wiss. Zool. **179**, 1–188 (1969).
LE GROS CLARK, W.E.: Early forerunners of man. Baltimore: Williams & Wilkins 1934.
LE GROS CLARK, W.E.: The antecedents of man. Chicago: Quadrangle Books 1960.
LE SOUEF, A.S., BURRELL, H.: The wild animals of Australasia. London-Sydney: Karrap 1926.
LILLEGRAVEN, J.A.: Latest cretaceous mammals of upper part of Edmonton formation of Alberta, Canada, and review of Marsupial-Placental dichotomy in mammalian evolution. The Univ. of Kansas Paleontol. Contrib. Art. **50** (Vertebr. 12) 1–122 (1969).
LILLEGRAVEN, J.A.: Ordinal and familial diversity of Cenozoic mammals. Taxon **21**, 261–274 (1972).
LILLEGRAVEN, J.A.: Biogeographical considerations of the Marsupial-Placental dichotomy. Ann. Rev. Ecol. System. **5**, 263–283 (1974).
LILLEGRAVEN, J.A.: Biological considerations of the Marsupial-Placental dichotomy. Evolution **29**, 707–722 (1976).
LUCKETT, W.P., SZALAY, F.S. (ed.): Phylogeny of the Primates. A multidisciplinary approach. New York: Plenum Press 1975.
MEESTER, J., SETZER, H.W.: The Mammals of Africa, an identification manual. Washington: Smithson. Inst. Press 1971.
MILLER, G.S., KELLOG, R.: List of North American recent Mammals. US Nat. Mus. Bull. **205** (I–XII), 1–954 (1955).
MILLER, J.S.: Catalogue of the Mammals of western Europe in the Collection of the British Museum. London 1912.
MILLER, M.E., CHRISTENSEN, G.C., EVANS, H.E.: Anatomy of the dog. Philadelphia-London: Saunders 1964.
MOELLER, H.: Sind die Beutler den plazentalen Säugern unterlegen? Säugetierkdl. Mitt. **23** (1975).
NAPIER, J.R., NAPIER, P.H.: A handbook of living Primates. London-New York: Acad. Press 1967.
NAPIER, J.R., NAPIER, P.H. (ed.): Old world monkeys, Evolution, systematics and behaviour. New York-London: Acad. Press 1970.
NOVIKOV, G.A.: Carnivorous mammals of the Fauna of the USSR. Moskau-Leningrad: Acad. Sciences USSR. 1956.
OGNEV, S.I.: Mammals of Eastern Europe and Northern Asia. Vol. I–VII, IX. Jerusalem 1962–1967.
PATTERSON, B.: Early cretaceous mammals from Northern Texas. Amer. J. Sci. **249** (1951).
PATTERSON, B.: Early Cretaceous mammals and the evolution of mammalian molar teeth. Fieldiana Geol. **13**, 1–105 (1956).
PIVETEAU, J.: Traité de Paleontologie. VI. (en 2 vol.) Mammifères; VII. Primates. Paris: Masson 1957–1961.
ROBERTS, A.: The Mammals of South Africa. („Central News Agency South Africa") (1951).
ROMER, A.S.: Cynodont reptile with incipient Mammalian jaw articulation. Science **166**, 881–882 (1969).
SCHAEFFER, B.: The origin of a mammalian ordinal character. Evolution **2**, 164–175 (1948).
SCHMIDT-NIELSEN, K.: Desert animals, physiological problems of heat and water. Oxford: Clarendon Press 1964.
SCHULTZ, A.H.: The life of Primates. New York: The Univ. Nat. Hist. Ser. 1956.
SIMONS, E.L.: Primate Evolution, an introduction to man's place in nature. New York-London: McMillan 1972.

SIMPSON, G.G.: A catalogue of the Mesozoic Mammalia in the geological department of the British Museum. Vol. XII. London: Brit. Mus. Nat. Hist. 1928.
SIMPSON, G.G.: The first mammals. Quart. Rev. Biol. **10**, 154–180 (1935).
SIMPSON, G.G.: The principles of classification and a classification of Mammals. Bull. Amer. Mus. Nat. Hist. **85**, 1–350 (1945).
SIMPSON, G.G.: History of the fauna of Latin America. Amer. Sci. **38**, 361–389 (1950).
SIMPSON, G.G.: Horses. New York: Oxford Univ. Press 1951.
SLIJPER, E.J.: Die Cetaceen, vergleichend-anatomisch und systematisch. Capita Zoologica, vol. VI, VII. s'Gravenhage: Nijhoff 1936.
SLIJPER, E.J.: Whales. London: Hutchinson 1962.
STARCK, D.: Die Stellung der Hominiden im Rahmen der Säugetiere. Die Evolution der Organismen, 3. Aufl., Bd. III (G. HEBER, Hrsg.). Stuttgart: Fischer 1974.
STONEHOUSE, B., GILMORE, D. (ed.): The biology of Marsupials. Baltimore-London-Tokyo: Univ. Park Press 1977.
THENIUS, E.: Phylogenie der Mammalia. Stammesgeschichte der Säugetiere (einschließlich der Hominiden). In: Handb. d. Zoologie, Bd. VIII/2. Berlin: de Gruyter 1969.
THENIUS, E.: Zum gegenwärtigen Verbreitungsbild der Säugetiere und seiner Deutung in erdgeschichtlicher Sicht. Nat. u. Mus. **101**, 185–196 (1971).
THENIUS, E.: Grundzüge der Verbreitungsgeschichte der Säugetiere. Jena: Fischer 1972.
THENIUS, E., HOFER, H.: Stammesgeschichte der Säugetiere. Berlin-Göttingen-Heidelberg: Springer 1960.
TROUGHTON, G.: Australian Mammals: Their past and future. J. Mammalogy **19**, 401–411 (1938).
TROUGHTON, E.: Furred animals of Australia. Sydney-London: Angus u. Robertson (1954).
TULLBERG, T.: Über das System der Nagethiere, eine phylogenetische Studie. Upsala: Akad. Buchdruck. 1899.
WALKER, E.P.: Mammals of the world. Vol. I–III. Baltimore: The Johns Hopkins Press 1964.
WEBER, M.: Die Säugetiere. 2. Aufl., Bd. I/II. Jena 1927, 1928.
WIMSATT, W.A. (ed.): Biology of Bats. Vol. I/II/III. New York-London: Acad. Press 1970, 1978
YOUNG, J.Z.: The life of Mammals. Oxford: Clarendon Press 1957.

Sachverzeichnis

ABEL, O. 26
Abstammungsähnlichkeit s. Homologie 10, 12f., 24, 25
Acceleration 24
Adaptation 15
Adaptive Differenzierung 19
Alisphenoid 167
Allantochorionplacenta 178, 181, 221
Allantois 85, 125, 178
Allometrie 28f.
Aminosäuren 19
Amphimixis 8
Amnion 85, 125, 178
Analdrüsen 215
Analogie 10
Analogieforschung 26
Angiospermen s. Blütenpflanzen 165
Anpassung 12, 15
Anpassungstypen bei Nagetieren 207f.
Antigen 18, 178
Antikörperbildung 18
Antorbitaldrüsen 242
Aphetohyoidie 96
apomorphe Merkmale 16, 202
aquatile Fissipedia 212
Arborikolie 153f., 190, 192, 218, 244
Archetypus 5, 25
Archimeren, Archimetameren 68, 69
Archipterygium 115
Astragalus s. Talus 229, 235
Atemmechanismus 149, 150, 164
Atmung 119, 120, 153, 164
Atrioporus 43, 50
Auge 133, 134, 152, 175, 189, 190, 217
Autostylie 102, 115
Axocoel 68, 69, 70, 73

BAER, C.E.v. 22
Balken s. Corpus callosum 181
Becken der Dinosauria 143
Becken, Primaten 199
Beutelknochen 169, 181
Bilophodontie 198, 225
Biochemische Methoden 18
Biogenetisches Grundgesetz, biogenetische Regel 23f.
biometabolische Modi 24
Bipedie, Reptilien 140, 142f., 153
Bipedie,, Säugetiere 190, 199
Bipedie, Vögel 153
Blastocyste 178
Blinddarm s. Caecum 183, 226
Blütenpflanzen 165
BLUMENBACH, J.F. 5
BÖKER, H. 26
BONNET 4
Brachiation 199
Branchialapparat 87
Branchiogene Organe 21
Branchiomerie 68, 71, 73
Brachyodontie 205, 231, 232
Brechscherengebiß d. Raubtiere 210f.
Brustbeinkamm der Vögel s. Carina sterni 154
Brustflossen 101
Brutbeutel s. Marsupium 85, 178, 179, 181
Brutpflege 85, 133, 161
Brutpflege bei Squamata 132, 133
Bulbilli 47
Bunodontie 219, 235
Bunolophodontie 223
Bunoselenodontie 219

Caecotrophie 201
Caecum 183, 226

Caenogenese s. Kainogenese 23
Carina sterni 154
Cerebralganglion 56
Cerebralisation 175, 186, 189, 193, 197
Chiropatagium d. Fledermäuse 145, 187
Chiropterygium 117, 120
Chorda dorsalis 41, 44, 48, 54, 56, 58, 61, 67, 74, 104, 105, 113, 116
Chorion 125, 199
Chromosomenforschung 18
Cirren 48
Cochlea 169
Coelom 46, 59, 64, 67, 68, 70, 74
Coelomröhren 46
Columella auris 162
Coronoid 170, 173
Corpus callosum 181
Cosmin 108, 115
Crusta calcarea 136
Ctenoidschuppen 105, 112
CUVIER, G. 3
Cycloidschuppen 105, 115
Cyrtopodocyten 51

Darm 50, 61, 63, 67, 108, 157, 202, 206, 226
DARWIN, CH. 7
Daumenrückbildung 197, 213
Dentale 149
Dermatocranium 117
Descensus testis 163
Deutometameren 70
Deviation 24
diapsides Schläfendach 131, 140
Diastema 199
Digitigradie 212, 213
Diphyodontie 149, 161, 169, 181
Diplospondylie 108

Diprotodontie 180
Dissepimente 74
DOLLO, L. 26
Dotterelimination 175, 178
Dottersack 125
Dottersackplacenta 175, 221
Dryopithecus-Muster 198
Duale Organisation des Wirbeltierkörpers 71, 73
Ductus Cuvieri 179
Duftdrüsen 85, 149

Echoortung 188, 210
Egestionsöffnung 54
Eichel 59
Eichelcoelom s. Protocoel, Prosomcoelom 59, 62, 64
Eihäute s. Fetalmembranen 85, 125
Eiweißevolution 19
Eiszeitrelikte 218
Eizahn 167
Eizelle 125, 175
Eizelle d. Säugetiere 175
Ektotympanicum s. Tympanicum 189, 193
Elektrische Organe 91, 109, 111
Embolomere Wirbel 118
Embryoblast 178
Embryonalentwicklung 124, 178
Embryonalentwicklung der Beuteltiere 178
Embryonalentwicklung der Eutheria (Placentallia) 175f.
Embryonalmembranen s. Eihäute 85, 125, 178
Embryonenähnlichkeit 22
Endhirn 85, 126, 133, 149, 197
Endocranium 113, 114
Endoskelet 98, 102, 109, 115
Endostyl 50, 54, 67
Endostylarcoelom 46
Endostylarterie 48
Enterocoelbildung 70
Entotympanicum 193
Epibranchialrinne 50, 54
Epidermis 51, 87
Epistom 64
Erbhomologie s. Homologie 10, 12f., 24, 25
Erbkoordination 17
Erdgeschichte, Perioden der 30

Erdzeitalter (Tabelle) 30
Erythrocyten 164, 237
Essentialismus 5, 25
Ethologie 17f., 25
Exkretion 161
Exkretionsorgane Branchiostoma 51
Exoskelet 90, 92
Extremitäten 95, 98, 101, 103, 109, 113, 117, 120, 123, 144, 150, 175, 190, 194, 208, 212, 214, 217, 219, 220, 221 f., 227 f., 231, 240
Extremitaetenrückbildung 122, 123, 134, 136 f.
Extremitätenstellung 126

Federn 85, 125, 152 f.
Fetalisation 24
Fetalmembranen 85, 125, 178
Flatterflug 145, 187
Fliegen 133, 145, 152
Flossen s. Extremitäten 98, 101, 109, 208, 217, 226, 227
Flughaut 145, 187, 204
Flugverlust 157
Flugvermögen der Vögel 152 f.
Form u. Funktion, Beziehung von 5
Funktion 13, 26, 83
Funktionsähnlichkeit s. Analogie 10
Funktionsbegriff 13
Funktionswandel s. Funktionswechsel 15, 21
Funktionswechsel 15, 21
Furchung 175

Ganoinschuppen 104, 107, 108
Gaumen, sekundärer 142, 148, 149, 161, 163, 167, 175, 227
Gaumenstruktur der Vögel 157
Gebiß s. Zähne 85, 147, 148, 194, 199, 201, 210, 212, 215, 221, 227, 234
Gebißreduktion 152, 161, 167, 213, 214, 215
Gefäßsystem 46, 54, 55, 61
GEGENBAUR, C. 25, 26, 71
Gehirn 87, 107, 114, 126, 144, 145, 152, 157, 160, 163, 170, 179, 193 f., 220, 234

Gehirn d. Säugetiere 160, 181, 193, 210, 217, 218, 221, 227, 232, 242
Gehörknöchelchen 85, 163, 167, 173
Geißelgrube 49
Genitalschwellung, periodische 198, 199
GEOFFROY DE ST. HILAIRE 4
Gesäßschwielen 197, 199
Gesetz der Korrelationen 4
Gesetze, phylogenetische 24
Geweih 238
Giftapparat der Schlangen 139 f.
Giftdrüse von Heloderma 136
Gleitflug 133, 145, 187
† Glossopteris (Zungenfarn) 180
GOETHE, J.W. 5
Gonade 50, 51, 56, 61, 62, 67
Gonocoel 51
Grabanpassung bei Nagetieren
Greifhand 192
Greifschwanz 197, 205, 216
Größenbeziehungen 28 f.
Großhirn 175, 182, 190, 225

Haare 85, 149 f., 167
Haarkleid 164, 208
HAECKEL, E. 22, 23, 26, 71, 116, 183
Haemoglobine 19, 61
Häutung 132
Harnsäureausscheidung 162
Harnstoffausscheidung 162
HATSCHEKsche Grube 49
HATSCHEKsches Nephridium 51
Haut s. Integument 227
Hautdrüsen 85, 149, 161, 163, 167, 194
Hautmuskelschlauch 74
Herzseptierung 142
Heterochronie 23, 98
Heterodontie 149, 163, 168
Hirn 87, 107, 114, 126, 142, 144, 152, 157, 160, 163, 170, 179, 181, 190, 193 f., 217, 220, 227
Hirngröße 29, 199, 200
Hörner 240
Hominisation 200
Homoiologie 13
Homoiothermie 85, 150, 152 f., 164, 167
Homologie 10, 12, 13, 24, 25

Homologiekriterien 12, 24
Hornschuppen 125, 132, 142, 218
Hyalbogen 96
Hydrocoel (:Mesocoel) 68, 70
Hydroskelet 45, 74
hydrostatisches Skelet 45, 74
Hypobranchialrinne 50, 54
Hypsodontie 187, 200, 223, 226, 230, 232f., 237, 240

Ichthyopterygium 120
Ideenlehre, platonische 5
Immunabwehr 178
Immunbiologische Methoden 18
Immunpraezipitation 18
Implantation 199
Incubatorium 176, 179
Ingestionsöffnung 54
Innere Nasenöffnung 113, 114
Instinkthandlungen 17
Integument 51, 87, 124, 125, 163, 227
Isolationsmechanismen 8, 9
Isometrie 28

Jacobsonsches Organ 132, 137, 138, 190, 194, 197
Jochbogen 147, 200, 208, 236
Josephsche Zellen 52

Kainogenese 23
Karyologische Methoden 18
Katastrophentheorie 4
Kaulquappen 123
Kaumechanismus 149, 150, 201
Kaumuskeln 161, 201, 203, 215, 222
Kaumuskeln, Rodentia 201, 203
Keimblase s. Blastocyste 178
Kiefer 85, 95, 98, 102, 161, 204
Kieferbogen 95, 96
Kiefergelenk 85, 98, 149, 151, 163, 167, 170, 175, 177
Kiemenbögen 46, 59
Kiemendarm 21, 23, 46, 49, 54, 67, 87
Kiemendeckel 96, 98
Kiemenspalten 46, 49, 54, 71, 98
Kiementaschen 59

Kinetik d. Schädels 113, 114, 116, 131, 137
Kladogenese 19
Kleinhirn 209
Kloake 167
Knochengewebe 90, 98
Knochenschuppen 132, 142
Knochenpanzer d. Gürteltiere 182, 243
Knorpelgewebe 98
Knorpelskelet 98
Körpergröße 28f., 144, 206, 212, 234
Konservativformen 19
Konstruktion 12, 83
Konstruktionsanalyse 25, 104
Konstruktionszwänge 9
Kontinentalverschiebung 180, 196
Konvergenz 14, 202, 204, 205, 207, 217, 218, 219
Kopf d. Wirbeltiere 71, 87
Kopfhöhlen 70
Kopfmetamerie 71
Kopfscheibe 62
Kopfschild 91
Kragen 59
Kragenmark 61
Krallen 214

LAMARCK, J. 4
Landleben, Übergang zum 119f.
Leberblindsack 48, 59
Leibeshöhle s. Coelom 46, 59, 64, 67f., 74
Leserichtungskriterien 12, 15
Lippen 149, 161, 175
Lippententakel 48
Lophophor 62
Lungen 102, 107, 114, 120, 132, 164, 175, 226
Lungenatmung 102, 164

Mahlzähne s. Molaren
Mantel 54
Marsupium 85, 178, 179, 181
Maultransport 190
MECKEL 5, 22
Meckelscher Knorpel 177
Merkmalswertung 15
Mesaxonie 219
Mesethmoid 182
Mesocoel 68, 73
Mesosoma 59, 64, 68
Metacoel 59, 68
Metamerie 68, 70f., 73

Metapleuralfalten 43, 50, 51, 67, 71, 72
Metasoma 59, 64
Methoden der Phylogenetik 15f.
Mikroevolution 12
Milchdrüse 85, 161, 167, 227
Milchgebiß 179
Mittelohr 85, 151
Molaren 169, 170, 182, 198, 216, 217, 219, 220, 223, 231, 236, 240
Monodactylie 219
Monophylie 163, 182
Monophydontie 168, 179, 243
Monorhinie 90
Morphologie, idealistische 5
Morphologische Identität s. Homologie
MÜLLER, J. 5, 25
Musculus masseter, Rodentia 203
Musculi serrati post. 164
Musculus transversalis (pterygialis) 44, 45
Mutation 8
Mutationsrate 19
Myocoel 45
Myomeren 44
Myomerie 44, 67, 68, 70, 71, 73
Myosepten 44
Myotom 45
Myrmekophagie 173, 212, 214, 215, 218, 221, 243, 244

Nägel 190, 197
Nagezähne 194, 200f., 206, 220
Nase 90, 113, 160, 190, 197, 221, 222
Natternhemd 132
Nebendarm 61
Neencephalisation 160, 181, 190
Neobunodontie 235
Neopallium, s. Endhirn 126, 133, 142, 219
Neotenie 122
Nephridien 51
Nephrostom 51
Nervensystem 52, 56, 61, 63, 74
Nervensystem, *Branchiostoma* 52
Nervensystem d. Tunicata 54, 56

Nestflüchter 182, 186
Nesthocker 182
Neuraldrüse 56
Neuralrohr 51, 54, 75
Neurokinetik 113, 114
Neuromerie 68
Niere d. Säugetiere 162

Ökonomieprinzip 12
Ontogenese 22
Ontogenese u. Phylogenese, Beziehungen zwischen 21 f.
Opercularapparat s. Kiemendeckel 98
Opponierbarkeit d. Daumens 189
Orbita 190, 194, 236, 237
Organon vomeronasale s. Jacobsanscher Organ 132, 137, 138, 190, 194, 197
Oriment 21
Orobranchialplatte 89, 91
Orthogenese 24, 28, 232
Os marsupii 169, 181
Os septomaxillare 182, 242
Osteodermata s. Knochenschuppen 132, 142
Oviparie 167
OWEN, R. 10, 26

Pachyostose 227
Paedogenese 73
Palaeobiologie 26
Palaeontologie 26
Palaeopallium 219
Palatoquadratum 102, 109
Palingenese 23
Panzer der Gürteltiere 182, 243
Parallelentwicklung 14, 202, 207
Parasiten 19, 20
Parasitologie 19, 20, 201
Paraxonie 229
Patagium s. Flughaut 145
Pentadactylie 202
Peribranchialraum 43, 44, 49, 50, 51, 54, 56, 58, 67, 68, 71, 72
Periderm 175
Perigonadalraum 50
Perioden der Erdgeschichte (Tabelle) 30
Pigmentbecher-Ozellen 51, 52
Placenta 85, 132, 136, 140, 178, 190, 197, 213, 220

Placentation 178, 185, 186, 190, 199, 218, 226
Placoidschuppen 84, 97
plagiaulacoides Gebiß 168
Plantigradie 202, 212, 216, 219, 226
PLATO 5, 7
Plattnägel 190, 197
Pleiotropie 8
Plesiomorphe Merkmale 15, 202, 242
Pneumatisation 144, 205, 223, 240
Pneumatisation des Vogelskeletes 153, 157
Podocyten 51, 61
Polyembryonie 182, 243
Polygenie 8
Polyphylie 151, 163
Polyprotodontie 179, 180
Präadaptation 21, 22
Praedisposition 21 f.
Primitivmerkmale 15
Processus rotularis 16
Proodontie 197
Proportionen 28 f.
Prosoma 59, 64, 68
Prosomcoelom 59, 62, 64
Protocoel 59
Pseudodiprotodontie 180

Quadratoarticular-Gelenk 149, 151, 175

Räderorgan 49
Reissnerscher Faden 52
Rekapitulation, Rekapitulationsregel 21, 23
Rekombination 8
Rekonstruktion 12, 25
Reliktgruppe 193
Reptilienei 125
Reptilschuppe 125
Retardation 24
Reusenapparat 51
Rhachitome Wirbel 118
Rhinarium 149
Rhomboidschuppen 104, 105, 108
Riechhirn 169, 218
Rippen 149
Rudiment, rudimentäre Organe 15, 21
Rüsselbildungen 222, 231

Säugetier Schädel 167
Säulenbein 29, 144, 221, 230 f.

Sarcopterygium 103, 115, 120
Saugmal d. Cyclostomen 94
Saugmechanismus 177
Schädelbasis 182
Schädeldach s. Schläfendach 128, 131, 140 f., 146
Schilddrüse 67
Schildkrötenpanzer 129
Schläfendach, Schläfenfenster d. Reptilia 128, 131, 140, 142, 146 f.
Schultergürtel 169
Schuppen 124, 125, 142, 243
Schwimmblase 98, 103, 108, 109, 110
Scrotum 163, 181, 189, 190, 217
Segelflug 145
Segmentierung 70 f.
Seitenplatten 46, 67
Selektion 7, 8, 24, 25, 83
Selenodontie 219, 235
Semidigitigradie 230
Semiplantigradie 219
Serologische Merkmale 201, 210, 226
Serologische Methoden 18
Serosa 85, 124, 125
Sklerocoel 46
Sklerotom 45, 46
Solenocyten 51
Somatocoel (:Metacoel) 68
Somite 45, 67
Spezialhomologien 41
Spezialmerkmale 16
Speziation 17
Sphenethmoid 182
Spiraldarm 108
Spiraculum 96, 98
Splanchnocoel 46
Splanchnopleura 46
Spleniale 173
Spritzloch 96, 98
Statocyste 56
Squamosodental-Gelenk 85, 151, 165, 170, 172
Stachelkleid bei Säugern 167, 185, 205
Stapes 162
Stereospondyle Wirbel 118
Sternalrippen 182, 242
Stomochord 61, 62
Streptognathie 137
Streptostylie 131, 138
Subchordalcoelom 46, 50
Synapomorphie 16

Synaptikel 50, 59
Syndactylie der Marsupialia 180
Synplesiomorphie 16
Synthetische Evolutionstheorie 9, 25, 26

Talus 229, 235
Tauchfähigkeit der Wale 210
Tetrapodengliedmaße 117, 120
Thecodontie 140
Thermoregulation 148, 161, 182, 237, 242
Thermorezeptoren bei Grubenottern 140
Tornaria-Larve 59
Traditionshomologie s. Homologie 13
Tragzeit 175, 178, 181
tribosphenischer Molar 85, 161, 163, 208
Trimerie 69, 73
Tritometameren 70
Trophoblast 178, 181
Tunicin 54
Tympanalregion 189, 193 f.
Tympanicum 189, 193
Typusbegriff 5

Ultraschallorientierung 188, 210

Unguligradie 228
Unité du plan 4
Unterkiefer 148, 163, 170, 179, 202, 203, 223, 226
Urogenitalsystem 167

Variabilität 7
Variation 7
Velartentakel 49
Velum 49
Verhaltensforschung 17 f. 126
Vestibulum oris 161
Vibrissen 163
Visceralbögen s. auch Kiemenbögen 71
Viviparie 85, 132, 136, 140, 172, 178

Wärmeanpassung bei Kamelen 237
Wärmesinn bei Grubenottern 140
WALLACE, R. 9
Wangen 149, 161, 167, 175
Warmblütigkeit s. Homoiothermie 85
Werkzeuggebrauch 216
Wiederkauen 226, 235
Wirbel der Amphibia 118 f.
Wurm-Theorie 73 f.

Zähne 85, 131, 144, 145, 147, 148, 194, 199, 201 f., 206 f., 243
Zähne der Säugetiere 161, 194, 199, 201 f., 206 f., 210, 212, 215, 221, 227
Zähne der Schlangen 139/140
Zahnform 85, 101, 205, 235
Zahnformel 179, 181, 194, 203, 208, 212, 213, 223, 225, 226, 228, 231, 234, 244
Zahnreduktion 152, 161, 167, 206, 210, 214, 215, 218, 243, 244
Zahnwechsel 149
Zahnwechsel, horizontaler 223, 227
Zahnzahl 144, 179, 212, 213
Zelluloseverdauung 229 f., 235
Zitzentransport 178
Zunge 161, 167, 215, 218, 221
Zunge, Reptilien 132, 135
Zungenapparat der Cyclostomen 91
Zungenbeinbogen s. Hyalbogen 96
Zungenbögen 46, 59, 67
Zwerchfell 150, 164, 226
Zwillinge bei Callitrichidae 190
Zwischenbögen 46, 59, 67
Zygote 22

Tiernamenregister

Aal s. *Anguilla* 110
†*Acanthodes* 96
†Acanthodii 95f.
Acanthopterygii 111, 112
Accipitres 159
Acinonyx 213
Acipenser 104
Acipenseridae 105
Acrania 41, 43f., 54, 59, 62, 67, 70f., 84, 87
†Acreodi 210
Acrochordidae 138
Actinistia 103, 113
Actinopterygii 101, 102f.
†*Adapis* 192
†Adapisoricidae 186
†*Aegyptipithecus* 198
Aeluroidea 213
†Aetosauria 141
Affen s. Simiae 189, 192f.
Agamidae 133
Aglossa 123
Aglypha 139
Agnatha 84, 86, 87f., 98
Agnatha, Systemübersicht 90
Agouti s. *Dasyprocta* 206
Ailuridae 213, 216
Ailuropoda 213, 216, 217
Ailurus 213, 216
†Aistopoda 119, 120
Alcelaphini 240
Alces 209
Alligatorinae 143
†*Allodesmus* 217
†*Allosaurus* 143
†Allotheria 168f.
Alouattinae 191, 197
Altweltaffen 20, 194, 197f.
Amblyonyx s. *Aonyx* 216
Amblyopsidae 112
„†Amblypoda" s. Dinocerata 221
Amblyrhynchus 133, 135
Ambystoma 122
Ambystomatoidea 122

Ameisenbeutler s. *Myrmecobius* 173, 178
Ameisenfresser s. Myrmecophagidae 242f.
Ameiva 136
Amia 105, 108
Ammodorcas 241
Ammotragus 241
Amniota 85, 125
Amphibia 84, 85, 116f.
Amphibia, Systemübersicht 120
Amphibia, System d. rezenten A. 122
†Amphichelydia 129
Amphicoela 122
†Amphicyonidae 19, 217
Amphioxus s. *Branchiostoma*
Amphisbaenia 126, 131, 134, 137
†*Amphitherium* 170
Amphiumidae 122
Anabantoidei 113
Anableps 112
†Anagalidae 187
Anamnia 85, 124, 125
Anapsida 128f.
†Anaspida 90, 92
„†Ancylopoda" s. Chalicotherioidea 234
†*Anchitherium* 233f.
Anelytropsis 137
Anglerfische s. Lophiiformes 111, 112
Anguidae 134
Anguilla 105
Anguilliformes 110
Anguis 136
Aniliidae 138
†Ankylosauria 144
Annelida 66, 68, 70, 73
Anniellidae 136
Anomaluridae 202, 204
Anomalurus 204
Anomocoela 122

†Anomodontia 148, 149
Anoplura s. Läuse 20
Anseriformes 157
Antechinomys 14, 173
Antechinus 173
†Anthracosauria 119
†Anthracotheria 236
†Antiarchi 97
Antilocapra 292
Antilocaprinae 242
Antilopen s. Bovidae 240f.
Antilopinae 241
Anura 116, 119, 120, 123f.
Aonyx 216
Aotus 194
†*Apidium* 198
Aplodontia 203
Aplodontidae 203
Apoda s. Gymnophiona 123
Apodemus 207
Appendicularia s. Copelata 41, 54, 56, 58
Apteryges 158
†*Araeoscelis* 147
Arapaima 110
†Archaeoceti 208
†*Archaeolemur* 193
†*Archaeomeryx* 240
†*Archaeopteryx* 152f.
Archicoelomata 68, 69
Archosauria 125, 131, 140f., 151, 152, 161
Archosauria, Systemübersicht 141, 142
Arcifera 123
Arctictis 215
Arctocebus 194
Arctocephalus 217
†Arctocyonidae 210, 212
Arctoidea 213
Arctonyx 215
†*Arsinoitherium* 225
†Arthrodira 97, 99
Artibeus 188
Articulata 68

Artiodactyla 182, 201, 211, 218, 228, 229, 234f.
Artiodactyla, Systemübersicht 235, 236
Arvicola 207
Ascidia 41, 54, 56
† *Astrapotheria* 218, 220
† *Astrapotherium* 220
Atelinae 190, 197
Atherinoidei 112
Atherinomorpha 111, 112
Atherura 206
Atilax 212, 215
Atubaria 62
† Australopithecidae 199, 200
Avahi 194
Aves 85, 140, 142, 151, 152f.
Aves, Abstammung 152f.
Aves, Systemübersicht 156

Babyrussa 236
Bänderzivetten s. *Hemigalus* 214
Bären s. Ursidae 212, 216f.
Balaena 210
Balaenoptera 210
Balanoglossus
Balistidae 113
† *Baluchitherium* 231
Bambusbär s. *Ailuropoda*
Baribal 217
Barschartige s. Acanthopterygii 112
Barschlachse s. Percopsiformes 112
Bartenwale s. Mysticeti 208
Bassaricyon 216
Bassariscus 216
Bathyergidae 202, 206f.
Bathyergoidea 206
Bathyergus 206
Batoidea s. Rajoidei 97, 101
Batrachoidiformes 112
Baumschliefer s. *Dendrohyrax* 226
Baumstachelschweine s. Erethizontidae 204
† Bauriamorpha 149
Bdellostoma 88
Belonidae 112
Bettongia 168
Beutelmarder s. *Dasyurus* 173
Beutelmaulwurf s. *Notoryctes* 173
Beutelmaus s. *Antechinus* 173
Beutelspringmaus s. *Antechinomys* 173

Beutelteufel s. *Sarcophilus* 173
Beuteltiere s. Marsupialia 172f.
Beutelwolf s. *Thylacinus* 173
Biber s. Castoridae 203
Bibos 240
Bilche s. Gliridae 204
Binturong s. Arctictis 215
Bipes 137
Birkenmaus s. *Sicista* 206
Bison 240
Blenniidae 113
Blindschlangen s. Typhlopidae 138
Blindschleiche s. *Anguis* 136
Blindwühlen s. Gymnophiona 119, 121, 123
Boidae 138, 139
Bongo 240
† Borhyaenidae 180
Bos 240
Boselaphiinae 240
Boulengerula 123
Bovidae 240
Bovidae, Systemübersicht 241
Bovinae 240
Brachiopoda 64
Brachiopterygii 101, 107
Bradypodidae 242f.
Bradypus 245
† Branchiosauria 119
† *Branchiosaurus* 144
Branchiostoma 43f., 67, 70
† *Branisella* 196
Breitnasen 197
Brillenbär s. *Tremarctos* 216
† *Brontosaurus* 143
† Brontotherioidea 231, 234
Brückenechsen s. Rhynchocephalia, Sphenodon 126, 131
Brüllaffen s. Alouattinae 191
Brüllkatzen s. Pantherinae 214
Bryozoa 64
Bubalus 240
Budorcas 241
Büffel s. *Bubalus, Syncerus* 240
Buschbock 240
Bunodontia 235

Caecilia 123
Caenolestes 180
Caenolestidae 180
Caenophidia s. Xenophidia 139

† *Caenopus* 231
Calamoichthys 107
Callimico 197
Callitrichidae 190, 194f., 197
Callorhinus 217
Callorhynchus 102
Camelidae 237
Camelus 237
Canidae 212, 213
Capra 241
Capricornis 241
Caprimulgiformes 159
Capromyidae 205
† Captorhinomorpha 128, 140, 147
Caretta s. *Eretmochelys* 129
Carinaten 154
Carnivora 188, 210f.
Carnivora fissipedia s. Fissipedia 210f.
Carnivora pinnipedia s. Pinnipedia 217
Carollia 188
Casichelydia 129
Castoridae 203
Casuariformes 158
Catarhini 192, 194f.
Cathartidiformes 159
Caudata s. Urodela 120f.
Causus 139
Cavia 182, 205
Caviamorpha 181, 202, 204f.
Cavioidea 205
Cebidae 197
Cebus 197
Centetes s. *Tenrec* 183
Centetidae 183
† Cephalaspidomorphi 90, 91f.
Cephalodiscus 62
Cephalophinae 240
Ceratomorpha 230f.
Ceratotherium 231
† Ceratopsia 144f.
Cercocebus 198
Cercopithecidae 193
Cercopithecoidea 192, 197f.
Cercopithecus 197f.
Cervidae 238f., 242
Cervidae, Systemübersicht 239
Cervinae 238f.
Cetacea 11, 21, 161, 208f.
Cetacea, Systemübersicht 209
Chaetognatha 41
Chaetomys 205
† Chalicotheria 230, 234

†Chalicotherioidea 230, 239
†*Chalicotherium* 234
Chamaeleontidae 135
Characinidae 112
Cheirogaleinae 190f., 193, 194
Chelonia 126, 128f.
Chelonia 129
Chelus 129
Chelydra 129
Chimaera 102
Chinchilla 206
Chinchilloidea 205f.
†Chiniquodonta 151
Chiroptera 181, 182, 187f.
Chlamydoselachus 99
Chlamyphorus 243
Choanichthyes 103
Choeropsis 237
Choloepus 245
Chondrichthyes 84, 97f.
Chondrichthyes, rezente, -Systemübersicht 100
Chondrostei 103, 104
Chordata 21, 41, 54, 56, 58, 71f., 75, 83
Chordata, System 41
Chrotogale 214
Chrysochloridae 183, 186
Chrysochloridea 182, 185
Chrysocyon 213
Chrysospalax 185
Cichlidae 113
Cingulata 243f.
Ciona 55
Citellus 203
Civettictis 214
†*Cladodus* 99
†*Cladoselache* 99
Clupeomorpha 110, 111
Coelacanthidae 103, 113f.
Coelenterata 69
†*Coelodonta* 231
Coelomata 68
Coendu 205
Colobidae 190f., 197
Colobini, *Colobus* 20, 190f., 197
Coluber 140
Colubridae 139, 140
†Condylarthra 172, 182, 201, 210, 211, 218f., 222, 226, 235
Connochaetes 241
Conepatus 216
Copelata 41, 54, 56, 58
Coraciae 159

Coraciiformes 159
Cordylidae 136
Coregonus 112
†*Corythosaurus* 144
†Cotylosauria 128, 148, 151
Coyote s. *Canis* 213
Craniota 52, 53, 67, 72, 83, 86f.
Craniota, System der niederen Cr. 86
†Creodonta 210f.
Cricetinae 207
Cricetomys 206
†*Cricetodon* 207
Crocodylia 126, 131, 140, 141f.
Crocodylinae 142
Crocodylus
Crossarchus 215
Crossopterygii 84, 101, 102, 103, 113f., 116
Crossopterygii, Systemübersicht 114
Crotalidae 139
Crotalus 140
Cryptobranchidae 122
Cryptodira 129
Cryptomys 206
Cryptoprocta 214
Cryptoproctidae 213, 214, 215
Cryptotis 173
Ctenodactylidae 202, 203
Ctenomys 205
Cuniculus 206
Cuon 213
Cyclopes 245
Cyclorana 123
Cyclostomata 87, 94f.
Cynocephalus (:*Galeopithecus*) 187
†*Cynodictis* 213
†Cynodontia 149, 151
Cynofeloidea 211, 213
Cynogale 212, 214
Cyprinidae 112
Cyprinodontoidei 112
Cystophora 218

Dachse s. Melinae 215
Dasogale 185
Dasypeltis 140
Dasycerus 178
Dasypodidae 242f.
Dasyprocta 206
Dasypus 243
Dasyuridae 173, 180

Dasyurus 173, 180
Daubentonia 190, 193
†*Deltatheridium* 181
†*Deltatherioides* 181
Dendrohyrax 226
Dermochelys 129
Dermoptera 182, 187
Desmana 186
Desmodus 188
Desmognathus 122
†Desmostylia 218, 222
Deuterostomia 41, 59
†Diadectomorpha 129
†*Diademodon* 149
Diapsida 131, 140, 151
†*Diarthrognathus* 151, 160
Dibamidae 134, 135, 137
Dicamptodon 122
Dicerorhinus 231
Diceros 231
†Dichobunidae 235f.
Dicotylidae s. Tayassuidae 236
†Dicynodontidae 180
Didelphidae 173, 175, 180
Didelphis 19, 173, 175
Didelphoidea 180
Dilambdodonta 183
†*Dimetrodon* 148
†*Dinichthys* 97
†Dinocerata 221
Dinomys 205
†Dinornithidae 158
†Dinosauria 131, 140, 143f., 152, 160
†Dinotheriidae 225
†*Dinotherium* 225
Diplasiocoela 122
†*Diplodocus* 144
Diploglossa 136
Dipnoi 84, 102, 103, 115, 116
Dipodidae 206
Dipodoidea 206
Dipodomys 14, 204
Diprotodontia 180
Dipsas 140
Dipus 14
†Docodonta 166f.
Dolichotis 205
Donnerechsen s. Dinosauria 140, 143
Doppelschleichen s. Amphisbaenia 126, 131, 137
†*Dorcatherium* 238
Dornschwanzhörnchen s. Anomaluridae 202, 204
Draco 133

Dracomorpha 137
†*Drepanaspis* 94
Dromaeus 158
Drückerfische s. Balistidae 113
†Dryolestidae 170
Dryomys 204
†*Dryopithecus* 198, 199
Duckerantilopen s. Cephalophinae 240
Dugong s. *Halicore* 228
Duplicidentata (:Lagomorpha) 200

Echeneidae 113
Echidna s. *Tachyglossus* 166f.
Echimyidae 205
Echinodermata 41, 59, 68, 75
Echinoprocta 205
Echinops 185
Echinosorex 186
Echinosoricinae 186
†Edaphosauria 148
„Edentata" 242
Eichelwürmer s. Enteropneusta 59f.
Eidechsen s. Lacertilia 126, 133f.
Eisbär 212, 217
Elaphe 140
Elaphodus 238
Elapidae 139f.
Elasmobranchii 96, 97
Elasmobranchiomorphi 99, 102
Elch s. *Alces* 239
Electrophorus 109
Elektrische Fische 91, 109, 111
Elefant 29, 222f.
Elenantilope s. *Taurotragus* 240
Elephantidae 222f.
Elephantulus 14
Elephas 222f.
Eliomys 204
Elopomorpha 110, 111
Elops 110
†Embolomeri 119, 121, 124
†Embrithopoda 225
Emu s. *Dromaeus* 158
†*Endotherium* 181
Enhydra 216
†Entelodontidae 236
Enteropneusta 59f.
†*Eobasileus* 221
„Eochordata" 72, 75

Eocraniota 90, 104
†*Eohippus* 231f.
†*Eosuchia* 131
†*Eotragus* 240
†*Epihippus* 233
„Epitheria" 182, 242
Equidae 182, 219, 230f.
Equoidea 230, 232f., 234
Equus 231f.
Erdferkel s. Tubulidentata 218, 220f., 242
Erdhörnchen s. *Xerus* 203
Erdstachelschweine s. Hystricidae 204
Erdwolf s. *Proteles* 212, 215
Erethizon 205
Erethizontidae 204f.
Erethizontoidea 205
Eretmochelys 129
Erinaceidae 183, 186
Erinaceomorpha 183
†*Eryops* 124
Erythrocebus 190, 197
Eryx 139
Esel 232
Esocidae, *Esox* 112
†*Esthonyx* 200
†Euarthrodira 97
Eucreodi 211
Eulen s. Strigiformes 159
†*Eumeryx* 238
Eumetopias 217
Eunectes 139
†Eunotosauria 129
Eupleres 212, 214
†Euryapsida 146f.
Eurylaemi 159
Eutheria 172, 181f.
Exocoetidae 112

Falconidae 159
Falken s. Falconidae 159
Fanaluk s. *Fossa* 214, 215
Faultiere s. Bradypodidae 242f.
Felidae 212, 213f.
Felinae 214
Felis 214
Felsenratten s. Petromyidae 206
Ferkelratten s. Capromyidae 205
Feylinidae 137
Firmisternia 123
Fischadler s. *Pandion* 159
Fische s. Pisces 84, 86f., 95f.

Fischechsen s. Ichthyopterygia 146
Fischotter s. *Lutra* 216
Fischottern s. Lutrinae 212, 216
Fissipedia 210f.
Fledermäuse s. Chiroptera 181, 187f.
Fledermausfliegen s. Nycteribiae 188
Fliegende Fische s. Exocoetidae 109, 112
Flöhe, s. Siphonaptera 23
Flösselhechte s. Polypteriformes 105
Flossenfüsser s. Pygopodidae 134, 135
Flughörnchen s. *Petaurista* 203
Flughunde s. Megachiroptera 187f.
Flugsaurier s. Pterosauria 145f., 153
Flußpferd s. Hippopotamidae 234, 236, 237
Fossa 214, 215
Frettkatzen s. Cryptoproctidae 213, 215
Frösche s. Anura 116, 123f.
Fuchs s. *Canis* 213

Gabelbock s. *Antilocapra* 242
Gabelböcke s. Antilocaprinae 242
Gadiiformes 112
Galagidae 190, 194
Galago 190
Galemys 186
Galeopithecus s. *Cynocephalus* 187
Galera 215
Galictis 215
Galidia 214
Galidictis 214
Galidinae 214
Ganoidei 87
Gavia arctica 16
Gavialinae 143
Gazelle 241
Gazellini 241
Gecko 131
Gekkonidae 131, 135
Gekkota 134, 135
Gemsen s. Rupicaprinae 241
Genetta 214
†Geniohyidae 226
Geogale 185

Geomyidae 204
Georhychus 206
Gepard s. *Acinonyx*
Gibbon 199
Giftnattern s. Elapidae 139
Giraffa 235, 239
Giraffen s. Giraffidae 235, 239
Giraffengazelle s. *Litocranius* 241
Giraffidae 235, 239
Glandiceps 61
Glaucomys 203
Glauconiidae s. Leptotyphlopidae 138
† *Gliravus* 204
Gliridae 204
Glis 204
Glossobalanus 60
† Glyptodontidae 243, 244
Gnathonemus 110
Gnathostomata 84, 87, 95 f.
Gnu 241
Gobiesociformes 112
Gobioidei 113
Goldmulle s. Chrysochloridae 182, 185
Gorgon 241
Gorilla 199
Graphiurus 204
† Graptolitha 63
† Gravigrada 242 f.
Greifvögel s. Accipitres 159
† *Groeberia* 205
Grubenottern s. Crotalidae 139, 140
Gryllotalpa gryllotalpa 13
Gürtelschweife s. Cordylidae 136
Gulo 215
Gürteltiere s. Dasypodidae 242, 243 f.
Gymnarchinae 110, 111
Gymnophiona 49, 121, 123
Gymnopis 123
Gymnotidae 112
Gymnura s. *Echinosorex* 186

Haarigel s. Echinosoricinae 186
† *Hadropithecus* 193
† Hadrosauria 144
Haifische s. Selachii 97 f.
Halbaffen s. Prosimiae 189, 192, 194 f.
Halbesel 232
Halichoerus 218

Halicore 227 f.
Hamsterartige s. Cricetinae 207
Haplorhini 193 f.
Harpionycteridae 187
Hasen s. Leporidae 201
Hasenartige s. Lagomorpha 187, 200 f.
Hatteria s. *Sphenodon* 131
Helictis 215
Heliophobius 206
Helodermatidae 136
Hemicentetes 185
Hemichordata 41, 59 f., 71
Hemigalinae 214
Hemigalus 214
Hemitragus 241
† *Henodus* 147
Henophidia 138 f.
Henotherida 182
Herpestinae 214, 215
Herpestoidea 213
Herrentiere s. Primates 189 f.
Hesperomyinae 207
† *Hesperornis* 154
Heterocephalus 206
Heterohyrax 226
Heteromyidae 14, 203
† Heterostraci 90 f., 92
† *Hipparion* 234
† *Hippidion* 234
Hippocamelus 238
Hippomorpha 230 f.
Hippopotamidae 234, 236, 237
Hippopotamus 237
Hippotraginae 240
Hippotragini 240
† *Hirella* 93
Hirsche s. Cervidae 238 f.
Hirscheber s. *Babyrussa* 236
Höhlenbär s. † *Ursus spelaeus* 217
Hörnchen s. Sciuridae 203
Holocephali 97, 102
Holostei 103 f.
Hominidae 198, 199, 200
Hominoidea 20, 192, 198
Homo 199, 200
Homo erectus 200
Homo sapiens 200
† *Honanotherium* 239
Honigdachse s. Mellivorinae 215
† *Hoplophoneus* 214
Hornhechte s. Belonidae 112
Hornträger s. Bovidae 240

Huftiere s. Ungulata 182, 218, 228
Hunde s. Canidae 213
Hundsaffen s. Cercopithecoidea 192, 197 f.
Hüpfmäuse s. Zapodidae 206
Husarenaffe s. Erythrocebus 190, 197
Hyaenen 212, 214, 215
Hyaenenhund s. *Lycaon* 213
Hyaenidae 212, 214, 215
† Hyaenodontidae 210
Hydrochoerus 205
Hydromantes 122
Hydromedusa 129
Hydromyinae 207
Hydrophiinae 133, 138, 139
Hydrophis 140
Hydropotes 239
Hyemoschus 237 f.
Hylobatidae 199
Hylochoerus 236
Hylomys 186
Hynobiidae 122
Hynobius 122
† *Hyopsodus* 219
Hyperoartia 94 f.
† *Hypercoryphodon* 221
Hyperotreta 95
† Hypertragulidae 238
Hypogeophis 123
† *Hypohippus* 233
† *Hypsilophodon* 144
Hyracoidea 182, 226, 228
† *Hyracotherium* 231 f.
Hystricognatha 202
Hystricomorpha 202, 204 f.
Hystrix 206

† *Icaronycteris* 188
Ichneumon 215
Ichthyophis 123
† Ichthyopterygia 146
† *Ichthyornis* 154
† Ichthyosauria 146
† *Ichthyostega* 114
† Ichthyostegalia 117
† Ictidosauria 151
Ictonyx s. *Zorilla* 213, 216
Idiurus 204
Igeltanreks s. Tenrecidae 185
Iguania 134
Iguanidae 135
† Iguanodonta 144
Iltis s. *Putorius* 213, 215
Ilysiidae s. Aniliidae 138
Indri 194

† *Indricotherium* 231
Inger s. Myxine 84, 87, 95
Insectivora 173, 182, 183f.,
201
Insekten 165
Insektenfresser s. Insectivora
183
Irbis s. Pantherinae 214
† Ischyromyidae 202f.

Jaguar s. Pantherinae 214

Kabeljauartige s. Gadiiformes
112
Känguruh s. *Macropus* 23,
175
Kamelartige s. Tylopoda
237
Kammfinger s. Ctenodactylidae 203
Kaninchen s. *Oryctolagus*
182, 201
Karpfenartige s. Cyprinidae
112
Katzen s. Felidae 213f.
Kiefermäuler s. Gnathostomata 84, 95f.
Kiwi 158
Klammeraffen s. Atelinae
190, 197
Klapperschlange s. *Crotalus*
140
Klappmütze s. *Cystophora*
218
Kleinbären s. Procynidae 213,
216
Kleinkatzen s. Felinae 214
Kleintanrek s. *Microgale* 185
Klippschliefer s. *Procavia*
226
Kloakentiere s. Monotremata
162, 166f., 172
Knochenfische s. Osteichthyes,
Teleostei 84, 102
Knorpelfische s. Chondrichthyes 84, 97f.
Koala s. *Phascolarctos* 175
Kobra s. Elapidae 140
Korallenschlange s. Elapidae
140
Krallenäffchen s. Callitrichidae 194f., 197
Kreuzotter s. *Vipera* 140
Kriechtiere s. Reptilia 125f.
Kröten s. Anura 123f.
Krokodile s. Crocodylia 126,
131, 140, 142f.

Krustenechsen s. Helodermatidae 136
Kudu 240
Kugelfische s. Tetraodontidae
113
Kuhantilopen s. Alcelaphini
240

Labyrinthfische s. Anabantoidei 113
† Labyrinthodontia 118f.,
128
Lacertidae 133f.
Lacertilia 133f.
Lacertilia, Systemübersicht
133, 134
Lacertomorpha 137
Lachesis 140
Läuse 20
Lagidium 206
Lagomorpha 169, 182, 187,
200f.
Lagostomus 206
Lama 237
Lamellisabella 65
Lampetra 90, 94
Landraubtiere s. Fissipedia
210f.
Landwirbeltiere 116f.
Lanthanotidae 136
Lanthanotus 136
Lanzenratten s. Echimyidae
205
Lanzettfischchen s. Branchiostoma 43f., 67, 70
Laticauda 140
Latimeria 113f.
Lederschildkröte s. Dermochelys 129
Leguane s. Iguanidae 135
Lemmus 207
Lemur 190, 193f.
Lemuren s. Lemuridae 190,
193f.
Lemuridae 190, 193f.
Lemuriformes 192, 193f.
Leopard s. Pantherinae 214
Lepidochelys 129
Lepidosauria 131f.
Lepidosauria, Systemübersicht 133
Lepidosiren 115
Lepidosirenidae 115
Lepisosteus 108
Leporidae 201
Leporinae 201
† Lepospondyli 118f.

† Leptictidae 186, 192
Leptocardii 87
† Leptomerycidae 238
Leptotyphlopidae 138
Lepus 182, 201
Limnogale 185
† *Limnopithecus* 199
Lipotyphla 183
Litocranius 241
† Litopterna 218, 219
Lobodon 218
Löffelhund s. Otocyon 212f.
Löwe s. Panthera 60, 211,
214
Lophiiformes 111, 112
† Lophiodontidae 231
Loricata s. Cingulata 243
Loris 194
Lorisidae 194
Lorisiformes 192, 194
Loxodonta 222f.
Luchs s. Felidae 214
Lungenfische s. Dipnoi 84,
102, 103, 115
Lurche s. Amphibia 116f.
Lutra 216
Lutrinae 212, 213, 216
Lutrogale 216
Lycaon 213
† *Lystrosaurus* 180

Macaca 197
† Machairodontidae 213, 214
† *Machairodus* 214
† *Macrauchenia* 220
Macroglossinae 187
Macropus 23, 175
Macroscelididae 14, 182, 183,
186
Madagaskar-Halbaffen 193
Madagaskar-Insectivora
183
Madagaskarmäuse s. Nesomyinae 207
Madagaskar-Schleichkatzen
214
Madoqua 241
Mähnenschaf s. *Ammotragus*
241
Mähnenwolf s. *Chrysocyon*
213
Makaken s. *Macaca* 197
Malapterurus 109
Mamba s. Elapidae 140
Mammalia 85, 151, 160f.
Mammalia, Abstammung
160f.

Mammalia, Herkunft der 160f., 171
Mammalia, mesozoische 168f.
Mammalia, Systemübersicht 164
Manatus 227f.
Mandrillus 197, 198
Mangaben 197
Manis 218
Manta 101
Manteltiere s. Tunicata 41, 54f., 72f., 75
Marder s. Mustelidae 212, 213, 215
Marderhund 213
Marmosa 178
Marmota 203
Marsipobranchii 87
Marsupialia 172f.
Marsupialia, Systemübersicht 179
Martes 215
† *Mastodon* 223
† *Mastodontidae* 223
Maticora 139
Maulbrüter s. Cichlidae 113
Maulwurf 13, 185, 186
Maulwurfsgrille 13
Maus, Mausartige 206f.
† *Mayomyzon* 90, 95
Mazama 238
Meantes s. Sirenoidea 122
Meerkatzen 197
Meerschweinchen s. *Cavia* 182, 205
Megachiroptera 187f.
† *Megaloceros* 238
† *Megalonychidae* 244
† *Megatheriidae* 244
† *Megatherium* 244
Meles 215
Melinae 213, 215
Mellivorinae 215
Menotyphla 183, 186, 189
Menschenaffen s. Pongidae 189
Menuridae 159
Mephitis 216
† *Merychippus* 232f.
Mesaxonia s. Perissodactyla 228, 230f.
† *Mesohippus* 232f.
† Mesonychoidea 210f.
† Mesosauria 146
Metatheria 172f., 179, 182

Metatheria, Systemübersicht 179
† Miacidae 211, 212
† Miacoidea 211, 212
Microcebus 190
Microchiroptera 187f.
Microdipodops 204
Microgale 185
† Microsauria 119, 120, 123
Microtinae 207
Microtus 207
† *Miohippus* 232f.
Mirounga 218
Moas s. Dinornithidae 158
† Moeritherioidea 222
† *Moeritherium* 222
Molche s. Urodela 122
Mollusca 68
Monachus 218
Monodelphia 181
Monodelphis 178
Monotremata 162, 166f., 172, 182
Mormyridae, Mormyrinae 109, 110, 111
† *Moropus* 234
† Mosasauria 136, 154
† *Mosasaurus* 136
Moschinae 238
Moschus, Moschustier 17, 238
Moschusochsen s. Ovibovinae 241
† Multituberculata 168f.
Mungos 215
Muntjacinae 238
Muntjacus 238
Muridae 202
Muroidea 207
Murmeltier s. *Marmota* 203
Mus 206f.
Muscardinus 204
Mustela 215
Mustelidae 212, 213, 215
Mustelinae 215
Mydaus 215, 215
† *Mylodon* 244
† Mylodontidae 242f.
Myocastor 205
Myodonta 206f.
Myomorpha 202, 206f.
† *Myoorycteropus* 220
Myrmecobius 173, 178
Myrmecophaga 245
Myrmecophagidae 242f.
Mysticeti 208f.
Myxine 90, 94, 95
Myxinoidea 86, 87, 91, 95

Nabelschweines. Tayassuidae 236
Nacktmull s. Heterocephalus 206
Nagetiere s. Rodentia 169, 181, 200, 202f.
Nagetiere, Grabanpassung 207
Nandinia 215
Nandu s. *Rhea* 158
Nasalis 197
Nasenbär 216
Nashörner s. Ceratomorpha, Rhinocerotidae 229f.
Nasua 216
Nasuella 216
Natrix 140
Nattern s. Colubridae 139, 140
Neandertaler 200
Nebelparder s. *Neofelis* 214
† *Necrolemur* 192
Nemorhaedus 241
Neognathae 154
Neoceratodus 115
Neofelis 214
Neotherida 182
Neotraginae 241
Neotragus 241
Nesomyinae 207
† *Nesophontes* 186
Nesotragus 241
Neunaugen s. Petromyzontida 84, 87, 91, 94, 95
Neuweltaffen s. Platyrrhini 20, 190, 192, 194
Neuweltgeier s. Cathartidiformes 159
Nilgauantilope s. Boselaphinae 240
Nilhechte s. Mormyridae 109
† Nimravinae 214
Noctilio 188
Nonruminantia 235
„Normarthra" 242
Notacanthus 110
† *Notharctus* 192
† Nothosauria 147
Notopteris 187
Notoryctes 173
† *Notostylops* 220
† Nototrogomorpha 204, 205
† Notungulata 173, 218, 220
Nutria s. *Myocastor* 205
Nycteribiae 188
Nycticebus 194

Ochotonidae 201
Octodontidae 205
Octodontoidea 205
Odobenidae 218
Odocoileus 238 f.
Odontoceti 208, 210
†Odontornithes 154
Ohrenrobben s. Otariidae 217
Okapia 239
†Omomyidae 194 f.
Ondatra 207
Onychodactylus 122
†*Ophiacodon* 148
†Ophiacodontia 148
Ophidia 131, 133, 135, 137 f.
Opisthoglypha 139
Orang-Utan s. *Pongo* 199
Oreamnos 241
Orectolobidae 97
Oreotragus 240, 241
†Ornithischia 142, 143 f.
†Ornithopoda 144
Ornithorhynchus 166 f.
†*Orohippus* 233
Orycteropus 220, 221
Oryctolagus 182, 201
Oryzorictes 185
Oryx 241
Osbornictis 212
Oscines 159
Ostariophysi 109, 112
Osteichthyes 84, 101 f.
Osteichthyes, Systemübersicht 84, 103
Osteoglossiformes 110
Osteoglossomorpha 110 f.
Osteoglossum 110
†Osteolepiformes 114, 116
†Osteostraci 90, 91 f.
†Ostracodermata 84, 87, 91 f.
Otariidae 217 f.
Otocyon 212 f.
Otomys 178
Ottern (Viperidae) 140
Otterzivetten s. *Cynogale* 212, 214
Ovibos 241
Ovis 241
†Oxyaenidae 210
†Oxyaenoidea 210

Paarhufer s. Artiodactyla 182, 201, 211, 218, 228, 234 f.
Pagophilus 218
Paguma 215
Paka s. *Cuniculus* 206
Pakarana s. *Dinomys* 205
†Palaeanodonta 242
†Palaeodonta 235
Palaeognathae 154, 156
Palaeolaginae 201
†Palaeomerycidae 239
†Palaeonisciformes 104, 107
†Palaeotheria 233, 234
Palaeotherida 182
†*Palaeotragus* 239
Palaeotrogomorpha 206
Palmenroller s. Paradoxurinae 215
Pan 191, 199
Panda, großer s. *Ailuropoda* 213, 216, 217
Panda, kleiner s. *Ailurus* 213, 216
Pandion 159
Panthalops 241
Panthera leo 211, 214
Pantherinae 214
Pantodon 110
†Pantodonta 221
†*Pantolambda* 221
†Pantotheria 170, 172
Papio 190, 197
†*Pappotherium* 181
†*Paracamelus* 237
Paracanthopterygii 111, 112
†*Paraceratheria* 231
Paradoxurinae 215
Paradoxurus 215
†*Paramyidae* 202, 204
†*Parapithecus* 198
Parapsida 146
†*Parasaurolophus* 144
†Parasuchia s. †Phytosauria 141
Paraxonia s. Artiodactyla 228, 229, 230, 234 f.
Pareas 140
†Paromomyidae 192
Passeres 154, 159
Passeriformes 154, 159
†Paurodonta 170
Paviane s. *Papio* 190, 197
Pecora s. Ruminantia 235, 237 f.
Pedetidae 202, 206
Pediculati 109
Pediculus 20
Pelomedusa 129
†Pelycosauria 147 f.
Pelzflatterer s. Dermoptera 187
Pelzrobben 217

Pentalagus 201
Perameles 179, 180
Peramelidae 180
Perameloidea 180
†*Peramus* 170
†*Peratherium* 180, 181
Percidae 113
Percopsiformes 112
Periophthalmus 103, 109, 113
Perissodactyla 182, 218, 229, 230 f.
Perodicticus 194
Perognathus 204
Perophora 57
Petaurista 203
Petaurus 161, 173
Petromyidae 206
Petromyzon 71
Petromyzontida 71, 84, 87, 94, 95
Petromyzontoidea 84, 94 f.
Pfeifhasen s. Ochotonidae 201
Pferd s. *Equus* 231 f.
Pferde s. Equidae 182, 219, 229 f., 234
Pferdeantilopen s. Hippotragini 240
Phacochoerus 236
Phalangeroidea 180
Phallusia 57
Phaner 194
Phaneroglossa 123
Phascolarctos 175
†*Phenacodus* 219
Philander 178
Phiomorpha 204, 205
Phoca 218
Phocidae 218
†Pholidophoroidea 104
Pholidota 161, 182, 218, 242
Phoronidea 64, 68
Phoronis 64, 65
†Phyllospondyli 119
Phyllostomatidae 188
Physoclisti 109
†Phytosauria 141
Pici 159
Pilosa 243 f.
Pinguine s. Sphenisciformes 157, 158
Pinnipedia 208, 211, 212, 217 f.
Pipidae 122
Pisces 84, 86 f.
Pisces, System 86, 95 f.
Pitheciidae 197

Pizonyx 188
Placentalia 181 f.
† Placodermata, Placodermi 84, 95 f.
† Placodontia 147
† Plagiaulacidae 169
Plagiodontia 205
Plattfische s. Pleuronectiformes 113
Platynota 136, 138
† *Platypittamys* 205
Platyrrhini 20, 181, 190, 192, 194 f.
Platysternon 129
† Plesiadapiformes 192
† *Plesictis* 215
Plesiometacarpale Hirsche 238
† Plesiosauria 147
Plethodon 122
Plethodontidae 122
Pleurodeles 122
Pleurodira 129
Pleuronectiformes 113
† *Pliohippus* 232 f.
† *Pliohyrax* 226
† *Pliopithecus* 199
Podiceps cristatus 16
Podocnemis 129
Poecilictis 216
† *Poebrodon* 237
Pogonophora 64 f., 68
Polyodon 105
Polyprotodontia 179, 180
Polypteriformes 103, 104, 105 f.
Polypterus 105, 107
Pongidae 189, 198 f.
Pongo 199
† Porolepiformes 114, 116
Potamochoerus 236
Potamogalidae 183, 185
† *Potamotherium* 216
Potos 216
Pottwal s. *Balaena* 210
Presbytis 197
Primates 182, 189 f.
Primates, Herkunft 192
Primates, Systemübersicht 191 f.
Priodontes 244
Prionodon 214
† *Proailurus* 214, 215
† *Probainognathus* 151, 160
Proboscidea 182, 222 f., 228
Procavia 226
Procaviidae 226

Procellariiformes 158
† *Prochrysochloris* 183
† Procolophonia 129
Procynidae 173
Procyon 213, 216
† Proganochelydia 129
† *Proganochelys* 129
† Proganosauria 146
† *Prolacerta* 131
Pronolagus 201
Propithecus 194
† *Propliopithecus* 198
Prosimiae 189, 192 f.
Protacanthopterygii 112
Proteles 212, 215
Proteroglypha 139
† Proterosuchia 141
Proteus 122
† *Protobatrachus* s. † *Triadobatrachus* 123
† *Protoceratops* 145
Protopterus 115
† Protorosauria 147
† *Protosiren* 228
† *Protosteiromys* 205
Protostomia 59, 68
Prototheria 166 f., 170
† Prototheriidae 219
† *Prototocyon* 213
Protrogomorpha 203
Protungulata 228
† *Protylopus* 237
Psephurus 105
Pseudobranchus 122
† Pseudocreodi s. Oxyaenoidea 210
† *Pseudoloris* 192
† Pseudosuchia 142, 145
† *Pteranodon* 145
† Pteraspidomorphi 90, 92
† *Pteraspis* 92
Pterobranchia 59, 62, 68
† Pterodactyloidea 145
Pteronura 216
Pteropinae 187
† Pterosauria 131, 140, 142, 145 f., 154
Ptilocercus 189
† Ptilodontoidea 169
Ptychodera 62
† Ptyctodontida 97, 102
Pudu 238, 239
Puma s. Felidae 214
Putorius 213, 215
Pygathrix 197
Pygopodidae 134, 135
† Pyrotheria 221

Python 139

Quagga 232
Quastenflosser s. Crossopterygii 103, 113
Quastenstachler s. *Atherura* 206

Rajiformes s. Rajoidei 97
Rajoidei 97, 101
† *Ramapithecus* 199
Rangifer 239
Ranodon 122
Ratiten 154 f., 158
Ratten s. *Rattus* 207
Rattenigel s. Echinosoricinae 186
Rattus 207
Ratufa 203
Raubtiere s. Carnivora 182, 210 f.
Raubtiere, Systemübersicht 211, 212
Reduncini 240
Rehe 239
Rentier s. *Rangifer* 239
Reptilia 84, 85, 125 f., 160
Reptilia, Systemübersicht 127, 130
Rhabdopleura 62 f.
† Rhachitomi 119 f., 124
† Rhamphorynchoidea 145, 153
Rhea 158
† Rhenanida 97, 102
Rhinoceros 231
Rhinocerotidae 230 f.
Rhinochimaera 102
Rhinolophidae 188
Rhinopithecus 197
Rhinosciurus 203
† Rhipidistia 103, 113 f., 116
Rhizomyidae 202, 206, 207
Rhyacotriton 122
Rhynchocephalia 126
Rhynchocyon 186
Rhynchotragus 241
† *Rhytina* 227 f.
Riedböcke s. Reduncini 240
Riesengürteltier s. *Priodontes* 244
Riesenschlangen s. Boidae 138, 139
Rinder s. Bovidae 240
Ringelschleichen s. Anniellidae 136

Robben s. Pinnipedia 208,
211, 212, 217 f.
Rochen s. Rajoidei 97, 101
Rodentia 169, 181, 182, 200,
202 f.
Rodentia, Systemübersicht
203
Romerolagus 201
Rotwolf s. *Cuon* 213
Rousettus 188
Rüsselspringer s. Macroscelididae 186
Ruminantia 235, 237 f.
Rupicaprinae 241

Saccoglossus 60
Säbelantilope s. *Oryx* 241
Säbelzahnkatzen 173, 214
Säugetiere s. Mammalia 85, 151, 160 f.
Sagittariidae 159
Saiga 241
Salamander s. Urodela 122
Salamandra 122
Salamandroidea 122
Salientia s. Anura 120, 123 f.
Salmo 112
Salmonidae 112
Salpen s. Thaliacea
Sandgräber s. Bathyergoidea 206
Sandschlange s. *Eryx* 139
Sarcophilus 173
Sarcopterygii 103, 115
† Saurischia 142, 143 f.
† Sauropoda 143
Sauropsida 151, 161
† Sauropterygia 147
Scandentia 183, 189
Schafe s. Bovidae 241
Schakal s. *Canis* 213
Schildkröten s. Chelonia 126, 128
Schildschwänze s. Uropeltidae 138
Schimpanse s. *Pan* 191, 199
† *Schizotherium* 234
Schläfer s. Gliridae 204
Schlangen s. Ophidia 131, 133, 135, 137 f.
Schlankaffen s. Colobidae 197
Schlankblindschlangen s. Leptotyphlopidae 138
Schleichen s. Diploglossa 136
Schleichkatzen s. Viverridae 173, 212, 214 f.

Schleimfische s. Myxinoidea 86, 87, 91, 95
Schliefer s. Hyracoidea 226
Schlitzrüßler s. Solenodontidae 183, 185
Schnabeligel s. *Tachyglossus* 166 f.
Schnabeltier s. *Ornithorhynchus* 166 f.
Schneeziege s. *Oreamnos* 241
Schnurrkatzen s. Felinae 214
Schreckechsen s. † Dinosauria 143
Schuppenechsen s. Squamata 131 f.
Schuppentiere s. Pholidota 218, 242
Schwanzlurche s. Urodela 120 f.
Schwarzbären 216
Schweineartige s. Suoidea, Suidae 235 f.
Schwielensohler s. Tylopoda 235, 237
Scincidae 134 f.
Scincomorpha 135
Sciuridae 203
Sciurognatha 202
Sciuroidea 203
Sciuromorpha 202
Sciuropterus 203, 207
Sciurus 203
Scorpaena 113
Scorpaenoidei 113
Seebären 217
Seelefant s. *Mirounga* 218
Seehunde s. Phocidae 218
Seekatzen s. Holocephali 97, 102
Seekühe s. Sirenia 182, 208, 222, 226 f.
Seelöwen s. Otariidae 217
Seeotter s. *Enhydra* 215, 216
Seescheiden s. Ascidia 54 f.
Seeschlangen s. Hydrophiinae 133, 139
Sekretär s. Serpentariidae 159
Selachii 97, 98 f.
Seps 132
Serpentariidae 159
Serpentes s. Ophidia 131, 133, 135, 137 f.
Setifer 185
† *Seymouria* 119, 128
† Seymouriamorpha 128
Sicista 206

Siluriformes, Siluridae 105, 112
Simiae 189 f., 192, 194 f.
† *Simopteraspis* 93
Simplicidentata (:Rodentia) 201, 202 f.
Singvögel s. Oscines 159
Siphonaptera 23
Siphonops 123
Siredon 122
Siren 122
Sirenia 182, 208, 222, 226 f.
Sirenoidea 122
† *Sivacyon* 213
† *Sivatherium* 239
Skinke s. Scincidae 134 f.
† *Smilodon* 214
Solenodontidae 183, 185
Solenoglypha 139
Soricidae 175, 183, 186
Soricoidea 186
Soricomorpha 183
Spalacidae 202, 207
Spalax 207
Spechte s. Pici 159
Speothos 213
Sperlingsvögel s. Passeriformes 154, 159
† Sphenacodontia 148
Sphenisciformes 157, 158
Sphenodon 131
Spilogale 216
Spiralia 68
Spitzhörnchen s. Tupaiidae 189
Springhasen s. Pedetidae 206
Springmäuse s. Dipodidae 206
Squalus 99
Squamata 126, 127, 131 f.
Stachelflosser s. Acanthopterygii 111, 112
Stacheligel s. Erinaceidae 186
Stachelratten s. Echimyidae 205
Stachelschweine s. Hystricidae 204 f.
Stammreptilien s. Cotylosauria 128, 148, 151
† Stegocephalia 118 f.
† Stegodontidae 224
Steißhühner s. Tinamiformes 154, 157
Stellersche Seekuh s. † *Rhytina* 227 f.
Stenoderma 188

Tiernamenregister

† *Stenoplesictis* 214
Steppenschliefer s. *Heterohyrax* 226
† Stereospondyli 119
Stinkdachs s. *Mydaus* 215, 216
Stinktier s. *Mephitis* 216
Störartige s. Chondrostei, Acipenser 104 f.
Strahlflosser s. Actinopterygii 103
Strauß s. *Struthio* 155
Streifeniltis s. *Zorilla* 213, 216
Streifentanrek s. *Hemicentetes* 185
Strepsicerotini 240
Strepsirhini 192 f.
Strigiformes 159
Struthio 155, 156
† *Stylinodon* 200
† *Subhyracodon* 231
Subungulata 226, 227, 228
Suidae 239, 236
Suiformes 235 f.
Sumpfantilope 240
Suoidea 236
Suricata 215
Sus 236
Sylvicapra 240
† Symmetrodonta 170
Synapsida 125, 147 f., 151, 161
Synapsida, Systemübersicht 149
† Synaptosauria s. Euryapsida 147
Synceros 240
Syngnathidae 113

Tachyglossus 166 f.
Tachyoryctes 186
† Taeniodonta 200
† Taeniolabididae 169
Takin s. *Budorcas* 241
Talpa europaea 13
Talpidae 183, 186
Tamandua 245
† *Tanystropheus* 147
Tapir, *Tapirus* 29, 222, 230 f.
Tapiroidea 230 f.
Tarsipes 173
Tarsiidae 192, 194 f.
Tarsiiformes 192, 194 f.
Tarsius 190, 191, 194 f.
Taschenmäuse s. Heteromyidae 203

Taschenratten s. Geomyidae 204
Taubvarane s. Lanthanotidae 136
Taurotragus 240
Taxidea 215
Tayassuidae 236
Teiidae 136
Teju 136
telemetacarpale Hirsche 238
Teleostei 87, 103 f., 109 f.
Teleostei, Systemübersicht 111
Teleostomi 86
† Temnospondyli 119
Tenrec 182, 185, 232
Tenrecidae 183
Tenrecoidea 183
Tentaculata 64, 68, 75
Testudo 129
Tetraodontidae 113
Tetrapoda 113
Thaliacea 41, 54, 58
Thamnophis 140
Thar s. *Hemitragus* 241
† Thecodontia 131, 141 f., 145, 152, 153
† Thelodonti 92
† Therapsida 149, 180, 182
Theria 166, 169 f.
† Theridomyidae 204
† Theriodontia 149 f., 161
† Theromorpha 147 f.
Theropithecus 197
† Theropoda 143
Theropsida 151
Thryonomyidae 206
Thylacinus 173
† *Thylacoleo* 173
† *Thylacosmilus* 173, 214
Tiger s. Pantherinae 214
Tigeriltis s. *Vormela* 216
† Tillodontia 200
† *Tillotherium* 200
Tinamiformes 154, 157
† Titanotheria 230, 234
† Titanotheriidae s. Brontotheriidae 234
Tolypeutes 244
Tomistoma 143
Torpedo 109
† *Toxodon* 220
Toxoplasma 20
† *Trachodon* 144
Tragelaphini s. Strepsicerotini 240
† Tragocerinae 240

Tragulus 238
Tragulina 238
Tremarctos 216
† *Triadobatrachus* 123
† *Triassochelys* 129
† *Triceratops* 145
Trichys 206
† Triconodonta 169 f.
† Triconotheria 169
Trigla 113
Trimeresurus 140
† *Trimerorhachis* 124
† Trituberculata 170
Triturus 122
† Tritylodontia 149, 151
Trogonophis 132
Trughirsche s. telemetacarpale Hirsche 238
Trutta 112
Tschiruantilope s. *Panthalops* 241
Tubulidentata 182, 218, 220 f., 242
Tunicata 41, 54 f., 72 f., 75
Tupaia, Tupaiidae 182, 187, 189, 193
Tupinambis 136
Tylopoda 235, 237
† *Tylosaurus* 136
Tylototriton 122
Typhlopidae 137 f.
Typhlopoidea 138, 140
Tyrannidae 159
† *Tyrannosaurus* 143

† *Uintatherium* 221
Ungulata 182, 218
Unpaarhufer s. Perissodactyla 182, 218, 229, 230 f.
Urodela 116, 119, 120 f.
Uropeltidae 138
Urpferdchen s. † *Hyracotherium* 231 f.
Urraubtiere s. Creodonta 210
Ursäuger 160, 165
† *Ursavus* 216
Ursidae 212, 213, 216 f.
Ursus 212, 216 f.
† *Ursus deningeri* 217
† *Ursus spelaeus* 217
Urvogel s. † *Archaeopteryx* 153 f.
Urwale s. Archaeoceti 208

Vampirus 188
Varanidae 136
Varanoidea s. Platynota 136

†*Varanosaurus* 148
Varanus 136
Vertebra 70, 83f.
Vertebra, Klassifikation 84
Vertebrata, Ursprung der 70
Vertebrata, Übersicht der Klassen 84
Vespertilionidae 188
Vieraugenfisch s. *Anableps* 112
Vielfraß s. *Gulo* 215
Vipera 139
Viperidae 139
Vipern s. Viperidae 139
Viscacha s. Lagostomus 206
Viverra 214
Viverridae 173, 212, 214f.
Vögel s. Aves 85, 140, 142, 151, 152f.
Vögel, Systemübersicht 156
Vormela 216

Waldböcke s. Strepsicerotini 240
Waldhund s. *Speothos* 213
Wale s. Cetacea 11, 21, 161, 209f.
Walrosse s. Odobenidae 218
Warane s. Varanidae 136
Warzenschlangen s. Acrochordidae 138
Warzenschwein s. *Phacochoerus* 236
Waschbär s. *Procyon* 213, 216
Wasserböcke s. Reduncini 240
Wasserreh s. *Hydropotes* 239
Wasserschwein s. Hydrochoerus 205
Welsartige s. Siluriformes 105, 112
Wickelbär s. *Potos* 216
Wiederkäuer s. Ruminantia 235, 237f.
Wiesel s. *Mustela* 215
Wirbeltiere s. Vertebrata 70, 83f.
Wolf s. *Canis* 213
Wühlmäuse s. Microtinae 207
Wurzelratten s. Rhizomyidae 202, 206, 207

Xantusiidae 136
Xantusia 136
Xenarthra 161, 173, 182, 218, 242f.
Xenarthra, Systemübersicht 243
Xenopeltidae 138
Xenophidia 138f.
†Xenungulata 222
Xerus 203

†**Youngina** 131

Zahnarme s. Xenarthra 244f.
Zahnkarpfen s. Cyprinodontoidei 112
Zahnvögel s. Odontornithes 154
Zahnwale s. Odontoceti 208, 210
Zalambdodonta 182, 183
Zalophus 217
Zapodidae 206
Zebra 232
Zenkerella 204
Zibethkatze s. *Civettictis* 214
Ziegen s. Bovidae 241
Ziesel s. *Citellus* 203
Zitteraal s. *Electrophorus* 109
Zonuridae s. Cordylidae 136
Zorilla 213, 216
Zwergböcke s. Neotraginae 241
Zwerghirsche s. Tragulina (s. auch Pudu) 237f.

Zoomorphologie

An International Journal
of Comparative and Functional Morphology

ISSN 0340-6725   Title No. 435

Editors/Herausgeber:
P. Ax, Göttingen; W. Bock, New York, NY;
R. B. Clark, Newcastle upon Tyne; R. Eakin,
Berkeley; O. Kraus, Hamburg; G. Kümmel,
Karlsruhe; G. Osche, Freiburg i. Br.;
R. M. Rieger, Chapel Hill; V. Ziswiler, Zürich

Die Zeitschrift pupliziert Originalarbeiten,
die sich mit der vergleichenden Untersuchung tierischer Organisationsformen bis
in den Bereich der Ultrastruktur befassen.

Schwerpunkte:

a) Morphologie und Entwicklungsgeschichte
als Homologien-Forschung (Träger der
Phylogenetik und Grundlagen der phylogenetischen Systematik).

b) Lebensformanalyse als Analogien-Forschung (Wechselbeziehungen zwischen
Struktur, Lebensweise und Lebensraum).

c) Konstruktionsmorphologie als Synthese
struktureller und funktioneller Phänomene.

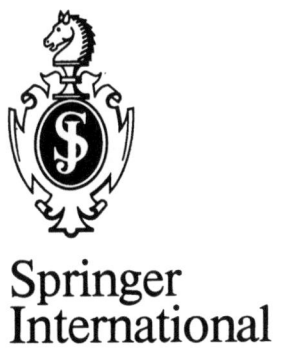

Springer
International

Probehefte und Bezugsbedingungen auf
Anfrage beim Buchhandel oder direkt vom
Verlag.

Grosser, Ortmann
Grundriß der Entwicklungsgeschichte des Menschen
7. Auflage neubearbeitet von R. Ortmann
1970. 200 Abbildungen. VIII, 207 Seiten
Gebunden DM 38,–; US $ 19.00
ISBN 3-540-04828-6

A. Hafferl
Lehrbuch der topographischen Anatomie
Mit den Pariser und Jenaer Nomina Anatomica

Neubearbeitet von W. Thiel
3. Auflage 1969. 661 zum größten Teil farbige Abbildungen. XVI, 971 Seiten
Gebunden DM 148,–; US $ 74.00
ISBN 3-540-04510-4

Ellenberger, Baum
Handbuch der vergleichenden Anatomie der Haustiere
Bearbeitet von O. Zietzschmann, E. Ackerknecht, H. Grau. (Reprint der 18. Auflage Berlin 1943).

3. Nachdruck 1977. 1669 Abbildungen, davon 228 mehrfarbig. (3) XVI, 1155 Seiten
Gebunden DM 189,–; US $ 94.50
ISBN 3-540-06717-5

E. Thenius, H. Hofer
Stammesgeschichte der Säugetiere
Eine Übersicht über Tatsachen und Probleme der Evolution der Säugetiere
1960. 53 Abbildungen, 2 Tabellen.
VI, 322 Seiten
Gebunden DM 98,–; US $ 49.00
ISBN 3-540-02610-X

Claus, Grobben, Kühn
Lehrbuch der Zoologie
Spezieller Teil

Begründet von C. Claus. Neubearbeitet von K. Grobben, A. Kühn. (Reprint aus: Lehrbuch der Zoologie. 10. Auflage. Berlin-Wien 1932)

1971. 843 Abbildungen. VIII, 728 Seiten
Gebunden DM 138,–; US $ 69.00
ISBN 3-540-05065-5

E. Thenius
Versteinerte Urkunden
Die Paläontologie als Wissenschaft vom Leben in der Vorzeit
2., ergänzte Auflage. 1972. 89 Abbildungen. XII, 211 Seiten
(Verständl. Wiss. 81)
DM 12,–; US $ 6.00
ISBN 3-540-05595-9

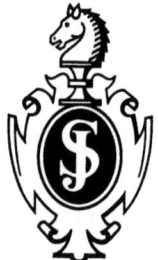

Springer-Verlag
Berlin
Heidelberg
New York

MIX
Papier aus verantwortungsvollen Quellen
Paper from responsible sources
FSC® C105338

If you have any concerns about our products,
you can contact us on
ProductSafety@springernature.com

In case Publisher is established outside the EU,
the EU authorized representative is:
**Springer Nature Customer Service Center GmbH
Europaplatz 3, 69115 Heidelberg, Germany**

Printed by Libri Plureos GmbH
in Hamburg, Germany